Autonomie und Wohlergehen

Anna Hirsch

Autonomie und Wohlergehen

*Eine philosophische Untersuchung ihres Verhältnisses
in der Patientenversorgung*

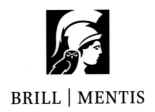

BRILL | MENTIS

Die Dissertation ist in einem von der Volkswagenstiftung geförderten Graduiertenkolleg (Münchner Kolleg für Ethik in der Praxis, MKEP) am Zentrum für Ethik und Philosophie in der Praxis (ZEPP) an der Ludwig-Maximilians-Universität München entstanden.

Umschlagabbildung:
Katharina Fusseder, München, www.katatarina-fusseder.de

Bibliografische Information der Deutschen Nationalbibliothek

Die Deutsche Nationalbibliothek verzeichnet diese Publikation in der Deutschen Nationalbibliografie; detaillierte bibliografische Daten sind im Internet über http://dnb.d-nb.de abrufbar.

© 2023 Brill mentis, Wollmarktstraße 115, D-33098 Paderborn, ein Imprint der Brill-Gruppe
(Koninklijke Brill NV, Leiden, Niederlande; Brill USA Inc., Boston MA, USA; Brill Asia Pte Ltd, Singapore;
Brill Deutschland GmbH, Paderborn, Deutschland; Brill Österreich GmbH, Wien, Österreich)
Koninklijke Brill NV umfasst die Imprints Brill, Brill Nijhoff, Brill Hotei, Brill Schöningh, Brill Fink,
Brill mentis, Vandenhoeck & Ruprecht, Böhlau, V&R unipress und Wageningen Academic.

www.mentis.de

Einbandgestaltung: Anna Braungart, Tübingen
Herstellung: Brill Deutschland GmbH, Paderborn

ISBN 978-3-95743-293-3 (paperback)
ISBN 978-3-96975-293-7 (e-book)

Inhalt

Danksagung

Mein erster Dank gilt Monika Betzler und Georg Marckmann, die vom ersten Tag meiner Dissertationszeit an mit ihrer Erfahrung, ihrem Wissen und hilfreichen Ratschlägen an meiner Seite standen und mich immer wieder dazu ermutigten, selbstbewusst für meine eigene Position zu argumentieren. Ich profitierte sehr von ihren unterschiedlichen fachlichen Hintergründen. Durch den Austausch mit ihnen wurde die Dissertation zu einem Buch, das sowohl für philosophisch als auch praktisch orientierte Medizinethiker:innen von Interesse ist.

In diesem Zuge möchte ich auch meiner Mentorin Orsolya Friedrich für ihre fachliche, vor allem aber menschliche Unterstützung danken. Außerdem danke ich ihr sowie meiner Kollegin Katja Kühlmeyer für die Begleitung vor und während der Dissertationsprüfung.

Zudem möchte ich die Unterstützung durch Sandra Fömpe sowie meine ehemaligen Kolleg:innen am *Münchner Kolleg für Ethik in der Praxis* hervorheben, insbesondere den Austausch mit Sebastian Drosselmeier, Andri König, Amelie Hofmann und Jonas Vandieken. Mithilfe ihrer kritischen Kommentare konnte ich meine Argumentation fortwährend verbessern. Mein Dank gilt auch dem Förderer des Graduiertenkollegs, der Volkswagenstiftung. Die finanzielle Sicherheit ermöglichte es mir, mich voll und ganz meinem Dissertationsthema zu widmen.

Mit Blick auf die letzten Schritte zur Fertigstellung des Buches danke ich im Besonderen meinem ehemaligen Kollegen Antonio Bikić sowie Matthias Warkus und Stephan Kopsieker. Für die Cover-Gestaltung bin ich Katharina Fusseder sehr dankbar.

Besonders großer Dank gilt außerdem Nicolas sowie meiner Familie und meinen Freund:innen, die mich von Anfang an auf meinem Dissertationsweg begleiteten, mich in schwierigen Phasen stärkten und besondere Momente mit mir feierten. Zu guter Letzt möchte ich auch meinem Kater Harry danken, der in den ersten Jahren der Dissertationszeit ein treuer und wichtiger Begleiter war.

Einleitung

Ärztliches Handeln soll dem Patientenwohl dienen. Diese Prämisse ist tief in der ärztlichen Moral verwurzelt. Heute gilt es jedoch in gleicher Weise als geboten, dass Ärztinnen[1] in ihrem Handeln die Patientenautonomie respektieren. Es ist nicht viel Vorstellungskraft nötig, um das Konfliktpotential zu sehen, das aus diesen beiden Pflichten resultiert. Ein Konflikt entsteht etwa, wenn eine Patientin eine Behandlung ablehnt, die ihre Ärztin zur Förderung des Patientenwohls als zentral erachtet, oder wenn eine Patientin eine Behandlung fordert, die ihrem Wohlergehen aus ärztlicher Sicht nicht zuträglich ist und ihr möglicherweise mehr schaden als nutzen könnte. In beiden Fällen ist es der Ärztin nicht möglich, beiden Pflichten, Wohlergehen zu fördern und Autonomie zu respektieren, gleichermaßen nachzukommen. Was nun?

Gehen wir von der intuitiv plausiblen Annahme aus, dass keine der beiden Pflichten kategorisch übergeordnet ist, so muss eine Abwägung getroffen werden. Dies erfordert jedoch gewisse Anhaltspunkte und Kriterien dafür, wie die Pflichten im konkreten Fall zu gewichten sind. Auch der Inhalt der Pflichten muss hinreichend klar sein. Was heißt es, das Wohlergehen von Patientinnen zu fördern, und was heißt es, ihre Autonomie zu respektieren? Die Antwort auf diese Fragen hängt wiederum von den zugrundeliegenden Auffassungen von Wohlergehen und Autonomie ab.

In der vorliegenden Arbeit möchte ich der Frage nachgehen, inwiefern eine differenzierte Auseinandersetzung mit den Begriffen der Autonomie und des Wohlergehens,[2] die auch anspruchsvollere philosophische Theorien und

---

1 Ich verwende im Folgenden durchgehend feminine Nomina und Pronomina, die sich allerdings auf Personen jedweden Geschlechts beziehen. Eine Ausnahme stellen zusammengesetzte Begriffe, zum Beispiel Patientenautonomie, Patientenwohl oder Patientenwunsch dar, die sich in der maskulinen Form etabliert haben. Allerdings gilt auch hier wieder, dass sie alle Geschlechter umfassen. In Passagen, die ich aus anderen Arbeiten zitiere, behalte ich das im Original verwendete Geschlecht selbstverständlich bei.

2 Spreche ich im Folgenden vom Begriff der Autonomie oder dem Begriff des Wohlergehens, beziehe ich mich damit auf Verständnis, Sinngehalt und Bedeutung von Autonomie und Wohlergehen. In der englischsprachigen Literatur ist in diesem Zusammenhang üblicherweise die Rede vom „concept of autonomy" und „concept of well-being" (vgl. z.B. Christman 2020, Friedman 2003, Raibley 2010 und Kagan 1994). In der deutschsprachigen Philosophie hat sich dagegen die Rede vom Begriff der Autonomie bzw. des Wohlergehens, der Lebensqualität, des guten Lebens etc. durchgesetzt (vgl. z.B. Seidel 2016, Betzler 2016, Sturma 2015 und Kipke 2014). In seltenen Fällen gebrauche ich „Begriff" im Sinne von „Ausdruck" oder „Wort". Dies geht dann jedoch eindeutig aus dem Kontext oder der Kennzeichnung durch Anführungsstriche hervor.

Konzeptionen berücksichtigt, zu einem besseren Verständnis von und Umgang mit medizinethischen Konflikten zwischen Autonomie- und Wohltunspflichten in der Patientenversorgung beitragen kann. Eine eingehende Beschäftigung mit Autonomie und Wohlergehen soll darüber hinaus Zusammenhänge der beiden Begriffe offenlegen, die die ethische Entscheidungsfindung unterstützen können. Bevor ich auf Fragestellung und Zielsetzung der vorliegenden Arbeit zurückkomme und ihren Aufbau darlege, möchte ich knapp die Grundzüge eines Modells ethischer Entscheidungsfindung darstellen, in dessen methodischen Rahmen sich der Konflikt zwischen Autonomie- und Wohltunspflichten abbilden lässt: das sogenannte Vier-Prinzipien-Modell der Bioethik. Es handelt sich hierbei um einen der am weitesten verbreiten Ansätze für den Umgang mit ethischen Fragen der Patientenversorgung. Dieser Ansatz bildet sowohl in inhaltlicher als auch methodischer Hinsicht Ausgangspunkt und kritischen Bezugspunkt meiner eigenen Überlegungen zu Autonomie und Wohlergehen, weshalb ich ihn gleich zu Beginn der Arbeit darstellen möchte.

Das Vier-Prinzipien-Modell von Beauchamp und Childress

Für eine Analyse ethischer Fragestellungen und Konflikte wird in der Medizinethik häufig auf das Vier-Prinzipien-Modell der beiden amerikanischen Bioethiker Tom L. Beauchamp und James F. Childress zurückgegriffen. Ihren Ansatz, der auch als „Principlism" und im Deutschen häufig als „Prinzipienethik" oder „Prinziplismus" bezeichnet wird,[3] entwickeln die beiden Autoren in ihrem Hauptwerk, *Principles of Biomedical Ethics*,[4] das erstmals 1979 und 2019 bereits in achter Auflage erschienen ist. Wie kein anderer Ansatz hat sich das Vier-Prinzipien-Modell nicht nur in der medizinethischen Literatur, sondern auch in der medizinischen Praxis etabliert.[5] Es ist nicht nur Bestandteil des

---

3   Vgl. Rauprich 2005a und Rehmann-Sutter 2011, 249.

4   Im Folgenden als *Principles* bezeichnet.

5   Während die beiden Autoren ihren Ansatz nicht als eigenständige Theorie verstanden haben wollen (vgl. Beauchamp/Childress 2019, 13, 17, 431), wird er in der Sekundärliteratur oftmals als Theorie eingeordnet (vgl. Wiesing 2005, 75). Auch Beauchamp und Childress bezeichnen ihren Ansatz gelegentlich als „Theorie", zum Beispiel: „Principlism is not merely a list of four abstract principles. It is a theory about how these principles are linked to and guide practice" (Beauchamp/Childress 2019, 25). Allerdings verstehen sie „Theorie" hier nicht im Sinne einer umfassenden ethischen Theorie oder einer systematischen Begründung moralischer Grundnormen: „We present an organized system of principles and engage in systematic reflection and argument; but we present only some elements of a general moral theory" (ebd., 385). Um Missverständnisse auszuschließen, halte ich die Bezeichnung des Vier-Prinzipien-Modells als Ansatz für geeignet.

Ethikunterrichts im Medizinstudium sowie in der Ausbildung medizinischer Fachkräfte, sondern wird darüber hinaus in ethischen Fallbesprechungen im Rahmen der klinischen Ethikberatung herangezogen, um in Konfliktfällen zu einer gut begründeten und ethisch tragfähigen Entscheidung zu gelangen.[6]

Die offensichtliche Praxisnähe des Principlism ist ein Grund, weshalb auch ich immer wieder auf ihn zurückkommen werde. So ist das Anliegen der vorliegenden Arbeit nicht rein theoretischer, sondern auch praktischer Natur, nämlich einen Beitrag zu ethisch gut begründeten Entscheidungen in der medizinischen Praxis zu leisten. Hinzu kommt, dass der Principlism ein Grundgerüst abbildet, in das konkurrierende Autonomie- und Wohltunspflichten eingeordnet werden können und das offen für Ergänzungen und Spezifikationen ist.[7] Im Folgenden werde ich auf wesentlichen Charakteristika sowie zentrale Vor- und Nachteile des Ansatzes eingehen.

Das Vier-Prinzipien-Modell in seinen Grundzügen

Die Prinzipien des Respekts der Autonomie und des Wohltuns bilden zusammen mit den Prinzipien der Gerechtigkeit und des Nichtschadens den Rahmen des Vier-Prinzipien-Modells.[8] Diese ‚Rahmenfunktion' ist in einem methodischen Sinne zu verstehen, d.h., ethische Probleme werden unter Bezugnahme auf die vier Prinzipien dargestellt und erörtert.[9] Es handelt sich beim Principlism also nicht um eine Prinzipienethik im klassischen Sinne, d.h. um eine Ethik mit einem obersten Moralprinzip, das universelle Reichweite

---

6 Eine Methode der ethischen Fallbesprechung, die auf dem Vier-Prinzipien-Modell beruht, ist die von Georg Marckmann in Anlehnung an das Handbuch *A methodology for teaching ethics in the clinical setting: A clinical handbook for medical ethics* von Laurence B. McCullough und Carol M. Ashton entwickelte prinzipienorientierte Falldiskussion (vgl. hierzu unter anderem Marckmann/Heinrich 2001, Marckmann 2015a und McCullough/Ashton 1994).

7 Die Prinzipien sind als übergeordneter Rahmen zu verstehen, aus dem sich Pflichten bzw. Verpflichtungen und Regeln ableiten lassen (Beauchamp/Childress 2019, 458, 13f., 430). In der deutschsprachigen medizinethischen Literatur wird gewöhnlich nicht zwischen „Pflicht" und „Verpflichtung" unterschieden. Auch in der englischsprachigen Medizinethik werden „duty" und „obligation" größtenteils synonym verwendet. Nach meinem Verständnis beziehen sich „Pflichten" auf übergeordnete Pflichten, etwa die Pflicht, die Patientenautonomie zu respektieren, oder die Pflicht, das Patientenwohl zu schützen und zu fördern. „Verpflichtungen" beschreiben dann, wozu wir in einer bestimmten Situation unter Bezugnahme auf diese Pflichten einer Person gegenüber tatsächlich „verpflichtet" sind (vgl. auch Hart 2012, 284).

8 Einen wichtigen Grundstein für das Vier-Prinzipien-Modell legte der *Belmont Report* von 1978, an dem auch Beauchamp beteiligt war (vgl. National Commission for the Protection of Human Subjects of Biomedical and Behavioral Research 1978). Vgl. auch Rauprich 2005a, 15–17, Rauprich 2012, 592, und Ach/Rutenberg 2002, 56f.

9 Vgl. Beauchamp/Rauprich 2016, 2283f., und Rauprich 2012, 593.

und absolute Gültigkeit besitzt.[10] Meines Erachtens ist die von Georg Marckmann vorgeschlagene Klassifizierung als „prinzipienorientierte Ethik" daher
treffender.[11]

Die vier Prinzipien wurzeln gemäß Beauchamp und Childress in der Common Morality,[12] worunter sie ab der fünften Edition der *Principles* (2001)
moralische Grundsätze verstehen, die kulturübergreifend von allen Menschen
geteilt werden, die sich der Moral verpflichtet sehen („morally committed persons").[13] Hierzu zählen beispielsweise die Grundsätze, nicht zu töten, nicht zu
lügen und anderen keinen Schaden zuzufügen.[14] Im Vergleich zu konkreten
Regeln und Verpflichtungen sind die vier Prinzipien übergreifender und allgemeiner:[15] Das Prinzip des Respekts der Autonomie fordert, die Autonomie
anderer zu respektieren; das Nichtschadensprinzip fordert, anderen nicht
zu schaden; das Wohltunsprinzip fordert den Einsatz für das Wohl anderer;
und das Gerechtigkeitsprinzip eine gerechte Güterverteilung. Aufgrund ihrer
Allgemeinheit können die vier Prinzipien lediglich als normativer Ausgangspunkt für die Reflexion moralischer Probleme in der Medizinethik dienen –
oder, wie Beauchamp und Childress es formulieren, als Rahmen „with which
to get started in biomedical ethics."[16] Um im Einzelfall anwendbar zu sein und
Handlungsorientierung bieten zu können, müssen sie folglich weitere Schritte
durchlaufen, nämlich *Spezifikation* und *Abwägung*.

Die Notwendigkeit der *Spezifikation* der Prinzipien folgt aus ihrer Allgemeinheit.[17] So ist die allgemeine Norm, die Autonomie von Patientinnen

---

10   Vgl. Rauprich 2012, 597.

11   Vgl. Marckmann 2005, 398, Anm. 1. Oliver Rauprich dagegen hält die Bezeichnung „Prin-
     zipienethik" für angemessen, da sich die Charakterisierung deontologischer Ethiken als
     Prinzipienethiken ihm zufolge nicht durchgesetzt habe (vgl. Rauprich 2005a, 17, Anm. 1).

12   Vgl. Beauchamp/Childress 2019, 444f. Für eine kritische Auseinandersetzung mit dem
     Common-Morality-Verständnis der beiden Autoren in früheren Editionen der *Principles*
     und eine Diskussion der weiterhin bestehenden Schwierigkeiten ihres revidierten Ver-
     ständnisses vgl. Rauprich 2008.

13   Zur Bedeutung von „morally committed persons" und den möglichen Quellen der Com-
     mon Morality vgl. Beauchamp/Childress 2019, 449–456.

14   Vgl. Beauchamp/Childress 2019, 3.

15   Beauchamp und Childress verweisen einerseits auf den Unterschied zwischen Prinzipien
     und Regeln, andererseits jedoch darauf, dass sie nicht immer genau zwischen ihnen dif-
     ferenzieren werden. Sie sprechen zudem sehr allgemein von Normen und beziehen sich
     hiermit sowohl auf moralische Prinzipien als auch auf Regeln, Rechte und Tugenden (vgl.
     Beauchamp/Childress 2019, 14).

16   Beauchamp/Childress 2019, 17.

17   Spezifikation als eigenständige Methode in der praktischen Ethik hat insbesondere
     durch die Arbeiten von Henry S. Richardson Bedeutung erlangt (vgl. Richardson 1990 und
     2000).

zu respektieren, für sich genommen nur wenig aussagekräftig. Sie muss in Abhängigkeit des Anwendungskontextes in eine konkretere Regel übersetzt werden. Hierbei geht es nicht darum, eine neue Norm einzuführen, sondern den Umfang bereits bestehender, allgemeinerer Normen, in diesem Fall des Autonomieprinzips, so weit einzugrenzen, dass sie auf die konkrete Situation zutreffen. Der normative Gehalt des Prinzips, aus dem eine spezifische Norm abgeleitet wird, bleibt damit erhalten.[18] Das Prinzip des Respekts der Autonomie kann mit Blick auf nicht mehr entscheidungsfähige Patientinnen beispielsweise als Regel spezifiziert werden, ihre Patientenverfügungen (PV) zu achten. Hiervon ausgehend könnte man diese Regel immer weiter spezifizieren, beispielsweise als Regel, dass nur solche PV zu achten sind, die auf die aktuelle Behandlungssituation zutreffen.

In manchen Fällen mag die Spezifikation ausreichend sein, um ein moralisches Problem zu lösen.[19] Ein Konflikt zweier Prinzipien bzw. ihrer Spezifikationen erfordert hingegen einen weiteren Schritt, die *Abwägung*.[20] Ihre Notwendigkeit resultiert aus der Konzeption der Prinzipien als *Prima-facie*- (oder nicht-absoluten) Pflichten (*„prima facie* duties") nach William D. Ross.[21] Auch wenn diese stets moralisch bindend sind, können sie anderen *Prima-facie*-Pflichten untergeordnet werden, wenn deren normatives Gewicht in der vorliegenden Situation stärker ist.[22] Konfligieren verschiedene Prinzipien, Regeln oder Pflichten, so muss demnach ihr relatives Gewicht in der konkreten Situation bestimmt werden.[23] Es ist zu ermitteln, wozu man *tatsächlich* – unter Berücksichtigung aller Umstände des Einzelfalls – verpflichtet ist („actual

---

18 Vgl. Beauchamp/Childress 2019, 17–19. Vgl. auch Beauchamp/Rauprich 2016, 2285f., Rauprich 2012, 590, und Richardson 1990, 295f.

19 Beauchamp und Childress verstehen die Spezifikation einer Norm hier in Anlehnung an Richardson, dem zufolge der Umfang einer Norm durch „spelling out where, when, why, how, by what means, to whom, or by whom the action is to be done or avoided" (Richardson 2000, 289) spezifiziert werden muss. Vgl. auch Richardson 1990 und Beauchamp/Childress 2019, 17.

20 Beauchamp und Childress sprechen vom „weighing and balancing" (vgl. Beauchamp/Childress 2019, 19). Durch die Kennzeichnung der Abwägung als ergänzenden methodischen Schritt weichen sie wiederum von Richardson ab, dem zufolge die Abwägung nichts anderes ist als eine „continued specification" (vgl. Richardson 2000, 285, 298f.).

21 *Prima facie* kann in diesem Kontext als „für sich genommen" (engl. „considered in isolation") verstanden werden (vgl. Rauprich 2012, 590, 594). Weil es jedoch auch „auf den ersten Blick/dem ersten Anschein nach" bedeuten kann, bevorzugen manche Philosophinnen die Bezeichnung als *„Pro-tanto-*Pflichten" (vgl. Richardson 2018).

22 Vgl. Ross 2002, 19–29, und auch DePaul/Hicks 2021, Beauchamp/Childress 2019, 15f., Beauchamp/Rauprich 2016, 2286, und Rauprich 2005a, 23.

23 Vgl. Marckmann 2005, 404f.

duty").[24] Beispielsweise kann die Pflicht, die Autonomie einer Patientin auch in Form einer PV zu respektieren, mit der Pflicht konfligieren, ihr Wohlergehen zu fördern, etwa weil der in der PV festgelegte Behandlungswunsch ihrem Wohlergehen aus ärztlicher Sicht entgegensteht. In diesem Fall ist das relative Gewicht beider Pflichten unter Berücksichtigung weiterer relevanter Aspekte der konkreten Situation zu bestimmen. Begründete Zweifel an der Autonomie der Patientin zum Abfassungszeitpunkt der PV können beispielsweise das Gewicht der Pflicht, die Autonomie einer Patientin auch in Form einer PV zu respektieren, schwächen.[25]

Während der erste Schritt, die Spezifikation, den Zweck einer genaueren Bestimmung des Inhalts und des Umfangs moralischer Normen erfüllt, dient der zweite Schritt, die Abwägung, demnach der Bestimmung des relativen Gewichts einer Norm im Einzelfall.[26] Es geht darum, in einer Situation, in der wir mehrere *Prima-facie*-Pflichten besitzen, diese zunächst zu konkretisieren und dann zu bestimmen, wozu wir unter Berücksichtigung des Gewichts der einzelnen Pflichten *tatsächlich* verpflichtet sind. Dieser Schritt ist notwendig, weil es der prinzipienorientierten Ethik folgend keine absolute Pflicht gibt, die anderen Pflichten stets übergeordnet ist. Wie Beauchamp und Childress herausstellen und wie sich auch in den folgenden Kapiteln noch deutlicher zeigen wird, erschöpft sich die Abwägung nicht in einer Gegenüberstellung zweier konfligierender Prinzipien; vielmehr fließen weitere Überlegungen und moralische Intuitionen in die Abwägung ein. Hierzu zählen den beiden Autoren zufolge unter anderem das Erfahrungswissen von Ärztinnen im Umgang mit Patientinnen, Einfühlungsvermögen und Mitgefühl sowie die Berücksichtigung von Handlungskonsequenzen und -alternativen.[27]

Um hieraus gewonnene Urteile und Schlussfolgerungen systematisch begründen zu können, bedarf es eines Modells der Begründung oder der Rechtfertigung.[28] Beauchamp und Childress verbinden ein kohärentistisches Begründungsmodell mit der bereits erwähnten Idee einer Common Morality.[29]

---

24   Vgl. Ross 2002, 18f., 28, und Beauchamp/Childress 2019, 15f. Marckmann verweist darauf, dass es hierbei nicht um eine additive Abwägung geht, sondern um eine *begründete* Abwägung und Gewichtung der Argumente für und gegen konfligierenden Prinzipien im Einzelfall (vgl. Marckmann 2005, 407).

25   Auf die Methode des *Balancing* werde ich im Paternalismuskapitel eingehen (siehe Abschnitt 3.2.1).

26   Vgl. Beauchamp/Childress 2019, 19–22. Vgl. auch Marckmann 2005, 407, und Rauprich 2012, 595.

27   Vgl. Beauchamp/Childress 2019, 22, Beauchamp 2005, 56, und Beauchamp/Rauprich 2016, 2287.

28   Vgl. Beauchamp/Rauprich 2016, 2287.

29   Vgl. Rauprich 2005a, 29.

Ihnen zufolge erhalten moralische Urteile ihre Rechtfertigung zum einen durch das Herstellen eines kohärenten Verweisungszusammenhangs im Sinne von John Rawls' Überlegungsgleichgewicht.[30] Sogenannte „considered judgments", wohlüberlegte moralische Urteile, in die wir großes Vertrauen besitzen und die nicht weiter zu begründen sind,[31] sind mit anderen Prinzipien, Regeln, Intuitionen und theoretischen Hintergrundannahmen, die wir in einem konkreten Fall besitzen, in einen kohärenten Zusammenhang zu bringen. Bei dieser Methode handelt es sich genauer um ein weites Überlegungsgleichgewicht, das Norman Daniels wie folgt definiert: „The method of wide reflective equilibrium is an attempt to produce coherence in an ordered triple sets of beliefs held by a particular person, namely (a) a set of considered moral judgments, (b) a set of moral principles, and (c) a set of relevant background theories."[32] Dieses Vorgehen dient nicht nur dem Abgleich, sondern auch der wechselseitigen Anpassung und gegenseitigen Revision der involvierten Normen, Intuitionen und Annahmen.[33] Sie sind so lange zu testen und zu justieren, bis sämtliche Widersprüche beseitigt sind und sie einen kohärenten Verweisungszusammenhang bilden.[34]

Zum anderen erhalten moralische Urteile ihre Rechtfertigung Beauchamp und Childress zufolge durch die Common Morality. Die vier Prinzipien, die in der Common Morality wurzeln, dienen im Prozess des Überlegungsgleichgewichts als grundlegende „considered judgments".[35] Die Kohärenz sämtlicher Normen und Annahmen allein ist gemäß Beauchamp und Childress für die Begründung moralischer Urteile nicht ausreichend. Bezöge man sich in der Rechtfertigung ausschließlich auf Kohärenz, könnten ihnen zufolge auch Vorurteile und unmoralische Prinzipien gerechtfertigt werden, sofern diese in einem kohärenten Zusammenhang stehen.[36] Die Prinzipien als zentrale „considered judgments" und andere Grundsätze, die in der Common Morality

---

30   Vgl. Beauchamp/Childress 2019, 442. Zum Überlegungsgleichgewicht allgemein (engl. „reflective equilibrium") vgl. Rawls 2003, 18f., 42–45, Daniels 2020, Brun 2014 und 2017, als Methode in der Bioethik vgl. Arras 2007, Flynn 2022, DeGrazia 1992, Beauchamp/Rauprich 2016 und Nichols 2012.

31   Die Idee der „considered judgments" als „those judgments in which our moral capacities are most likely to be displayed without distortion" (Rawls 2003, 42) stammt ebenfalls von Rawls. Die Verbindung mit der Common Morality erfolgt jedoch erst durch Beauchamp und Childress. Zu den „considered judgments" nach Rawls vgl. ebd. 17f., 42–44.

32   Daniels 1979, 258. Vgl. auch Daniels 2005.

33   Vgl. Beauchamp/Childress 2019, 22, 440f., und Daniels 2020.

34   Vgl. Badura 2011, 200.

35   Vgl. Beauchamp/Childress 2019, 440, 443. Vgl. auch Rawls 1974, 7, Rauprich 2005a, 26–29, Rauprich 2005b, 241–243, Nichols 2012, 326, und Flynn 2022.

36   Vgl. Beauchamp/Childress 2019, 440, 443. Vgl. auch Beauchamp/Rauprich 2016, 2288.

wurzeln, sollen gemäß Beauchamp und Childress daher den methodischen Rahmen und Prüfstein des Überlegungsgleichgewichts bilden. Dieses Gleichgewicht ist nicht statisch, sondern kann durch immer neue Überlegungen erweitert werden: „Establishing policies and specifying norms in new directions using reflective equilibrium is a continuous work in progress – a relentless process of improving moral norms and increasing coherence."[37] Damit beispielsweise der Grundsatz, stets das Patienteninteresse an erste Stelle zu setzen, in einem Geflecht moralischer Pflichten Bestand haben kann, muss er den beiden Autoren folgend mit diesen in einen kohärenten Zusammenhang gebracht werden.[38]

Auch wenn der begründungstheoretische Hintergrund der prinzipienorientierten Ethik für den Gang meiner weiteren Argumentation nicht entscheidend ist, möchte ich auf die Inkonsistenz des von Beauchamp und Childress vertretenen hybriden Begründungsmodells verweisen. Sowohl kohärentistische als auch Common-Morality-Theorien beanspruchen gewöhnlich für sich, vollständige und in sich geschlossene Rechtfertigungsmodelle zu sein.[39] Die Common Morality als Rahmen und Prüfstein des Überlegungsgleichgewichts auszuweisen, widerspricht dem kohärentistischen Charakter des Überlegungsgleichgewichts – denn Kohärentismus möchte gerade ohne grundlegende Normen auskommen. Alle Elemente, die in den Prozess des Überlegungsgleichgewichts eingebracht werden, gelten daher als äquivalent und revisionsoffen.[40] Beauchamp und Childress hingegen weisen den vier Prinzipien und der Common Morality einen privilegierten Status zu. Folglich besitzt ihr Begründungsmodell fundamentistische Züge und kann somit nicht in einem engen Sinne als kohärentistisch gelten.[41]

Stärken und Schwächen der prinzipienorientierten Ethik
Einige Gründe für die Beliebtheit des Principlism in Medizinethik und klinischer Ethikberatung sind leicht ersichtlich. Anderen nicht zu schaden, sich für ihr Wohl einzusetzen, ihre Autonomie zu respektieren und zu Gerechtigkeit beizutragen, sind moralische Prinzipien, die allgemein großen Zuspruch

---

37   Beauchamp/Childress 2019, 441. Vgl. auch Rauprich 2012, 590.

38   Vgl. Beauchamp/Childress 2019, 441.

39   Für einen Ansatz in der Bioethik, der ausschließlich auf der Common Morality beruht, vgl. Gert et al. 2006.

40   Vgl. Rauprich 2008, 65f., Beauchamp/Rauprich 2016, 2288, Badura 2011, 194–197, und Flynn 2022.

41   Für eine kritische Auseinandersetzung mit der Verbindung von Common Morality und Kohärentismus empfehle ich Arras 2017, 23–26, 182f., und Rauprich 2008.

erfahren.[42] Sie wurzeln nicht nur in der Common Morality, sondern bilden Werte ab, die insbesondere im ärztlichen Handeln eine zentrale Rolle spielen.[43] Vor allem die Prinzipien des Nichtschadens und des Wohltuns besitzen in der Medizin bereits eine lange Tradition.[44]

Da keinem der vier Prinzipien eine Vorrangstellung zukommt und ihre Auslegung im spezifischen Fall erfolgt, eröffnet sich ein großer Anwendungsspielraum, der der Tatsache gerecht wird, dass Konflikte im Klinikalltag sehr unterschiedlich sind und deshalb individuell betrachtet werden müssen. Durch die Methode der Spezifikation können die Prinzipien auf nahezu jede denkbare Situation angewandt werden.[45] Neben dem großen Anwendungsspielraum bietet die prinzipienorientierte Ethik – im Gegensatz zu Moraltheorien mit einem obersten Moralprinzip – einen größeren Beurteilungsspielraum.[46] Auch wenn der methodische Rahmen der Abwägung durch die vier Prinzipien vorgegeben ist, bleibt die Gewichtung konfligierender Normen offen für unterschiedliche moralische Intuitionen und Grundüberzeugungen. Auf diese Weise kann der Principlism der Pluralität von Wertvorstellungen und Lebensentwürfen einer modernen Gesellschaft gerecht werden.[47] Durch das kohärentistische Begründungsmodell wird darüber hinaus die schwierige Frage nach ethischer Letztbegründung überflüssig, worauf Julian Nida-Rümelin zu Recht aufmerksam macht. Zusätzlich wird es der Art und Weise gerecht, wie wir unsere moralischen Urteile bilden; bereits vorhandenen Normierungen kommt ein hoher Stellenwert bei der Beurteilung neuer Problemfälle zu, sie werden jedoch nicht unabänderlich festgeschrieben.[48]

Hinzu kommt, dass es sich bei den vier Prinzipien um leicht verständliche Prinzipien handelt, die auch ohne eingehendes Studium nachvollziehbar sind. Dies ist insbesondere mit Blick auf ihre Anwendung in ethischen Fallbesprechungen im Rahmen der klinischen Ethikberatung als Vorteil zu werten, da es sich bei den beteiligten Parteien in der Regel um medizinische Fachpersonen handelt.[49] Die Orientierung an den vier Prinzipien kann ihnen dabei

---

42   Vgl. Rauprich 2012, 591f.

43   Vgl. Marckmann 2005, 413. Zu ärztlichen Wertvorstellungen siehe Abschnitt 2.2.2.

44   Vgl. Beauchamp/Childress 2019, 13.

45   Vgl. Marckmann 2005, 409f.

46   Vgl. Marckmann 2005, 413, und Rauprich 2005b, 248.

47   Vgl. Marckmann 2005, 414, und Wiesing 2005, 79.

48   Vgl. Nida-Rümelin 2005, 703.

49   Bei der ethischen Fallbesprechung oder Falldiskussion handelt es sich um eine zentrale Aufgabe der klinischen Ethikberatung: Im Rahmen eines strukturierten Gesprächs, das in der Regel von einer klinischen Ethikberaterin moderiert wird, soll mithilfe eines multidisziplinären Teams (unter anderem Ärztinnen, Pflegerinnen, Seelsorgerinnen) eine ethisch gut begründete Entscheidung in einer Konfliktsituation erarbeitet werden. Die

helfen, die Prinzipien und Pflichten zu identifizieren, die in einen Konflikt involviert sind. Auf diese Weise tritt die Problemstruktur klarer hervor bzw. wird in manchen Fällen überhaupt erst deutlich, worin der moralische Konflikt besteht.[50] Darüber hinaus wird medizinischen Fachpersonen durch den Beurteilungsspielraum und das Begründungsmodell des Ansatzes die Möglichkeit gegeben, eigene moralische Kompetenzen und Erfahrungen aus der medizinischen Praxis in den Reflexionsprozess einzubringen.[51] Auf längere Sicht führt dies im besten Fall dazu, dass medizinische Fachpersonen auch ohne die Hinzuziehung eigens ausgebildeter klinischer Ethikberaterinnen auf strukturierte Weise mit moralischen Konflikten im Klinikalltag umgehen können. Der strukturierte Umgang mit Konfliktsituationen ist selbst als weiterer Vorteil des Principlism zu werten.

Der große Anwendungsspielraum und die Interpretationsoffenheit der vier Prinzipien sind allerdings auch Anlass für Kritik. Bernard Gert, Charles M. Culver und K. Danner Clouser, die prominentesten Kritiker von Beauchamp und Childress, schreiben dem Principlism ein geringes Problemlösungspotential aufgrund der fehlenden systematischen Darstellung der Prinzipien und der Beziehungen zwischen ihnen zu. Die vier Prinzipien stellen ihnen zufolge lediglich Kapitelüberschriften für unterschiedliche moralische Erwägungen dar, die nur oberflächlich miteinander verbunden sind. Sie bilden keine zusammenhängende Moraltheorie, sondern jedes von ihnen weist eine eigene Fundierung, Logik und eine Reihe innerer Konflikte auf. Es mangle an einem obersten Moralprinzip, das alle vier Prinzipien vereint.[52]

Die Kritik, dass Beauchamp und Childress zu wenig auf die Zusammenhänge zwischen den Prinzipien eingingen, wird sich in den nachfolgenden Kapiteln hinsichtlich der Prinzipien des Respekts der Autonomie und des Wohltuns als berechtigt erweisen. Abgesehen davon ist die Kritik von Gert et al. zurückzuweisen, berücksichtigt man zum einen, dass Beauchamp und Childress die Prinzipien ab der vierten Edition der *Principles* (1994) auf ein gemeinsames Fundament, die Common Morality, stellen, und beachtet man zum anderen die Funktion, die sie ihrem Ansatz zuschreiben.[53] So verweisen sie explizit darauf, mit dem Principlism keine einheitliche Moraltheorie anbieten zu

---

betroffene Patientin und/oder ihre Angehörigen können ebenfalls in das Gespräch miteinbezogen werden. Eine ethische Falldiskussion kann sowohl von medizinischen Fachpersonen als auch von Angehörigen und Patientinnen bei der klinischen Ethikberaterin angefragt werden (vgl. Alt-Epping 2021, 146).

50   Vgl. Marckmann 2005, 413f.
51   Vgl. Badura 2011, 203, und Rauprich 2005a, 16.
52   Vgl. Gert/Clouser 2005 und Gert et al. 2006, 109–124.
53   Vgl. Rauprich 2008, 44.

wollen, sondern lediglich einen strukturierten Rahmen für den Umgang mit moralischen Konflikten und Fragestellungen.[54] Angesichts der Komplexität moralischer Probleme in der Praxis sind sie skeptisch gegenüber der Idee, dass eine Theorie für sich genommen eine Antwort auf vielfältige Probleme zu geben vermöge.[55] Sie sehen eine Gefahr darin, zu hohe Erwartungen an das Problemlösungspotential einheitlicher Moraltheorien, wie Utilitarismus oder Kantianismus, zu stellen. Außerdem heben sie zu Recht hervor, dass die Notwendigkeit einer anwendungsbezogenen Spezifikation und Gewichtung moralischer Pflichten im Rahmen einer zusammenhängenden Moraltheorie ebenfalls besteht, wenn sie mit Blick auf unterschiedliche praktische Fragestellungen Handlungsorientierung bieten soll.[56]

Wie Oliver Rauprich richtig herausstellt, hängt die Bewertung der Offenheit der prinzipienorientierten Ethik von den Erwartungen ab, die an eine ethische Theorie gestellt werden. Wer eine klare Handlungsanleitung durch ein oberstes Moralprinzip sucht, wie Gert et al. dies zu tun scheinen, wird enttäuscht werden. Wer hingegen Anregungen und eine Systematik für die eigene ethische Reflexion sucht, findet im Principlism einen guten Ausgangspunkt.[57]

Auch die Kritik, die prinzipienorientierte Ethik könne mit neu aufkommenden moralischen Fragestellungen, etwa im Kontext von Pränataldiagnostik, IVF und PID, nicht angemessen umgehen, geschweige denn eine Lösung anbieten,[58] ist unter Berücksichtigung des Anliegens der prinzipienorientierten Ethik als nur wenig gehaltvoll zu werten. Sie soll lediglich einen Rahmen für moralische Deliberation bieten und nicht konkrete Regeln für jedes erdenkliche moralische Problem aufstellen, was aus Sicht von Beauchamp und Childress allein aus praktischen Gründen undenkbar ist („the formulation of rules for every circumstance of contingent conflict would be a body of rules too cumbersome to be helpful")[59]. Auch neuen medizinethischen Fragestellungen kann im besten Fall mithilfe der vier Prinzipien sowie ihrer Spezifikation und Abwägung begegnet werden.

---

54   Vgl. Beauchamp/Childress 2019, 385. Siehe auch Anm. 5., S. XII.
55   Vgl. Beauchamp/Childress 2019, 12, 386, 418, 457f. Im neunten Kapitel der *Principles* analysieren Beauchamp und Childress vier Moraltheorien, unter anderem Utilitarismus und Tugendethik, unter Bezugnahme auf ein medizinethisches Fallbeispiel. Sie gehen dabei sowohl auf die Defizite der einzelnen Theorien als auch auf deren Beitrag zur angewandten Ethik ein (vgl. ebd., 385–424).
56   Vgl. Beauchamp/Childress 2019, 457f.
57   Vgl. Rauprich 2005b, 230–248.
58   Vgl. Wiesing 2005, 82.
59   Beauchamp/Childress 2019, 22.

Dennoch ist der Vorwurf des mangelnden Problemlösungspotentials des Principlism meines Erachtens nicht völlig unbegründet. Es ist nicht von der Hand zu weisen, dass der Beurteilungsspielraum des Principlism moralische Akteurinnen im klinischen Kontext gerade dann ohne eindeutige Antwort zurücklässt, wenn die eigene moralische Urteilskompetenz an ihre Grenzen gerät.[60] Denn wie Marckmann feststellt, wird intuitives Urteilen und subjektives Abwägen durch die prinzipienorientierte Ethik genau dort unvermeidbar, „wo wir eigentlich auf die Hilfe der ethischen Theorie besonders angewiesen wären".[61] Haben wir identifiziert, welche Prinzipien in einen moralischen Konflikt involviert sind, ist es an uns, sie zu spezifizieren und zu gewichten.

Meines Erachtens kann dies nur gelingen, wenn hinreichend klar ist, was mit Autonomie, Nichtschaden, Wohltun und Gerechtigkeit im medizinethischen Kontext genau gemeint ist. Denn wenn uns eine Ethik keine konkreten Anhaltspunkte und spezifischen Regeln bietet, muss ihr Grundgerüst umso klarer sein. Im Falle des Principlism sind dies die vier Prinzipien – und die Begriffe, auf denen sie beruhen (Autonomie, Nichtschaden, Wohlergehen und Gerechtigkeit). Zumindest was Autonomie und Wohlergehen, den Gegenstand des Wohltunsprinzips, betrifft, wird sich in den folgenden Kapiteln zeigen, dass hier Defizite bestehen.[62] So zeichnen Beauchamp und Childress beispielsweise nur ein unvollständiges Bild von Patientenautonomie und verzichten vollständig auf eine Beschäftigung mit dem Begriff des Wohlergehens.

Zusammenfassung

Die prinzipienorientierte Ethik bietet einen methodischen Rahmen für den Umgang mit moralischen Konfliktsituationen und Herausforderungen. Er setzt sich aus den durch die Common Morality begründeten vier Prinzipien, ihrer Spezifikation und Abwägung sowie einem hybriden Rechtfertigungsmodell zusammen.

Im medizinethischen Kontext, in dem wir uns mit sehr unterschiedlichen moralischen Konflikten konfrontiert sehen, ist der große Anwendungsspielraum des Principlism grundsätzlich als positiv zu bewerten. Die vier Prinzipien bieten einen Rahmen, in dem nicht nur Platz für die Berücksichtigung der spezifischen Einzelheiten eines konkreten Falls bleibt, sondern auch für die Integration unterschiedlicher moralischer Grundüberzeugungen

---

60   Vgl. Rauprich 2005b, 248.
61   Marckmann 2005, 414. Für weitere Defizite der prinzipienorientierten Ethik in dieser Hinsicht vgl. Strong 2005 und Wiesing 2005.
62   Da die Prinzipien der Gerechtigkeit und des Nichtschadens nicht Thema der vorliegenden Arbeit sind, werde ich ihre inhaltliche und konzeptionelle Klarheit nicht beurteilen.

und Intuitionen – und damit für den moralischen Pluralismus in einer modernen Gesellschaft. Zugleich stellt die Allgemeinheit der Prinzipien hohe Anforderungen an die moralische Urteilskraft der an einem Konflikt beteiligten Akteurinnen. Sie bieten keine eindeutigen Handlungsanweisungen für konkrete Konfliktsituationen, in denen moralische Intuitionen weit auseinanderlaufen können, sondern müssen stets spezifiziert und gegebenenfalls auch gewichtet werden.[63] Allerdings scheinen die Vorteile der prinzipienorientierten Ethik angesichts der ungebrochenen Popularität des Vier-Prinzipien-Modells in der Medizinethik für die meisten Medizinethikerinnen ihre Nachteile zu überwiegen.[64]

Auch ich halte die Grundidee des Ansatzes, ausgehend von den vier Prinzipien moralische Pflichten zu spezifizieren und gegeneinander abzuwägen, hinsichtlich des Umgangs mit ethischen Konfliktfällen im Klinikalltag für vielversprechend. Im Gegenteil zu einem zentralen, übergeordneten Moralprinzip, das sicherlich nicht von allen moralischen Akteurinnen im Klinikalltag unterstützt wird, bietet der Principlism vier Prinzipien, die für vier zentrale und allgemein anerkannte Werte der Medizin stehen. Mein Anliegen ist es nun, durch Rückgriff auf anspruchsvollere philosophische Theorien das medizinethische Autonomie- und Wohlergehensverständnis zu schärfen und dadurch auch das Autonomie- und das Wohltunsprinzip weiter auszudifferenzieren. Dieser Schritt erscheint mir zentral mit Blick auf das Konfliktlösungspotential und die Handlungsorientierung der prinzipienorientierten Ethik. Auch wenn Beauchamp und Childress mit ihrem Ansatz weder eine vollständige Moraltheorie noch ein Regelwerk für jede denkbare Konfliktsituation anbieten wollen, wollen sie Handlungsorientierung für die Praxis geben und zu ethisch gut begründeten Entscheidungen in Konfliktsituationen beitragen.[65] Dies setzt jedoch voraus, praxisrelevante Lücken im Grundgerüst des Ansatzes zu beseitigen.

Fragestellung und Zielsetzung

Ich stimme Beauchamp und Childress darin zu, dass jeder Konfliktfall individuell zu betrachten ist. In einigen Fällen gibt es mehrere Lösungswege. Jedoch

---

63 Dabei darf nicht vergessen werden, dass jede ethische Theorie in der Anwendung auf konkrete praktische Herausforderungen und Einzelfälle einer Spezifikation bedarf (vgl. Beauchamp/Childress 2019, 457, und Rauprich 2005b, 230).

64 Vgl. Wiesing 2005, 85f., und Marckmann 2005, 414.

65 Vgl. Beauchamp/Childress 2019, 25.

können diese in ethischer Hinsicht besser oder schlechter begründet sein[66] und zu einer guten Begründung trägt fraglos die Erarbeitung von zusätzlichen ethisch relevanten Abwägungskriterien bei, die im Konfliktfall die moralische Entscheidungsfindung unterstützen. Sie können aus einer Explikation der beiden Begriffe, Autonomie und Wohlergehen, für den medizinethischen Kontext gewonnen werden. Unter „Explikation" verstehe ich hier in Anlehnung an Rudolf Carnap die Präzisierung eines bereits bekannten, aber unscharfen Begriffs im Hinblick auf einen bestimmten Kontext oder ein bestimmtes Untersuchungsziel[67] – in meinem Fall den medizinischen Anwendungskontext.[68] Ziel ist also nicht, Autonomie und Wohlergehen durch notwendige und zusammen hinreichende Kriterien zu definieren, sondern die beiden Begriffe für ethische Fragestellungen und Probleme in der Patientenversorgung zu schärfen. Statt sich auf eine feststehende Definition zu beziehen kann dies bedeuten, auf unterschiedliche Charakterisierungen und Kriterien zurückzugreifen – je nach Kontext und Fragestellung. Mein Anliegen besteht demnach nicht darin, aufzuzeigen, was Autonomie und Wohlergehen ‚wirklich ist', wie Niklas Juth es ausdrückt, sondern darin, zu verdeutlichen, welche Aspekte im medizinethischen Kontext moralisch relevant und berücksichtigenswert sind.[69]

Die beiden paradigmatischen Varianten des Konflikts zwischen ärztlichen Autonomie- und Wohltunspflichten sind bereits bekannt: Eine Patientin lehnt eine aus ärztlicher Sicht nützliche Behandlung ab oder fordert eine Behandlung mit einem aus ärztlicher Perspektive ungünstigen Nutzen-Schadens-Verhältnis. Dahinter steht folgender Konflikt: Die ärztliche Pflicht, die Patientenautonomie zu respektieren, konfligiert mit der ärztlichen Pflicht, der Patientin nicht zu schaden und ihr Wohlergehen bestmöglich zu fördern. Hierbei handelt es sich um eine sehr vereinfachte Darstellung des Konflikts. Haben wir es mit einer eindeutig autonomen Patientin zu tun, ist diesem Konflikt in der Regel auch angemessen mit dem in den *Principles* vermittelten Verständnis von Autonomie und Wohltun zu begegnen. Doch in den meisten Fällen sind wir mit deutlich komplexeren Spielarten des Konflikts konfrontiert.

---

66   Vgl. Beauchamp/Rauprich 2016, 2287.

67   Zur Explikation von Begriffen nach Carnap vgl. Carnap 1959, 12–18. Anil Gupta zufolge dient eine Explikation entweder der Verbesserung eines bereits bestehenden, aber defizitären Begriffs oder sie zeigt auf, welche Bedeutung in einem spezifischen Kontext und im Hinblick auf einen bestimmten Zweck geeignet ist (vgl. Gupta 2021, vgl. auch Belnap 1993, 117). Auch wenn ich nur *in Anlehnung* an Carnap von einer Explikation spreche, wird mein Anliegen gut durch die von Gupta beschriebene zweite Funktion erfasst.

68   Mein Hauptfokus liegt auf der klinischen Medizin im Sinne der patientenbezogenen Ausübung der Heilkunde.

69   Vgl. Juth 2005, 123f.

Zur Veranschaulichung möchte ich zwei Beispiele nennen, auf die ich in den folgenden Kapiteln immer wieder zurückkommen werde:

Die 32-jährige Laura leidet seit ihrem 18. Lebensjahr an einer Anorexie.[70] Auch wenn sie sich ihres gesundheitsschädlichen Untergewichts (aktuell BMI 14) bewusst ist, verweigert sie die Nahrungsaufnahme und die damit einhergehende Gewichtszunahme. Sie hat bereits drei stationäre Aufenthalte in Spezialkliniken sowie eine mehrjährige ambulante Psychotherapie hinter sich. Trotz ihrer Krankheitseinsicht und ihres Bewusstseins für die gesundheitlichen Folgeschäden ihrer Essstörung zeigt sie aktuell keine Therapiebereitschaft, sondern möchte im Gegenteil weiter abnehmen. Das Ziel, ein noch niedrigeres Gewicht zu erreichen, nimmt in Lauras Leben erneut einen hohen Stellenwert ein, obwohl sie gleichzeitig ihre Karriere als Juristin in einer renommierten Anwaltskanzlei weiterverfolgen möchte. Sie ist sich durchaus bewusst, dass diese beiden Ziele nur schwer miteinander zu vereinbaren sind. Denn auch wenn sie es leugnen möchte, merkt sie selbst, dass sie immer schwächer wird und ihre Gedanken fast ausschließlich um Essen, Abnehmen und Sport kreisen. Gleichzeitig fühlt sich Laura durch die Kontrolle ihres Körpergewichts und der Nahrungszufuhr zufrieden und stark. Bisher wurde Laura noch nie zwangseingewiesen oder zwangsernährt. Sie lebt in einer eigenen Wohnung, pflegt soziale Kontakte und führt alles in allem trotz ihrer Erkrankung ein selbstständiges Leben. Ihre Hausärztin erwägt aktuell jedoch die Einweisung in eine Klinik mittels richterlichen Beschlusses, da sich Lauras Blutwerte dramatisch verschlechtert haben.

Die 78-jährige Martha leidet seit fünf Jahren an einer Alzheimer-Demenz.[71] Inzwischen ist sie nicht mehr in der Lage dazu, den aktuellen Wochentag, den Monat oder das Jahr zu benennen. Auch fällt es ihr immer schwerer, sich in der Tagespflegeeinrichtung zu orientieren, die sie seit zwei Jahren besucht.[72] Trotz allem nimmt sie regelmäßig an Forschungsprojekten im Rahmen der Alzheimerforschung teil. Martha interessiert sich nicht erst seit der Diagnose

---

70 Bei der Anorexia nervosa, auch als Anorexie oder Magersucht bezeichnet, handelt es sich um eine Form der Essstörung, bei der Betroffene durch Nahrungsverzicht und teils ergänzend durch exzessiven Sport, Erbrechen und Abführmittel einen deutlichen Gewichtsverlust herbeiführen. Trotz eines Gewichts, das deutlich unter dem Normalgewicht liegt (bei erwachsenen Patientinnen ab einem BMI von 17,5 kg/m^2), haben Betroffene extreme Angst vor dem Zunehmen und Dickwerden. Sie beschäftigen sich auf exzessive Weise mit Nahrungsmitteln und Kalorienangaben und meiden bestimmte Lebensmittel. Für weitere Merkmale, Symptome und Folgen der Krankheit vgl. Biedert 2008, First 2017, 302–304, De Zwaan/Herzog 2011 und ICD-10-GM-2022 F 50.0.

71 Bei der Alzheimer-Demenz, auch Morbus Alzheimer genannt, handelt es sich um die häufigste Form der Demenzerkrankung. Demenzerkrankungen führen zu einer Abnahme kognitiver Fähigkeiten (vgl. Schmidhuber 2013, 299f.). Mit Blick auf Martha spreche ich im Folgenden vereinfachend von „Alzheimer".

72 Bei der Alzheimer-Demenz werden in der Regel drei Stadien unterschieden (vgl. Schmidhuber 2013, 300). Martha ist aktuell dem zweiten Stadium, dem mittelgradigen Alzheimer, zuzuordnen: „Eine selbständige Lebensführung ist nur noch mit erheblichen Einschränkungen und mit Unterstützung durch andere möglich" (ebd.).

ihrer Alzheimer-Erkrankung für medizinische Forschung. Als ausgebildete Bibliothekarin hat sie die letzten 15 Jahre ihres Berufslebens in der medizinischen Fachbibliothek einer großen Universität gearbeitet und neue Studien stets mit großem Interesse gelesen. Da sie nicht die Zeit fand, selbst an Studien teilzunehmen, spendete sie jährlich an verschiedene Forschungsprojekte. Wenn man sie in ihrem aktuellen Zustand auf ihre Teilnahme anspricht, sagt sie Dinge wie: „Natürlich hätte ich ablehnen können, glaubt mir, aber wenn ich mir selbst und anderen helfen kann, dann mache ich das auch." Ihre Pflegerinnen sind sich dagegen nicht sicher, ob sie Martha die Teilnahme weiterhin guten Gewissens ermöglichen können, da sie immer häufiger schwach wirkt und Ruhe benötigt. Während sie nach manchen Studientagen aufgewühlt und unruhig ist, erscheint sie nach anderen besonders zufrieden zu sein.[73]

Die beiden Beispielfälle lassen bereits erahnen, dass Autonomie zu respektieren und Wohlergehen zu fördern in unterschiedlichen Situationen im medizinischen Kontext auch ganz Unterschiedliches bedeuten kann. So ist die Autonomiefähigkeit von Laura sowie von Martha – wenn auch aus unterschiedlichen Gründen und in unterschiedlichem Maße – eingeschränkt. Die naheliegende Antwort, dass Autonomie zu respektieren heißt, die Entscheidungen von Patientinnen zu respektieren, scheint daher in beiden Fällen für sich genommen nicht zufriedenstellend. Um auch in Situationen, in denen nicht sofort ersichtlich ist, was mit dem Respekt der Autonomie und der ärztlichen Fürsorge gemeint ist, erkennen zu können, was gefordert ist, ist zweifellos ein sehr gutes Verständnis von Autonomie und Wohlergehen notwendig. Die Auseinandersetzung mit Autonomie und Wohlergehen in den *Principles* ist, wie sich noch zeigen wird, nicht differenziert genug. Aufgrund ihres Bemühens um Praxisnähe und Einfachheit verzichten Beauchamp und Childress bewusst auf eine Beschäftigung mit anspruchsvolleren philosophischen Theorien der Autonomie und des Wohlergehens sowie mit ihnen verbundenen weiterführenden Begriffen. Meines Erachtens liegt hierin jedoch der notwendige Schritt in Richtung eines differenzierteren Verständnisses der beiden Begriffe. Dieses wiederum trägt, so meine These, in mehrerlei Hinsicht zu ethisch gut begründeten Entscheidungen im medizinischen Kontext bei.

Die Zielsetzung der vorliegenden Arbeit besteht folglich darin, zu prüfen, welchen Mehrwert ein differenzierteres Verständnis von Wohlergehen und Autonomie für die Lösung konkreter ethischer Konflikte in der Patientenversorgung bietet.[74] Inwieweit unterstützt eine philosophische Analyse der Begriffe

---

73   Das Beispiel ist angelehnt an einen Fall, den Agnieszka Jaworska in ihrem Paper „Respecting the Margins of Agency: Alzheimer's Patients and the Capacity to Value" bespricht und der ursprünglich aus einer Studie von Steven Sabat (vgl. Sabat 1998, 46) stammt (vgl. Jaworska 1999, 117f.).

74   Es mag die Frage aufkommen, ob ich nun einen Beitrag zu einem differenzierteren Verständnis von Autonomie und Wohlergehen in der Medizin *oder* der Medizinethik leiste.

einen ethisch gut begründeten Umgang mit ethischen Herausforderungen und Konflikten in der Patientenversorgung? Wie erwähnt, setzt dieses Anliegen bzw. die Beantwortung dieser Frage eine Explikation der beiden Begriffe mit Blick auf medizinethische Fragestellungen und Herausforderungen voraus. Wie deutlich werden wird, werden hierdurch nicht nur die Struktur und die Komplexität von Konflikten, sondern auch Zusammenhänge zwischen den beiden Pflichten ersichtlich. Inwieweit das wiederum die Konkretisierung und Gewichtung konkurrierender Verpflichtungen im Konfliktfall unterstützen und nicht zuletzt dazu beitragen kann, Konflikte zwischen den beiden Pflichten bereits präventiv zu vermeiden, möchte ich ebenfalls prüfen.

Eine Frage, die mich die Arbeit hindurch immer wieder beschäftigen wird, ist, inwieweit die Explikation von Begriffen und die Analyse philosophischer Theorien dem Praxisanspruch der Medizinethik gerecht werden kann. Denn da es sich bei der Medizinethik um einen praktischen Bereich der Ethik, um ein „reales Betätigungsfeld" philosophischer Expertise handelt,[75] scheint eine *rein* theoretische Auseinandersetzung mit Autonomie und Wohlergehen nicht angemessen zu sein.[76] Thomas Schramme macht auf die Gefahr aufmerksam, dass philosophische Analysen zu „immer kleinteiligeren Unterscheidungen" führen können und in der Konsequenz keine klare Handlungsorientierung für die Praxis bieten.[77] Auf der Suche nach konzeptioneller Angemessenheit[78]

Da Medizin und Medizinethik miteinander verschränkt sind, lautet die Antwort: zu beiden Bereichen. Patientinnen üben ihre Autonomie im Rahmen ihrer Behandlung aus und Ärztinnen sorgen für das Wohlergehen ihrer Patientinnen im Rahmen ihres Behandlungsauftrages. Die Konflikte entstehen also in der Medizin. Sie besser zu verstehen und zu gut begründeten Lösungen zu gelangen, macht wiederum ethische Überlegungen erforderlich. Und die ethische Reflexion über moralische Probleme, die im Kontext der Medizin auftreten, ist nichts anderes als der Beschäftigungsbereich der Medizinethik. Der medizinische Kontext ist somit zugleich der medizinethische, also der Kontext, in dem ethische Reflexion über moralische Probleme und Herausforderungen stattfindet.

75   Vgl. Schramme 2016, 263.

76   Damit möchte ich nicht sagen, dass wir aus rein theoretischen Überlegungen keinerlei Mehrwert ziehen können. Theoretisch-konzeptionelle Überlegungen zu Autonomie und Wohlergehen, die keinerlei Praxisbezug herstellen, sind, für sich genommen, aus philosophischer Perspektive fraglos interessant. Diesen Hinweis verdanke ich Gert Helgesson. Da es jedoch mein Anliegen ist, Autonomie und Wohlergehen mit Blick auf medizinethische Fragestellungen und Herausforderungen zu explizieren, möchte ich den Bezug zur Praxis nicht verlieren.

77   Vgl. Schramme 2016, 264.

78   Im Folgenden werde ich immer wieder von konzeptioneller Angemessenheit, Adäquatheit, Unangemessenheit etc. sprechen. Mit „konzeptionell" beziehe ich mich allgemein auf den inhaltlichen und theoretischen Entwurf einer Idee oder eines Begriffs, etwa von Autonomie oder Wohlergehen. Auch wenn wir alle eine Idee oder einen Begriff von Autonomie bzw. Wohlergehen haben (im Englischen „concept"), kann unsere Konzeption, der inhaltliche und theoretische Gehalt, den wir diesen Begriffen zuschreiben, abweichen. Bei

kann es passieren, sich in philosophischen Randdebatten zu verstricken, statt bei der eigentlichen Fragestellung zu bleiben – oder aber das praktische Interesse der Medizinethik aus dem Auge zu verlieren. So stellt Rebecca L. Walker hinsichtlich der Ergänzung des in der Medizinethik verbreiteten Autonomie-verständnisses durch philosophische Theorien fest: „[O]nce we see what an adequate notion of autonomy looks like, we also realize that such notions are not useful within medical ethics in the manner usually supposed. That is, not useful in determining which particular choices must be respected (or, practically speaking, abided by)."[79]

Um diese Konsequenzen zu vermeiden, ist es umso wichtiger, das konkrete Interesse an philosophischen Debatten und Begriffen klar herauszustellen, was ich zu Beginn des Autonomie- sowie des Wohlergehenskapitels tun werde. Mit Blick auf die Frage nach den Bedingungen personaler Autonomie bemerkt Christian Seidel etwa, dass „man bei ihrer Beantwortung den Antrieb im Blick behalten [sollte], aus dem heraus man die Frage stellt. Denn der Antrieb (bzw. das Interesse) bestimmt, was eine gute Antwort ist."[80] Die Konsequenz einer in konzeptioneller Hinsicht zwar angemessenen, aber in praktischer Hinsicht nutzlosen Explikation von Autonomie und Wohlergehen möchte ich unter anderem dadurch umgehen, dass ich meine Überlegungen von Anfang an anhand von Fallbeispielen aus der medizinischen Praxis auf ihre Anwendbarkeit prüfe.

„[G]erade der Tiefgang, die begriffliche Genauigkeit und die methodologische Sensibilität"[81] können Schramme zufolge wiederum als wertvoller Beitrag der Philosophie und als Gegenstück zur teilweise herrschenden Oberflächlichkeit in der medizinethischen Debatte gewertet werden.[82] Diesen Beitrag möchte ich in den folgenden Kapiteln mit Blick auf die Begriffe der Autonomie und des Wohlergehens sowie den mit ihnen verbundenen medizinethischen Prinzipien bzw. ärztlichen Pflichten leisten. Dabei werde ich mich Fällen zuwenden, in denen unsere moralische Urteilskraft an ihre Grenzen gerät. Denn es sind gerade die Fälle, in denen nicht klar ist, was es heißt, Patientenautonomie zu

---

genauerer Prüfung kann sich eine Konzeption als angemessen oder unangemessen, differenziert oder undifferenziert, konsistent oder inkonsistent, vollständig oder defizitär usw. erweisen. Die Angemessenheit einer Konzeption kann beispielsweise durch den Abgleich mit empirischen Erkenntnissen oder verbreiteten Intuitionen, durch Gedankenexperimente oder mit Blick auf den Kontext, in dem sie Anwendung findet (hier den medizinethischen Kontext), geprüft werden.

79   Walker 2008, 595. Vgl. auch Swindell 2009, 52.
80   Seidel 2016, 18. Vgl. auch Christman 2005, 282f., und Baumann 2008, 456f.
81   Schramme 2016, 265.
82   Vgl. Schramme 2016, 265f.

respektieren, Patientenwohl zu fördern und einen Konflikt zwischen diesen Pflichten aufzulösen, in denen weitere Anhaltspunkte notwendig sind, um zu ethisch gut begründeten Entscheidungen zu gelangen.

Die prinzipienorientierte Ethik und das in der Medizinethik verbreitete Autonomie- und Wohlergehensverständnis stellen zwar einen guten Ausgangspunkt dar; ein Verständnis unterschiedlicher Erscheinungsformen von Autonomie und Wohlergehen, möglicher Konflikte, aber auch Zusammenhänge zwischen ihnen setzt jedoch eine tiefgreifende philosophische Auseinandersetzung voraus. Sofern die Philosophie aber für die Realität des medizinischen Alltags offenbleibt, leistet sie, wie ich mit meiner Arbeit zeigen möchte, gerade durch ihren Tiefgang, ihre begriffliche Genauigkeit und ihre methodologische Sensibilität – um auf das Urteil Schrammes zurückzukommen – einen wertvollen Beitrag zum besseren Verständnis und vielleicht sogar zur Lösung medizinethischer Probleme und Herausforderungen.

Aufbau der Arbeit

Die Grundlagen für ein differenziertes Verständnis von Autonomie und Wohlergehen in der Medizinethik möchte ich in den folgenden beiden Kapiteln erarbeiten. In ihnen werde ich die Begriffe der Autonomie und des Wohlergehens mit Blick auf den medizinethischen Kontext explizieren.[83]

In beiden Kapiteln werde ich in einem ersten Schritt auf das aktuell in der Medizinethik verbreitete Verständnis von Autonomie und Wohlergehen eingehen. Auf diese Weise möchte ich an den Stand der medizinethischen Diskussion anknüpfen und dabei Defizite sowie offene Fragen identifizieren, an denen die philosophische Debatte dann ansetzen kann. Dieser erste Schritt gestaltet sich in den zwei Kapiteln unterschiedlich. Denn während es ein weitverbreitetes medizinethisches Autonomieverständnis gibt, die sogenannte „Standardauffassung" der Autonomie,[84] die dem von Beauchamp und Childress in den *Principles* entwickelten Autonomieverständnis entspricht, sucht man in der medizinethischen Debatte vergeblich nach einer ausführlichen Auseinandersetzung mit Wohlergehen – geschweige denn nach einem

---

83   Auch ich lehne eine feste Rangordnung der medizinethischen Prinzipien und ärztlichen Pflichten ab. Dass ich das Autonomie- dem Wohlergehenskapitel voranstelle, sagt demnach nichts über die Priorisierung der beiden Prinzipien aus, sondern ist allein dem Umstand geschuldet, dass die Autonomie auch in den *Principles* den Anfang bildet und ich meinen Leserinnen die parallele Lektüre so erleichtern möchte.

84   Diese wird auch als „Standardmodell der Autonomie" oder „standard view of autonomy" bezeichnet (siehe Abschnitt 1.2.2 und Anm. 46, S. 13).

etablierten Wohlergehensverständnis. Zu Beginn des Autonomiekapitels werde ich also die Vor- und Nachteile der Standardauffassung diskutieren, wohingegen das Wohlergehenskapitel mit der Frage beginnt, inwieweit Wohlergehen in der medizinethischen Debatte überhaupt thematisiert wird. Da sich die Beschäftigung mit dem Patientenwohl in den *Principles* im Wesentlichen auf die Explikation des Wohltunsprinzips beschränkt, greife ich hier zusätzlich auf die medizinische Praxis zurück. Indem ich mich nicht unmittelbar philosophischen Debatten zuwende, sondern den Bezug zur Medizinethik und ihren praktischen Fragestellungen von Beginn an herstelle und im Laufe der Arbeit auch aufrechterhalte, werde ich ferner dem praxisorientierten Anliegen der vorliegenden Arbeit gerecht.

Erst wenn die Vorteile, die Defizite und die offenen Fragen der medizinethischen Debatte hinreichend klar sind, werde ich mich in einem zweiten Schritt – auch hier gleichen sich die beiden Kapitel – den philosophischen Theorien der Autonomie bzw. des Wohlergehens zuwenden. Leitend ist hierbei jeweils die Frage nach dem Mehrwert der Theorien für die Medizinethik, d.h.: Können die Theorien zu einer der Praxis der Patientenversorgung angemessenen Explikation der beiden Begriffe beitragen? Unterstützen sie hierdurch die Spezifikation und Gewichtung von Wohltuns- und Autonomiepflichten? Und legen sie Argumente und Zusammenhänge offen, die uns in konkreten ethischen Konfliktfällen weiterhelfen können?

Mögliche Spannungsverhältnisse zwischen Wohltun und Respekt der Autonomie werden in der medizinethischen Literatur vor allem hinsichtlich der ethischen Vertretbarkeit von ärztlichem Paternalismus diskutiert. Deshalb werde ich mich im dritten Kapitel der Paternalismusdebatte zuwenden. Hierbei interessiert mich einerseits, inwieweit die Erkenntnisse aus den vorausgehenden Kapiteln den Blick auf ärztlichen Paternalismus verändern, und andererseits, welche Rechtfertigungsstrategien vor dem Hintergrund der explizierten Auffassungen von Autonomie und Wohlergehen überzeugen können; denn für die Rechtfertigung von Paternalismus werden in der medizinethischen wie philosophischen Debatte verschiedene Argumente vorgebracht. Diese sind letztlich Antworten auf die Frage, wie mit dem Konflikt zwischen Autonomie- und Wohltunspflichten umzugehen ist.

Im vierten Kapitel werde ich die Ergebnisse aus den Explikationen von Autonomie und Wohlergehen sowie der Auseinandersetzung mit Paternalismus zusammenfassen und hiervon ausgehend die praktische Relevanz einer Synthese dieser Ergebnisse darlegen. Insbesondere möchte ich prüfen, inwiefern sich aus ihr hilfreiche Argumente für die Abwägung bei Konflikten zwischen den Prinzipien des Respekts der Autonomie und des Wohltuns gewinnen lassen. Anschließend möchte ich mit einer ausführlichen Falldiskussion aufzeigen, welchen Beitrag eine differenzierte Auseinandersetzung mit Autonomie und Wohlergehen zur Lösung konkreter ethischer Problemstellungen in der Patientenversorgung leisten kann. Denn das übergeordnete Ziel meiner Arbeit besteht letztlich darin, zu ethisch gut begründeten Entscheidungen in der Patientenversorgung und damit zur Sicherung und Stärkung zweier zentraler Patienteninteressen, Autonomie und Wohlergehen, beizutragen.

KAPITEL 1

Autonomie

> [A] dilemma is apparent for practitioners of medical ethics. The practically useful account of autonomy that is currently appealed to in medical ethics is conceptually inadequate. On the other hand, conceptually adequate accounts of autonomy are less practically useful and seem to provide suspect grounds for interference with patient decisions. So what is the best solution?[1]

Dieses von Walker beschriebene Dilemma zwischen konzeptioneller Adäquatheit und praktischer Nützlichkeit stelle ich an den Anfang meiner Auseinandersetzung mit dem Begriff der Autonomie, da es die Herausforderung beschreibt, der auch ich mich im Folgenden stellen muss. Zwar bin ich nicht der Meinung, dass sich die von Walker beschriebene Problematik vollständig auflösen lässt, doch möchte ich prüfen, inwieweit eine Explikation des Autonomiebegriffs nicht doch einen praktischen Nutzen bietet und sich die beiden Ansprüche an ein medizinethisches Autonomieverständnis so miteinander verbinden lassen.

Das aktuell in der Medizinethik verbreitete Autonomieverständnis, das sogenannte „Standardmodell" der Autonomie, dient hierbei als Bezugspunkt, der weitere Überlegungen in einer praxisorientierten Medizinethik verankert. Beim Standardmodell handelt es sich um eine nicht-ideale Theorie der Autonomie, die Beauchamp und Childress explizit mit Blick auf Entscheidungen von Patientinnen und Studienteilnehmerinnen sowie Stellvertreterentscheidungen im Kontext der Medizin entwickelt haben.[2] Behandlungsentscheidungen, Entscheidungskompetenz und informierte Einwilligung spielen daher eine zentrale Rolle in ihrer Auseinandersetzung mit Autonomie. Es wird sich zeigen, dass die Stärke des Standardmodells vor allem in seiner praktischen Ausrichtung liegt, es in konzeptioneller sowie inhaltlicher Hinsicht dagegen ergänzungsbedürftig ist.

Deshalb suche ich die konzeptionelle Adäquatheit an anderer Stelle, nämlich in der philosophischen Autonomiedebatte. In ihr hat sich im Gegensatz zur Medizinethik keine Standardauffassung von Autonomie etabliert. Vielmehr wurden zahlreiche, teils sehr unterschiedliche und konkurrierende Theorien der Autonomie hervorgebracht, die wiederum mit weiterführenden philosophischen Begriffen wie dem der Authentizität oder der personalen Identität

---

1 Walker 2008, 605.
2 Vgl. Beauchamp/Childress 2019, 99.

verbunden sind. Um mich nicht in dieser Debatte und sehr anspruchsvollen konzeptionellen Fragen zu verlieren, werde ich das praktische Interesse der Medizinethik in der Betrachtung philosophischer Autonomietheorien stets einbeziehen – um hier nochmals auf Seidel zurückzukommen: Man sollte „den Antrieb im Blick behalten, aus dem heraus man die Frage [nach Autonomie] stellt. Denn der Antrieb (bzw. das Interesse) bestimmt, was eine gute Antwort ist."[3] Diesem Anspruch möchte ich gerecht werden, indem ich mich zum einen auf Ideen und Theorien der philosophischen Autonomiedebatte konzentriere, die ich hinsichtlich des medizinischen Anwendungskontext als sinnvoll erachte. Zum anderen werde ich medizinische Fallbeispiele in die Diskussion der Theorien einbinden, um so sowohl ihren Nutzen als auch ihre Grenzen mit Blick auf die Anwendung im Kontext der Patientenversorgung offenzulegen. Auf diese Weise möchte ich von vornherein vermeiden, die praktische Nützlichkeit eines medizinethischen Autonomieverständnisses seiner konzeptionellen Angemessenheit zu opfern. Am Ende der Auseinandersetzung mit der philosophischen Autonomiedebatte sollen Kriterien stehen, die die medizinethische Standardauffassung sinnvoll ergänzen können. Mit „sinnvoll" ist hier gemeint, dass die Kriterien die Autonomiebewertung, insbesondere in Zweifelsfällen, unterstützen, Autonomiepflichten spezifizieren und zu ethisch gut begründeten Entscheidungen im Kontext der Patientenautonomie sowie zur Stärkung derselben beitragen.

Bevor ich mich im ersten Teil des Kapitels mit Autonomie in der Medizinethik und dem Standardmodell auseinandersetze, möchte ich für mehr begriffliche Klarheit allgemeine Anmerkungen zum Ursprung des Autonomiebegriffs machen und ihn vom Freiheitsbegriff abgrenzen. Eine Beschäftigung mit der Entscheidungssituation von Patientinnen soll dann aufzeigen, weshalb es einer spezifisch medizinethischen Auseinandersetzung mit Autonomie bedarf. Wie deutlich werden wird, fordern Entscheidungen, die wir im medizinischen Kontext hinsichtlich unserer Gesundheit und unseres Körpers treffen, unsere Autonomiefähigkeit im besonderen Maße heraus.

Um ein aussagekräftiges Urteil über die Vorteile und Defizite des Standardmodells fällen zu können, muss hinreichend klar sein, was darunter zu verstehen ist. Deshalb werde ich mich ausführlich mit dem Autonomieverständnis auseinandersetzen, das Beauchamp und Childress in den *Principles* vermitteln. Aufgrund des bereits angedeuteten Schwerpunkts des Standardmodells werde ich hierbei auch auf den „Informed Consent" (IC; im Deutschen „Informierte Einwilligung") eingehen. Auf dieser Grundlage ist es mir dann möglich, die Vorteile sowie die Defizite des Standardmodells herauszuarbeiten. Wie sich

---

3   Seidel 2016, 18. Vgl. auch Christman 2005, 282f., und Baumann 2008, 456f.

zeigen wird, handelt es sich hierbei um den zentralen Schritt mit Blick auf den zweiten Teil des Kapitels.

Aufbauend auf dieser Vorarbeit werde ich mich dann der philosophischen Autonomiedebatte zuwenden. Zur Strukturierung bediene ich mich dabei der bekannten Einteilung in internalistische und externalistische Theorien. Von beiden Theoriegruppen werde ich eine Auswahl vorstellen, die mir hinsichtlich der Ergänzung des Standardmodells sinnvoll erscheint. Hierbei werde ich stets den Mehrwert sowie die Schwierigkeiten dieser Theorien mit Blick auf die Medizinethik herausarbeiten. Von den anspruchsvolleren philosophischen Begriffen, die in der philosophischen Autonomiedebatte eine Rolle spielen, möchte ich exemplarisch auf den Begriff der Authentizität eingehen. Es wird sich zeigen, dass auch anspruchsvolle Begriffe zur Explikation von Autonomie und zur Spezifikation von Autonomiepflichten im medizinethischen Kontext beitragen können – es kommt lediglich darauf an, wie und zu welchem Zweck sie eingebunden werden.

Ein medizinethisches Autonomieverständnis sollte außerdem Patientengruppen gerecht werden, die sich an den ‚Rändern der Autonomie‘ befinden. Deshalb möchte ich am Ende des Kapitels zwei ‚Sonderformen‘ der Autonomie thematisieren, die im Hinblick auf nicht (mehr) oder nur eingeschränkt autonome Personen relevant sind: *Caring Attitudes* und prospektive Autonomie. Mein Hauptaugenmerk liegt dabei auf der Frage danach, wie auch diese Formen von Autonomie bestmöglich geschützt und gefördert werden können – denn hinter dem Anliegen, Autonomie auf sinnvolle Weise für die Medizinethik zu explizieren, steht letztlich das größere Bestreben, zum Schutz und zur Förderung von Patientenautonomie und zu ethisch gut begründeten Entscheidungen in diesem Kontext beizutragen.

1.1   Ursprung und Abgrenzung des Autonomiebegriffs

Begriffsursprung
Einen ersten Hinweis auf die Bedeutung von „Autonomie" liefert die Etymologie: Das Wort geht zurück auf den griechischen Ausdruck *autonomia*, der sich aus den beiden Wörtern *autós* („Selbst") und *nomos* („Gesetz") zusammensetzt, und mit dem ursprünglich die Selbstgesetzgebung griechischer Stadtstaaten (*poleis*) bezeichnet wurde.[4] Auch heute ist es durchaus noch üblich, Kollektiven, beispielsweise Staaten, Regionen oder Organisationen, sowie ganzen Erkenntnisbereichen, etwa der Kunst oder der Ethik, Autonomie

---

4   Vgl. O'Neill 2002, 29, Childress 1982, 59, Schramme 2017a, 18, und Vollmann 2000, 32.

zuzuschreiben.[5] In zeitgenössischen Debatten, in denen der Begriff der Autonomie eine Rolle spielt, ob in der Philosophie, der Ethik oder der Politik, geht
es jedoch vor allem um individuelle Autonomie, das heißt im Wesentlichen
um die Selbstbestimmung von Personen.[6]

Auch wenn „Autonomie" vereinzelt bereits in der Antike in einem personalen Sinne verwendet wurde, gewinnt der Begriff „personale Autonomie"
erst mit Immanuel Kant an Bedeutung, der unter anderem durch die Lektüre
von Jean-Jacques Rousseaus *Vom Gesellschaftsvertrag* inspiriert wurde.[7] Während Kant eine moralische Auffassung von Autonomie entwickelt, der zufolge
autonomes Handeln dem Handeln im Einklang mit dem moralischen Gesetz
entspricht, hat sich die heutige Verwendung weitgehend von diesem Verständnis entfernt.[8] Demgegenüber wird John S. Mill umso häufiger als Bezugspunkt der gegenwärtigen Auseinandersetzung mit Autonomie genannt, auch
wenn er selbst nie von „Autonomie", sondern stets von „Freiheit" spricht.[9] Als
Anknüpfungspunkt dient vor allem sein stark individualistisch geprägtes Freiheitsverständnis, das die freie Entfaltung des eigenen Charakters sowie das
Recht auf individuelle Lebensführung und freie Selbstentfaltung umfasst.[10]

Vor diesem Hintergrund wird „Autonomie" mit den folgenden Ideen und
Idealen in Verbindung gebracht bzw. teils auch mit ihnen synonym gebraucht:
Selbstbestimmung, Selbstkontrolle, Unabhängigkeit, Mündigkeit, Authentizität, Selbstentwurf, Autorität, Willensfreiheit, Würde, Individualität, Integrität
und Verantwortlichkeit.[11] Allein anhand dieser Auswahl zwar miteinander verwandter und doch voneinander abweichender Begriffe erscheint es fraglich,
ob es überhaupt eine Art Begriffskern von „Autonomie" geben kann.[12] Gerald
Dworkin etwa bezweifelt dies. Die einzige Gemeinsamkeit der verschiedenen
Intuitionen, Konzeptionen und Ideen, die mit Autonomie verbunden werden, liege darin, dass es sich bei ihnen um positive und erstrebenswerte

5   Vgl. Betzler 2016, 258, und Seidel 2016, 1f.
6   Vgl. Betzler 2016, 258f., und Seidel 2016, 2f.
7   Vgl. Betzler 2013, 9.
8   Vgl. Kant IV, 433, 440f. Vgl. hierzu O'Neill 2002, 83–95, und Juth 2005, 141.
9   Vgl. Young 1986, 21.
10 Vgl. Mill 2009, 16–20. Zu Mills Freiheitsverständnis vgl. Schefczyk/Schramme 2015.
11 Vgl. Betzler 2013, 7, Hildt 2006, 53, Arpaly 2003, 118–125, Feinberg 1989a, 28, und Dworkin
    1988, 4.
12 Diese Problematik ist James S. Taylor zufolge auch in der Bioethik bekannt, was sich unter
    anderem daran zeigt, dass sowohl Harry Yeide Jr. als auch Susan J. Dywer und H. Tris-
    tram Engelhardt Jr. je ein Paper mit dem Titel „The many faces of autonomy" veröffent-
    licht haben (vgl. Taylor 2009, 1, 18).

Eigenschaften von Personen handle.[13] Um verstehen zu können, was Autonomie genau bedeutet, ist ihm zufolge eine Theorie erforderlich:

> Autonomy is a term of art introduced by a theorist in an attempt to make sense of a tangled net of intuitions, conceptual and empirical issues, and normative claims. What one needs, therefore, is a study of how the term is connected with other notions, what role it plays in justifying various normative claims, how the notion is supposed to ground ascriptions of value, and so on – in short, a theory.[14]

Inwieweit Theorien der Autonomie zu einem besseren Verständnis des Begriffs beitragen können, wird die Auseinandersetzung mit den philosophischen Autonomietheorien im zweiten Teil des Kapitels zeigen.

Abgrenzung vom Begriff der Freiheit

Angesichts der Bezugnahme der gegenwärtigen Autonomiedebatte auf Mill, der ja von „Freiheit" und nicht von „Autonomie" spricht, stellt sich die Frage, ob die beiden Begriffe deckungsgleich sind oder Unterschiede zwischen ihnen bestehen. Auch wenn manche Autorinnen die Begriffe synonym verwenden, möchte ich klar zwischen beiden unterscheiden. Mich interessiert ausschließlich der Begriff der Autonomie, der sich selbst vom anspruchsvolleren Begriff der positiven Freiheit unterscheidet.

In seiner 1958 gehaltenen Antrittsvorlesung *Two Concepts of Liberty* an der *University of Oxford* differenzierte Isaiah Berlin erstmals zwischen zwei Formen der Freiheit:[15] Während sich „negative Freiheit" auf die Freiheit *von* Hindernissen, Einschränkungen und Ähnlichem bezieht, beschreibt „positive Freiheit" die Freiheit *zu* etwas, beispielsweise dazu, sich selbst zu verwirklichen.[16] Sowohl negative als auch positive Freiheit begünstigen Autonomie.[17] Nicht manipuliert zu werden oder unter dem Einfluss von Zwang zu stehen, unterstützt die Autonomieausübung gleichermaßen wie die Möglichkeit zur Wahl zwischen verschiedenen Handlungsoptionen. Da Berlin positive Freiheit auch mit dem Wunsch eines Individuums, Herr über sich selbst zu sein („to be his own master"[18]), in Verbindung bringt, scheint sie der Idee der Autonomie

---

13 Vgl. Dworkin 1988, 6.
14 Dworkin 1988, 7. Vgl. auch ebd., 6.
15 Die Vorlesung ist unter anderem 1969 in Berlins Essay-Sammlung *Four essays on liberty* erschienen.
16 Vgl. Berlin 1975, 121f., 131.
17 Vgl. Raz 1986, 409f.
18 Berlin 1975, 131.

als Selbstbestimmung oder Selbstgesetzgebung jedoch näher zu stehen als die negative Freiheit.[19]

Dennoch gibt es Anhaltspunkte, die darauf hindeuten, dass Autonomie nicht nur negative, sondern auch positive Freiheit übersteigt und einen noch anspruchsvolleren Begriff darstellt.[20] So ist es etwa üblich, Tiere, die nicht in Gefangenschaft leben oder auf eine andere Weise beeinträchtigt sind, beispielsweise durch eine Verletzung oder gestutzte Flügel, als „frei" zu bezeichnen. Im Rahmen ihres triebgesteuerten Verhaltens haben sie in bestimmten Handlungsbereichen durchaus die Freiheit, zwischen verschiedenen Optionen zu wählen. Als autonom würde man sie deshalb jedoch nicht bezeichnen.[21]

Eine weitere Eigenschaft von Autonomie, die sie von der Freiheit abgrenzt, betrifft den Zuschreibungskontext. Während sich Freiheit meistens auf Handlungen bezieht, wird Autonomie auch psychischen Zuständen zugeschrieben.[22] Natürlich gibt es den Ausdruck der Gedankenfreiheit, allerdings besitzt dieser eine andere Bedeutung als die Rede von autonomen Gedanken, Meinungen und Überzeugungen, womit gemeint ist, dass diese auf eine autonome, also selbstbestimmte Weise gebildet worden sind.[23]

Darüber hinaus wird auf die Natur autonomieeinschränkender Maßnahmen rekurriert, um den Unterschied zwischen Autonomie und Freiheit deutlich zu machen: So kann die Autonomie einer Person nicht nur durch Freiheitsberaubung beeinträchtigt werden, sondern auch durch Maßnahmen, die ihre Freiheit nicht berühren, zum Beispiel durch Betrug oder das Vorenthalten von Informationen. Umgekehrt kann sich eine Akteurin bewusst einer freiheitseinschränkenden Maßnahme unterwerfen, um auf diese Weise ihre Autonomie zu erhalten.[24] In diesem Kontext wird häufig das Beispiel von Odysseus genannt, der sich von seinen Kumpanen an den Schiffsmast binden

---

19   Vgl. Sneddon 2013, 5f.

20   Raanan Gillon ordnet die Autonomie dagegen der Freiheit unter, indem er sie als eine „subclass of freedom or liberty" bezeichnet. Allerdings wertet er sie zugleich dadurch auf, dass er sie mit der für Menschen wesentlichen Eigenschaft, der Rationalität in Verbindung bringt (vgl. Gillon 1986, 60f.).

21   Vgl. Gillon 1986, 60f., Arpaly 2005, 172f., und Arpaly 2003, 125.

22   Vgl. Sneddon 2013, 5f.

23   Eine weitere Ausnahme stellt der Begriff der Willensfreiheit dar. Die Frage, ob wir einen freien Willen haben oder nicht, führt für mein Interesse an Autonomie allerdings zu weit, weshalb ich den Begriff hier unberücksichtigt lassen möchte und die Debatte um Willensfreiheit nicht thematisieren werde.

24   Vgl. Dworkin 1988, 14f., 105f.

ließ, um dem verführerischen Gesang der Sirenen nicht zu erliegen, und ihnen die Anweisung gab, ihn trotz Flehen und Bitten nicht loszubinden.[25]

Auch wenn hinsichtlich der Differenz zwischen Autonomie und Freiheit sicherlich noch mehr gesagt werden könnte, genügt es für die folgenden Überlegungen, festzuhalten, dass der Autonomiebegriff anspruchsvoller ist als der Freiheitsbegriff. Obwohl die beiden Begriffe in einem engen Zusammenhang stehen, sollten sie deshalb zur besseren Abgrenzung nicht synonym gebraucht werden. Daher werde ich im Folgenden auch dann beim Begriff der Autonomie bleiben, wenn Autorinnen in ihren Theorien von Freiheit sprechen und offensichtlich ist, dass sie eigentlich den anspruchsvolleren Begriff der Autonomie meinen. Mit welchen Ideen, Idealen und weiterführenden Begriffen Autonomie verbunden ist, die ihn noch deutlicher vom Begriff der Freiheit unterscheiden, wird im Zuge der Diskussion verschiedener philosophischer Autonomietheorien deutlich werden.

1.2   Autonomie in der Medizinethik

Heute erscheint es uns als selbstverständlich, dass Patientinnen das Recht besitzen, autonom über Behandlungen zu entscheiden, und Ärztinnen dazu verpflichtet sind, die Autonomie ihrer Patientinnen zu achten. Auch dass es sich beim Respekt der Autonomie um ein zentrales medizinethisches Prinzip handelt, steht außer Frage. Dies war jedoch nicht immer so. Die Gründe für den Bedeutungsgewinn der Autonomie in Medizin und Medizinethik prägen das aktuelle medizinethische Autonomieverständnis. Deshalb möchte ich im Folgenden zur Einführung kurz auf diese Entwicklung eingehen. Wie wurde der Respekt der Autonomie zu einem der bedeutendsten Prinzipien der Medizinethik?

---

25   Vgl. Husak 1981, 44, und Seidel 2016, 129. Nach dieser Erzählung wurde eine spezielle Art der Patientenverfügung benannt, die insbesondere im psychiatrischen Bereich dem Schutz der Patientenautonomie dienen soll, gegebenenfalls unter Inkaufnahme freiheitseinschränkender Maßnahmen: Durch den sogenannten Odysseus-Vertrag können psychisch kranke Patientinnen im selbstbestimmungsfähigen Zustand Behandlungswünsche formulieren, die dann bei Verlust der Autonomiefähigkeit im Sinne einer „freiwillig unfreiwilligen Behandlung" selbst bei einer Therapieverweigerung durchgeführt werden (vgl. Dreßing/Salize 2004, 41f., und Schramme 2017a, 24). Beispielsweise könnte Laura in einem solchen Vertrag festlegen, dass sie zwangsernährt werden möchte, sollte sie ein lebensbedrohliches Untergewicht erreichen, das nicht nur körperliche Funktionsfähigkeiten, sondern auch ihre Autonomiefähigkeit beeinträchtigt.

Vom ärztlichen Paternalismus zum Respekt der Patientenautonomie

Begeben wir uns in medizinische Behandlung, so darf diese erst nach einer vollständigen und angemessenen Aufklärung sowie unserer freiwilligen Zustimmung beginnen. Dieser Grundsatz ist nicht nur rechtlich durch das Bürgerliche Gesetzbuch (BGB § 630c) geregelt, sondern folgt außerdem aus den ärztlichen Berufspflichten und indirekt aus den Grundrechten auf Leben und körperliche Unversehrtheit sowie dem Gebot der Menschenwürde. Auch wenn dieser Grundsatz heute sowohl in rechtlicher als auch ethischer Hinsicht akzeptiert ist, war dies lange keine Selbstverständlichkeit. Obwohl ärztliche Eingriffe, die ohne Einwilligung durchgeführt werden, bereits seit den Urteilen des Reichsgerichts von 1894 und 1906 den Tatbestand der Körperverletzung erfüllten, herrschte bis Mitte des 20. Jahrhunderts das paternalistische Arzt-Patienten-Modell vor. Als höchste ärztliche Aufgabe galt, sich nach bestem Wissen und Gewissen für die Gesundheit der Patientinnen einzusetzen.[26]

Unabhängig davon, ob man den hippokratischen Eid als Vorläufer der modernen ärztlichen oder medizinischen Ethik deuten möchte, enthält er einige Grundforderungen ärztlicher Selbstverpflichtung, die lange vorherrschend waren und (in abgewandelter Form) auch immer noch gültig sind.[27] Dazu gehören die Grundsätze, Leben zu schützen, Patientinnen keinen Schaden zuzufügen, stets im Sinne des Patientenwohls zu handeln und die eigenen Kompetenzen gewissenhaft einzusetzen.[28] Das Gebot, die Patientenautonomie zu respektieren, fand dagegen noch keine Berücksichtigung. Dies änderte sich im Zuge einer allgemeinen Stärkung der Bürgerrechte und der individuellen Selbstbestimmung ab der zweiten Hälfte des 20. Jahrhunderts, die sämtliche Lebensbereiche betraf und vor dem medizinischen Bereich nicht Halt machte.[29] Entscheidend für den Bedeutungsgewinn der Patientenautonomie waren insbesondere die *Informed-Consent-Doktrin* des US Supreme Court aus dem Jahre 1957 sowie das im selben Jahr gefällte Urteil des deutschen Bundesgerichtshofs im sogenannten *Myom-Fall*.[30]

Der Einfluss der Principles

Auch in der Medizinethik zeigte sich ab Mitte des 20. Jahrhunderts und verstärkt ab den 70er-Jahren ein zunehmendes Interesse an Autonomie und Patientenrechten, das häufig mit der Erstveröffentlichung der *Principles* im

---

26 Vgl. Ralf Stoecker in Becker 2019, VII, in der Schmitten 2014, 247, und Klemperer 2006, 3.
27 Vgl. *Genfer Gelöbnis* in Montgomery et al. 2018.
28 Vgl. Steger 2008, 33–35.
29 Vgl. Ach/Schöne-Seifert 2013, 42, Klemperer 2006, 3, und in der Schmitten 2014, 246f.
30 Vgl. in der Schmitten 2014, 247. Zum Urteil des Bundesgerichtshofs vgl. BGH, 28.11.1957-4 StR 525/57.

Jahre 1979 in Verbindung gebracht wird.[31] Allerdings wurde der Bedeutungsgewinn der Patientenautonomie in Bio- und Medizinethik nicht von allen
begrüßt, weshalb sich Beauchamp und Childress bereits in der vierten Auflage
der *Principles* gegenüber dem Vorwurf einer Überbetonung des Autonomieprinzips rechtfertigen mussten.[32] So bringt Daniel Callahan, einer der Mit-
begründer des *Hastings Center* und ein Pionier der Bioethik, sein Missfallen
prägnant zum Ausdruck: „Perhaps nothing has so exasperated me over the
years as the deference given in bioethics to the principle of autonomy."[33]

Unabhängig von einzelnen kritischen Stimmen herrscht jedoch weitgehender Konsens dahingehend, dass es sich bei der Autonomie um ein
zentrales Thema der Medizinethik handelt. Seit den 70er-Jahren wurden zahlreiche Monographien, Sammelbände und Aufsätze veröffentlicht, die sich
diesem Themengebiet widmen.[34] Trotz dieser Vielfalt an Arbeiten prägt die
von Beauchamp und Childress im Rahmen der *Principles* entwickelte Autonomietheorie nach wie vor das vorherrschende medizinethische Autonomieverständnis. Im vorliegenden Unterabschnitt möchte ich nicht nur die Frage
beantworten, was unter der sogenannten Standardauffassung der Autonomie
in der Medizinethik zu verstehen ist, sondern auch ihre Stärken und Schwächen aufzeigen.

Zuvor werde ich jedoch auf die Besonderheiten der Entscheidungssituation
von Patientinnen und auf das Arzt-Patienten-Verhältnis eingehen. Hierdurch möchte ich verdeutlichen, weshalb es eine genuin medizinethische
Auseinandersetzung mit dem Begriff der Autonomie braucht. Wieso fordern Entscheidungen, die unsere Gesundheit und unseren Körper betreffen,
unsere Autonomie im besonderen Maße heraus? Was unterscheidet das Arzt-
Patienten-Verhältnis von anderen Verhältnissen zwischen Expertinnen und
Laiinnen? Auf diese Fragen werde ich im Folgenden unter anderem eingehen.
Es wird sich zeigen, dass in einer der Medizinethik angemessenen Explikation
von Autonomie zentrale Charakteristika der Situation von Patientinnen und
der Arzt-Patienten-Beziehung zu berücksichtigen sind.

1.2.1   *Patientinnen als vulnerable Entscheidungsträgerinnen*
Wir treffen im Alltag zahlreiche Entscheidungen, die von der Auswahl in der
Bäckerei über Entscheidungen am Arbeitsplatz bis hin zur Festlegung auf

---

31   Vgl. Caplan 1992a, 259f.
32   Vgl. Beauchamp/Childress 2019, ix, 99.
33   Callahan 1996, 41.
34   Vgl. unter anderem Faden/Beauchamp 1986, Buchanan/Brock 1989, Wear 1993, Taylor
      2009, Wiesemann/Simon (Hg.) 2013, Becker 2019, und Pugh 2020.

eine finanzielle Anlagestrategie reichen. Sie unterscheiden sich hinsichtlich ihres kognitiven Anspruchs und der Auswirkungen, die sie auf unser weiteres Leben haben. Entscheidungen, die unseren Lebensweg in bestimmte Bahnen lenken, uns existenziell betreffen oder unumkehrbar sind, treffen wir oftmals erst nach reiflicher Überlegung und zusammen mit anderen. Auch wenn wir in vielen Lebensbereichen Entscheidungen treffen müssen, die sich nachhaltig auf unser weiteres Leben auswirken, kommt Entscheidungen, die unseren eigenen Körper, unsere eigene Gesundheit betreffen, ein besonderer Stellenwert zu – zumindest legt die medizinethische Debatte um Patientenautonomie dies nahe. Was zeichnet Entscheidungssituationen im medizinischen Behandlungskontext gegenüber Entscheidungssituationen in anderen Lebensbereichen aus? Die Antwort auf diese Frage ist zugleich eine Antwort darauf, weshalb eine eingehende Reflexion der Begriffe von Autonomie und Wohlergehen mit Blick auf den medizinethischen Bezugsrahmen notwendig ist.

Für die Besonderheit der Entscheidungssituation von Patientinnen sprechen im Wesentlichen drei Gründe: 1. Das Verhältnis zwischen Ärztinnen und Patientinnen, in dessen Rahmen Behandlungsentscheidungen getroffen werden, ist asymmetrisch.[35] 2. Behandlungsentscheidungen betreffen Patientinnen in existentieller Weise. 3. Sie sind hinsichtlich ihres Ausgangs stets mit Unsicherheiten verbunden.[36]

Zu 1.: Auch wenn sich die moderne Medizin durch den Bedeutungsgewinn und die Stärkung der Patientenautonomie weitgehend vom traditionellen Arzt-Patienten-Modell gelöst hat, bleibt die Asymmetrie zwischen Ärztinnen und Patientinnen weiterhin bestehen. Denn sie fußt auf zwei Eigenschaften des Arzt-Patienten-Verhältnisses, die ihm gewissermaßen inhärent sind und somit unabhängig von ärztlichem Paternalismus existieren. Zum einen besteht ein Kompetenzvorsprung aufseiten der Ärztinnen, der durch ihr Fachwissen, ihre professionellen Erfahrungen und ihre Behandlungsfähigkeiten begründet ist.[37] Selbst durch die gestiegenen Informationsmöglichkeiten, die Patientinnen zur Verfügung stehen, kann das Gefälle zwischen Ärztinnen und Patientinnen nicht überwunden werden. Im Gegenteil ist der Wissensvorsprung von Ärztinnen durch rasche Technologie- und Wissensentwicklungen

---

35   Natürlich können die folgenden Aussagen über das Arzt-Patienten-Verhältnis auf andere Beziehungen zwischen Patientinnen und Expertinnen im Gesundheitsbereich übertragen werden, beispielsweise auf die Beziehung zwischen einer Patientin und ihrer Psychotherapeutin. Dass ich im Folgenden überwiegend von Ärztinnen und dem Arzt-Patienten-Verhältnis spreche, dient vor allem der Übersichtlichkeit.

36   Vgl. Wiesing/Marckmann 2009, 16f.

37   Vgl. Becker 2019, 14f.

sowie die Spezialisierung der Medizin noch größer geworden.[38] Zum anderen entsteht durch das Kompetenzgefälle auch ein Machtgefälle: Patientinnen sind nicht nur für die Verbesserung ihres Gesundheitszustands auf die Kenntnisse ihrer Ärztinnen angewiesen, sondern je nach Schwere der Erkrankung hängt ihr Weiterleben von ihnen ab. Krankheiten und Leid machen Patientinnen zu Hilfesuchenden, während Ärztinnen die Helfenden sind, die über das notwendige, teils überlebensnotwendige Wissen verfügen.[39] Im Gegenteil zu den meisten anderen Dienstleistungen können viele Patientinnen nicht frei auf die Inanspruchnahme von Gesundheitsleistungen verzichten. Wenn sie nicht länger mit Schmerzen, Einschränkungen und Symptomen leben wollen, bleibt ihnen keine Wahl. Durch diese Art der Abhängigkeit werden Patientinnen besonders angreifbar für Verletzungen ihrer Autonomie.[40] Allerdings darf dabei nicht vergessen werden, dass auch umgekehrt eine Asymmetrie besteht: Nur die Patientin und in begrenzter Weise ihre Angehörigen und Freundinnen verfügen über eine zweite Wissensform, die im Hinblick auf den Therapieerfolg ebenfalls relevant ist: das Wissen über das subjektive Erleben, die subjektiv wahrgenommene Lebensqualität, die Lebenseinstellungen und Werthaltungen der Patientin.[41]

Zu 2.: Das Macht- bzw. Kompetenzgefälle zwischen Ärztinnen und Patientinnen begründet noch nicht die Besonderheit medizinischer Entscheidungssituationen. Wie unter Punkt 1 bereits angedeutet, kommt hinzu, dass Behandlungsentscheidungen Patientinnen oftmals in existentieller Weise betreffen. In den meisten anderen Beziehungen, in deren Rahmen wir wichtige Entscheidungen treffen, herrscht ebenfalls ein Kompetenz- und teilweise auch ein Machtgefälle zugunsten der Expertinnen, an die wir uns wenden. Im Gegensatz zu mir verfügt meine Bankberaterin über eine reichere Erfahrung und mehr Wissen darüber, wie ich mein Geld sinnvoll anlegen kann. Wenn ich mich in einer finanziellen Notlage befinde, kann ihre Hilfe in gewisser Weise auch existentiell für mich sein. Welche Optionen sie mir aufzeigt und in welcher Entscheidung sie mich unterstützt, wird Einfluss auf meinen weiteren Lebensweg und Lebensstandard haben – jedoch nicht darauf, ob ich mein Leben grundsätzlich fortsetzen werde oder nicht. Entscheidungen über die eigene Gesundheit können dagegen die bloße Existenz betreffen. Patientinnen vertrauen Ärztinnen ein ganz besonderes persönliches ‚Besitztum' an,

---

38 Vgl. Gabl/Jox 2008, 644f., und Rehbock 2002, 134.
39 Kompetenz- und Machtgefälle können durch weitere Asymmetrien, zum Beispiel einen höheren Status und eine höhere Bildung der Ärztin, zusätzlich verstärkt werden (vgl. Fischer 2008, 24).
40 Vgl. Becker 2019, 15, und Pellegrino 2001, 573.
41 Vgl. Jox 2004, 406.

ihren eigenen Körper,[42] über den sie nur einmal verfügen und dessen Fehl-
behandlung im schlimmsten Fall zum eigenen Tod führt. Während die meisten
Dienstleistungen zu einem ‚besseren‘ Leben beitragen wollen, kann die Medizin uns nicht nur zu einem guten Leben, sondern zu einem Leben überhaupt
verhelfen. Patientinnen müssen Ärztinnen demnach in einem besonderen
Maße vertrauen können. Gerade in Situationen schwerer Krankheit oder
Pflegebedürftigkeit, die oftmals als bedrohlich erlebt werden, oder in Notfallsituationen, in denen eine Patientin eine Ärztin zum ersten Mal sieht, kann
dies zur Herausforderung werden. Soweit eine gemeinsame Entscheidungsfindung möglich ist, wird sie durch ein gutes Vertrauensverhältnis zwischen
Ärztin und Patientin unterstützt.

Zu 3.: Nicht nur im Hinblick auf den Entscheidungsgegenstand, sondern
auch hinsichtlich der Anzahl an Entscheidungsmöglichkeiten und ihres
potentiellen Ausgangs stellen Entscheidungssituationen in der Medizin
eine Besonderheit dar. Die Frage, ob eine höhere Anzahl an Entscheidungsmöglichkeiten die Ausübung von Autonomie unterstützt oder nicht, wird in
der Philosophie unterschiedlich beantwortet.[43] Im klinischen Kontext zeichnen sich Entscheidungssituationen jedoch oftmals dadurch aus, dass keine
Behandlungsalternativen angeboten werden können, sondern es eine Option
gibt, die gewählt oder abgelehnt werden kann.[44] Hinzu kommt, dass über
den Erfolg der verfügbaren Option keine Aussagen mit hundertprozentiger
Sicherheit getroffen werden können. Selbst wenn die Erfahrungswerte gut
sind und ausreichend Daten zur Verfügung stehen, hängt der Behandlungs-
erfolg von vielen verschiedenen Faktoren ab, die teils in der Individualität
jeder einzelnen Patientin gründen und daher nicht verallgemeinerbar sind.
Entscheidungen treffen zu müssen, deren Ausgang nicht sicher vorhergesagt
werden kann, die aber dennoch das eigene Leben möglicherweise auf nachhaltige Weise verändern, kann die Vulnerabilität von Patientinnen erhöhen,
indem sich ein Gefühl der Hilflosigkeit und Überforderung einstellt.[45] Dieses
kann durch die Konfrontation mit komplexen medizinischen Informationen
zusätzlich verstärkt werden.

Die benannten Eigenheiten der Arzt-Patienten-Beziehung und der
medizinischen Entscheidungsfindung verdeutlichen, dass die Autonomierechte von Patientinnen besonders vulnerabel sind und folglich besonderer

---

42   Vgl. Dworkin 1988, 113, und Hildt 2006, 132f. In psychiatrischen Fällen könnte man auch
      sagen, dass Patientinnen Ärztinnen ihre Psyche oder ihr Innenleben anvertrauen.
43   Vgl. hierzu Pugh 2020, 139f., Raz 1986, 15, 374–376, Hurka 1987, 362, Oshana 1998, 94, und
      Seidel 2016, 114f.
44   Vgl. Pugh 2020, 141, und O'Neill 2002, 38.
45   Vgl. Dodds 2000, 217.

Schutzmaßnahmen bedürfen. Als eine von ihnen gilt der IC, auf den ich im Anschluss an die Vorstellung des Standardmodells der Autonomie in der Medizinethik eingehen werde.

1.2.2 Das Standardmodell der Autonomie in der Medizinethik

In Bio- und Medizinethik gilt das von Ruth R. Faden und Beauchamp in *A History and Theory of Informed Consent* bzw. von Beauchamp und Childress in den *Principles* entwickelte Autonomieverständnis als das „Standardmodell" oder die „Standardauffassung" von Autonomie („standard view of autonomy").[46] Wie ich im Folgenden aufzeigen werde, handelt es sich hierbei um eine lokale, nicht-ideale, graduelle und inhaltsneutrale Auffassung von Autonomie, die insbesondere mit Blick auf das medizinethische Prinzip des Respekts der Autonomie konzipiert wurde. Aufgrund der lokalen Autonomieperspektive des Standardmodells liegt der Fokus auf dem Respekt autonomer Entscheidungen, weshalb ich auch auf die Konzepte der Entscheidungsfähigkeit und -kompetenz eingehen werde.

Lokal

Die lokale Sichtweise auf Autonomie äußert sich darin, dass Beauchamp und Childress lediglich Entscheidungs- und Handlungsautonomie in den Blick nehmen.[47] Ihren Fokus begründen sie mit dem Umstand, dass es gerade im medizinischen Kontext auf die punktuelle Einschätzung der Autonomie in Abhängigkeit der zu treffenden Entscheidung ankommt. So kann es sein, dass eine Patientin, die für gewöhnlich entscheidungskompetent ist, unter bestimmten Umständen, beispielsweise angesichts einer schweren Krankheit, einer Depression, durch Ignoranz oder Zwang, an der Ausübung ihrer Autonomiefähigkeit scheitert. Umgekehrt ist denkbar, dass eine Patientin, die aufgrund ihrer psychischen Verfasstheit für entscheidungsunfähig erklärt wurde, einzelne Entscheidungen durchaus autonom treffen kann. Der Fokus auf Entscheidungs- und Handlungsautonomie wird diesem Umstand laut den beiden Autoren gerecht und bewahrt davor, Patientinnen ungerechtfertigterweise in sämtlichen Lebensbereichen Entscheidungskompetenz abzusprechen.[48]

---

46 Vgl. Beauchamp/Childress 2019, 118f., Walker 2008, 607, Anm. 5, Pugh 2020, 4, 9, Steinfath/Pindur 2013, 27f., Ach/Schöne-Seifert 2013, 46, und Kukla 2005, 34–36. Auch wenn Beauchamp und Faden die einzelnen Elemente des Autonomieverständnisses teils ausführlicher erläutern, stützt sich die folgende Darstellung hauptsächlich auf das Autonomiekapitel aus den *Principles*, da es sich hierbei um das aktuellere und bekanntere Werk handelt.

47 Zur lokalen Autonomie siehe auch Anm. 102, S. 27.

48 Vgl. Beauchamp/Childress 2019, 100.

Nicht-ideal

Die ungerechtfertigte Aberkennung von Autonomie soll durch einen weiteren Aspekt der Standardauffassung vermieden werden: die Orientierung an den Entscheidungen und Handlungen sogenannter „normal chooser".[49] Alltägliche Entscheidungen und Handlungen von Personen, die wir für gewöhnlich als autonom einstufen, sollen auch nach den Kriterien des Standardmodells als autonom gelten. Denn es geht Beauchamp und Childress nicht um die Konzeption einer unerreichbaren Idealvorstellung von Autonomie, sondern vielmehr um ein Autonomieverständnis, das den nicht-idealen Bedingungen der realen Welt gerecht wird. Wird Autonomie sehr anspruchsvoll konzipiert, wie dies beispielsweise die hierarchische Theorie Harry Frankfurts tut, so könnten ihnen zufolge nur sehr wenige alltägliche Entscheidungen und Handlungen als autonom gelten. Theorien, die unseren vortheoretischen Annahmen widersprechen und unrealistische Anforderungen an entscheidungskompetente Personen stellen, sind laut Beauchamp und Childress für den Kontext medizinischer Entscheidungsfindung ungeeignet.[50]

Graduell

Sie selbst entwerfen eine Theorie von Autonomie, die drei Minimalbedingungen benennt, die ihnen zufolge notwendig und zusammen hinreichend für das Vorliegen von Entscheidungsautonomie sind (*three-condition theory*): 1. Intentionalität, 2. Verstehen und 3. Unabhängigkeit von kontrollierenden Einflüssen („noncontrol").[51] Bei der ersten Bedingung handelt es sich im Gegensatz zu den anderen beiden Bedingungen um eine nicht-graduelle Größe: Auch wenn es intuitiv richtig erscheinen mag, dass eine Handlung unterschiedlich stark intendiert sein kann, lehnen Beauchamp und Childress diese Auffassung ab.[52] Ihnen zufolge zeichnet sich Intentionalität dadurch aus,

---

49   Vgl. Beauchamp/Childress 2019, 102.

50   Vgl. Beauchamp/Childress 2019, 100–102.

51   Vgl. Beauchamp/Childress 2019, 102. Eine ausführliche Begründung für die Bezeichnung als „condition of noncontrol" („without controlling influences that determine their action") findet sich in *A History and Theory of Informed Consent*. Beauchamp und Faden sprechen sich bewusst gegen den gängigeren Begriff der Freiwilligkeit („voluntariness") aus, da er ihnen zufolge mit widerstreitenden Assoziationen besetzt ist (vgl. Faden/Beauchamp 1986, 257). Allerdings gebraucht Beauchamp den Begriff der Freiwilligkeit in einem anderen Text (vgl. Beauchamp 2010a, 69). Auch im Zusammenhang mit den IC-Kriterien greifen Beauchamp und Childress auf den Terminus zurück und setzen ihn mit „noncontrol" gleich (vgl. Beauchamp/Childress 2019, 136). Im Deutschen ist meines Erachtens sowohl die Bezeichnung als Unabhängigkeits- als auch jene als Freiwilligkeitsbedingung angemessen.

52   Vgl. Beauchamp/Childress 2019, 102, Faden/Beauchamp 1986, 247f., und Becker 2019, 138.

dass eine Person einen Handlungsplan besitzt und diesem gemäß handelt. Es spielt hingegen keine Rolle, ob der gewünschte Handlungserfolg dann auch tatsächlich eintritt, und ob zusätzliche (unerwünschte) Handlungsfolgen auftreten.[53]

Demgegenüber kann eine Handlung oder Entscheidung der Verstehensbedingung in einem graduell unterschiedlichen Ausmaß – innerhalb eines Spektrums, das von überhaupt keinem Verstehen zu vollständigem Verstehen reicht – gerecht werden. Für Autonomie muss den Autoren zufolge ein ‚substantielles Verstehen' vorliegen; „persons understand if they have acquired pertinent information and have relevant beliefs about the nature and consequences of their actions."[54] Einerseits ist kein vollständiges Verstehen notwendig, andererseits dürfen Patientinnen nicht am Verständnis eines einzelnen, jedoch entscheidungsrelevanten Aspekts scheitern:

> Patients and subjects usually should understand, at a minimum, what an attentive health care professional or researcher believes a reasonable patient or subject needs to understand to authorize an intervention. Diagnoses, prognoses, the nature and purpose of the intervention, alternatives, risks and benefits, and recommendations typically are essential.[55]

Die dritte Bedingung, die Bedingung der Unabhängigkeit oder Freiwilligkeit, ist erfüllt, wenn eine Person ihr Handeln und Entscheiden in ausreichendem Maße selbst steuert und nicht durch kontrollierende Faktoren beeinträchtigt wird. Dass diese Faktoren sowohl externer als auch interner Natur sein können, lassen Beauchamp und Childress nicht unerwähnt. Dennoch konzentrieren sie sich in ihrer Analyse der Freiwilligkeitsbedingung im Kontext des IC (siehe Abschnitt 1.2.3) ausschließlich auf äußere Einflussfaktoren, insbesondere auf Zwang und Manipulation. Wie die Verstehensbedingung stellt auch die Freiwilligkeitsbedingung eine graduelle Größe dar. Das Kontinuum reicht hier von einer vollständig kontrollierten Handlung oder Entscheidung bis hin zu einer vollkommen freiwilligen Handlung oder Entscheidung.[56]

Weil es sich bei zweien der genannten Bedingungen für Autonomie um graduelle Größen handelt, ist Handlungs- und Entscheidungsautonomie gemäß Beauchamp und Childress insgesamt graduell zu verstehen. Dennoch ist es den beiden Autoren zufolge nötig, auch hinsichtlich der Verstehens- und der Unabhängigkeitsbedingung Schwellenwerte festzulegen, die für das

---

53 Vgl. Beauchamp/Childress 2019, 102.
54 Beauchamp/Childress 2019, 131.
55 Beauchamp/Childress 2019, 131.
56 Vgl. Beauchamp/Childress 2019, 102f. Vgl. auch Becker 2019, 144f.

Zusprechen von Autonomie erfüllt sein müssen. Um eine willkürliche Festsetzung dieser Schwellenwerte zu vermeiden, sind sie im Kontext der zu treffenden Entscheidung zu bestimmen.[57]

Inhaltsneutral

Die *three-condition theory* beschreibt, welche Kriterien eine Handlung oder Entscheidung erfüllen muss, um als autonom gelten zu können. Was den Inhalt einer Entscheidung oder Handlung betrifft, macht sie hingegen keine Vorgaben und kann folglich als inhaltsneutrale Theorie von Autonomie gelten.[58] So sehen Beauchamp und Childress keinen Konflikt zwischen der Unterwerfung unter eine Autorität, etwa eine Regierung oder Glaubensgemeinschaft, die bestimmte Verhaltensweisen vorschreibt, und der Ausübung von Autonomie – sofern die Entscheidung, sich zu unterwerfen, eine freiwillige war. Hinsichtlich des in der Medizinethik viel diskutierten Beispiels einer Zeugin Jehovas, die aus Glaubensgründen eine Bluttransfusion ablehnt, vertreten sie demnach die Ansicht, dass ihre Entscheidung durchaus autonom sein kann. Autonomie und Autorität sind, so die beiden Autoren, nicht grundsätzlich widersprüchliche Begriffe, sondern geraten nur dann in Konflikt, wenn Autorität durch unzulässige Einflussnahme und Machtausübung missbraucht wird, wie im Falle mancher Formen des ärztlichen Paternalismus.[59]

Der Respekt der Autonomie

Den Schwerpunkt des Autonomiekapitels der *Principles* bildet die Auseinandersetzung mit dem medizinethischen Prinzip des Respekts der Autonomie.[60] Die Autonomie anderer zu respektieren heißt laut Beauchamp und Childress, „to acknowledge their right to hold views, to make choices, and to take actions based on their values and beliefs. Respect is shown through respectful *action*, not merely by a respectful *attitude*."[61] Demnach erschöpft sich der Respekt der Autonomie den beiden Autoren zufolge nicht in einer respektvollen Haltung anderen gegenüber, sondern begründet darüber hinaus Pflichten, die aktives Handeln erforderlich machen. Es handelt sich hierbei einerseits um negative Pflichten, nicht ungerechtfertigt in die Handlungen und Entscheidungen anderer einzugreifen, und andererseits um positive Pflichten, andere in ihrer

---

57 Vgl. Beauchamp/Childress 2019, 103.
58 Substantielle Theorien der Autonomie stellen hingegen auch inhaltliche Kriterien auf, denen eine Entscheidung, Handlung oder Lebensweise gerecht werden muss, um als autonom gelten zu können (siehe Abschnitt 1.3.2.2.2.4).
59 Vgl. Beauchamp/Childress 2019, 103.
60 Vgl. Beauchamp/Childress 2019, 99.
61 Beauchamp/Childress 2019, 104.

Autonomieausübung zu unterstützen. Ausgehend vom negativen und positiven Verständnis des Prinzips können konkretere Regeln spezifiziert werden, beispielsweise die Regel, Patientinnen stets die Wahrheit zu sagen, oder die Regel, vertrauliche Informationen zu schützen. Wie für die anderen drei Prinzipien gilt auch für das Prinzip des Respekts der Autonomie und die mit ihm verbundenen Pflichten, dass diese nur eine *Prima-facie*-Gültigkeit[62] besitzen und im Konfliktfall gegenüber anderen moralischen Pflichten abgewogen werden müssen. Beauchamp und Childress werden nicht müde zu wiederholen, dass sie dem Prinzip des Respekts der Autonomie keinerlei Priorität einräumen, sondern es als gleichgestelltes Prinzip neben jenem des Nichtschadens, des Wohltuns und der Gerechtigkeit ansehen. Ein wichtiger Unterschied besteht jedoch darin, dass Autonomiepflichten nicht gegenüber Personen bestehen, die nicht autonomiefähig sind. Als Beispiele nennen die Autoren Kleinkinder, irrational handelnde Suizidantinnen und Drogenabhängige.[63]

Entscheidungskompetenz
Die Entscheidungsfähigkeit bzw. -kompetenz gilt nicht nur als wesentliche Voraussetzung von Entscheidungs- und Handlungsautonomie, sondern ebenfalls als Vorbedingung des IC. Obwohl in der Literatur teilweise zwischen Kompetenz als dem juristischen und Entscheidungsfähigkeit als dem für die Medizin relevanten Terminus unterschieden wird,[64] entscheiden sich Beauchamp und Childress, die beiden Begriffe synonym zu verwenden. Für diese Gleichsetzung spricht, dass eine ärztliche Beurteilung der Entscheidungsfähigkeit für eine Patientin mit rechtlichen Konsequenzen verbunden sein kann. Umgekehrt kann ein richterliches Urteil über die Entscheidungskompetenz einer Patientin auch ihr Recht, Behandlungsentscheidungen selbst zu treffen, berühren. Für die Gleichsetzung spricht außerdem, dass einem Urteil über Entscheidungsfähigkeit oder -kompetenz – unabhängig davon, ob es durch eine Ärztin oder Richterin getroffen wird – eine „gatekeeping role" zukommt: Denn von der Zu- oder Absprache hängt ab, ob den Entscheidungen und Handlungen einer Patientin normative Kraft zukommt oder nicht; ob sie respektiert werden oder nicht; und ob eine wesentliche Voraussetzung für den IC erfüllt ist oder nicht.[65]

Entgegen ihrer Kritikerinnen vertreten Beauchamp und Childress die Ansicht, dass sowohl eine klare Definition als auch konkrete Standards von

---

62   Siehe Anm. 21, S. XV.
63   Vgl. Beauchamp/Childress 2019, 104–106.
64   Vgl. hierzu Hawkins/Charland 2020.
65   Vgl. Beauchamp/Childress 2019, 112–115.

Kompetenz benannt werden können. Überkontextuell beschreibt Kompe
tenz den beiden Autoren zufolge „the ability to perform a task". Welche Kriterien konkret vorliegen müssen, bestimmt sich hingegen in Abhängigkeit der
jeweiligen Aufgabe.[66] Kompetenzurteile sollten jedoch nicht nur im Hinblick
auf eine konkrete Aufgabe, sondern auch für einen bestimmten Zeitpunkt
getroffen werden, da die Entscheidungskompetenz je nach Krankheitsbild
stark fluktuierend und intermittierend sein kann.

Die Tatsache, dass auch Kompetenz je nach Aufgabenbereich und Zeitpunkt einmal mehr und einmal weniger vorhanden sein kann, zeigt den beiden Autoren zufolge, wie nah sich Kompetenz und Autonomie stehen. Eine
auffallende Ähnlichkeit lässt sich außerdem mit Blick auf die Kriterien, die
für Entscheidungskompetenz erfüllt sein müssen, feststellen: „Patients or pro-
spective subjects are competent to make a decision if they have the capacity to
understand the material information, to make a judgment about this information in light of their values, to intend a certain outcome, and to communicate
freely their wishes to caregivers and investigators."[67] Da es sich bei der Kompetenz wie auch bei der Verstehens- und der Unabhängigkeitsbedingung der
three-condition theory um eine graduelle Größe handelt, müssen Beauchamp
und Childress zufolge auch hier Schwellenwerte festgesetzt werden, die auf-
gabenspezifisch zu bestimmen sind.[68]

Nach der Definition von Kompetenz widmen sie sich den Kompetenzstandards. Weil im medizinischen Kontext in der Regel von entscheidungskompetenten Akteurinnen ausgegangen wird, ist es gemäß den beiden
Autoren sinnvoller, Kriterien für das Vorliegen von Entscheidungsunfähig-
keit zu benennen. In Anlehnung an Paul S. Appelbaums und Thomas Grissos
einflussreiche MacArthur Treatment Competence Study (1995), die zur Entwicklung von Kompetenzstandards, insbesondere im psychiatrischen Kontext,
durchgeführt wurde,[69] benennen Beauchamp und Childress sieben Kriterien,
die für die Entscheidungsinkompetenz einer Patientin sprechen:

1. Inability to express or communicate a preference or choice
2. Inability to understand one's situation and its consequences
3. Inability to understand relevant information
4. Inability to give a reason
5. Inability to give a rational reason (although some supporting reasons may
    be given)

---

66   Für eine ähnliche Auffassung von Kompetenz vgl. Buchanan/Brock 1989, 18–20.
67   Beauchamp/Childress 2019, 114.
68   Vgl. Beauchamp/Childress 2019, 114f.
69   Die Studie besteht aus drei Papers, die alle 1995 veröffentlicht wurden; vgl. Grisso/Appel-
     baum 1995a und 1995b und Grisso et al. 1995.

6. Inability to give risk/benefit-related reasons (although some rational sup-
    porting reasons may be given)
7. Inability to reach a reasonable decision (as judged, for example, by a reaso-
    nable person standard)[70]

Neben der Definition und den Kriterien von Entscheidungskompetenz bzw.
-inkompetenz nehmen Beauchamp und Childress auch Kompetenztests in
den Blick. Dies soll hier nicht Thema sein. Dennoch sei erwähnt, dass die
beiden Autoren zu Recht darauf hinweisen, dass Kompetenztests oftmals als
empirische Instrumente dargestellt werden, obwohl sie im Grunde sowohl hinsichtlich der Auswahl der erforderlichen Kompetenzkriterien als auch der festgelegten Schwellenwerte der einzelnen Kriterien und der Testinstrumente auf
normativen Urteilen beruhen.[71] Ebenfalls ist Beauchamp und Childress darin
zuzustimmen, dass Kompetenzanforderungen nicht mit Behandlungsrisiken,
sondern lediglich mit der Komplexität von Behandlungsentscheidungen korrelieren sollten. So gibt es keine gute Grundlage, auf der erhöhte Kompetenzanforderungen mit einem höheren Behandlungsrisiko legitimiert werden
können. Ein erhöhtes Risiko kann lediglich höhere Ansprüche an das Feststellungsverfahren der Kompetenz, nicht jedoch an die Kompetenz selbst
begründen. Folglich ist es wichtig, die Anforderungen an Kompetenz nicht mit
den Anforderungen an ihre Feststellungskriterien zu verwechseln.[72]

Zusammenfassung
Das Standardmodell der Autonomie in der Medizinethik stellt folglich eine
Konzeption der Entscheidungs- und Handlungsautonomie dar, die sich auf
das Zustandekommen und nicht auf den Inhalt autonomer Entscheidungen
und Handlungen konzentriert. Sie vermittelt eine starke Verbindung zwischen
Entscheidungskompetenz, Entscheidungsautonomie und dem Prinzip des
Respekts der Autonomie.

1.2.3   *Der Informed Consent*
Die Auseinandersetzung mit Autonomie in der Medizinethik führt nicht an der
Beschäftigung mit dem Informed Consent (IC) vorbei – insbesondere dann,
wenn man wie Beauchamp und Childress den Fokus auf die Entscheidungsautonomie von Patientinnen legt, denn der IC soll in erster Linie dem Schutz

---

70   Beauchamp/Childress 2019, 115f.
71   Vgl. hierzu Beauchamp/Childress 2019, 116–118.
72   Vgl. Beauchamp/Childress 2019, 117f.

autonomer Entscheidungen dienen.[73] Dem Begriff nach handelt es sich beim IC jedoch lediglich um die *informierte* Einwilligung einer Patientin. Die Informiertheit einer Einwilligung garantiert aber nicht, dass sie auch autonom ist. Damit aus einer informierten eine autonome Einwilligung wird, müssen weitere Kriterien erfüllt sein. Der IC wird gewöhnlich durch eine Auflistung von Elementen definiert, die für das Zustandekommen einer informierten und autonomen Einwilligung vorliegen müssen. Auf diese Art entwickeln auch Beauchamp und Childress (bzw. Faden)[74] ein eigenes IC-Verständnis. Wie ihr Autonomieverständnis ist es in der Medizinethik ebenfalls weit verbreitet, weshalb ich mich auf die Darstellung ihrer IC-Definition beschränken werde. Jedoch herrscht allgemein – zum Erstaunen mancher Autorinnen – ein weitgehender Konsens unter Medizinethikerinnen hinsichtlich der Kernelemente des IC, auch wenn sie teilweise unterschiedlich definiert und eingeordnet werden.[75]

Im Folgenden werde ich nicht nur einen Überblick über die beiden Lesarten und die Elemente des IC nach Beauchamp und Childress geben, sondern auch auf einzelne Elemente, die für die anschließende Diskussion des Standardmodells und des IC relevant sind, näher eingehen.

Zwei Lesarten des IC

Folgt man Beauchamp und Childress, können zwei Lesarten bzw. Funktionen des IC unterschieden werden:[76] Zum einen handelt es sich beim IC um eine Form autonomen Handelns, genauer um die autonome Bewilligung („autonomous authorization") einer Behandlung durch die Patientin. Demnach stellt der IC per definitionem eine autonome Handlung oder Entscheidung dar – allerdings nur *eine mögliche Variante* autonomen Handelns und Entscheidens, wie Beauchamp und Faden betonen. Demnach setzen sie den IC nicht mit Handlungs- und Entscheidungsautonomie gleich, auch wenn Kritikerinnen ihnen diese Sichtweise teils unterstellen.[77] Zum anderen wird der IC laut Beau-

---

73   Vgl. Beauchamp/Childress 2019, 118.
74   Siehe Anm. 46, S. 13, und Anm. 93, S. 25f.
75   Vgl. Faden/Beauchamp 1986, 275, und Eyal 2019.
76   Neal W. Dickert et al. unterscheiden sogar sieben Funktionen des IC und kritisieren Beauchamp und Childress für ihre verengte Sichtweise, die sich vor allem auf den IC als Schutzinstrument der Autonomie stütze (vgl. hierzu Dickert et al. 2017). In der aktuellen Ausgabe der *Principles* greifen die beiden Medizinethiker diese Kritik auf: Den Respekt der Autonomie als die zentrale Rechtfertigung des IC anzusehen, schließt ihnen zufolge nicht aus, ihm verschiedene Funktionen zuzusprechen. Rechtfertigung und Funktion des IC sollten laut Beauchamp und Childress klar differenziert werden (vgl. Beauchamp/ Childress 2019, 118f., vgl. auch Beauchamp 2017).
77   Vgl. Faden/Beauchamp 1986, 277, und Dodds 2000, 213f., 233.

champ und Childress als die institutionell oder rechtlich gültige Einwilligung nach gesellschaftlich geltenden Standards („conformity to the social rules of consent") verstanden.[78] Es ist diese Lesart, gegen die sich der oftmals vorgebrachte Vorwurf richtet, beim IC handle es sich um eine reine Formalität, die in erster Linie der rechtlichen Absicherung des Behandlungsteams diene.

Im besten Fall erfüllt die Einwilligung einer Patientin beide Funktionen des IC. Allerdings stellt eine autonome Einwilligung nicht notwendigerweise eine rechtlich wirksame dar – und umgekehrt. So kann die Behandlungseinwilligung einer minderjährigen Patientin beispielsweise durchaus den Erfordernissen einer autonomen Bewilligung gerecht werden, auch wenn sie rechtlich unwirksam ist. Demgegenüber kann eine nicht autonome Einwilligung institutionellen oder rechtlichen Standards entsprechen. In seiner zweiten Funktion gewährleistet der IC nicht, dass eine Einwilligung anspruchsvolleren Autonomiekriterien gerecht wird, so Beauchamp und Childress. Auch wenn sie sich dafür aussprechen, den IC im Sinne der autonomen Bewilligung als Maßstab der moralischen Angemessenheit institutioneller IC-Regelungen heranzuziehen, räumen sie ein, dass Regelungen zum Schutz der Patientenautonomie, die auf einem anspruchsvollen Autonomieverständnis beruhen, im klinischen Alltag oftmals schwer umsetzbar sind. Gleichwohl soll die erste Funktion des IC Gegenstand ihrer weiteren Betrachtungen sein, da sie ihnen zufolge das moralisch relevante Verständnis darstellt.[79]

Die Elemente des IC

Der IC wird in der Regel durch die Bestimmung seiner Komponenten definiert. Häufig werden fünf Kriterien genannt: Kompetenz, Aufklärung, Verstehen, Freiwilligkeit und Zustimmung.[80] Beauchamp und Childress zufolge müssen hingegen sieben Kriterien erfüllt sein, die wiederum in drei Gruppen eingeteilt werden können:

I. **Threshold elements (preconditions)**
    1. Competence (to understand and decide)
    2. Voluntariness
II. **Information elements**
    3. Disclosure (of material information)
    4. Recommendation (of a plan)
    5. Understanding (of 3 and 4)

---

78   Vgl. Beauchamp/Childress 2019, 120f.
79   Vgl. Beauchamp/Childress 2019, 120f. Vgl. auch Pugh 2020, 153f.
80   Vgl. unter anderem Brock 2008, 607–611, und Capron 2008, 623–628.

III.   Consent elements
    6. Decision (in favor of a plan)
    7. Authorization (of the chosen plan)[81]

Mit entsprechenden Änderungen in Gruppe III gelten die Kriterien gleichermaßen für die informierte Ablehnung einer Behandlung („informed refusal").
Bei der Kompetenzbedingung handelt es sich den beiden Autoren zufolge
mehr um eine Vorbedingung und weniger um ein Element des IC.[82] Weil sie
bereits in Abschnitt 1.2.2 thematisiert wurde, soll es im Folgenden vor allem
um die Bedingungen des Verstehens und der Freiwilligkeit gehen – auch da sie
am meisten Anlass für Kritik geben.

Verstehen (understanding)
Für eine informierte Einwilligung reicht es natürlich nicht aus, Patientinnen
lediglich aufzuklären. Vielmehr geht es darum, dass Patientinnen relevante
Informationen auch angemessen verstanden haben. Verstehen zu gewährleisten ist kein leichtes Unterfangen, da die Auffassungsgabe und die Aufmerksamkeit von Patientinnen stark variieren können. Nach Beauchamp und
Childress herrscht kein Konsens darüber, was genau Patientinnen für einen
gültigen IC in welchem Ausmaß verstanden haben müssen. Wie schon im
Kontext der *three-condition theory* erwähnt, halten Beauchamp und Childress
ein angemessenes oder ‚substantielles' Verstehen für ausreichend. Dies setzt
voraus, die wichtigsten Informationen erhalten und ihnen entsprechend einschlägige Kenntnis über die Natur und die Konsequenzen der Behandlung
erworben zu haben. Neben dem Verstehen der Art und des Zwecks der
Behandlung, den möglichen Alternativen, potentiellen Chancen und Risiken
sowie der ärztlichen Empfehlungen ist es ferner wichtig, ein geteiltes Verständnis der verwendeten Begrifflichkeiten zwischen Ärztin und Patientin
sicherzustellen.[83]
    Zweifel daran, ob es Patientinnen grundsätzlich möglich ist, Informationen
in einem für das Treffen autonomer Entscheidungen hinreichendem Maße zu
verstehen, weisen die beiden Autoren entschieden zurück: „From the fact that
actions are never *fully* informed, voluntary, or autonomous, it does not follow
that they are never *adequately* informed, voluntary, or autonomous."[84] Beauchamp und Childress räumen jedoch ein, dass manche Informationen nur

---

81   Vgl. Beauchamp/Childress 2019, 122.
82   Vgl. Beauchamp/Childress 2019, 122f.
83   Vgl. Beauchamp/Childress 2019, 130f.
84   Beauchamp/Childress 2019, 131; Hervorhebung im Original.

sehr schwer oder gar nicht vermittelbar seien, beispielsweise das Ausmaß post-operativer Schmerzen, das nie exakt vorhersagbar ist.[85] Und selbst wenn eine Patientin nahezu alle Informationen verstanden hat, kann ihr Verstehen durch nur eine einzige falsche Überzeugung, beispielsweise jene, dass sie gar nicht krank ist, gestört werden. In diesem Fall ist es laut den Autoren eine ärztliche Aufgabe, die Patientin auf den Boden der Tatsachen zurückzuholen, selbst wenn dies für sie unbequem sein kann.[86]

Freiwilligkeit (voluntariness)

Auch die Freiwilligkeitsbedingung habe ich im Kontext der *three-condition theory* bereits thematisiert. Und wie ich in diesem Zusammenhang bereits angedeutet habe, wissen Beauchamp und Childress zwar um die autonomie-einschränkende Wirkung interner Einflussfaktoren, beispielsweise durch psychische Krankheiten oder Drogenkonsum, konzentrieren sich aber in ihrer Betrachtung ausschließlich auf externe Faktoren. Sie merken darüber hinaus an, dass sie im Gegensatz zu anderen Autorinnen bewusst eine eng gefasste Auffassung von Freiwilligkeit vertreten wollen:

> Some have analyzed voluntariness in terms of the presence of adequate know-ledge, the absence of psychological compulsion, and the absence of external constraints. If we were to adopt such a broad meaning, we would be equating voluntariness with autonomy, whereas our claim is only that voluntariness – here understood primarily as freedom from controlling conditions – is a neces-sary condition of autonomy. A person acts voluntarily if he or she wills the action without being under the control of another person or the control of a personal psychological condition.[87]

‚Nicht kontrolliert zu werden' ist demnach für Beauchamp und Childress das Hauptkriterium für die Freiwilligkeit einer Handlung oder Entscheidung.

---

85 Vgl. Beauchamp/Childress 2019, 130–133.

86 Vgl. Beauchamp/Childress 2019, 134f. Falsche Überzeugungen rechtfertigen es Beau-champ und Childress zufolge, die Entscheidung einer Patientin ‚herauszufordern': „This example illustrates why it is sometimes necessary for clinicians to vigorously challenge patients' choices that appear to be legally binding in order to further enhance the quality of their choices rather than merely accept their choices at face value. The right to refuse unwanted treatment has the appearance of a near absolute right in biomedical ethics, but the case just considered indicates that health care professionals should carefully consider when this right needs to be challenged and perhaps even overridden" (ebd., 135). Siehe hierzu auch meine Diskussion einer autonomiebasierten Rechtfertigung von Paternalis-mus in Abschnitt 3.2.2. Aus welchen Gründen es außerdem gerechtfertigt sein kann, die Autonomie von Entscheidungen und Handlungen zu hinterfragen, wird die Diskussion philosophischer Autonomietheorien im zweiten Teil des Kapitels offenlegen.

87 Beauchamp/Childress 2019, 136.

Unser Handeln und Entscheiden wird ihnen zufolge durch zahlreiche Faktoren beeinflusst, die von Drohungen über Erziehungsmethoden bis zu emotionalen Anreizen reichen, von denen nicht alle kontrollierend wirken. Deshalb
wollen sie sich lediglich auf drei Kategorien, nämlich Zwang, Überredung und
Manipulation, konzentrieren. Analog zu ihrem eng gefassten Freiwilligkeitsverständnis vertreten die beiden Autoren auch eine eng gefasste Sichtweise
auf Zwang: Hiervon ist ihrer Ansicht nach nur dann zu sprechen, wenn die
selbstbestimmte Handlung einer Person durch eine absichtliche und ernstzu-
nehmende Drohung unterbunden wird, sodass selbst intentionales und gut
informiertes Handeln nicht mehr als autonom gelten kann. Zieht eine Person aus der bedrohlichen Notlage einer anderen Person einen Vorteil, liege
dagegen kein Zwang vor.[88]

Bei der Überredung handelt es sich um den Versuch, eine andere Person
durch Argumente vom eigenen Standpunkt zu überzeugen. Wird dabei lediglich auf rationale Überzeugungskraft gesetzt, so kann Überredung gemäß
Beauchamp und Childress sogar angebracht und hilfreich sein. Allerdings ist es
im Kontext von Behandlungsentscheidungen nicht immer einfach, zwischen
rationalen und emotionalen Reaktionen von Patientinnen zu differenzieren.
Auch kann ein und derselbe Überzeugungsversuch auf verschiedene Patientinnen ganz unterschiedlich wirken. Während eine Patientin alles rational
nachvollziehen kann, fühlt sich eine andere selbst von rein rationalen Argumenten emotional überfordert.[89]

Unter Manipulation fallen letztlich verschiedene Formen der Einflussnahme, die weder der Überredung noch dem Zwang zuordenbar und mehr
oder weniger kontrollierend sind. Sie alle teilen die Absicht, die Zielperson zu
dem zu bewegen, was die Manipulatorin möchte. Im Umgang mit Patientinnen
ist die häufigste Form die Manipulation mittels Informationen: „a deliberate
act of managing information that alters a person's understanding of a situation and motivates him or her to do what the agent of influence intends."[90]
Neben Lügen und dem bewussten Zurückhalten von Informationen kann auch
die Art und Weise der Informationsvermittlung, etwa der bewusste Einsatz
der Stimme oder das positive Framing der Erfolgsaussichten einer Therapie,
Wahrnehmung und Entscheidungen von Patientinnen manipulieren.[91] Allerdings merken Beauchamp und Childress an, dass Manipulation im Sinne einer

---

88   Vgl. Beauchamp/Childress 2019, 137.
89   Vgl. Beauchamp/Childress 2019, 137.
90   Beauchamp/Childress 2019, 137.
91   Vgl. Beauchamp/Childress 2019, 137f.

moralisch problematischen Einflussnahme nicht zu weit gefasst werden sollte, da wir stets diversen sozialen Einflussfaktoren ausgesetzt sind:

> Nevertheless, it is easy to inflate control by manipulation beyond its actual significance in health care. We often make decisions in a context of competing influences, such as personal desires, familial constrains, legal obligations, and institutional pressures, but these influences usually do not control decisions to a morally worrisome degree.[92]

Dass selbst subtilere gesellschaftliche Einflüsse unsere Autonomieausübung beeinträchtigen können, wird die Diskussion sozial-relationaler Theorien der Autonomie in Abschnitt 1.3.2.2.2 zeigen.

Zusammenfassung

Der Fokus auf Entscheidungs- und Handlungsautonomie des Standardmodells spiegelt sich auch in der IC-Konzeption von Beauchamp und Childress wider. Wie im Falle der *three-condition theory* sind sie hinsichtlich ihres IC-Verständnisses ebenfalls darum bemüht, nicht zu viele Patientinnen auszuschließen, indem sie die einzelnen Bedingungen sowie die Vorbedingung der Kompetenz nicht zu anspruchsvoll ansetzen. So fordern sie beispielsweise weder ein vollständiges Verstehen noch die vollständige Freiheit von kontrollierenden Einflüssen für das Zustandekommen eines gültigen IC. Alles in allem stellt der IC Beauchamp und Childress zufolge ein geeignetes Instrument zum Schutz der Patientenautonomie dar. Ob diese Behauptung zutreffend ist und inwieweit die *three-condition theory* ein geeignetes Bild von Patientenautonomie zeichnet, soll im Folgenden näher betrachtet werden.

1.2.4 *Eine kritische Betrachtung des Standardmodells*

Die anhaltende Vorrangstellung des Autonomie- und des IC-Verständnisses von Beauchamp, Faden und Childress in Bio- und Medizinethik lässt vermuten, dass – abgesehen aller kritischer Stimmen – gewisse Gründe für das Festhalten am Standardmodell[93] sprechen. In medizinethischen Arbeiten zur Patientenautonomie wird es nach wie vor als Ausgangspunkt weiterführender

---

92   Beauchamp/Childress 2019, 138.

93   Mit „Standardauffassung" und „Standardmodell" beziehe ich mich im Folgenden auf das Autonomieverständnis von Beauchamp und Childress *in seiner Gesamtheit*. Dieses umfasst neben der *three-condition theory* auch ihre Auslegung des Prinzips des Respekts der Autonomie sowie des IC. Meine ich nur einen Aspekt, so nenne ich diesen explizit. Auch wenn Faden an diesem Verständnis in *A History and Theory of Informed Consent* wesentlich mitgewirkt hat, beziehe ich mich überwiegend auf die Darstellung durch

Überlegungen herangezogen.[94] Und auch die These von Beauchamp und Childress, der IC sei durch das Autonomieprinzip gerechtfertigt, hat sich in der medizinethischen Literatur größtenteils durchgesetzt.[95]

Auch ich habe das Standardmodell an den Anfang meines Autonomiekapitels gestellt und es zum Bezugspunkt der Explikation von Autonomie vor dem Hintergrund medizinethischer Fragestellungen und Herausforderungen gemacht. Im Folgenden werde ich in einem ersten Schritt die Gründe aufzeigen, die für das Festhalten an der Standardauffassung und an der engen Verbindung zwischen IC und Autonomie sprechen. In einem zweiten Schritt werde ich die Unvollständigkeiten des aktuellen medizinethischen Autonomieverständnisses herausarbeiten. Meines Erachtens vermittelt das Standardmodell nur ein lückenhaftes Bild von Patientenautonomie, was sich insbesondere in sogenannten „hard cases"[96] zeigt.

Die Vorteile des Standardmodells
Die Vorteile des Standardmodells sind insbesondere vor dem Hintergrund praktischer Fragestellungen der Medizinethik zu sehen. Es ist daher lohnend, sich den Kontext in Erinnerung zu rufen, in dem es um Feststellung, Schutz und Förderung von Patientenautonomie geht: den medizinischen Alltag.

1. Die Praxisorientierung
Ärztinnen und andere Gesundheitsfachpersonen sowie Richterinnen, die im Falle von Zwangsmaßnahmen hinzugezogen werden, haben weder die Zeit noch die nötigen ethischen Hintergrundkenntnisse, sich in akuten Situationen, in denen eine Einschätzung der Patientenautonomie erfolgen muss, mit anspruchsvollen philosophischen Autonomietheorien auseinanderzusetzen.[97] Ein Autonomieverständnis, das auf nur drei Bedingungen (Intentionalität, Verstehen und Freiwilligkeit) beruht,[98] und ein IC, dessen Kriterien Schritt für Schritt abgefragt werden können,[99] scheinen folglich für Nicht-Philosophinnen

---

Beauchamp und Childress in den *Principles*. Daher werde ich Faden nur erwähnen, wenn ich mich explizit auf *A History and Theory of Informed Consent* beziehe.

94   Vgl. z.B. Hildt 2006, Becker 2019, Pugh 2020 und McLeod/Sherwin 2000, 276, Anm. 2 und 3.
95   Vgl. Pugh 2020, 149, 159f.
96   Unter „hard cases" oder „borderline cases" werden in der Regel Fälle verstanden, in denen Zweifel an der Autonomiefähigkeit einer Patientin im Allgemeinen oder an einer bestimmten Autonomiebedingung bestehen, beispielsweise aufgrund einer psychischen Erkrankung (vgl. O'Neill 2002, 42, und Faden/Beauchamp 1986, 263).
97   Vgl. Pugh 2020, 155. Die Frage, ob von diesen Berufsgruppen eine umfassendere Kenntnis verlangt werden kann, ist diskussionswürdig.
98   Zur Verstehens- und zur Freiwilligkeitsbedingung siehe Abschnitte 1.2.2 und 1.2.3.
99   Für die IC-Kriterien siehe Abschnitt 1.2.3.

attraktiv – und dem durch Zeit- und Personalmangel bedingten medizinischen Alltag angemessen. Dass zur Bewertung der Patientenautonomie häufig nicht einmal auf diese Kriterien bzw. auf psychologische Feststellungsverfahren wie das *MacArthur Competence Assessment Tool for Treatment* (MacCAT-T)[100] Bezug genommen wird, lässt Zweifel daran entstehen, inwiefern weiterführende oder anspruchsvollere Autonomiekriterien überhaupt eine Chance auf praktische Umsetzung haben. Der erste Grund, am Standardverständnis der Autonomie und dem IC in der Medizinethik festzuhalten, besteht folglich in der Praxisorientierung und der prinzipiell guten Übertragbarkeit von der Medizinethik in den Klinikalltag, in dem die Fragen rund um Patientenautonomie letztlich entstehen.[101]

2. Der Fokus auf Handlungs- und Entscheidungsautonomie

Auch der zweite Grund, am Standardmodell festzuhalten, verweist auf dessen Praxisnähe. Der Fokus auf Entscheidungs- und Handlungsautonomie wird dem Umstand gerecht, dass die Patientenautonomie in der Regel in konkreten Entscheidungssituationen, meist in Zusammenhang mit der Therapie, zu bewerten ist. Diese Perspektive auf Autonomie wird auch als „lokale Autonomieperspektive" bezeichnet. Die Autonomiefähigkeit einer Person wird in diesem Fall ‚lokal eingegrenzt' bewertet, das heißt bezüglich einer konkreten Entscheidung oder Handlung, in manchen Fällen auch bezüglich eines konkreten Entscheidungsbereichs, beispielsweise hinsichtlich Entscheidungen, die die eigene Ernährung betreffen.[102]

---

100 Das MacCAT-T, ein Instrument zur Feststellung der Entscheidungskompetenz von Patientinnen, ist ein Ergebnis der *MacArthur Treatment Competence Study* (vgl. Grisso/Appelbaum 1998 und siehe Anm. 69, S. 18).

101 Vgl. Marckmann 2015a, 16. Es geht hier lediglich um eine generelle Einschätzung der Praxistauglichkeit des Standardmodells. Inwieweit die Theorie in Einzelfällen zu überzeugen vermag, muss noch geklärt werden.

102 Der lokalen Autonomieperspektive wird in der Regel die globale Autonomieperspektive gegenübergestellt (siehe hierzu Anm. 122, S. 33). Der Begriff der lokalen Autonomie für Handlungs- und Entscheidungsautonomie ist in der Autonomiedebatte weit verbreitet. Allerdings wird er von manchen Autorinnen aufgrund seiner Doppeldeutigkeit kritisiert (vgl. Oshana 1998, 101, Anm. 33). So kann „lokal" auch im Sinne einer zeitlich begrenzten Ausübung von Autonomie verstanden werden und zwar sowohl hinsichtlich einer konkreten Entscheidung als auch hinsichtlich der gesamten Lebensführung (vgl. Betzler 2019, 62, und Steinfath/Pindur 2013, 29). Eine Patientin mit einer Schizophrenie oder einer bipolaren Störung kann phasenweise sowohl einzelne Entscheidungen autonom treffen als auch ihr Leben autonom führen, während sie in akuten Krankheitsphasen nicht dazu fähig ist. Aufgrund der Doppeldeutigkeit verzichten manche Autorinnen daher bewusst auf den Begriff der lokalen Autonomie (vgl. Sneddon 2013, 19, für alternative Begriffe vgl. Dodds/Jones 1989 und Meyers 1989). Demgegenüber möchte ich mich der Mehrheit der

Je nach Entscheidung sind manche Patientinnen mehr oder weniger entscheidungskompetent. Psychische Krankheiten können beispielsweise dazu
führen, dass Patientinnen nur in einzelnen, von der Krankheit betroffenen
Lebensbereichen ihre Autonomiefähigkeit einbüßen und diese je nach Krank-
heitsphase fluktuieren kann.[103] So kann eine an Schizophrenie erkrankte
Patientin, die unter einer Tablettenphobie leidet, nicht mehr autonom über
die Einnahme von Medikamenten entscheiden. Ob sie an einer Bewegungs-
therapie teilnehmen möchte oder nicht und was sie zum Frühstück essen
möchte, kann sie hingegen sehr wohl kompetent entscheiden. Laura, die
32-jährige Patientin mit Anorexie, scheint hinsichtlich der Frühstücksfrage
hingegen nicht mehr autonomiefähig zu sein. Ob sie zur Ergänzung ihres
Nährstoffhaushalts Vitamin-D einnehmen möchte oder nicht, kann sie hingegen autonom entscheiden.[104] Auch formale Feststellungsverfahren der
Selbstbestimmungsfähigkeit, die für den medizinischen, insbesondere den
psychiatrischen, Bereich entwickelt wurden, wie das MacCAT-T, konzentrieren
sich auf die lokale Autonomie von Patientinnen.[105]

3. Handlungsorientierung in Standardsituationen

Mit Blick auf eine praxisorientierte Medizinethik sprechen demnach gute
Gründe für das Festhalten am Standardmodell in der Medizinethik. In diesem
Kontext möchte ich noch einen weiteren Aspekt der *three-condition theory*
hervorheben, der diesmal ihre konkrete inhaltliche Ausarbeitung betrifft: Sie
bietet Orientierungshilfe bei der Einschätzung der Patientenautonomie in
alltäglichen Entscheidungssituationen. Damit eine Entscheidung oder Handlung als autonom gelten kann, muss sie gemäß Beauchamp und Childress
intentional, verstanden und freiwillig sein. Dass diese Kriterien zumindest in
Standardsituationen im klinischen Kontext angemessen sind, also in Situationen, in denen wir es mit einer autonomen und rationalen Akteurin zu tun
haben, die vollumfänglich aufgeklärt wurde, möchte ich mit folgendem Beispielfall veranschaulichen: Hannah hat einen Zahnarzttermin zur Erneuerung

---

Autorinnen anschließen und im Folgenden immer dann von „lokaler Autonomie" oder
einer „lokalen Autonomieausübung" sprechen, wenn ich mich auf die Autonomie konkreter Handlungen, Entscheidungen oder klar eingegrenzter Entscheidungsbereiche
beziehe.

103   Vgl. Beauchamp/Childress 2019, 100.

104   Auch für rechtliche Fragestellungen ist es in erster Linie relevant, ob eine Patientin zum
Zeitpunkt der Behandlungsentscheidung autonomiefähig war oder nicht; das heißt, ob
alle Bedingungen für das Zustandekommen einer informierten Einwilligung vorlagen
oder nicht.

105   Vgl. Scholten/Vollmann 2017, 30.

einer Füllung vereinbart. Vor Beginn der Behandlung wird sie über deren Verlauf und die möglicherweise auftretenden Schmerzen aufgeklärt und gefragt, ob sie eine lokale Betäubung haben möchte. Da dies nicht ihre erste Zahnbehandlung ist, weiß sie, dass sie mit diesen Schmerzen gut zurechtkommt. Sie lehnt ab und willigt in die Behandlung ohne Betäubung ein. Hannah erfüllt alle drei Bedingungen der *three-condition theory*: Sie hat die Entscheidung *bewusst* (intentional) getroffen, sämtliche Informationen über Art, Umfang und Konsequenzen der Behandlung und des Verzichts auf eine Betäubung *verstanden* und sich *freiwillig* entschieden.

In den meisten Fällen ist es im Klinikalltag gewiss ausreichend, diese drei Kriterien abzufragen. Ob Hannah sich authentisch entschieden hat oder nicht,[106] wie ihre Entscheidung zum Betäubungsverzicht entstanden ist und andere weiterführende Fragen sind hingegen nicht relevant.[107] Inhaltlich ist die *three-condition theory* mit Blick auf ‚unproblematische‘, alltägliche Patientenentscheidungen, die fraglos den Großteil ausmachen, demnach angemessen. Zur Bewertung der Patientenautonomie reicht es also in der Regel aus, auf die drei Kriterien der Intentionalität, des Verstehens und der Freiwilligkeit zu rekurrieren. Die *three-condition theory* kann folglich als erster Anhaltspunkt und praxisnahe Grundlage zur Einschätzung der Patientenautonomie gelten.

4. Der IC als Abwehrinstrument

In der Medizinethik steht der IC häufig im Mittelpunkt von Auseinandersetzungen mit Patientenautonomie, wodurch eine enge Verbindung zwischen Autonomie und IC entsteht, wie sie auch von Faden und Beauchamp hervorgehoben wird: „Fortunately, for our purposes, no conditions beyond intentionality, understanding, and noncontrol are needed for the analysis of informed consent."[108] Wie sich zeigen wird, erschöpft sich der Respekt der Patientenautonomie nicht im Respekt des IC. Dennoch erfüllt der IC eine wichtige normative Funktion im Kontext der Patientenversorgung. Er dient der Gewährleistung des Rechts von Patientinnen, selbstbestimmt in Behandlungen einzuwilligen oder sie abzulehnen, und somit dem Schutz der Entscheidungsautonomie. Der Fokus des IC auf Autonomie als ein Abwehrrecht erklärt sich auch durch seinen Ursprung im *Nürnberger Kodex* (1946/47). Niemand soll unfreiwillig zur Teilnahme an Forschung oder Therapie gezwungen werden.[109] Damit der

---

106   Zur Authentizität siehe Abschnitt 1.3.2.1.5.
107   Vgl. auch Becker 2019, 148.
108   Faden/Beauchamp 1986, 269.
109   So fordert der *Nürnberger Kodex* von 1946/47, vor der Durchführung einer medizinischen oder psychologischen Studie die freiwillige Zustimmung aller Teilnehmerinnen sicherzustellen. Neben ihm gelten auch der *Belmont Report* von 1978 und die *Declaration of*

IC diese Funktion auch erfüllen kann, darf er nicht als reine Formalität im Sinne eines rechtlichen oder institutionellen Erfordernisses verstanden werden, wie Beauchamp und Childress betonen. Die für die Patientenautonomie relevante Bedeutung des IC sehen sie, wie in Abschnitt 1.2.3 aufgezeigt, in der autonomen Bewilligung einer Behandlung, die den Autonomiekriterien ihrer Theorie gerecht wird.[110]

5. Offenheit und Flexibilität

Weitere Vorteile sind die situative Flexibilität und der große Anwendungsspielraum des Principlism, die ich im Einleitungskapitel bereits thematisiert habe (siehe S. XIX). Sie schlagen sich auch in der Ausgestaltung und Anwendung des Autonomieprinzips nieder. Die generelle Norm, die Autonomie anderer zu respektieren, kann Beauchamp und Childress zufolge zwar genauer bestimmt werden, etwa als „allowing competent persons to exercise their liberty rights",[111] jedoch ergeben sich daraus keine konkreten situationsbezogenen Handlungsanweisungen. Für Handlungsorientierung ist eine Auslegung und Spezifikation des Autonomieprinzips im Einzelfall erforderlich.[112] Die Autonomie einer Patientin zu respektieren, kann bedeuten, ihre informierte Einwilligung zu respektieren. Es kann aber auch heißen, ihre PV zu achten oder sie in der Wiedererlangung ihrer Autonomiefähigkeit zu unterstützen.[113] Selbst allgemeinere spezifische Regeln, die aus dem Autonomieprinzip ableitbar sind, wie die Regel, stets die Wahrheit zu sagen, müssen im Einzelfall ausgelegt und gegen andere moralische Pflichten abgewogen werden.[114] Dies kann, wie im Einleitungskapitel aufgezeigt, als Schwäche des Standardmodells gewertet werden, insbesondere, wenn man sich klare Regeln und Lösungen erhofft. Es kann jedoch auch als Vorteil gesehen werden, weil so die situative Vielfalt, mit der Autonomie im medizinischen Kontext ausgeübt wird, anerkannt wird. Hinzu kommt, dass die Standardauffassung mit verschiedenen theoretischen Hintergrundannahmen und moralischen Überzeugungen vereinbar ist und

---

Helsinki der World Medical Association von 1964 als wichtige Schritte auf dem Weg zur Etablierung des IC (vgl. Beauchamp 2010a, 58f., O'Neill 2002, 19, und Faden/Beauchamp 1986, 282).

110   Vgl. Beauchamp/Childress 2019, 120f.

111   Beauchamp/Childress 2019, 17.

112   Beauchamp und Childress räumen selbst ein: „We have justified the obligations to solicit decisions from patients and potential research subjects by appeal to the principle of respect for autonomy, but we have also acknowledged that the principle's precise demands can require thoughtful, and sometimes meticulous, interpretation and specification" (Beauchamp/Childress 2019, 142f.).

113   Vgl. Beauchamp/Childress 2019, 17, 104.

114   Vgl. Beauchamp/Childress 2019, 105.

somit für unterschiedliche moralische Grundüberzeugungen in einer pluralistischen Gesellschaft offenbleibt.[115]

6. Nicht-ideale Theorie

Beauchamp und Childress betonen mehrfach, dass sie ihr Autonomieverständnis mit Blick auf alltägliche Entscheidungen sogenannter „normal chooser" und die Bedingungen der realen, nicht-idealen Welt entwickeln. Es ist eines ihrer zentralen Anliegen, dass ihre Theorie mit vortheoretischen Annahmen vereinbar ist und nicht zu viele Handlungen und Entscheidungen, die wir für gewöhnlich als autonom einstufen, durch allzu anspruchsvolle Autonomiekriterien aus der Berücksichtigung durch das Autonomieprinzip ausgeschlossen werden.[116] Dementsprechend entwickeln Beauchamp und Childress ihr Autonomieverständnis ausgehend von der These, dass alltäglichen Entscheidungen und Handlungen generell entscheidungsfähiger Personen Respekt gebührt.[117] Vor diesem Hintergrund macht es zweifellos Sinn, die Voraussetzungen für Autonomie nicht zu hoch anzusetzen, etwa durch eine zusätzliche Authentizitäts- oder Rationalitätsbedingung.

Wie die Diskussion der Besonderheit von Entscheidungssituationen im medizinischen Kontext gezeigt hat (siehe Abschnitt 1.2.1), befinden sich Patientinnen, insbesondere vor schweren Entscheidungen, die ihre eigene Gesundheit betreffen, oftmals in einem Ausnahmezustand. Ihnen hier zu viel abzuverlangen, etwa die Reflexion entscheidungsrelevanter Überzeugungen vor dem Hintergrund ihrer Aneignungsgeschichte (siehe Abschnitt 1.3.2.2.1), könnte sie fraglos überfordern. Dies spricht für eine nicht-ideale Autonomietheorie als Grundlage für den Respekt der Autonomie in Entscheidungssituationen im Behandlungskontext. Um besser *verstehen* zu können, „what it is that we are to respect when we respect another's autonomy",[118] schließt Beauchamp selbst an anderer Stelle eine fruchtbare Anreicherung durch anspruchsvollere philosophische Autonomietheorien aber keinesfalls aus.

Defizite und Ergänzungsbedarf

Alles in allem gibt es durchaus gute Gründe, das Standardmodell als Ausgangspunkt einer Reflexion über Autonomie in der Medizinethik heranzuziehen. Bei genauerem Hinsehen erweisen sich manche der genannten Aspekte jedoch als

---

115   Siehe hierzu Abschnitt 1.2.4.

116   Vgl. Beauchamp/Childress 2019, 101f. Vgl. auch Faden/Beauchamp 1986, 264–266.

117   An anderer Stelle schreibt Beauchamp auch: „The theory of autonomy that I present below presumes the cardinal moral importance of protecting, under the principle of respect for autonomy, everyday choices" (Beauchamp 2010b, 82).

118   Beauchamp 2010b, 97. Vgl. auch Faden/Beauchamp 1986, 269.

fragwürdig bzw. zumindest als ergänzungsbedürftig. So täuscht der Fokus auf Handlungs- und Entscheidungsautonomie darüber hinweg, dass die Ausübung der Patientenautonomie nicht auf das Treffen von Therapieentscheidungen beschränkt ist. Folglich erschöpft sich der Respekt der Patientenautonomie nicht im Respekt autonomer Handlungen und Entscheidungen. Dies ist einer von fünf Punkten, auf die ich nun eingehen möchte.[119]

1. Vernachlässigung der globalen Autonomieperspektive
Wie aufgezeigt, spricht einiges dafür, im medizinischen Kontext das Hauptaugenmerk auf die lokale Autonomie von Patientinnen zu richten. Sowohl die Patientenversorgung als auch die Durchführung der Humanforschung sind so organisiert, dass Patientinnen bzw. Probandinnen immer wieder Entscheidungen hinsichtlich ihrer Therapie bzw. ihrer Studienteilnahme treffen müssen. Jede Entscheidung erfordert eine erneute Einschätzung der Patientenautonomie. Angesichts der Gefahr des Missbrauchs von Patientinnen zu Studienzwecken und der langen Tradition des ärztlichen Paternalismus erhält diese Perspektive zusätzliches Gewicht. Die Ausarbeitung von Kriterien der Entscheidungs- und Handlungsautonomie und des Respekts derselben ist demnach zweifellos eine zentrale medizinethische Aufgabe. Jedoch ist die lokale Perspektive auf Autonomie nicht die einzig relevante im medizinischen Kontext, anders als Beauchamp und Childress dies vermitteln. Sie begründen ihren Fokus mit der Bedeutung der punktuellen Einschätzung der Autonomie, die selbst bei mangelnder globaler Autonomie vorhanden sein kann.[120] Sie übersehen jedoch, dass der Blick auf die globale Autonomie in unklaren Fällen die Einschätzung der Handlungs- und Entscheidungsautonomie sowie die Spezifikation von Autonomiepflichten wesentlich unterstützen kann.

Mit „globaler Autonomie" ist in der Regel eine längerfristige und holistische Perspektive auf Autonomie gemeint, die sich auf die Lebensführung einer Person in ihrer Gesamtheit bezieht. Sie kann auch dann vorhanden sein, wenn eine Person einmal nicht lokal autonom handelt oder bewusst auf die Autonomieausübung in einer konkreten Situation verzichtet.[121] Die globale Autonomie wird außerdem mit einem anspruchsvolleren Verständnis von Autonomie assoziiert, da eine autonome Lebensführung nicht nur die wiederholte Ausübung lokaler Autonomie erfordert, sondern auch, sich über die Zeit

---

119   Da es zwischen den Elementen der *three-condition theory* und des IC Überschneidungen gibt, können einige der folgenden Kritikpunkte gegen beide hervorgebracht werden. Dies werde ich bei den einzelnen Punkten nicht eigens erwähnen.

120   Vgl. Beauchamp/Childress 2019, 100–102, und Beauchamp 2010b, 80.

121   Vgl. Betzler 2016, 259f.

hinweg selbst zu bestimmen, sich längerfristige Ziele zu setzen und darüber zu reflektieren, wie man leben will.[122] Anhand der Fallbeispiele von Laura und Martha möchte ich die Vorteile einer Berücksichtigung globaler Autonomie im medizinischen Kontext veranschaulichen:

Wie aufgezeigt, zweifeln wir Lauras Autonomie hinsichtlich der Frage an, was sie zum Frühstück essen möchte. Das hängt mit ihrer Erkrankung, der Anorexie, zusammen, die Lauras Denken und Verhalten vor allem in den Bereichen der Nahrungsaufnahme, der Körperwahrnehmung und der Bewegung beeinflusst.[123] Hat Laura in Folge der Anorexie damit auch ihre globale Autonomie verloren? Das muss nicht der Fall sein. Denn gerade Anorexie-Patientinnen führen häufig, sofern ihr körperlicher Zustand dies zulässt, ein weitgehend selbstbestimmtes Leben und erreichen selbstgesteckte Ziele, etwa in der Schule, der Ausbildung oder im Beruf.[124] Viele von ihnen können daher in einem globalen Sinne durchaus als autonom gelten.[125] Ist dies auch bei Laura der Fall, so muss dies im Verhalten ihr gegenüber berücksichtigt werden. Zum Beispiel sollte sie nicht in sämtlichen Lebensbereichen bevormundet werden, und sollte sie zu einer Therapie gezwungen werden, so wäre ihre globale

---

122 Globale Autonomie wird daher häufig auch als „personale Autonomie" oder „Autonomie der Person" bezeichnet (vgl. Becker 2019, 123, und Quante 2002, 196, Anm. 53). Diese Gleichsetzung ist allerdings irreführend. Schließlich wird lokale Autonomie auch von Personen ausgeübt. Außerdem können einzelne Entscheidungen Personen gleichermaßen zu dem machen, was sie sind, und ihr Leben nachhaltig prägen. Eine Gleichsetzung von globaler und personaler Autonomie ist daher abzulehnen. Im Folgenden werde ich immer dann von „globaler Autonomie" sprechen, wenn ich mich auf die Autonomie der Lebensführung einer Person beziehe, womit ich ein weitgehend selbstbestimmtes Leben nach selbstgewählten Lebensplänen und -zielen meine. Außerdem setze ich voraus, dass globale Autonomie impliziert, sich auch in lokaler Hinsicht häufig autonom zu verhalten, und dass somit ein direkter Zusammenhang zwischen den beiden Autonomieformen besteht (vgl. Betzler 2016, 259f.). Als Folge der Unterscheidung der beiden Autonomieperspektiven kann außerdem eine Abwägung innerhalb der Autonomieperspektive selbst notwendig werden, worauf ich in Abschnitt 1.3.1 sowie im Paternalismuskapitel zurückkommen werde.

123 Vgl. Biedert 2008.

124 Vgl. Biedert 2008, 11, und Giordano 2003, 265.

125 Bei Patientinnen, die schon sehr lange krank sind, kann die Anorexie jedoch das komplette Leben durchdringen und eine selbstbestimmte Lebensführung sowie das Verfolgen von Zielen, die nichts mit der Essstörung zu tun haben, unmöglich machen. Sofern die Erkrankung sich nicht nur auf einzelne Entscheidungen und Handlungen, sondern auf ihre gesamte Lebensführung auswirkt, können Betroffene demnach auch in ihrer globalen Autonomie beeinträchtigt sein. Diese Auswirkungen zu bemerken und zu realisieren, dass ihnen die Anorexie das nimmt oder verbietet, was ihnen bisher wichtig war, kann für Betroffene eine wichtige Erkenntnis im Genesungsprozess sein, wie der Exkurs zur Authentizität (siehe Abschnitt 1.3.2.1.5) zeigen wird.

Autonomie weiterhin zu achten, beispielsweise, indem man ihr im Rahmen der Therapie das Verfolgen persönlicher Lebensziele ermöglicht. Dies würde bedeuten, verschiedene Möglichkeiten einer ambulanten Therapie durchzugehen und gegebenenfalls miteinander zu kombinieren, sodass sie ihre Karriere als Juristin weiterverfolgen und ihre sozialen Kontakte nach wie vor pflegen kann – statt den ‚einfacheren‘ Weg zu gehen und sie stationär in eine Klinik einzuweisen. Eine stationäre Therapie würde ihr zwar ein umfassendes Therapiekonzept bieten, jedoch ihre Selbstbestimmung in anderen Lebensbereichen stärker einschränken.

Auch bei Patientinnen, die nicht mehr oder nur noch eingeschränkt autonomiefähig sind, beispielsweise aufgrund einer Demenzerkrankung wie in Marthas Fall, kann der Blick auf ihre frühere globale Autonomie hilfreich sein, um stellvertretend für sie zu entscheiden. Während die Frage, wie sich die Patientin in dieser konkreten Situation entschieden hätte, in den meisten Fällen nur wenig hilfreich sein wird – da die wenigsten Patientinnen sich schon in dieser Situation befunden haben werden –, erscheint die allgemeinere Frage nach ihrer Lebensführung und ihren Lebenszielen vielversprechend. So können der Lebensplan und die Wertvorstellungen einer Patientin Aufschluss darüber geben, was ihr im Leben bisher wichtig war und was ihr in dieser konkreten Situation wichtig sein könnte.[126] Hat sich Martha ihr Leben lang für Wissenschaft und Forschung interessiert und sich für andere eingesetzt, ist dies ein Hinweis, dass ihr aktueller Wunsch, an der Alzheimerforschung zu partizipieren, als Fortsetzung dieser Interessen gelten kann. Auch wenn er weder den Kriterien der *three-condition theory* noch des IC gerecht wird, bringt er ein zentrales und damit respektwürdiges Interesse Marthas zum Ausdruck. Wie ich in Abschnitt 1.3.3.1 darlegen werde, kann es als eine Art ‚Vorform‘ von Autonomie angesehen werden.

Anhand der beiden Fälle zeigen sich zweifellos erste Vorteile einer Erweiterung der bisherigen medizinethischen Autonomieperspektive. Der Mehrwert der globalen Autonomieperspektive wird im Laufe der Arbeit noch deutlicher hervortreten. So wird sich der Schutz der globalen Autonomie im Paternalismuskapitel als ein zusätzliches Argument für paternalistisches Eingreifen erweisen (siehe Abschnitt 3.2.2). Auch der nächste Punkt spricht für die Notwendigkeit einer Ergänzung der medizinethischen Autonomieperspektive und einer damit verbundenen Erweiterung der Perspektive auf den Respekt der Patientenautonomie.

---

126 Beauchamp und Childress verweisen im Kontext stellvertretender Entscheidungen indirekt auf diesen Aspekt (vgl. Beauchamp/Childress 2019, 141).

2. Beschränkung auf den Respekt der Entscheidungs- und Handlungsautonomie

Die Begrenzung auf die Entscheidungs- und Handlungsautonomie ist darüber hinaus aus einem zweiten Grund abzulehnen: Im Rahmen einer Therapie oder Studienteilnahme beschränkt sich die Autonomieausübung nicht auf das Treffen therapie- oder studienbezogener Entscheidungen, wie etwa Rebecca Kukla anhand des Beispiels schwangerer Patientinnen veranschaulicht.[127] In der Schwangerschaftsbetreuung wird ihnen eine hohe Eigenverantwortung im Hinblick auf ihre eigene Gesundheit und die des ungeborenen Kindes übertragen. Das Treffen konkreter Entscheidungen, etwa über die Inanspruchnahme eines Pränataltests, bildet nur einen Teil davon ab. Viel häufiger geht es um routinemäßige Handlungen, die Patientinnen selbst ausführen müssen, beispielsweise die Einnahme von Nahrungsergänzungsmitteln oder die Kontrolle der eigenen Gewichtszunahme, und um Routineuntersuchungen, zu denen sie erscheinen sollen. Hierbei bewegen sich die schwangeren Patientinnen zwischen Eigenverantwortung und Erwartungen, die von medizinischer und gesellschaftlicher Seite an sie gestellt werden.[128] Was es heißt, die Autonomie schwangerer Patientinnen im Hinblick auf ihre Schwangerschaftsvorsorge zu respektieren, erschöpft sich demnach nicht im Respekt autonomer Entscheidungen, etwa durch die Einholung einer informierten Einwilligung. Im Mittelpunkt steht vielmehr die Unterstützung bei der Etablierung einer Form des Selbstmanagements, die auf ethisch vertretbare Weise durch die Ausübung medizinischer Autorität gefördert wird.[129] Hiermit ist gemeint, dass Ärztinnen ihre Patientinnen zwar anleiten und ihnen Ratschläge erteilen, dabei jedoch nicht ihre Autonomie, etwa durch die Ausübung von Druck, unterwandern sollen. Selbstmanagement zu fördern, ist nicht nur in der Schwangerschaftsbetreuung zentral, sondern auch in anderen Bereichen der medizinischen Versorgung, in denen die aktive Partizipation von Patientinnen

---

127   Im Allgemeinen bezieht sich der Respekt der Autonomie auf die aktuelle Ausübung von Autonomie (als Fähigkeit). Denn würde eine Person zwar das Potential besitzen, autonom zu handeln, zu entscheiden und zu leben, es jedoch nie aktiv ausüben, wäre aus drittpersonaler Perspektive nicht klar, was zu respektieren ist. Das schließt nicht aus, dass das Potential, etwa von Kindern, zu autonomen Akteurinnen heranzuwachsen, nicht gefördert werden sollte (siehe hierzu die Überlegungen zum Wert der Autonomie in Abschnitt 1.3.1).

128   „What we see here is a complex set of interdependencies among personal choice, personal responsibility, external accountability, subjection to authority, self-discipline, the collection of information, and deference to the knowledge claims and demands of others" (Kukla 2005, 37).

129   Kukla spricht auch von „conscientious autonomy" (vgl. Kukla 2005, 38).

wesentlicher Bestandteil ist, etwa bei der Einnahme von Medikamenten oder der Blutzuckerüberwachung durch Diabetikerinnen.[130]

Kuklas Beispiel verdeutlicht, dass sich die medizinethische Auseinandersetzung mit Patientenautonomie und deren Respekt nicht ausschließlich auf Entscheidungsautonomie und den IC konzentrieren sollte – denn dadurch werden andere Bereiche in der Patientenversorgung, in denen Autonomie ebenfalls eine Rolle spielt, in den Hintergrund gedrängt.[131] Folgt man Onora O'Neill, so führt dies außerdem zu einer Begrenzung der Autonomie auf das Recht, Therapien zuzustimmen oder sie abzulehnen.[132] Autonomie zu respektieren heißt aber nicht nur, die Einwilligung von Patientinnen vor punktuellen Behandlungsentscheidungen einzuholen, sondern auch, ihre eigenverantwortliche und selbstbestimmte Partizipation in der Gesundheitsvorsorge und im Rahmen von Therapien zu fördern. Der Respekt der Patientenautonomie bezieht sich demnach auch auf die Achtung und Förderung einer autonomen Lebensführung unter Berücksichtigung gesundheitsrelevanter Aspekte und damit auf globale Autonomie.[133]

Auch im Hinblick auf die übergeordnete Fragestellung der vorliegenden Arbeit, den Umgang mit dem Konflikt zwischen Patientenautonomie und ärztlicher Fürsorge, bedarf es eines umfangreicheren Verständnisses davon, was es heißt, Patientenautonomie zu schützen und zu respektieren. Konflikte zwischen dem Respekt der Autonomie und der ärztlichen Fürsorge können

---

130 Vgl. Kukla 2005. Selbstmanagement spielt darüber hinaus in der Krankheitsprävention durch gesundheitsfördernde Verhaltensweisen eine wichtige Rolle. Dies zeigt unter anderem die DECADE-Studie („decision aid, action planning, and follow up support for patients to reduce the 10-year risk of cardiovascular diseases"), deren Ziel es ist, mithilfe strukturierter Herz-Kreislauf-Risikoberatungen und DECADE-Broschüren die Patientenaktivierung und das Gesundheitsverhalten positiv zu beeinflussen (vgl. Tinsel et al. 2018). Für ähnliche Überlegungen mit Blick auf die Autonomieausübung von Patientinnen im Kontext der Rehabilitationsmedizin vgl. Caplan 1992b, 242–246.

131 Vgl. Rehbock 2002.

132 Vgl. O'Neill 2002, 37. Vgl. auch Hildt 2006, 154.

133 Eine schwangere Patientin etwa, die das Lebensziel verfolgt, kein Tierleid zu verursachen, ernährt sich vegan und lehnt es daher ab, bestimmte Nahrungsmittel wieder in ihren Alltag zu integrieren oder Nahrungsergänzungsmittel mit tierischen Bestandteilen einzunehmen, die für eine gesunde Entwicklung ihres Kindes relevant wären. Der Respekt ihrer globalen Autonomie erfordert es, mit ihr gemeinsam zu überlegen, wie sie die gesunde Entwicklung ihres Kindes bestmöglich mit ihren Lebensgrundsätzen vereinbaren kann. Selbst wenn eine Ärztin die Priorisierung ihrer Patientin nicht nachvollziehen kann, gebietet es der Respekt vor der Autonomie, sie anzuerkennen und alternative Strategien, etwa die Supplementierung sämtlicher Nährstoffe durch tierproduktfreie Nahrungsergänzungsmittel, anzubieten. Dies setzt natürlich voraus, dass das Wohl des Kindes durch alternative Strategien trotzdem sichergestellt werden kann.

schließlich nicht nur im Rahmen von Entscheidungssituationen auftreten, sondern auch nachdem Entscheidungen bereits getroffen wurden, beispielsweise hinsichtlich der konkreten Umsetzung von Therapien oder der Mitwirkung von Patientinnen.

3. Schwierigkeit der Festlegung von Schwellenwerten

Ein weiterer Kritikpunkt an der *three-condition theory* betrifft die graduelle Konzeption der Verstehens- und der Freiwilligkeitsbedingung, mit der unweigerlich auch ein graduelles Autonomieverständnis verbunden ist. Zweifellos kann dieser Kritikpunkt gegen eine Reihe anderer Autonomietheorien ebenfalls vorgebracht werden, denn die Auffassung, eine Handlung, eine Entscheidung oder die Lebensführung einer Person könne mehr oder weniger autonom sein, wird von vielen geteilt.[134] Grundsätzlich ist nichts gegen ein graduelles Verständnis von Autonomie einzuwenden. Im Gegenteil: Die Idee, dass eine Patientin den Autonomiekriterien besser oder schlechter gerecht werden kann, scheint plausibel. Die Gründe hierfür sind vielfältig. Die Autonomiefähigkeit einer Patientin kann beispielsweise durch ihre Erkrankung oder die Angemessenheit der medizinischen Aufklärung beeinflusst werden. So wird eine an Schizophrenie erkrankte Patientin in einem klaren Moment der Verstehensbedingung stärker gerecht werden als zum Zeitpunkt eines schizophrenen Schubes. Die Autonomiefähigkeit kann darüber hinaus in Abhängigkeit der zu treffenden Entscheidung variieren. So würden wir Laura in ihrem aktuellen Zustand hinsichtlich der Frage, was sie essen möchte, gar keine oder nur geringe Autonomie zusprechen. Im Laufe ihres Genesungsprozesses kann sich diese Einschätzung jedoch ändern. Mit Blick auf die Entscheidung, in welcher Klinik sie sich behandeln lassen möchte, kann sie hingegen als autonom*er* gelten, und am wenigsten Zweifel an ihrer Autonomie hätten wir wohl hinsichtlich der Frage, in welcher Stadt sie leben möchte – also einer Frage, die überhaupt nichts mit ihrer Erkrankung zu tun hat. Die Autonomiefähigkeit von Laura kann demnach sowohl in verschiedenen Bereichen als auch hinsichtlich ein und derselben Frage zu verschiedenen Zeiten unterschiedlich stark vorhanden sein. Im medizinischen Kontext, insbesondere im Umgang mit psychisch kranken, minderjährigen oder dementen Patientinnen, ist die Annahme eines graduellen sowie bereichsspezifischen Autonomieverständnisses fraglos sinnvoll. Sie erlaubt es, einer Person in einem bestimmten Bereich zumindest ein gewisses Maß an Autonomie zuzusprechen sowie diese

---

134   Vgl. unter anderem Rössler 2002, Hildt 2006, Quante 2002, Juth 2005 und Rehbock 2002.

immer wieder neu zu evaluieren.[135] Ein solches Verständnis spricht außerdem
dafür, Autonomie auch dann zu berücksichtigen, wenn sie nur in geringem
Maße vorhanden ist. In diesem Fall bedeutet das, Patientinnen in der Wahrnehmung und Ausübung ihrer Autonomie zu unterstützen, etwa ihre Entscheidungsfähigkeit durch Entscheidungsassistenz zu fördern.[136]

Um beurteilen zu können, ab welchem Grad von Autonomie einer Handlung oder Entscheidung Respekt gebührt, müssen jedoch Schwellenwerte bzw.
zumindest gewisse Anhaltspunkte definiert werden, an denen man sich in der
Autonomieeinschätzung orientieren kann. Obwohl Beauchamp und Childress
selbst auf die Notwendigkeit solcher „thresholds" verweisen,[137] machen sie
keine konkreten Vorschläge für ihre Festsetzung. Mit Blick auf die Verstehensbedingung fordern sie lediglich ein ‚substantielles' Verstehen von Natur, Folgen
und Risiken einer Behandlung (siehe Abschnitt 1.2.2). Wie viel oder wie gut
man verstanden haben muss, um der Bedingung gerecht zu werden, bestimmt
sich ihnen zufolge anhand des Entscheidungskontextes und der Komplexität
der zu treffenden Entscheidung.[138] Diese Forderung scheint durchaus sinnvoll:
Entscheidet sich eine Patientin für eine geschlechtsangleichende Hormontherapie, sollte sie sämtliche Konsequenzen dieser Entscheidung verstanden
haben, da diese teils irreversibel sind.[139] Ob eine Patientin, die sich aufgrund
der schweren Verträglichkeit gegen die Einnahme von Eisenpräparaten und
für eine Eiseninfusion entscheidet, den exakten Unterschied zwischen beiden Behandlungsmethoden verstanden hat, erscheint uns hingegen weniger
wichtig – auch wenn sie natürlich potentielle Nebenwirkungen beider Optionen kennen und auch verstanden haben sollte. Aber wer sollte festlegen, wie
komplex eine medizinische Entscheidung ist? Kann dies überhaupt allgemein-
gültig anhand objektiver Kriterien bestimmt werden? Gerade angesichts der
Unterschiedlichkeit von Patientinnen – nicht nur hinsichtlich ihrer medizinischen Vorkenntnisse und ihrer Auffassungsgabe, sondern auch mit Blick auf
ihre emotionale Stabilität und Resilienz – erscheint dies nahezu unmöglich.
So können Entscheidungen, die die eigene Gesundheit betreffen, manche

---

135   Kinder sind ein gutes Beispiel dafür, dass nicht nur die Entscheidungs- und Handlungs-
      autonomie, sondern auch die globale Autonomie in Graden vorhanden sein kann (vgl.
      Quante 2002, 220, und Hildt 2006, 63). Kinder wachsen nach und nach zu autonomen
      Personen heran und werden in ihrer Lebensführung immer autonomer – zumindest ist
      dies der Regelfall (vgl. Rössler 2002, 148, und *Schweizerische Akademie der Medizinischen
      Wissenschaften* [SAMW] 2018, 25).
136   Vgl. Zentrale Ethikkommission (ZEKO) bei der Bundesärztekammer 2016 und SAMW
      2020.
137   Vgl. Beauchamp/Childress 2019, 103.
138   Vgl. Beauchamp/Childress 2019, 102, 117, 131.
139   Vgl. Meyer et al. 2020.

Patientinnen mehr überfordern als andere. Und gerade in Krisensituationen können Entscheidungen, die unter gewöhnlichen Umständen leicht erscheinen, zur Herausforderung werden.[140] Demnach müssten Beauchamp und Childress noch genauer darauf eingehen, was genau sie mit ‚substantiellem' Verstehen meinen und inwieweit bei der Beurteilung die individuelle Situation von Patientinnen Berücksichtigung findet. Ebenso wäre denkbar, dass es nicht der Grad des Verstehens ist, der mit zunehmender Komplexität steigen sollte, sondern die Anforderungen an sein Feststellungsverfahren – so wie die beiden Autoren es für ein erhöhtes Behandlungsrisiko einfordern.[141] Dies ist auch der Weg, der bei geschlechtsangleichenden Hormontherapien gewählt wird. Die Einleitung der Therapie erfolgt in der Regel erst nach einer sorgfältigen Abwägung mit der behandelnden Psychiaterin oder Psychotherapeutin sowie einer ausführlichen Aufklärung durch eine erfahrene Endokrinologin.[142]

Ich teile die Ansicht von Beauchamp und Childress, dass ein graduelles Autonomieverständnis für die Medizin geeignet ist, weil es erlaubt, Patientinnen, denen in anderen Lebensbereichen ihre Autonomie und damit verbundene Rechte abgesprochen werden, hinsichtlich bestimmter Entscheidungen oder zu bestimmten Zeiten ein gewisses Maß an Autonomie zuzuschreiben. Für sich genommen ist diese Feststellung jedoch wenig aussagekräftig. Um aus einem graduellen Autonomieverständnis normative Konsequenzen ableiten zu können, braucht es Schwellenwerte oder zumindest gewisse Anhaltspunkte. Unter welchen Bedingungen ist eine Entscheidung ‚so autonom', dass sie im Sinne eines negativen Abwehrrechtes zu respektieren ist? Wie ist damit umzugehen, wenn die Autonomiefähigkeit einer Patientin nur minimal vorhanden ist? Lediglich darauf zu verweisen, dass das Verstehen oder die Freiwilligkeit einer Entscheidung ‚substantiell' sein muss, wie Beauchamp und Childress dies tun, ist, wie aufgezeigt, nicht hilfreich. Die philosophische Autonomiedebatte liefert hingegen wertvolle Kriterien für eine genauere Bestimmung von Patientenautonomie (siehe Abschnitt 1.3).

4. Unklarheiten hinsichtlich der Freiwilligkeitsbedingung

Was die zweite Bedingung der *three-condition theory* mit gradueller Ausprägung betrifft, die der Unabhängigkeit oder Freiwilligkeit, stellen sich neben der Unklarheit hinsichtlich des erforderlichen Maßes an Unabhängigkeit noch weitere Schwierigkeiten. Zu Erinnerung: Beauchamp und Childress kritisieren die Tendenz von Autonomietheorien, zu hohe Ansprüche an die Freiwilligkeit

---

140   Vgl. Beauchamp/Childress 2019, 133f.
141   Vgl. Beauchamp/Childress 2019, 117f.
142   Vgl. Meyer et al. 2020.

einer Entscheidung zu stellen und sprechen sich demnach für eine eng gefasste
Sichtweise aus:

> Some have analyzed voluntariness in terms of the presence of adequate know-
> ledge, the absence of psychological compulsion, and the absence of external
> constraints. If we were to adopt such a broad meaning, we would be equating
> voluntariness with autonomy, whereas our claim is only that voluntariness –
> here understood primarily as freedom from controlling conditions – is a neces-
> sary condition of autonomy. A person acts voluntarily if he or she wills the action
> without being under the control of another person or the control of a personal
> psychological condition.[143]

Die Behauptung, ein Verständnis von Freiwilligkeit, das die drei genannten
Bedingungen voraussetzt, verwechsle Freiwilligkeit mit Autonomie, wirft Fragen auf. Denn abgesehen von der ersten Bedingung („the presence of adequate
knowledge"), die eher unter die Aufklärungspflicht des IC fällt, beschreiben
die anderen beiden Bedingungen („the absence of psychological compulsion,
and the absence of external constraints") genau das, was Beauchamp und
Childress am Ende des Absatzes selbst als Freiwilligkeit definieren („A person
acts voluntarily if he or she wills the action without being under the control of
another person or the control of a personal psychological condition"). Gegen
die Verwechslung von Autonomie und Freiwilligkeit spricht außerdem, dass
selbst die *three-condition theory* nicht mit dem von ihnen abgelehnten weiten
Freiwilligkeitsverständnis gleichgesetzt werden kann, weil sie zusätzlich das
Kriterium der Intentionalität umfasst. Mit Blick auf anspruchsvollere Autonomietheorien ist es demnach noch unwahrscheinlicher, dass sie sich in der
Freiwilligkeitsbedingung erschöpfen.

Dies ist jedoch nicht die einzige Unklarheit, die hinsichtlich des
Unabhängigkeitsverständnisses der beiden Autoren auffällt: Eine weitere
betrifft ihre Entscheidung, sich ausschließlich auf externe Einflussfaktoren zu
konzentrieren – obwohl sie anerkennen, dass interne Einflüsse die Autonomiefähigkeit *gleichermaßen* beeinträchtigen können.[144] So erwähnen Beauchamp
und Childress an zwei Stellen, dass interne Faktoren wie Drogensucht und psychische Krankheiten die eigene Freiwilligkeit in einem Maße einschränken können, durch das autonomes Handeln und Entscheiden unmöglich wird.[145] Eine

---

143   Beauchamp/Childress 2019, 136. Vgl. auch Faden/Beauchamp 1986, 257.

144   „We concentrate on external controlling influences – usually influences of one person to
       another – *but not less* important to autonomy are internal influences on the person, such
       as those caused by mental illness" (Beauchamp/Childress 2019, 102; Hervorhebung A.H.).

145   Vgl. Beauchamp/Childress 2019, 102, 136.

Erklärung, weshalb sie es bei der bloßen Erwähnung belassen, bleibt jedoch aus. Möglicherweise müssen sie auf eine eingehende Auseinandersetzung mit der Wirkung interner Einflussfaktoren auf Autonomie verzichten, weil diese im Rahmen des Standardmodells nicht erfassbar ist.[146] Wie Beauchamp und Faden in *A History and Theory of Informed Consent* selbst feststellen, kann das zwanghafte Händewaschen einer psychisch kranken Patientin nach den Kriterien der *three-condition theory* als autonom gelten.[147] Sie gestehen ein, dass ihre Theorie solchen Fällen nicht gerecht wird und durch eine zusätzliche Bedingung ergänzt werden müsste. Sie erwägen das Kriterium der Authentizität und das der Nicht-Zurückweisung („nonrepudiation"), lehnen jedoch beide als zu anspruchsvoll ab. Die beste Möglichkeit sehen sie darin, die Freiwilligkeitsbedingung der *three-condition theory* um das Erfordernis der Unabhängigkeit von inneren kontrollierenden Einflüssen zu erweitern.[148] Allerdings sind sie zugleich der Meinung, dass innere Zwänge, Abhängigkeitserkrankungen und andere selbstentfremdende Zustände im Rahmen einer Autonomietheorie ohne eine elaborierte Theorie des Selbst ohnehin nicht angemessen zu erfassen sind. Für ihre eigene Auseinandersetzung mit Autonomie, die hauptsächlich auf den IC beschränkt ist, halten sie eine solche Theorie für nicht erforderlich.[149]

Faden und Beauchamp bestätigen dadurch die Vermutung, dass der Einfluss interner Faktoren auf Autonomie durch eine lokale und minimale Autonomiekonzeption, wie die *three-condition theory* sie darstellt, nicht angemessen zu erfassen ist. Allerdings ist das kein Grund, in den *Principles* auch auf eine Erklärung dieser bewussten Auslassung zu verzichten. Außerdem zeigen die Zweifel, die wir an der Autonomie von Lauras Therapieverweigerung haben, dass es auch hinsichtlich der situationsbezogenen Beurteilung von Entscheidungs- und Handlungsautonomie sinnvoll sein kann, den Einfluss interner Faktoren zu berücksichtigen. Dass dies nicht notwendigerweise zu einer abstrakten Auseinandersetzung mit Theorien des Selbst führen muss, wird sich in der folgenden Diskussion philosophischer Autonomietheorien zeigen.

---

146   Vgl. Becker 2019, 151.
147   Vgl. Faden/Beauchamp 1986, 267f. In einer Fußnote äußern sie allerdings Zweifel an dieser Einordnung: „Thus, the acts of persons suffering from certain psychiatric illnesses – compulsions, eating disorders, addictions – are, on our account, both intentional and willed acts. Whether they are nonvoluntary, free, and so on is another matter" (ebd., 272, Anm. 27). Vgl. hierzu auch Becker 2019, 164.
148   Vgl. Faden/Beauchamp 1986, 263–268.
149   Vgl. Faden/Beauchamp 1986, 269.

5. Beschränkung auf den Entscheidungsmoment

Auch der nächste Einwand richtet sich gegen das Freiwilligkeitsverständnis von Beauchamp und Childress. Damit eine Handlung oder Entscheidung als autonom gelten kann, muss sie zum Handlungs- oder Entscheidungszeitpunkt – so legt es die Freiwilligkeitsbedingung der *three-condition theory* zumindest nahe – frei von äußeren kontrollierenden Einflüssen sein. Daraus folgt, dass die Bewertung der Freiwilligkeit lediglich eine Momentaufnahme darstellt, die zudem ausschließlich direkte Formen äußerer Einflussnahme wie Zwang oder Manipulation berücksichtigt. Selbst wenn eine Patientin zum Entscheidungszeitpunkt weder von ihrer Ärztin noch von Angehörigen manipuliert oder zu etwas gezwungen wird, kann sie anderen, subtileren Einflüssen unterliegen, die sie daran hindern, eine wirklich autonome Entscheidung zu treffen.[150] Insbesondere von feministischen Philosophinnen wird immer wieder auf die autonomiegefährdende Macht gesellschaftlicher und kulturell bedingter Einflussfaktoren verwiesen, auf die ich im Kontext der sozial-relationalen Autonomietheorien näher eingehen werde (siehe Abschnitt 1.3.2.2.2). Darunter fallen beispielsweise Rollenbilder, Stereotype und gesellschaftlich gefestigte Haltungen und Erwartungen. Wie bereits angedeutet, sind Beauchamp und Childress zurückhaltend, was die autonomiemindernde Wirkung externer Einflussfaktoren betrifft, die nicht den Kategorien des direkten Zwangs oder der offensichtlichen Manipulation zuordenbar sind: „[I]t is easy to inflate control by manipulation beyond its actual significance in health care. We often make decisions in a context of competing influences, such as personal desires, familial constraints, legal obligations, and institutional pressures, but these influences usually do not control decisions to a morally worrisome degree.“[151] Dass solche Einflüsse Autonomie „gewöhnlich“ nicht einschränken, schließt nicht aus, dass sie es eben doch gelegentlich tun. Was es also braucht, sind Anhaltspunkte hinsichtlich des Ausmaßes und der Eigenschaften, anhand derer autonomiegefährdende Einflüsse identifiziert werden können.[152] Die Auseinandersetzung mit externalistischen Autonomietheorien in Abschnitt 1.3.2.2 wird sich in dieser Hinsicht als hilfreich erweisen.

Schlussfolgerungen

In der Einleitung dieses Unterabschnitts habe ich die Frage danach aufgeworfen, inwieweit das Standardmodell als fruchtbarer Bezugspunkt der folgenden Auseinandersetzung mit philosophischen Autonomietheorien gelten

---

150   Vgl. beispielsweise Sherwin 1998, Dodds 2000, McLeod 2002, Donchin 2000 und Ho 2008.
151   Beauchamp/Childress 2019, 138.
152   Vgl. Pugh 2020, 12.

kann. Die eingehende Beschäftigung mit dem Standardmodell hat seine Stärken im praktischen Kontext und zugleich seine konzeptionellen und inhaltlichen Schwächen offengelegt.

Das Standardmodell besitzt eine stärkere praktische Ausrichtung als die meisten philosophischen Autonomietheorien. Dafür spricht allein die Tatsache, dass es das Autonomieverständnis ist, das in der Praxis, ob in der klinischen Ethikberatung oder der Ethikausbildung des medizinischen Personals, tatsächlich Anwendung findet. Es hat sich gezeigt, dass für die praktische Nützlichkeit der Standardauffassung nicht nur die situationsbezogene Beurteilung der Entscheidungsautonomie von Patientinnen, sondern auch die Orientierung an der alltäglichen Autonomieausübung in der realen, nicht-idealen Welt spricht. Hinzu kommt, dass *three-condition theory* und IC auch von Personen verstanden und angewandt werden können, die weder philosophische Hintergrundkenntnisse noch die Zeit besitzen, sich eingehend mit anspruchsvolleren Begriffen und Theorien der Autonomie auseinanderzusetzen. Neben diesen Aspekten ist die Flexibilität der prinzipienorientierten Ethik hervorzuheben, die sich in ihrer situationsbezogenen und individuellen Anwendung äußert, sowie die Vereinbarkeit des Ansatzes mit verschiedenen moralischen Intuitionen und theoretischen Hintergrundannahmen, beispielsweise konsequentialistischer oder tugendethischer Art.

Prinzipiell gibt es demnach gute Gründe, in Medizinethik und medizinischer Praxis am Standardmodell festzuhalten – wären nicht die konzeptionellen und inhaltlichen Schwierigkeiten, die mit dem Modell verbunden sind. Die diskutierten Defizite betreffen die *ausschließliche* Konzentration auf die Entscheidungs- und Handlungsautonomie von Patientinnen, fehlende Anhaltspunkte hinsichtlich der Festlegung von Schwellenwerten der Verstehens- und der Freiwilligkeitsbedingung sowie die unzureichende Auseinandersetzung mit dem Einfluss interner und (subtiler) externer Faktoren auf die Autonomiefähigkeit und -ausübung von Patientinnen. Beauchamp und Childress sind sich den Ergänzungsmöglichkeiten durchaus bewusst. Ab der zweiten Edition der *Principles* setzen sie sich kritisch mit Einwänden gegen ihren Ansatz auseinander. Sie entscheiden sich beispielsweise im Bewusstsein dieser Kritik gegen ein umfassenderes und anspruchsvolleres Freiwilligkeitsverständnis und lehnen Ergänzungsvorschläge ihrer Autonomietheorie ab,[153] etwa die Ergänzung durch das Kriterium der Authentizität oder das der Rationalität.[154] Dahinter steht ihre Motivation, durch ihr Autonomieverständnis nicht zu

---

153   Vgl. Beauchamp/Childress 2019, 101f. Vgl. auch Faden/Beauchamp 1986, 268, 273, Anm. 37., und Beauchamp 2010b, 81f., 90f.

154   Vgl. beispielsweise Quante 2002, Pugh 2020 und Ahlin Marceta 2019.

vielen Handlungen und Entscheidungen, die wir für gewöhnlich als autonom bewerten, Autonomie abzuerkennen. Sie entscheiden sich bewusst für eine alltagsnahe Konzeption und gegen ein Ideal von Autonomie.

Doch ist es tatsächlich nicht möglich, praktische Nützlichkeit und konzeptionelle Adäquatheit – um auf das von Walker beschriebene Dilemma zurückzukommen – im Rahmen einer Autonomiekonzeption zu vereinen? Mündet die Ergänzung der Standardauffassung zwangsläufig in eine praxisferne Idealvorstellung von Autonomie, die keinerlei Handlungsorientierung bietet? Es ist zu prüfen, ob es nicht doch gelingen kann, Autonomie auf eine Weise zu explizieren, die beide Desiderate besser erfüllen kann als das Standardmodell. Durch die folgende Betrachtung philosophischer Autonomietheorien möchte ich einerseits nach Möglichkeiten suchen, die inhaltlichen und konzeptionellen Lücken der Standardauffassung zu schließen. Hierzu zählen insbesondere die einseitige Autonomieperspektive und das enggefasste Freiwilligkeitsverständnis. Andererseits möchte ich die Motivation des Standardmodells nicht aus dem Blick verlieren. Denn es erinnert daran, dass ein geeigneter Autonomiebegriff für die Medizinethik nur einer sein kann, der die Realität des medizinischen Alltags nicht ausblendet, in dem die Zeit für die Feststellung, die Umsetzung und die Förderung von Patientenautonomie oft knapp bemessen ist. Das Standardmodell kann demnach in zweifacher Hinsicht als Bezugspunkt der folgenden Auseinandersetzung mit der philosophischen Autonomiedebatte gelten: als praxisnahe Verankerung und als Anhaltspunkt dafür, welche inhaltlichen und konzeptionellen Lücken es zu füllen gilt.

1.3   Die philosophische Autonomiedebatte

Die philosophische Autonomiedebatte wird seit der Antike geführt. Sie ist weitläufig und unübersichtlich: Im Laufe der Zeit sind zahlreiche unterschiedliche Konzeptionen und Theorien der Autonomie hervorgebracht worden, die teilweise mit nicht minder anspruchsvollen philosophischen Begriffen wie jenen der Authentizität oder der personalen Identität verbunden sind. Aus diesem Grund ist es umso wichtiger, mein Interesse an der philosophischen Auseinandersetzung mit Autonomie nochmals klar herauszustellen – denn das Ziel ist eine konstruktive Explikation von Autonomie für die medizinische Praxis.

Bevor ich mich einzelnen philosophischen Autonomietheorien widmen werde, möchte ich mich zwei unterschiedlichen, aber miteinander verbundenen Perspektiven auf Autonomie zuwenden: Autonomie als Recht und

Autonomie als Wert. Die Auseinandersetzung mit dem Wert der Autonomie für unser Wohlergehen, aber auch um ihrer selbst willen, wird von Beauchamp und Childress meines Erachtens zu Unrecht vernachlässigt. Insbesondere im Hinblick auf den Respekt der Autonomie im Sinne positiver Befähigungspflichten ist es sinnvoll, den Wert der Autonomie deutlicher herauszustellen. Im Anschluss an die Thematisierung der Recht-Wert-Unterscheidung werde ich mich unterschiedlichen Theorien der Autonomie zuwenden, um ihren Mehrwert hinsichtlich einer Explikation von Autonomie für die Medizinethik zu analysieren.

Bevor ich am Ende des Autonomiekapitels die zentralen Erkenntnisse aus der Beschäftigung mit der philosophischen Autonomiedebatte zusammenfassen werde, möchte ich noch auf zwei ‚Sonderformen' von Autonomie eingehen, die hinsichtlich medizinethischer Fragestellungen relevant sind: auf *Caring Attitudes* als Vorform von Autonomie und auf prospektive Autonomie. Auch im Umgang mit „marginal agents"[155] können Konflikte zwischen ärztlichen Autonomie- und Wohltunspflichten auftreten, weshalb eine Auseinandersetzung mit den ‚Rand- und Graubereichen' der Autonomie meines Erachtens nicht ausbleiben darf.

1.3.1 *Autonomie als Recht und als Wert*

Ist es möglich, Lauras Wunsch nach einem Therapieverzicht zu ignorieren und gleichzeitig – oder vielmehr dadurch – ihre Autonomie zu achten? Bestehen Zweifel an der lokalen Autonomie einer Patientin, wie dies bei Laura der Fall ist, ist zumindest infrage zu stellen, ob der Respekt vor der Autonomie tatsächlich darin bestehen kann, ihre Entscheidung unhinterfragt anzuerkennen.[156] Damit verbunden ist die Frage, ob es vielleicht eine alternative Sichtweise auf Autonomie gibt, die dieser Situation besser gerecht wird. Die philosophische Autonomiedebatte bietet Anhaltspunkte dafür, dass Autonomie nicht nur als ein Recht zu verstehen ist, das autonomiefähigen Menschen zukommt, sondern auch als ein Wert, der im Leben eines *jeden* Menschen zu schützen und zu befördern ist. Auf beide Bedeutungsweisen von Autonomie, Recht und Wert, möchte ich im Folgenden eingehen. Darüber hinaus werde ich auf die

---

155 „Marginal agents" stehen in einem unmittelbaren Zusammenhang zu den bereits erwähnten „hard cases" (siehe Anm. 96, S. 26). In Anlehnung an Jaworska beziehe ich mich mit „marginal agents" auf Akteurinnen, die sich an den ‚Rändern' (engl. „margins") der Autonomie befinden, ihre Autonomiefähigkeit entweder größtenteils verloren haben oder sie erst noch entwickeln müssen (vgl. Jaworska 2007, 530, 568, und siehe Abschnitt 1.3.3.1).

156 Für das Fallbeispiel siehe S. XXV.

bereits aufgeworfene Frage nach dem unterschiedlichen Wert lokaler und globaler Autonomie zurückkommen.

Autonomie als Recht

Die Diskussion der Vor- und Nachteile des Standardmodells hat gezeigt, dass der IC lediglich einen Teilbereich der Patientenautonomie abbildet, nämlich das Recht von Patientinnen, Behandlungsmaßnahmen nach einer angemessenen Aufklärung zuzustimmen oder sie abzulehnen. Die Ursprünge des IC im *Nürnberger Kodex* erklären seinen Fokus auf Autonomie als ein Abwehrrecht.[157] Auch das Prinzip des Respekts der Autonomie im Sinne des Standardmodells stützt sich auf das Verständnis von Autonomie als einem Recht. Die Autonomie anderer zu respektieren heißt nach Beauchamp und Childress, „to acknowledge their right to hold views, to make choices, and to take actions based on their values and beliefs."[158]

Der IC und das Standardmodell verweisen damit auf eine ganz bestimmte normative Bedeutungsweise von Autonomie: Mit der Zuschreibung und Aberkennung von Autonomie geht auch die Zuschreibung und Aberkennung von Rechten einher. Seidel spricht in diesem Zusammenhang von Autonomie als einem moralisch gehaltvollen normativen Begriff.[159] Damit ist gemeint, dass die Charakterisierung einer Person als autonom zugleich praktische Handlungsgründe für das Verhalten ihr gegenüber impliziert; „die Tatsache, dass etwas unter den Begriff Autonomie oder Autonomieverletzung fällt, scheint einen Grund für oder gegen eine Handlung liefern zu können."[160] Ist eine Handlung oder Entscheidung autonom, so besteht demnach ein Grund, nicht in sie einzugreifen, und zwar unabhängig vom konkreten Inhalt der Handlung oder Entscheidung – denn die autoritätsverleihende Wirkung resultiert allein aus der Tatsache, *dass* die Handlung oder Entscheidung autonom ist.[161] Dasselbe gilt natürlich für die autonome Lebensführung einer Person.

Einer autonomen Person werden andere Rechte zugestanden als einer nicht-autonomen. Aus diesen Rechten lassen sich wiederum Regeln für unser Verhalten gegenüber autonomen und nicht-autonomen Personen ableiten. In diesem Kontext wird deshalb auch von der drittpersonalen Verwendungsweise des Begriffs der Autonomie gesprochen. Inwieweit die (fehlende) Autonomie anderer für Dritte relevant werden kann, zeigt sich beispielsweise anhand von Affekttaten. So wird jemand, der im Affekt tötet, rechtlich anders behandelt als

---

157   Zum *Nürnberger Kodex* siehe Anm. 109, S. 29f.
158   Beauchamp/Childress 2019, 104.
159   Vgl. Seidel 2016, 194.
160   Seidel 2016, 194.
161   Vgl. Seidel 2016, 198f., 257f.

jemand, der einen Mord begeht. Die Autonomie ist in diesem Fall ein Grund, ein Tötungsdelikt härter zu bestrafen.[162] Und im medizinischen Kontext wird für Patientinnen, die nicht mehr autonom handeln und entscheiden können, eine gesetzliche Betreuerin bestellt. Hier stellt fehlende Autonomie demnach einen Grund dar, stellvertretend für die Belange einer anderen Person zu entscheiden.

Dass sich das normative Verständnis von Autonomie nicht darin erschöpft, nicht grundlos in die autonomen Handlungen, Entscheidungen und Lebenspläne unserer Mitmenschen einzugreifen, habe ich bereits angedeutet. Selbst Beauchamp und Childress, die sich mit ihrem Standardmodell auf Autonomie als ein Abwehrrecht konzentrieren, lassen nicht unerwähnt, dass sie auch positive Pflichten gegenüber anderen begründet:

> As a *positive* obligation, the principle requires both respectful disclosures of information and other actions that foster autonomous decision making. Respect for autonomy obligates professionals in health care and research involving human subjects to disclose information, to probe for and ensure understanding and voluntariness, and to foster adequate decision making.[163]

Als weitere Beispiele positiver oder autonomiebefähigender Pflichten[164] nennen die beiden Autoren die Unterstützung bei der Beseitigung von Ängsten und beim Aufbau oder Erhalt von Autonomie.[165] Da sie an anderer Stelle darauf verweisen, dass wir nur gegenüber autonomen Personen Autonomiepflichten besitzen,[166] geht es ihnen hier offenbar nicht um das Bestreben, Patientinnen, die nicht oder nur eingeschränkt autonom sind („marginal agents"), im Aufbau oder der Wiedererlangung ihrer Autonomiefähigkeit zu unterstützen. Angesichts ihrer Konzentration auf Autonomie als ein Recht beziehen sich Beauchamp und Childress mit dem Aufbau („building up") von Autonomie vermutlich auf positive Pflichten gegenüber Patientinnen, die gewöhnlich autonom handeln und entscheiden und nur vorübergehend nicht dazu in der Lage sind, weil sie etwa eine Information nicht richtig verstanden haben oder

---

162   Vgl. Seidel 2016, 23–26. Vgl. auch Betzler 2016, 264.

163   Beauchamp/Childress 2019, 105; Hervorhebung im Original.

164   Pflichten, die sich aus der Autonomie im Sinne eines Anspruchsrechts ergeben, werden auch als Befähigungspflichten oder als Autonomie-*befähigende* Pflichten bezeichnet (vgl. SAMW 2016, 16, 28, 33, und Ach/Schöne-Seifert 2013, 45).

165   „The principle of respect for autonomy requires more than noninterference in others' personal affairs. In some contexts it includes building up or maintaining others' capacities for autonomous choice while helping to allay fears and other conditions that destroy or disrupt autonomous action" (Beauchamp/Childress 2019, 104).

166   Vgl. Beauchamp/Childress 2019, 105f.

unmittelbar nach einem Unfall unter Schock stehen. Ihnen kommt das Recht zu, in der Wiedererlangung ihrer Autonomie unterstutzt zu werden.

Doch auch wenn „marginal agents" gewöhnlich keine Autonomierechte zugeschrieben werden, haben wir meines Erachtens trotzdem die Pflicht, sie in der Wahrnehmung und im Aufbau ihrer (noch oder bereits vorhandenen) Autonomiefähigkeit zu unterstützen. *Warum* dies so ist, lässt sich unter Bezugnahme auf die zweite normative Bedeutungsweise von Autonomie, ihren Wert, aufzeigen.

Autonomie als Wert

Eine angemessene Auseinandersetzung mit dem Wert der Autonomie würde sicherlich ein eigenständiges Paper, wenn nicht eine eigenständige Monographie, erforderlich machen. Vielleicht ist die Komplexität der Thematik ein Grund, weshalb Beauchamp und Childress vollständig auf eine Auseinandersetzung mit ihr verzichten. Meines Erachtens überwiegt jedoch der Nutzen einer nur partiellen Beschäftigung mit dem Wert der Autonomie dem Verlust, der aus einer Nicht-Beachtung dieser normativen Dimension von Autonomie für ein medizinethisches Autonomieverständnis resultiert. So können Beauchamp und Childress nicht begründen, *weshalb* wir auch positive Autonomiepflichten gegenüber anderen besitzen. Dies aber scheint durch die Bezugnahme auf den Wert der Autonomie möglich zu sein, durch den sich darüber hinaus begründen lässt, dass wir diese Pflichten auch gegenüber „marginal agents" besitzen.

Ich werde im Folgenden nicht auf die Frage eingehen, *worin* der Wert der Autonomie wurzelt. Denn für eine Fundierung von Autonomiepflichten spielt es keine Rolle, ob die Quelle des Wertes in der Autonomie selbst (intrinsisch) oder außerhalb von ihr (extrinsisch) zu suchen ist. Es ist lediglich von Bedeutung, *dass* Autonomie Wert besitzt – und dass dies so ist, ist in modernen Gesellschaften unstrittig. Um die Frage zu klären, warum wir nicht nur von Eingriffen in die Autonomie anderer absehen, sondern darüber hinaus die Autonomie anderer fördern und schützen sollten, scheint es vielmehr interessant zu sein, den *Gründen für* die Wertschätzung von Autonomie nachzugehen. Statt zu fragen, ob der Wert der Autonomie intrinsischer oder extrinsischer Natur ist, ist demnach die Frage relevant, *warum* wir Autonomie wertschätzen oder wertschätzen sollten – also die Frage nach den Gründen für ihre Begehrenswürdigkeit („desirability"). Wird sie lediglich als Mittel zu anderen Dingen und damit instrumentell („instrumental value") oder aber auch um ihrer selbst willen, als Ziel an sich und damit als finaler Wert („final value") geschätzt?[167]

---

167   In der Debatte um den Wert der Autonomie werden die beiden Begriffspaare („intrinsisch und extrinsisch" – „final und instrumentell") nicht immer klar voneinander unterschieden.

Eine naheliegende Antwort auf die Frage, warum wir Autonomie wertschätzen, ist, dass sie uns vieles andere ermöglicht. Wir schätzen sie demnach als ‚Instrument' zur Realisierung anderer Werte und Ziele im Leben, wodurch ihr instrumenteller Wert zum Ausdruck kommt. Sie ermöglicht es uns, eigene Pläne zu realisieren, und kann damit als wertvolles Mittel zur Realisierung von Selbstverwirklichung gelten.[168] Außerdem verleiht sie uns Würde und Anerkennung durch andere.[169] Der instrumentelle Wert der Autonomie wird auch sehr häufig im Zusammenhang mit Wohlergehen erwähnt: Autonome Handlungen und Entscheidungen sowie eine autonome Lebensführung werden als Beitrag zum Wohlergehen erachtet.[170] Zumindest in den meisten Fällen wissen wir selbst am besten, was unserem Wohlergehen zuträglich ist, weshalb unsere autonomen Entscheidungen und Handlungen *in der Regel* zu ihm beitragen.

Allerdings ist dies nicht immer der Fall. Selbst wenn wir Entscheidungen autonom treffen, ist dies kein Garant dafür, dass sie unser Wohlergehen fördern.[171] Schließlich können wir uns darin täuschen, was unserem Wohlergehen in einer bestimmten Situation zuträglich wäre. Genauso können wir uns ganz bewusst dazu entscheiden, entgegen unserem eigenen, aber mit Blick auf das Wohlergehen anderer, etwa unserer Kinder, zu handeln.[172] Würden wir der

---

So wird „intrinsisch" oftmals in der Bedeutung von „final" gebraucht (vgl. unter anderem Wall 1998, Dorsey 2015, Taylor 2005, Friedman 2004, Oshana 2006 und Sneddon 2013). Dies kann zu einer Unklarheit dahingehend führen, ob es um die Frage geht, *worin* der Wert der Autonomie wurzelt, oder um die Frage, *warum* wir Autonomie wertschätzen. Daher orientiere ich mich an Christine M. Korsgaard und Bengt Brülde, die sich in diesem Kontext um mehr Klarheit bemühen (vgl. Korsgaard 1983 und Brülde 1998, 388–390, vgl. auch Pugh 2020, 235, Anm. 8, Young 1982, 41–43, Young 1986, 27f., und Kagan 1998, 278f.). Mich interessiert ausschließlich die Differenz zwischen dem instrumentellen und dem finalen Wert der Autonomie, wobei es sich bei Brülde folgend um „two different ways in which something can be desired (or valued)" (Brülde 1998, 390) handelt, nämlich entweder als Mittel (instrumenteller Wert) oder um seiner selbst willen (finaler Wert).

168 Vgl. Wall 1998, 130, und Betzler 2016, 266.

169 Vgl. Betzler 2013, 8.

170 Vgl. Betzler 2016, 266, Becker 2019, 89f., und Young 1986, 22. Welche Art von Wert der Autonomie mit Blick auf unser Wohlergehen zukommt, hängt natürlich auch vom zugrunde liegenden Wohlergehensverständnis ab, also davon, ob Autonomie als relevant für Wohlergehen erachtet wird oder nicht (vgl. Betzler 2016, 266). Wird es als relevant erachtet, so kommt es zusätzlich darauf an, ob es nur als Mittel zu oder als notwendige Komponente von Wohlergehen aufgefasst wird, etwa im Rahmen einer OLT. In letzterem Fall käme der Autonomie ein konstitutiver Wert hinsichtlich unseres Wohlergehens zu.

171 Siehe hierzu auch die Diskussion der Wunscherfüllungstheorien im Wohlergehenskapitel (Abschnitt 2.3.1.2).

172 So könnte sich eine Mutter nach der Trennung von ihrem Mann etwa dazu entscheiden, diesem das Sorgerecht für das gemeinsame Kind zu überlassen, da sie selbst nicht die finanziellen Mittel zur Versorgung des Kindes besitzt und unter psychischen

Autonomie unter diesen Umständen keinen Wert zuschreiben? Verliert die Möglichkeit, autonom zu handeln, zu entscheiden und zu leben, angesichts der Tatsache, dass wir dadurch nicht notwendigerweise unser eigenes Wohlergehen steigern, an Wert?

Bereits kleine Kinder zeigen, dass wir Autonomie auch um ihrer selbst willen und damit als finalen Wert wertschätzen: Sobald sie eine Handlung neu erlernt haben, wollen sie sie unbedingt selbst ausführen – auch wenn sie ohne Unterstützung durch ihre Eltern hierfür deutlich länger brauchen.[173] Natürlich schätzen nicht nur Kinder, sondern auch erwachsene Menschen es, ihre Autonomie – ganz unabhängig davon, ob sie zu anderen Werten einen Beitrag leistet oder nicht – auszuüben. Stellen wir uns vor, wir hätten die Wahl, alle zukünftigen Entscheidungen an eine wohlmeinende Ratgeberin abzugeben, die mit unseren Wünschen, Lebensplänen und Präferenzen vertraut ist, stets das Beste für uns möchte und dabei im Gegensatz zu uns selbst unfehlbar ist. Nähmen wir dieses Angebot an, auch wenn das bedeuten würde, nie mehr selbst Entscheidungen treffen (und dabei auch Fehler machen) sowie das eigene Leben lenken zu können? Folgt man Steven Wall, so würden die wenigsten von uns dieses Angebot annehmen. Ihm zufolge unterstreicht dies den Wert, den wir der Autonomie um ihrer selbst willen beimessen.[174]

Wenn wir Autonomie um ihrer selbst willen wertschätzen, dann kommt ihr dieser Wert stets zu – unabhängig von ihrem Beitrag zu anderen Werten, aber auch unabhängig davon, in welchem Ausmaß sie realisiert ist. Der Wert der Autonomie kommt dann sowohl in der Handlung eines kleinen Kindes, das unbedingt seine Schuhe selbst binden möchte, als auch in der wohlerwogenen Entscheidung seiner Mutter, wieder in ihren Beruf zurückzukehren, zum Tragen. Ausgehend vom finalen Wert der Autonomie ist Autonomie stets an sich wertvoll und sollte geschützt und gefördert werden. Für den Umgang mit „marginal agents" bedeutet das, dass wir auch ihnen gegenüber die Pflicht haben, ihre möglicherweise nur rudimentär vorhandene Autonomie zu schützen und zu fördern.[175] In Abschnitt 1.3.3.1 werde ich mit den *Carings* eine Vorform der Autonomie näher beleuchten, zu der bereits kleine Kinder fähig sind.

Problemen leidet – auch wenn diese Entscheidung ihrem eigenen Wohlergehen deutlich entgegensteht.

173   Vgl. Betzler 2015, 66, Becker 2019, 54f. Vgl. auch Caplan 2006, 119.

174   Vgl. Wall 1998, 146, Betzler 2016, 267, und Becker 2019, 52f. Ein weiteres philosophisches Gedankenexperiment, aus dem diese Schlussfolgerung gezogen werden kann, ist Robert Nozicks „Experience Machine Experiment", auf das ich im Wohlergehenskapitel eingehe (siehe S. 169f.).

175   Die generelle Annahme, dass Eltern die Pflicht haben, die Autonomiefähigkeit ihrer Kinder zu fördern (vgl. Betzler 2015, 66, und Becker 2019, 54f.), kann demnach mit dem Wert der Autonomie unterfüttert werden.

Für den Moment aber möchte ich festhalten, dass wir Autonomie sowohl als Mittel zur Realisierung anderer Werte, etwa Selbstverwirklichung, Anerkennung und Wohlergehen, als auch um ihrer selbst willen, allein der Tatsache wegen, selbst zu entscheiden, zu handeln sowie nach eigenen Vorstellungen zu leben, wertschätzen. Hierdurch zeigt sich bereits ein direkter Zusammenhang zwischen Autonomie und Wohlergehen, der uns in den folgenden Kapiteln noch weiter beschäftigen wird.

Bisher habe ich ganz allgemein davon gesprochen, dass wir Autonomie für wertvoll erachten. Doch gilt dies für alle Weisen, auf die wir unsere Autonomie ausüben, oder bestehen hier möglicherweise Unterschiede? Mit Blick auf mögliche Rechtfertigungsstrategien von Paternalismus, die ich im dritten Kapitel diskutieren werde, interessiert mich vor allem die Frage, ob wir lokale und globale Autonomie gleichermaßen wertschätzen.[176] Denn würde sich herausstellen, dass wir der globalen Autonomie in der Regel einen höheren Wert beimessen als der lokalen, so hätten wir einen Grund, zugunsten der Aufrechterhaltung und Förderung der globalen Autonomie von Patientinnen in ihre lokale Autonomie einzugreifen.[177]

Lokale und globale Autonomie – Wertunterschiede?
Schätzen wir die Ausübung von Autonomie in allen Entscheidungen und Handlungen sowie der Gestaltung unseres Lebens in gleichem Maße? Eine These, die unter anderem David Archard vertritt, besagt, dass sich der Wert von Autonomie ausschließlich in „critical life choices" niederschlägt, also in Entscheidungen, die nachdrückliche und anhaltende Auswirkungen auf unser Leben haben.[178] Beispielsweise scheint es uns wichtiger zu sein, selbst zu entscheiden, wen wir heiraten wollen, als zu bestimmen, welchen Wein es auf der Hochzeitsfeier geben soll.

Angesichts des finalen Wertes der Autonomie, der ihr unabhängig von ihrem Beitrag zu anderen Werten und ihren Konsequenzen für andere Lebensbereiche zukommt, lehne ich Archards Auffassung ab. So alltäglich und

---

176   Eine andere Frage, die in der Debatte diskutiert wird, ist jene danach, ob wir nur die aktive Ausübung von Autonomie oder aber auch die potentiell vorhandene Fähigkeit zu Autonomie wertschätzen (vgl. hierzu Sjöstrand et al. 2013a und 2013b).

177   Wie Pugh richtig herausstellt, machen diese Überlegungen nur Sinn, sofern globale Autonomie nicht lediglich als Aneinanderreihung lokaler Autonomieausübungen verstanden wird (vgl. Pugh 2020, 244). Auch wenn ich es als Teil der globalen Autonomie erachte, sich hinreichend häufig in lokaler Hinsicht autonom zu verhalten (siehe Anm. 122, S. 33), gehe ich in Übereinstimmung mit Oshana, Pugh und anderen Autorinnen davon aus, dass die globale Autonomie noch mehr umfasst (vgl. unter anderem Pugh 2020, 17, 244, und Oshana 2003, 100), nämlich, das eigene Leben über die Zeit nach persönlichen Plänen, Zielen und Wertvorstellungen zu gestalten.

178   Vgl. Archard 2008, 22. Vgl. auch Brock 2007, 134, und Becker 2019, 58f.

banal eine Entscheidung auch sein mag, sie autonom zu treffen, ist *an sich* wertvoll. Allerdings stimme ich Archard darin zu, dass uns gewöhnlich mehr daran liegt, wichtige Entscheidungen, die sich nachhaltig auf unser Leben auswirken, selbst zu treffen – schlichtweg, weil von ihnen in der Regel viele Lebensbereiche betroffen sind und es um nichts anderes als um die eigene Lebensgestaltung sowie die Frage geht, wer man sein möchte.[179] Es besteht damit ein unmittelbarer Zusammenhang zwischen lokaler und globaler Autonomie, der darauf hindeutet, dass der Wertunterschied weniger zwischen den beiden Autonomieformen an sich als vielmehr zwischen der globalen Autonomie und zentralen Entscheidungen einerseits sowie Entscheidungen und Handlungen mit geringer Tragweite andererseits besteht. Denn auch wenn zentrale Lebensentscheidungen Einzelentscheidungen sind und damit eigentlich als lokale Autonomieausübung gelten, tragen sie wesentlich zur eigenen Lebensgestaltung bei. Außerdem manifestiert sich in bestimmten Einzelentscheidungen der Wert der globalen Autonomie. Wenn ich mein Leben etwa im Einklang mit dem Wohl von Tieren führen möchte, ist jede Entscheidung, die zu diesem Lebensziel beiträgt – unter anderem die tägliche Entscheidung, auf tierische Produkte zu verzichten – vor diesem Hintergrund als wertvoll zu erachten.

Allerdings können einzelne, lokal autonom getroffene Entscheidungen der globalen Autonomie oder zentralen Lebensentscheidungen auch entgegenstehen und lang gehegte Pläne oder auch ganz allgemein die Möglichkeit, ein autonomes Leben zu führen, gefährden. Um bei dem vorausgehenden Beispiel zu bleiben: Ich könnte mich aus Unwissenheit oder Ignoranz für den Kauf einer Lederjacke entscheiden. Damit untergrübe ich durch eine einzelne Entscheidung eines meiner zentralen Lebensziele (Leben im Einklang mit Tierwohl). Natürlich könnte ich danach wieder zur Verfolgung meiner Lebensziele zurückkehren. Viel ungewisser wäre dies, entschiede ich mich dazu, eine Tyrannin zu heiraten, die es mir nicht nur verbietet, nach eigenen Wertvorstellungen, etwa dem Schutz des Tierwohls, zu leben, sondern mir auch in sämtlichen anderen Lebensbereichen vorschreibt, wie ich zu leben habe. In diesem Fall könnte eine Freundin sich darin gerechtfertigt sehen, einzugreifen und mir den Wert, meine Autonomie hinsichtlich dieser konkreten

---

179   Dass wir die Ausübung unserer Autonomie in zentralen Lebensentscheidungen mehr
        wertzuschätzen scheinen als in alltäglichen Entscheidungen, offenbart sich unter ande-
        rem im unterschiedlichen Grad an Empörung, den wir zeigen, wird uns eine dieser beiden
        Möglichkeiten verwehrt (vgl. Becker 2019, 56f.). So würden wir uns aller Wahrscheinlich-
        keit nach stärker gegen das Verbot wehren, die von uns gewählte Partnerin zu heiraten, als
        gegen das Verbot, Grauburgunder für die eigene Hochzeitsfeier zu bestellen.

Entscheidung auszuüben, zu verwehren. Denn dadurch würde sie den Wert schützen, mein Leben nach meinen eigenen Lebenszielen zu führen, bzw. im letztgenannten Fall sogar den Wert, in Zukunft überhaupt noch autonome Entscheidungen treffen zu können.

Auch mit Blick auf Laura könnten wir diese Argumentation aufgreifen und die zu Beginn des Unterkapitels aufgeworfene Frage mit „ja" beantworten: Es ist möglich, Lauras Entscheidung zu übergehen und dabei dennoch ihre Autonomie zu achten. Wenn wir ihre Therapieablehnung ignorieren und nochmals ein Gespräch mit ihr suchen, missachten wir zwar ihre lokale Autonomie und ihr Recht, Behandlungsentscheidungen selbst zu treffen, zugleich schützen wir aber ihre globale Autonomie. Wir verhindern, dass sie einen lang gehegten Lebensplan (Karriere als Juristin) gefährdet oder sich, sollte sie immer schwächer und damit abhängiger von anderen werden, gar die Möglichkeit nimmt, weiterhin ein autonomes Leben zu führen.

Demnach lassen sich zwei normative Konsequenzen aus der differenzierteren Auseinandersetzung mit dem Wert der Autonomie ableiten: Setzen Patientinnen durch einzelne Entscheidungen ihre globale Autonomie, ob in Form von Lebensplänen und -vorstellungen oder der Möglichkeit einer autonomen Lebensführung im Allgemeinen, aufs Spiel, so ist besondere Achtsamkeit dafür geboten, ob sie sich der Folgen ihrer Entscheidung bewusst sind. Und gerade wenn Patientinnen Entscheidungen treffen müssen, die sich nachhaltig auf ihr Leben auswirken, spricht der Wert der Autonomie dafür, sie besonders in der Ausübung ihrer Autonomie zu unterstützen und ihnen sämtliche Hilfestellungen anzubieten, die sie benötigen, um eine wirklich autonome Entscheidung treffen zu können.

Eine Schwierigkeit mit Blick auf den Wert der Autonomie möchte ich allerdings nicht unerwähnt lassen: Auch wenn in einem Leben mit einer Tyrannin als Partnerin der Wert der Autonomie weniger realisiert sein mag als in einem Leben mit einer wertschätzenden Partnerin, die eigene Lebensziele anerkennt und nicht in die persönliche Lebensgestaltung eingreift, kann es Gründe geben, die diesen Wert für mich relativieren. So kann es etwa sein, dass es mir nur durch das Zusammenbleiben mit ihr möglich ist, das Wohlergehen meiner Kinder zu schützen. Insbesondere was den instrumentellen Wert der Autonomie als Mittel zu Wohlergehen betrifft, scheinen keine allgemeingültigen Aussagen möglich zu sein – denn Menschen können aus verschiedenen Gründen den Wert der Autonomie anderen Wohlergehensgütern unterordnen. Auf die Frage, ob es objektiv wertvolle Güter gibt, die eine Person besitzen muss, um Wohlergehen erreichen zu können, werde ich im Wohlergehenskapitel zurückkommen.

Für den Moment aber ist festzuhalten, dass sowohl lokale als auch globale Autonomie im menschlichen Leben wertvoll sind. In der Regel manifestiert sich der Wert der Autonomie deutlicher in zentralen Lebensentscheidungen sowie in der autonomen Lebensführung einer Person und weniger in alltäglichen Entscheidungen mit geringer Tragweite.

Fazit

Hinsichtlich der normativen Bedeutung von Autonomie ist deutlich geworden, dass beide Auffassungen, Autonomie als Recht und als Wert, im medizinethischen Kontext gleichermaßen relevant sind und ein unmittelbarer Zusammenhang zwischen ihnen besteht. Durch die Anerkennung von Autonomie als Wert ist es nicht nur möglich, die positiven Autonomierechte autonomer Personen zu untermauern, sondern auch positive Autonomiepflichten gegenüber nur rudimentär autonomen Personen zu begründen. Dies zeigt sich insbesondere am finalen Wert der Autonomie. Wenn wir Autonomie um ihrer selbst willen wertschätzen, ist sie nicht nur unabhängig von ihrem Beitrag zu anderen Werten im Leben, sondern auch unabhängig von ihrer Ausprägung (im Sinne des Realisierungsgrades) wertvoll und somit schutz- und förderungswürdig. Sobald wir auch nur Anzeichen von Autonomie im Verhalten einer anderen Person erkennen, haben wir einen Grund, diesen Wert auch in ihrem Leben zu schützen und zu fördern.

Zudem ist deutlich geworden, dass bereits innerhalb der Autonomieperspektive eine Abwägung notwendig werden kann. Gefährdet eine Patientin durch die Ausübung ihres Rechts, Behandlungsentscheidungen selbst zu treffen, ihre zukünftige Autonomie und die Aussicht, weiterhin ein autonomes Leben zu führen, so können wir den Wert dieser Möglichkeit gegenüber dem Wert, den die aktuelle Autonomieausübung für sie besitzt, abwägen. Und es mag Fälle geben, in denen wir den Wert ihrer aktuellen lokalen Autonomieausübung dem Wert ihrer zukünftigen (globalen wie lokalen) Autonomieausübung unterordnen.

Es darf allerdings nicht vergessen werden, dass es sich bei der Autonomie weder um ein absolutes Recht noch um einen absoluten Wert handelt. Das heißt, Autonomie muss gegenüber anderen Rechten und Werten abgewogen werden.[180] Wie dies mit Blick auf einen bestimmten Wert, den des Wohlergehens, besser gelingen kann, ist eine der zentralen Fragestellungen dieser Arbeit.

---

180   Vgl. Young 1986, 30.

1.3.2 Theorien der Autonomie

Die Erweiterung der medizinethischen Standardauffassung von Autonomie um die globale Autonomieperspektive und die Anerkennung von Autonomie als Wert sind bereits erste wichtige Schritte auf dem Weg zu einer konstruktiven Explikation von Patientenautonomie und dem Respekt davor. Um Autonomie gegenüber anderen Werten und damit verbundenen Pflichten, die mit ihr in Konflikt geraten können, insbesondere gegenüber Wohlergehen bzw. Wohltunspflichten, abwägen zu können, muss jedoch hinreichend klar sein, was unter Autonomie zu verstehen ist. Relevant ist nicht nur, anhand welcher Kriterien eine autonome Handlung, Entscheidung oder Person zu erkennen ist, sondern auch, welche Aspekte zu Zweifeln an Autonomie berechtigen und wie die Autonomie von Patientinnen besser geschützt und gefördert werden kann.

Das Standardmodell der Autonomie in der Medizinethik hat sich als unzureichend erwiesen und bedarf in verschiedener Hinsicht Ergänzungen, beispielsweise hinsichtlich der Freiwilligkeitsbedingung. Um seine Defizite auszugleichen, bietet es sich zweifellos an, auf die philosophische Auseinandersetzung mit Autonomie zurückzugreifen. In der eher theoretisch geprägten philosophischen Autonomiedebatte hat sich anders als in der medizinethischen Literatur keine Standardauffassung der Autonomie etabliert. Die Vielfalt von Theorien ist angesichts der verschiedenen Defizite, die es zu beheben gilt, meines Erachtens als Vorteil zu werten.

In der Betrachtung der philosophischen Autonomiedebatte konzentriere ich mich auf die Zeit ab den 70er-Jahren, in denen Harry Frankfurt, Gerald Dworkin und Wright Neely ihre hierarchischen Autonomietheorien entwickelten. Sie gaben den Anstoß für eine Debatte um personale Autonomie, die seitdem stets fortgeführt wurde und inzwischen von nahezu unüberschaubarem Umfang ist.[181] Im Folgenden werde ich nur Theorien berücksichtigen, die mir hinsichtlich einer konstruktiven Explikation von Patientenautonomie und dem Respekt davor hilfreich erscheinen.[182] Dabei möchte ich nicht nur

---

181 Für einen Überblick über die philosophische Auseinandersetzung mit dem Begriff der (personalen) Autonomie vgl. unter anderem Buss/Westlund 2018, Christman 2020 und Betzler 2016.

182 Auch wenn ich mich auf den genannten Zeitraum begrenze, bleibt die philosophische Autonomiedebatte von unüberblickbarem Umfang. Im Folgenden kann ich daher nur auf einen Bruchteil an Theorien eingehen, die in der Philosophie veret…en werden. Die von mir vorgenommene Auswahl orientiert sich an den herausgearbeiteten Lücken des Standardmodells. Dass weitere Theorien und Konzeptionen, die in der Philosophie aktuell diskutiert werden, meine Überlegungen bereichern können, schließe ich nicht aus. Vielmehr sehe ich hierin einen Anknüpfungspunkt für Folgearbeiten.

die Vorteile und das Ergänzungspotential der Theorien hervorheben, sondern auch ihre Grenzen und Schwierigkeiten mit Blick auf ihre Anwendung im Kontext der Patientenversorgung aufzeigen.

Zur Strukturierung der Darstellung greife ich auf die weit verbreitete Einteilung in internalistische und externalistische Autonomietheorien zurück. Sie eignet sich auch deshalb, weil sie mit anderen zentralen Klassifikationsmerkmalen von Autonomietheorien korreliert. So sind internalistische Theorien oftmals als inhaltsneutral und prozedural[183] einzustufen, während sich unter den externalistischen Theorien häufig relationale und substantielle Ansätze finden. Da die bereits genannten hierarchischen Theorien dem internalistischen Lager zuordenbar sind und sozusagen den Ausgangspunkt der Diskussion um die Merkmale personaler Autonomie bilden, sollen sie als Erstes vorgestellt werden. Anschließend werde ich auf einschlägige externalistische Theorien eingehen. Meine Analyse ist insbesondere durch zwei Fragestellungen motiviert: 1. Können die Theorien Defizite des Standardmodells ausgleichen oder in anderer Hinsicht zu einer angemessenen Explikation von Autonomie für die Medizinethik beitragen?; und 2. gibt es (anwendungsorientierte) Gründe, die die Theorien für die Medizinethik ungeeignet machen?

1.3.2.1   Internalistische Autonomietheorien

> Die 40-jährige Clara ist seit ihrer Jugend Mitglied der Glaubensgemeinschaft der Zeugen Jehovas. Sie trat im Alter von 18 Jahren der Glaubensgemeinschaft bei, da sie immer schon sehr gläubig war, die Glaubenslehre ansprechend fand und sich einer Gruppe anschließen wollte. Nach wie vor engagiert sie sich aktiv in ihrer Gemeinde und nimmt am Gemeindeleben teil. Als sie nach einem schweren Autounfall Blutkonserven benötigt, lehnt sie diese aus Glaubensgründen ab, obwohl sie weiß, dass der Verzicht schwerwiegende gesundheitliche Folgen bzw. im schlimmsten Fall ihren Tod nach sich ziehen kann. Ihr ist ebenfalls bewusst, dass sie in der Folge ihrem Beruf als Physiotherapeutin, der ihr viel bedeutet, nicht mehr nachgehen wird und sie sich nicht mehr so um ihre beiden Kinder im Teenager-Alter wird kümmern können, wie ihr dies aktuell möglich ist.

Lehnt eine Patientin wie Clara, die der Gemeinde der Zeugen Jehovas angehört, eine lebensrettende Bluttransfusion ab, so hoffen wir, dass sie sich diese Entscheidung gut überlegt hat, dass sie in eine Art interne Selbstreflexion eingetreten ist und nicht ohne nachzudenken bloßen Glaubensregeln folgt. Dazu gehört beispielsweise, dass sie den Wert ihrer Familie und

---

183   Mit „prozedural" im Kontext von Autonomietheorien ist gemeint, dass die Art und Weise, wie Wünsche, Entscheidungen und Überzeugungen zustande kommen, für deren Autonomie als entscheidend erachtet wird – nicht ihr Inhalt (vgl. Stoljar 2022).

was es für sie bedeutet, Mutter zu sein, gegenüber dem Wert, den sie ihrem Glauben beimisst, abgewogen hat. Steht Clara, die gerne Physiotherapeutin ist und für ihre Kinder sorgt, tatsächlich hinter dem Therapieverzicht? Gemäß internalistischen Autonomietheorien muss zur Beantwortung dieser Frage auf die Reflexionsprozesse Claras geblickt werden. Während die Bedeutung aktiver Selbstreflexion vom Standardmodell nicht erfasst wird, stellt sie das Kernelement internalistischer Theorien dar.

Reflexive und nicht-reflexive Varianten internalistischer Theorien
Internalistische Theorien verstehen Autonomie ausschließlich als eine Eigenschaft des mentalen und damit internen Selbstbezugs einer Person.[184] Folglich unterscheiden sich autonome Personen von nicht-autonomen durch ihre Fähigkeit zu einer besonderen Art des Selbstverhältnisses, das von den unterschiedlichen Theorien verschieden interpretiert wird.[185] Grundsätzlich ist dabei zwischen reflexiven und nicht-reflexiven Varianten zu unterscheiden. Während internalistische Ansätze reflexiver Art für Autonomie voraussetzen, dass eine Person ihre Motive auf höherer Stufe reflektiert und bewertet hat, besteht das für Autonomie relevante Selbstverhältnis gemäß nicht-reflexiven Theorien in einer bestimmten Art der Einstellung gegenüber Handlungen, Motiven und Überzeugungen.[186] Diese müssen sich als die der Person eigenen erweisen, etwa dadurch, dass sie mit ihnen „zufrieden" ist. Das Selbst einer Person offenbart sich gemäß nicht-reflexiven Varianten demnach „durch Entdeckung bestimmter mentaler Eigenschaften, während reflexive Varianten davon ausgehen, dass sich das Selbst selbst aktiv schafft",[187] so Monika Betzler. Beide Varianten möchte ich im Folgenden vorstellen und beurteilen, inwieweit sie zu einer Explikation von Autonomie für die Medizinethik beitragen können.

1.3.2.1.1 Reflexive Theorien

Hierarchische Theorien
Geprägt wurde die Debatte um die reflexive Variante internalistischer Theorien im Wesentlichen durch die hierarchischen Theorien Frankfurts und

---

184 Internalistische Ansätze werden von manchen Autorinnen auch als „kohärentistisch" bezeichnet, unter anderem von Sarah Buss und Andrea C. Westlund (vgl. Buss/Westlund 2018).

185 Vgl. Betzler 2019, 63f., Betzler 2016, 271f., und Seidel 2016, 5f., 68.

186 Vgl. Betzler 2016, 271f., und Betzler 2019, 63f.

187 Betzler 2016, 272.

Gerald Dworkins,[188] die im englischsprachigen Raum auch als „Split-level theories of autonomy" bezeichnet werden.[189] Die Charakterisierung als „hierarchisch" verweist bereits auf die Grundidee dieser Theorien: Wir können nicht nur Wünsche haben, die sich auf Handlungen und Entscheidungen richten, sondern auch höherstufige Wünsche, die sich unmittelbar auf diese Wünsche beziehen, etwa den Wunsch, einen bestimmten Wunsch (nicht) zu haben. Frankfurt spricht von „Wünschen erster Stufe" („first-order desires") und „Wünschen zweiter Stufe" („second-order desires").[190] Nur Menschen sind zur Ausbildung beider Wunscharten fähig, da die Formulierung von Wünschen zweiter Stufe die Fähigkeit zu „reflektierender Selbstbewertung" („reflective self-evaluation") erfordert, die wiederum an rationale Eigenschaften, beispielsweise Vernunftfähigkeit, gebunden ist. Menschen können reflexiv auf ihre Wünsche Bezug nehmen und entscheiden, ob sie sich mit ihnen identifizieren wollen oder nicht. Eine Person kann jedoch nicht nur den Wunsch zweiter Stufe haben, einen bestimmten Wunsch erster Stufe zu besitzen, sondern auch wollen, dass er handlungswirksam ist, also tatsächlich in eine Handlung mündet – Frankfurt spricht hier vom „Willen" der Person. In diesem Fall bildet die Person eine „Volition zweiter Stufe" („second-order volition") aus. In der Ausbildung von Volitionen zweiter Stufe, also der Reflexion des eigenen Willens, liegt die Voraussetzung für die Verwirklichung von Autonomie. Sie ist dann realisiert, wenn die Volitionen zweiter Stufe und der Wille einer Person deckungsgleich sind. Wer seinem Willen gleichgültig gegenübersteht, ob aus mangelndem Reflexionsvermögen oder aus purer Gleichgültigkeit, zählt laut Frankfurt zur Gruppe der triebgesteuerten Wesen („wantons"), der auch Tiere und Kleinkinder angehören.

Die Fähigkeit, sich reflexiv auf eigene Wünsche und den eigenen Willen zu beziehen und zu entscheiden, ob man sich mit ihnen identifiziert oder nicht, ist der Aspekt hierarchischer Theorien, der in der gegenwärtigen Autonomiedebatte immer wieder aufgegriffen wird. Gerald Dworkin bringt auf den

---

188 Vgl. Betzler 2016, 272, und Quante 2002, 175f.

189 Vgl. Beauchamp/Childress 2019, 100f., und Beauchamp 2010b, 89.

190 Die folgende Darstellung von Frankfurts Position ist eine Zusammenfassung seines Aufsatzes „Freedom of the will and the concept of a person" (1988a), der in seiner Essaysammlung *The importance of what we care about: Philosophical essays* (1988) und in deutscher Übersetzung in Betzlers Sammelband *Autonomie der Person* (2013) erschienen ist. Auch wenn Frankfurt selbst den Begriff der Autonomie nicht verwendet, sondern von Handlungs- bzw. Willensfreiheit spricht, gilt seine hierarchische Theorie der Wünsche allgemein als Autonomietheorie. Ursprünglich entwickelte Frankfurt seinen Ansatz ausgehend von der Fragestellung, was Personen von Nicht-Personen unterscheidet, und der Annahme, dass der Unterschied in der Willensstruktur von Personen liegt.

Punkt, was es heißt, Autonomie als eine „second-order capacity of persons" zu verstehen:

> [A]utonomy is conceived of as a second-order capacity of persons to reflect critically upon their first-order preferences, desires, wishes, and so forth and the capacity to accept or attempt to change these in light of higher-order preferences and values. By exercising such a capacity, persons define their nature, give meaning and coherence to their lives, and take responsibility for the kind of person they are.[191]

Autonomie ermöglicht also nicht nur die kritische Reflexion eigener Wünsche und Überzeugungen, sondern auch, eine aktive Haltung gegenüber ihnen einzunehmen, sie zu ändern oder aber sich mit ihnen zu identifizieren und sie in Handlungen umzusetzen.[192]

Mehrwert
Worin besteht nun der Mehrwehrt hierarchischer Theorien mit Blick auf die Medizinethik? Am Standardmodell kritisiert habe ich, dass es nicht näher auf den Einfluss interner Einflussfaktoren wie krankheitsbedingter Süchte und Zwänge eingeht. Frankfurt selbst liefert einen Hinweis, dass hierarchische Theorien mit dieser Schwierigkeit umgehen können, indem er seine Theorie anhand des Beispiels zweier Drogensüchtiger veranschaulicht. Einen der beiden bezeichnet Frankfurt als „Süchtigen wider Willen". Er hat zwei widerstreitende Wünsche erster Stufe, den Wunsch nach der Droge und den Wunsch, sie nicht zu nehmen. Außerdem hat er die Volition zweiter Stufe, dass letzterer in seinem Handeln wirksam wird; er der Droge also widerstehen kann. Folglich besitzt der Süchtige wider Willen grundsätzlich die Fähigkeit zu Autonomie, auch wenn es ihm aufgrund seiner Sucht nicht gelingt, seinen Willen mit seiner Volition zweiter Stufe in Einklang zu bringen. Diesem Drogensüchtigen stellt Frankfurt einen zweiten gegenüber, der seinem Wunsch nach der Droge gleichgültig gegenübersteht. Es kümmert ihn nicht, ob die Wünsche, die ihn zum Handeln treiben, auch tatsächlich Wünsche sind, durch die er motiviert sein möchte. Er folgt in seinem Handeln schlichtweg den stärksten Wünschen, weshalb er als „wanton" gelten muss.[193]

Frankfurts Beispiel zeigt, dass Patientinnen, die inneren Zwängen wie einer Drogensucht unterliegen, auch dann in ihrer Autonomie eingeschränkt sein können, wenn sie bereits über ihre krankheitsbedingten Verhaltensweisen

---

191   Dworkin 1988, 20. Vgl. auch ebd., 108.
192   Vgl. Dworkin 1988, 108.
193   Vgl. Frankfurt 2013, 43–45. Vgl. auch Betzler 2016, 272, und Becker 2019, 182–184.

reflektiert und entschlossen haben, gegen sie anzukämpfen. Denn obwohl sich der Süchtige wider Willen stärker mit dem Wunsch, die Droge nicht zu nehmen, identifiziert und sich ihn demnach stärker zu eigen macht, handelt er nach dem entgegengesetzten Wunsch erster Stufe. Nach Frankfurt lässt dies den Süchtigen wider Willen „die analytisch irritierende Behauptung" machen, „dass die Kraft, die ihn dazu bringt, die Droge zu nehmen, eine andere als seine eigene Kraft ist, und dass es nicht nach seinem eigenen freien Willen, sondern gegen seinen Willen geschieht, wenn diese Kraft ihn dazu bewegt, die Droge zu nehmen."[194]

Anders als das Standardmodell blenden hierarchische Theorien demnach den Einfluss interner Faktoren auf unsere Autonomiefähigkeit und -ausübung nicht aus. Vielmehr zeigen sie auf, wie stark dieser im Falle suchtbedingten Verhaltens sein kann. Im Gegensatz zur Standardauffassung kann Frankfurts Theorie erklären, *weshalb* wir Zweifel an Lauras Therapieverzicht haben – obwohl sie sich der lebensbedrohlichen Situation ihres Gesundheitszustandes sowie der Konsequenzen eines Therapieverzichtes bewusst ist und damit die Verstehensbedingung der *three-condition theory* erfüllt. Selbst wenn Laura krankheitseinsichtig ist und sich stärker mit dem Wunsch identifiziert, gegen die Krankheit anzukämpfen, als ihr nachzugeben, kann es sein, dass sie ein gegenteiliges Verhalten zum Ausdruck bringt. Um einen Begriff zu verwenden, der oftmals mit hierarchischen Theorien in Verbindung gebracht wird, könnte man auch sagen, Lauras Verhalten sei „nicht authentisch". Im Exkurs zu Authentizität (Abschnitt 1.3.2.1.5) werde ich aufzeigen, dass diese Erkenntnis sowohl für das Behandlungsteam als auch für Laura selbst hilfreich sein kann.

Das Standardmodell kann jedoch noch in einer weiteren Hinsicht von hierarchischen Theorien profitieren. Die Beschreibung der Autonomie als eine „second-order capacity" durch Gerald Dworkin verdeutlicht, dass sich Autonomie durch die Fähigkeit, eine aktive Haltung gegenüber eigenen Wünschen und Präferenzen einzunehmen, ausdrückt. Dazu gehört auch, diese vor dem Hintergrund neuer Informationen oder Einsichten bewerten und ändern zu können.[195] Zeigt eine Patientin diese Fähigkeiten im Gespräch, spricht dies deutlich für die Autonomie ihrer Handlungen und Entscheidungen.

Kehren wir nun zum Beispiel von Clara zurück: Nehmen wir an, dass sie die Ablehnung der Bluttransfusion auf höherer Ebene reflektiert hat und möchte, dass dieser Wunsch handlungswirksam wird, so können wir davon ausgehen, dass ihre Entscheidung autonom ist. Doch was bedeutet dies genau? Wodurch wird garantiert, dass ihre Volition zweiter Stufe, dass ihr Wunsch erster Stufe

---

194   Frankfurt 2013, 44.
195   Vgl. Dworkin 1988, 108.

(Ablehnung der Bluttransfusion) handlungswirksam wird, autonom ist? Woher erhält die Volition zweiter Stufe ihre Autorität? Diese Fragen leiten zu den Schwierigkeiten hierarchischer Theorien über.

Schwierigkeiten

Die Hauptschwierigkeit hierarchischer Theorien besteht darin, die autonomie-verleihende Wirkung der Wünsche und Volitionen zweiter Stufe zu begründen. Diese Schwierigkeit wird auch als Autoritätsproblem bezeichnet und ist mit einer Reihe weiterer Einwände verknüpft, dem Regress-Einwand, dem Problem der Unvollständigkeit sowie dem Manipulationsproblem.

Da Volitionen zweiter Stufe laut Kritikerinnen hierarchischer Theorien nichts anderes sind als Wünsche, bedarf es ihnen zufolge weiterer Anhalts-punkte dafür, was sie von Wünschen erster Ordnung unterscheidet. Andernfalls sei nicht ersichtlich, was ihnen die autonomieverleihende Autorität verschafft (*Autoritätsproblem*).[196] Sie drücken lediglich aus, *dass* ein Wunsch erster Stufe gewollt wird, ohne zu erklären, *wodurch* die Autonomie dieses Wunsches garantiert wird.[197] Eine Antwort lautet, dass Volitionen zweiter Stufe selbst autonom sein müssen, um Wünschen erster Ordnung Autonomie zu verleihen. Allerdings ist dies nicht weniger problematisch: denn entweder müssten sie dann genauso wie Wünsche erster Stufe autorisiert werden, wodurch ein Regress von immer höherstufigeren Volitionen entstünde (*Regress-Einwand*), oder man müsste annehmen, dass Volitionen im Gegenteil zu Wünschen ers-ter Stufe auf eine besondere, autoritätsverleihende Weise zustande kommen. Hierarchische Theorien enthalten jedoch keinerlei Hinweis darauf, was damit gemeint sein könnte, weshalb auch vom *Unvollständigkeitsproblem* die Rede ist.[198]

Hinzu kommt, dass auch Wünsche und Volitionen zweiter Stufe das Ergeb-nis von Manipulation und Fremdbestimmung sein können (*Manipulations-problem*). Sie können einer Person auf eine Weise aufoktroyiert worden sein, die sie glauben lässt, sie habe sie sich aus freien Stücken angeeignet und

---

196   Verfechterinnen hierarchischer Theorien könnten auf diese Kritik fraglos erwidern, dass es sich bei Volitionen zweiter Stufe nicht um „einfache Wünsche" handle, sondern eben um Wünsche zweiter Stufe. Im Rahmen dieser Arbeit ist es mir nicht möglich, tiefer in diese Diskussion einzusteigen. Zur weiteren Lektüre empfehle ich Seidel 2016, 72–76, Juth 2005, 135–138, und Christman 1988.

197   Vgl. Watson 1975, 217f., und Betzler 2016, 273. Diese Schwierigkeit wird in der Literatur auch als *Regress-cum-Incompleteness* Problem bezeichnet, da der Regress-Einwand mit dem Unvollständigkeitsproblem zusammenhängt (vgl. hierzu Taylor 2005, 5, Taylor 2009, 53, und Christman 1988, 114).

198   Vgl. Taylor 2009, 53, Taylor 2005, 6, Betzler/Scherrer 2017, 341f., Westlund 2009, 31, Betzler 2013, 18f., Betzler 2016, 272f., und Beauchamp/Childress 2019, 101.

identifiziere sich mit ihnen. Da Manipulation und Fremdbestimmung in der Vergangenheit liegen und die Aneignung der Wünsche und Volitionen betreffen können, werden sie von der Autonomiebedingung hierarchischer Theorien nicht erfasst, die sich nur auf den aktuellen Reflexionsprozess bezieht.[199]

Dieser Einwand kann auch in Claras Fall hervorgebracht werden: denn selbst wenn Clara angibt, die Ablehnung der Bluttransfusion auf höherer Ebene vor dem Hintergrund ihrer Glaubensüberzeugungen reflektiert zu haben und sich mit ihnen zu identifizieren, kann nicht ausgeschlossen werden, dass die Identifikation das Ergebnis einer Manipulation durch ihre Glaubensgemeinschaft ist.

Solange nicht klar ist, wodurch Wünsche und Volitionen zweiter Stufe ihre Autorität erhalten, können sie die Autonomie der Wünsche erster Stufe nicht sicherstellen. In einem späteren Aufsatz schlägt Frankfurt selbst eine Lösung dieses Problems vor: Identifiziert sich eine Person auf „entschiedene" Weise – Frankfurt spricht von einem „decisive commitment" – mit einem Wunsch erster Ordnung, kann dieser ohne weitere Erklärung als autonom gelten. Dadurch würde sich auch das *Regress-Problem* erübrigen.[200] Allerdings kann diese Zusatzbedingung nicht die Lösung sein. Zum einen kann sich eine Person auch entschieden mit Wünschen identifizieren, die ihr auf manipulative Weise aufoktroyiert wurden. Gerade wenn eine Person schon lange unter dem Einfluss einer manipulativen Krankheit oder Glaubenslehre steht, ist es sogar wahrscheinlich, dass sie sich entschieden mit krankheits- bzw. glaubensbedingten Wünschen identifiziert. Zum anderen ist das Kriterium der Entschiedenheit keine Antwort auf die Frage, was gerade Wünsche und Volitionen zweiter Stufe

---

199   Vgl. Taylor 2005, 5f. Gegen Gerald Dworkins Theorie ist dieser Einwand schwerer hervorzubringen, da er prozedurale Unabhängigkeit als Autonomiebedingung benennt (vgl. ebd., Dworkin 1976, 25f., und Dworkin 1988, 18–20). Für weitere Kritikpunkte an hierarchischen Theorien der Autonomie vgl. Betzler 2013, 19f., und Betzler 2014, 25.

200   Vgl. Frankfurt 1988b, 168f. Folgende Passage verdeutlicht Frankfurts Idee: „When the decision is made without reservation, the commitment it entails is decisive. Then the person no longer holds himself apart from the desire to which he has committed himself. It is no longer unsettled or uncertain whether the object of that desire – that is, what he wants – is what he really wants: The decision determines what the person really wants by making the desire on which he decides fully his own. To this extent the person, in making a decision by which he identifies with a desire, *constitutes himself.* The pertinent desire is no longer in any way external to him. It is not a desire that he ‚has' merely as a subject in whose history it happens to occur, as a person may ‚have' an involuntary spasm that happens to occur in the history of his body. It comes to be a desire that is incorporated into him by virtue of the fact that he has it *by his own will*" (ebd., 170; Hervorhebung im Original).

als autonomieverleihend kennzeichnet (*Autoritätsproblem*).[201] Es ist also am Ende weder klar, ob Wünsche und Volitionen zweiter Stufe hinreichend sind, um Autonomie zu begründen, noch ob sie dazu überhaupt notwendig sind.

Neohierarchische Theorien: Das Platonische Modell

Bevor ich zu den nicht-reflexiven internalistischen Theorien komme, möchte ich das sogenannte platonische Modell („platonic model" oder „platonic view") von Garry Watson thematisieren. Es wurde von Watson zwar in Anlehnung an die hierarchischen Theorien entwickelt, jedoch mit der Intention, ihre Schwierigkeiten zu umgehen. Vielleicht kann das platonische Modell die Bedeutung einer hierarchischen Willensstruktur für unsere Autonomie doch noch retten.

Für Autonomie entscheidend ist Watson zufolge nicht die Übereinstimmung von Wünschen mit höherstufigen Wünschen oder Volitionen, sondern der Einklang zwischen den Wünschen einer Person und ihrem Wertesystem. Möchte eine Akteurin einen Wunsch in eine Handlung umsetzen, so fragt sie sich nicht, welcher ihrer Wünsche handlungswirksam werden soll, sondern, welcher es mit Blick auf ihr Wertesystem *wert* ist, realisiert zu werden:[202] „The free agent has the capacity to translate his values into action; his actions flow from his evaluational system."[203] Demnach gelten die Wünsche oder Handlungen einer Person dann als autonom,[204] wenn sie im Einklang mit dem stehen, was sie als gut und wertvoll erachtet, und dagegen als nicht autonom, wenn ihr Werte- und ihr Motivationssystem nicht übereinstimmen.[205] Obwohl sich Watson ebenfalls ausschließlich auf mentale Einstellungen bezieht, bietet er eine Antwort auf das *Unvollständigkeitsproblem*. Denn er sucht die autonomieverbürgende Kraft nicht in Wünschen, sondern führt mentale Einstellungen von anderer Beschaffenheit, die Werturteile, ein.[206]

Für das *Manipulationsproblem* bietet Watson jedoch keine Lösung an. Wie Wünsche und Volitionen können auch Werturteile das Ergebnis von

---

201   Vgl. Betzler 2016, 273, Betzler 2013, 19, und Watson 1975, 218f. James S. Taylor dagegen vertritt die These, dass die drei Einwände nicht berechtigt sind, da die Kritik nicht berücksichtige, dass es Frankfurt um Identifikation und nicht um Autonomie gehe (vgl. hierzu Taylor 2005, xiv, 53–55). Zu den drei Einwänden vgl. auch Betzler 2014, 22–24.

202   Vgl. Watson 1975, 219.

203   Watson 1975, 216.

204   Watson selbst spricht hier von „Freiheit".

205   Vgl. Watson 1975, 215. Vgl. auch Betzler 2013, 20, Betzler 2016, 273f., Betzler/Scherrer 2017, 342, Bratman 2005, 38, Buss/Westlund 2002, Jaworska 2009, 88, und Velleman 1992, 472.

206   Vgl. Seidel 2016, 77f.

Manipulation, Fremdbestimmung und gesellschaftlichen Zwängen sein.[207]
Auch wenn Claras Entscheidung, auf die Transfusion zu verzichten, im Einklang mit ihrem Wertesystem steht, ist nicht ausgeschlossen, dass ihr Wertesystem selbst das Ergebnis von Fremdbestimmung ist. Diese Möglichkeit wird
durch das platonische Modell nicht erfasst, weil es, wie die klassisch hierarchischen Theorien, lediglich auf den aktuellen Reflexionsprozess blickt.

Dennoch verweist das platonische Modell meines Erachtens auf einen
durch das Standardmodell vernachlässigten Aspekt, der in der Einschätzung
von Patientenautonomie hilfreich sein kann: die Bezugnahme auf die Wertvorstellungen einer Patientin. Denn die Idee, dass Wünsche, die wir im Hinblick
auf unser Wertesystem reflektiert haben, gewöhnlich eher autonom sind als
solche, bei denen dies nicht der Fall ist, entspricht Annahmen darüber, was es
heißt, authentisch zu entscheiden und zu handeln. Bevor ich genauer auf den
Zusammenhang zwischen den Begriffen der Autonomie und der Authentizität
eingehen werde, möchte ich noch den anderen Typus internalistischer Theorien, die nicht-reflexiven Ansätze, thematisieren.

1.3.2.1.2   *Nicht-reflexive Theorien*
Der Versuch, die Autonomie reflexiver Einstellungen über andere reflexive
Einstellungen zu begründen, scheint mit unauflöslichen Schwierigkeiten verbunden zu sein. Besteht die Lösung möglicherweise darin, die autonomie+ver-
bürgende Funktion statt in anderen reflexiven in nicht-reflexiven Einstellungen
zu suchen? Können auf diese Weise Manipulations- und Autoritätsproblem
umgangen werden?

Zufriedenheit und wholeheartedness
Als Reaktion auf die Kritik an seiner ursprünglichen Theorie ergänzt Frankfurt diese selbst um ein nicht-reflexives Element: Für die Identifikation mit
einem Wunsch ist es nicht ausreichend, dass eine Person einen höherstufigen
Wunsch besitzt, durch den sie ersteren bestätigt, sie muss darüber hinaus mit
dem höherstufigen Wunsch „zufrieden" sein.[208] Diese Zufriedenheit zeichnet
sich dadurch aus, dass eine Akteurin kein Verlangen zur Veränderung ihres
aktuellen Zustandes empfindet. Im Gegensatz zur reflexiven Bewertung der

---

207   Für weitere Kritik an Watsons Theorie vgl. Betzler 2016, 274, Seidel 2016, 78–80, Becker
      2019, 200–205, und Velleman 1992, 472.
208   Diese Idee entwickelt Frankfurt in seinem Aufsatz „The Faintest Passion", der in der Auf-
      satzsammlung *Necessity, Volition, and Love* (1999) veröffentlicht wurde. Im Folgenden
      Frankfurt 1999a.

eigenen Wünsche handelt es sich dabei nicht um ein aktives Tun der Akteurin, sondern vielmehr um einen passiven Zustand ihres gesamten „psychischen Systems".[209] Im Zusammenhang mit diesem Zustand, der durch die Abwesenheit jeglichen inneren Widerstands gekennzeichnet ist, führt Frankfurt den Begriff der „wholeheartedness" ein. Er bringt zum Ausdruck, dass sich eine Person „wirklich" und „aus ganzem Herzen" mit ihren Wünschen identifiziert.[210] Damit ist keine spezielle Form der Begeisterung oder der volitionalen Festigkeit gemeint, sondern eine einheitliche Struktur des Willens der Person, die durch keinerlei Ambivalenzen gestört ist.[211] Gemäß diesem modifizierten Ansatz ist es nicht allein die Höherstufigkeit eines Wunsches, die seine autonomieverbürgende Funktion begründet, sondern die Kriterien der Zufriedenheit und der „wholeheartedness" müssen hinzu kommen. Hierdurch erübrigt sich das *Regressproblem*: denn eine Person, die mit einem Wunsch zufrieden ist und sich aus ganzem Herzen mit diesem identifiziert, muss ihn nicht mehr auf höherer Reflexionsebene absichern.[212]

Mehrwert

Wie für die Reflexion von Wünschen auf höherer Ebene und ihre Reflexion vor dem Hintergrund des eigenen Wertesystems gilt auch für die Kriterien der Zufriedenheit und der „wholeheartedness", dass sie bei Unklarheiten hinsichtlich der Patientenautonomie als zusätzliche Anhaltspunkte für deren Einschätzung dienen können. Ist eine Patientin zufrieden mit ihrer Entscheidung und steht entschieden hinter ihr, so deutet dies *in der Regel* darauf hin, dass ihre Entscheidung auch autonom ist.

In konzeptionell-theoretischer Hinsicht bietet Frankfurts modifizierter Ansatz darüber hinaus den Vorteil, das *Regress-* und damit verbunden das *Autoritäts-* sowie das *Unvollständigkeitsproblem* umgehen zu können. Mit den Kriterien der Zufriedenheit und der „wholeheartedness" bietet er letztlich eine Antwort an, was das entscheidende Merkmal autonomieverbürgender Wünsche darstellt.[213]

---

209 Vgl. Frankfurt 1999a, 103f.
210 Ausgehend von der Idee der „wholeheartedness" zieht Frankfurt wiederum eine Verbindung zur Selbstliebe: „What about self-love? That a person is fully satisfied with himself means that he is wholehearted in his feelings, his intentions, and his thoughts. And insofar as being wholehearted is tantamount to loving, wholeheartedness with regard to such things is the same as self-love" (Frankfurt 1999a, 106).
211 Vgl. Frankfurt 1999a, 100, 102f., und Frankfurt 1988b, 165, 175. Vgl. auch Bratman 2013, 88.
212 Vgl. Frankfurt 1999a, 104. Vgl. auch Becker 2019, 208f.
213 Vgl. Becker 2019, 221f.

Schwierigkeiten

Die einschränkende Formulierung, dass Wünsche und Entscheidungen, mit denen sich eine Patientin aus ganzem Herzen identifiziert und mit denen sie zufrieden ist, *in der Regel* auf die Autonomie dieser Wünsche und Entscheidungen hindeuten, habe ich bewusst gewählt. Denn auch wenn Frankfurt durch die Einführung zusätzlicher nicht-reflexiver Eigenschaften autonomieverbürgender Einstellungen das *Regressproblem* und damit verbundene Schwierigkeiten zu lösen vermag, gelingt es ihm nicht, das *Manipulationsproblem* zu beseitigen. Auch seine modifizierte Theorie kann für den medizinischen Kontext demnach nicht als uneingeschränkt geeignet gelten. Sowohl mit Blick auf den Einfluss psychischer Krankheiten auf unsere Autonomiefähigkeit als auch mit Blick auf andere, nicht krankheitsbedingte Einflüsse wirft sein Ansatz Fragen auf. So ist denkbar, dass das mangelnde Interesse an Veränderung nicht aus der Zufriedenheit mit dem gesamten psychischen System resultiert, sondern aus einem Zustand der Depression, der Erschöpfung oder der Gleichgültigkeit. Eine Patientin mit Waschzwang etwa, die noch keinen Leidensdruck empfindet und daher kein Interesse an der Überwindung ihrer Zwänge hat, kann mit ihrem Wunsch, sich täglich mehrmals auf zwanghafte Weise die Hände zu waschen, durchaus zufrieden sein. Es ist also denkbar, dass eine Person sich mit einem Wunsch, etwa dem, sich ständig die Hände zu waschen, aus ganzem Herzen identifiziert und mit ihrem höherstufigen Verlangen danach auch zufrieden ist, obwohl es sich dabei um einen zwanghaften Wunsch handelt. Dasselbe Problem stellt sich, wenn wir uns erneut Claras Fall zuwenden: Wie kann ausgeschlossen werden, dass ihre Zufriedenheit mit ihrer Entscheidung, die Bluttransfusion abzulehnen, nicht das Ergebnis religiöser Indoktrination ist und sie es deshalb nicht für nötig hält, ihre Entscheidung nochmals zu reflektieren?

Das Desinteresse an Veränderung kann demnach weder als notwendige noch hinreichende Bedingung von Autonomie gelten.[214] Die Kriterien der Zufriedenheit und der „wholeheartedness" tragen demnach nur bedingt zu einer Explikation von Autonomie in der Medizinethik bei. Allerdings möchte ich internalistischen Theorien noch eine Chance geben und einen weiteren prominenten Ansatz vorstellen: Michael E. Bratmans Theorie der Selbstbestimmungsgrundsätze.

1.3.2.1.3   *Selbstbestimmungsgrundsätze*
Bratman greift in seiner Theorie Elemente aus den Ansätzen Frankfurts und Watsons auf und möchte deren Schwierigkeiten wiederum vermeiden. Er geht

---

214   Vgl. Bratman 2005, 39, und Bratman 1996, 7. Vgl. auch Betzler 2013, 22f.

wie Watson davon aus, dass eine bestimmte Form des Wertschätzens zentral für Autonomie ist: Wertschätzung drückt sich Bratman zufolge in Grundsätzen („policies") aus, die allgemeine Absichten begründen. Handelt es sich um Absichten, „bestimmten Erwägungen in der praktischen Deliberation und im Handeln ein gewisses Gewicht oder einen gewissen Stellenwert zuzuweisen",[215] so spricht er von „Selbstbestimmungsgrundsätzen" („self-governing policies"). Was solche Grundsätze von Wünschen unterscheidet, ist nicht ihre Höherstufigkeit, sondern die Bedeutsamkeit, die sie im Leben einer Person einnehmen.[216] Die Selbstbestimmungsgrundsätze konstituieren den Standpunkt einer Person, indem sie über eine längere Zeit hinweg in ihrem Denken und Handeln eine richtungsweisende Rolle einnehmen. Auf diese Weise tragen sie außerdem zu Kontinuität und zeitlichen Verknüpfungen im Leben einer Person bei und formen dadurch auch ihre Identität.[217]

Mehrwert
Während sich sowohl das Standardmodell als auch die hierarchischen und neohierarchischen Theorien in der Autonomiebewertung lediglich auf den aktuellen Entscheidungsmoment bzw. Reflexionsprozess einer Person beziehen, wird Bratmans Ansatz unserer Intuition gerecht, dass wir Autonomie nicht nur dem aktuellen psychischen Zustand einer Person, sondern auch der Art und Weise, wie sie über längere Zeit hinweg ihr Leben führt, zuschreiben können.[218] Denn Selbstbestimmungsgrundsätze stellen keine isolierten Momentaufnahmen des Reflexionsprozesses einer Person dar, sondern prägen ihr Denken und Handeln während eines längeren Zeitabschnittes – oder möglicherweise ihr gesamtes Leben lang. Sie können demnach auch als Teil globaler Autonomie erachtet werden.

Schwierigkeiten
Doch auch wenn die Selbstbestimmungsgrundsätze fester im Leben einer Person verankert scheinen als Frankfurts Wünsche zweiter Stufe, können auch

---

215 Bratman 2013, 96.

216 Vgl. Bratman 2013, 95–99. Dennoch möchte Bratman nicht ausschließen, dass Selbstbestimmungsgrundsätze Einstellungen höherer Stufe sein können (vgl. Bratman 2013, 95–99).

217 Die „planning agency" umfasst menschliche Fähigkeiten sowie Formen des Denkens und Handelns, die über bloß zweckbestimmte Handlungen hinausreichen und grundlegend für ein zeitlich ausgedehntes und soziales Leben sind. Auch Intentionen spielen in diesem Kontext eine Rolle (vgl. Bratman 2005, 34f.). Zu Bratmans „Planning Theory" vgl. auch Bratman 1987 und Bratman 1996.

218 Vgl. Betzler 2016, 274, und Betzler 2013, 23.

sie das Resultat von Fremdbestimmung, inneren Zwängen, Sozialisation und
Manipulation sein. So können die religiösen Überzeugungen Claras mit all
ihren Regeln als ihr Standpunkt gelten, der sie seit Jahren in ihrem Denken und
Handeln leitet. Dies garantiert jedoch nicht, dass sie sich die Überzeugungen
auf autonome Weise angeeignet hat. Demnach kann Bratmans Ansatz das
Manipulationsproblem ebenfalls nicht vermeiden. Dazu müssten die Selbstbestimmungsgrundsätze auch auf ihre Autonomie hin geprüft werden, womit
wir erneut bei der *Regressproblematik* landen.[219]

Betzler macht auf eine weitere Schwierigkeit aufmerksam: Da Bratman
keinerlei Vorgaben für den Gehalt von Selbstbestimmungsgrundsätzen macht,
kann sich eine Person auch auf den Grundsatz festlegen, nicht ihren eigenen Grundsätzen zu folgen. Dann wäre der Festlegungscharakter der Selbstbestimmungsgrundsätze für eine Theorie der Autonomie jedoch uninformativ.
Überdies geht Bratman nicht darauf ein, inwieweit die Autonomie auch dann
erhalten bleiben kann, wenn sich die Grundsätze einer Person (aus guten
Gründen) ändern.[220] Wie ist es etwa aus Bratmans Sicht zu werten, wenn sich
Clara entgegen ihrem langjährigen Grundsatz, ihrem Glauben in der praktischen Deliberation und im Handeln stets das größte Gewicht beizumessen,
für die Bluttransfusion entscheidet – beispielsweise weil sie ihre Kinder nicht
allein lassen möchte oder schlichtweg Todesangst hat? Dass sie angesichts des
eigenen Todes im Widerspruch zu ihren Selbstbestimmungsgrundsätzen und
dabei trotzdem autonom handelt, ist mit Bratmans Theorie nicht vereinbar. In
Anbetracht der Tatsache, dass wir gerade durch das Erleben von Krankheiten
und existentiellen Krisen langjährige Grundsätze ändern können, erachte
ich diese Konsequenz als äußerst problematisch. Auch Bratmans Theorie der
Selbstbestimmungsgrundsätze kann folglich nur bedingt zu einer sinnvollen
Explikation von Autonomie für die Medizinethik beitragen.

1.3.2.1.4   *Schlussfolgerungen*

Für ein abschließendes Urteil über den Mehrwert internalistischer Theorien
für ein medizinethisches Autonomieverständnis möchte ich auf die beiden
Fragen (siehe Abschnitt 1.3.2) zurückkommen, die meine Auseinandersetzung
mit der philosophischen Autonomiedebatte motivieren.

Mit Blick auf die erste Frage nach dem Ausgleich der Defizite des Standardmodells und dem Beitrag zu einer angemessenen Explikation von Autonomie

---

219   Vgl. Betzler 2016, 274, und Taylor 2005, 12f.
220   Vgl. Betzler 2016, 274, und Betzler 2013, 23f. Eine ähnliche Theorie, auf die ich an dieser
      Stelle nicht mehr eingehen kann, stellt Laura W. Ekstroms Theorie der „autorisierten Prä-
      ferenzen" („authorized preferences") dar (vgl. hierzu Ekstrom 1993).

für die Medizinethik kann festgehalten werden, dass sich internalistische Theorien im Gegensatz zum Standardmodell mit den Reflexionsprozessen auseinandersetzen, die autonome Entscheidungen und Wünsche von nicht-autonomen unterscheiden. Überdies erwähnen sie nicht nur, dass interne Einflussfaktoren unsere Autonomiefähigkeit einschränken können, sondern suchen auch nach einer Erklärung dafür. Frankfurts Beispiel des Drogen-süchtigen wider Willen zeigt, dass suchtkranke Patientinnen durchaus zu einer für Autonomie erforderlichen Reflexion fähig sein können, selbst wenn es ihnen nicht gelingt, die auf höherer Ebene reflektierten Wünsche und Ent-scheidungen in Handlungen umzusetzen. Dies ist ein Hinweis darauf, dass sie in der Umsetzung ihrer Autonomie besonders auf die Unterstützung ande-rer angewiesen sind und der Respekt der Autonomie im Sinne autonomie-befähigender Pflichten hier eine besondere Rolle spielt.

Abgesehen davon liefern internalistische Theorien zusätzliche Anhalts-punkte für die Einschätzung der Autonomie von Entscheidungen, Hand-lungen und Personen. Selbst wenn die Entscheidung einer Patientin alle drei Bedingungen der Standardauffassung (Intentionalität, Verstehen, Frei-willigkeit) erfüllt, können Zweifel an ihrer Autonomie bestehen – wie der Fall von Laura zeigt. In solchen Fällen ist es hilfreich, zusätzliche Kriterien in die Bewertung einzubeziehen. So sprechen eine aktive Haltung gegen-über eigenen Wünschen und Präferenzen sowie die Reflexion eigener Über-zeugungen vor dem Hintergrund des eigenen Wertesystems oder eigener Grundüberzeugungen *in der Regel* für die Autonomie von Entscheidungen und Handlungen.[221]

Hinsichtlich der zweiten Frage nach der (praktischen) Eignung der Theo-rien für die Medizinethik hat sich gezeigt, dass internalistische Theorien

---

221   Vgl. Friedman 2003, 8f. Ich hebe bewusst hervor, dass eine aktive Haltung *in der Regel* für die Autonomie einer Entscheidung oder Handlung spricht. Weder möchte ich aus-schließen, dass wir auch im Rahmen einer aktiven Reflexion Täuschungen unterliegen können, noch, dass Entscheidungen, die nicht das Ergebnis eines aktiven Reflexions-prozesses sind, automatisch nicht autonom sind. Entscheidungen, die wir routinemäßig treffen, etwa die Entscheidung für den Kauf derselben Zeitung jeden Morgen, und Hand-lungen, die wir routinemäßig ausüben, etwa die tägliche Einnahme bestimmter Medika-mente, können selbstverständlich ebenfalls als autonom gelten. Diesen Hinweis verdanke ich Niklas Juth. Allerdings haben auch routinemäßige Handlungen und Entscheidungen einen Ausgangspunkt. Irgendwann haben wir uns zum ersten Mal für den Kauf dieser Zeitung entschieden und ein Medikament erstmalig eingenommen – und für die Auto-nomie dieser Entscheidung bzw. Handlung kann ebenfalls ein aktiver Reflexionsprozess vorausgesetzt werden. Auch sollte eine Person meines Erachtens dazu in der Lage sein, die Gründe für routinemäßige Handlungen und Entscheidungen anzugeben, wenn sie danach gefragt wird.

sowohl mit konzeptionellen als auch mit anwendungsbezogenen Schwierig
keiten verbunden sind. Was die konzeptionelle Problematik betrifft, ist deutlich geworden, dass rein internalistische Autonomietheorien, ob reflexiver
oder nicht-reflexiver Art, nicht überzeugend aufzeigen können, *wodurch* den
von ihnen benannten reflexiven Haltungen oder Einstellungen autonomieverbürgende Autorität zukommt. Während reflexive Varianten Schwierigkeiten damit haben, die Autorität bestimmter mentaler Einstellungen über
andere mentale Einstellungen zu begründen, scheint es nicht-reflexiven
Varianten nicht zu gelingen, auf überzeugende Weise eine bestimmte Eigenschaft von Motiven als autonomieverleihend zu charakterisieren.[222] Durch
die fehlende Berücksichtigung externer Einflüsse auf die Autonomieausübung
sowie die Ignoranz gegenüber der Entstehungsgeschichte von Wünschen und
Überzeugungen – Bratman beachtet auch nur die Beständigkeit, nicht jedoch
den Ursprung der Selbstbestimmungsgrundsätze – scheinen internalistische
Theorien darüber hinaus unweigerlich mit dem Manipulationsproblem verbunden zu sein.

Neben der Frage nach der konzeptionellen Adäquatheit internalistischer
Theorien ist mit Blick auf den medizinethischen Kontext die Frage, inwieweit
diese für die praktische Anwendung geeignet sind, besonders relevant. Sie
betrifft einerseits die Realitätsnähe der Theorien und andererseits die Überprüfbarkeit ihrer Kriterien in der Praxis. So ist das Hauptargument, das Beauchamp und Childress gegen hierarchische Theorien anführen, dass sie derart
anspruchsvolle Forderungen an Autonomie stellten, dass nur sehr wenige
alltägliche Entscheidungen und Handlungen als autonom gelten könnten.[223]
Inwieweit diese Kritik zutrifft, hängt davon ab, mit welcher Absicht oder in
welchen Situationen wir uns auf die Kriterien hierarchischer bzw. internalistischer Theorien beziehen. In ihrer Kritik an den hierarchischen Theorien
beschränken sich Beauchamp und Childress in erster Linie auf Alltagsbeispiele,
die keinerlei Bezug zum medizinischen Kontext haben.[224] Es mag durchaus stimmen, dass nur wenige alltägliche Entscheidungen, etwa Kaufent-
scheidungen im Supermarkt, den Ansprüchen internalistischer Theorien
gerecht werden. Vielleicht ist das auch gar nicht erforderlich und es reicht in
diesem Kontext, ein Verständnis von Autonomie, das minimale Standards formuliert, zugrunde zu legen. Auch für viele Entscheidungen, die wir bezüglich

---

222   Vgl. Betzler 2016, 274f.
223   Vgl. Beauchamp/Childress 2019, 100–102.
224   Sie thematisieren Fremdgehen und den Einkauf ungesunder Lebensmittel. Auf ein medi-
       zinisches Beispiel gehen sie nur im Zusammenhang mit dem Verweis auf Jaworska ein
       (vgl. Beauchamp/Childress 2019, 101).

unserer Gesundheit treffen, beispielsweise die Einnahme von Eisenpräparaten oder den jährlichen Zahnarztbesuch, mag das zutreffen. Allerdings verlangt die Medizin auch Entscheidungen, die unser Leben auf nachhaltige Weise beeinflussen und verändern können. Wieso sollte man bei diesen ein Ideal von Autonomie nicht zumindest anstreben? Zur Sicherstellung von Autonomie können die Kriterien internalistischer Autonomietheorien vor allem hinsichtlich kritischer und komplexer Entscheidungen hilfreich sein. Damit meine ich nicht, dass Entscheidungen, die den Ansprüchen internalistischer Autonomietheorien nicht gerecht werden, keinerlei Respekt gebührt. Allerdings rechtfertigt die Abwesenheit der Kriterien es meines Erachtens, nochmals nachzufragen und das Prinzip des Respekts der Autonomie stärker im Sinne autonomiebefähigender Pflichten zu verstehen. Die behandelnde Ärztin wäre demnach dazu angehalten, die Autonomie der Patientin zu überprüfen und sie bei Zweifeln daran in der Wahrnehmung ihrer Autonomiefähigkeit zu unterstützen. Eine ähnliche Sichtweise vertritt auch Pia Becker, die das Ideal personaler Autonomie mit dem Ideal des moralischen Handelns vergleicht; „ebenso wenig, wie die Feststellung, dass wir nicht immer moralisch richtig handeln, dazu führen sollte, dass wir unsere Moralkonzeption aufgeben sollten, sollte die Feststellung, dass wir nicht immer autonom handeln, dazu führen, dass wir unser Konzept von Autonomie aufgeben sollten."[225] Solange wir nicht voraussetzen, dass die Kriterien internalistischer Theorien standardmäßig und in jedem Fall erfüllt sein müssen, ist der Einwand von Beauchamp und Childress meines Erachtens als schwach einzustufen. Auch sollte das Streben nach konzeptioneller Genauigkeit nicht komplett der Alltagsorientierung geopfert werden. Gerade im medizinischen Kontext werden wir vor Entscheidungen gestellt, die sich nachhaltig auf unser Leben auswirken – wieso sollte es uns nicht gerade hier wert sein, Autonomie in einem anspruchsvolleren Sinne zu erfassen?

Der zweite Aspekt der Frage nach der Praxistauglichkeit internalistischer Theorien, die Überprüfbarkeit ihrer Kriterien in der Praxis, mag auf den ersten Blick problematischer erscheinen. Da sich die Kriterien internalistischer Theorien ausschließlich auf das Selbstverhältnis von Personen beziehen, können sie nur in Gesprächen eruiert werden. Gespräche zur Ermittlung von Wertüberzeugungen oder Reflexionsprozessen erfordern viel Zeit und vermutlich auch Personal, das speziell dafür ausgebildet ist. Angesichts der ohnehin

---

225   Vgl. Becker 2019, 231. Mit „unser Konzept von Autonomie" meint Becker hier ein an Frankfurts modifizierte Theorie angelehntes Verständnis personaler Autonomie (vgl. hierzu ebd., 219–225).

bestehenden strukturellen Probleme des Gesundheitssystems[226] könnte sich die Umsetzung daher als äußerst schwierig erweisen. Das heißt jedoch nicht, dass mehr Zeit für Patientinnen und eine bessere Ausbildung in der Gesprächsführung keine anzustrebenden Ideale sein sollten.[227] Hinzu kommt, dass solche Gespräche nicht vor jeder Behandlungsentscheidung erforderlich sind, sondern nur vor solchen, die sich nachhaltig und erheblich auf das weitere Leben einer Patientin auswirken können. Wie bereits erwähnt, trifft dies auf viele Entscheidungen, die wir mit Blick auf unsere Gesundheit gewöhnlich treffen, gar nicht zu.

Alles in allem unterstützen internalistische Autonomietheorien eine angemessene Explikation von Autonomie für den medizinethischen Kontext. Wie ich aufgezeigt habe, rücken sie die Bedeutung von Reflexionsprozessen für und die Auswirkungen interner Einflüsse auf unsere Autonomiefähigkeit in den Vordergrund und gleichen hierdurch Defizite des Standardmodells aus. Welchen Mehrwert sie in der Praxis sowohl für das Behandlungsteam als auch für Patientinnen selbst bieten können, möchte ich exemplarisch anhand des Authentizitätskriteriums veranschaulichen.

1.3.2.1.5   Exkurs: Authentizität

Die Beschäftigung mit den internalistischen Theorien hat gezeigt, dass eine Person, selbst wenn sie keinen Formen direkter äußerer Einflussnahme wie Zwang oder Manipulation unterliegt, an der Ausübung ihrer Autonomie scheitern kann. Vielmehr hat Frankfurts Beispiel des Drogensüchtigen wider Willen offenbart, dass Personen auch dann am autonomen Handeln scheitern können, wenn sie die reflexiven Voraussetzungen für Autonomie erfüllen, die seine Theorie aufstellt. Im Falle des Süchtigen wider Willen sind interne Faktoren ausschlaggebend: Die Sucht hindert den Süchtigen an der Umsetzung des Wunsches, mit dem er sich stärker identifiziert. Handelt eine Person entgegen ihren ‚eigentlichen' Wünschen, so ist auch die Rede davon, dass sie *nicht authentisch* handle.[228]

---

226 Hiermit sind Probleme, Schwierigkeiten und Herausforderungen gemeint, die aus der Strukturierung des Gesundheitssystems, des Klinikalltags und der Patientenversorgung resultieren. Eine zu hoch angesetzte Patientenanzahl pro Pflegekraft führt beispielsweise dazu, dass zu wenig Zeit für die einzelne Patientin bleibt.

227 Auf den Einwand der Überforderung des medizinischen Personals durch ein zu anspruchsvolles Verständnis von Patientenautonomie werde ich im Fazit zu den externalistischen Autonomietheorien nochmals eingehen (siehe Abschnitt 1.3.2.2.3).

228 Vgl. Friedrich/Pömsl 2017, 127.

Authentizität wird in der Regel mit hierarchischen Theorien in Verbindung gebracht, die für Autonomie einen Identifikationsprozess voraussetzen.[229] Im Standardmodell findet das Kriterium der Authentizität hingegen keine Berücksichtigung. Faden und Beauchamp erwägen die Aufnahme des Kriteriums in ihr Autonomieverständnis – gerade um Fällen wie inneren Zwängen gerecht zu werden –, lehnen es dann jedoch als zu anspruchsvoll ab.[230] Ob dieses Urteil gerechtfertigt ist, hängt allerdings davon ab, welche Bedeutung wir dem Authentizitätskriterium hinsichtlich der Bewertung und des Respekts von Patientenautonomie beimessen. Wird es als notwendiges Kriterium von Autonomie in Betracht gezogen, wie Faden und Beauchamp dies tun, wäre die Folge möglicherweise tatsächlich ein sehr anspruchsvolles Autonomieverständnis. Demgegenüber möchte ich anhand des Authentizitätskriteriums aufzeigen, dass auch voraussetzungsreiche Kriterien im medizinethischen Kontext fruchtbar gemacht werden können – es kommt lediglich darauf an, *wie* und zu welchem Zweck. Autonomie vor dem Hintergrund medizinethischer Herausforderungen und Fragestellungen zu explizieren, bedeutet meines Erachtens, sämtliche Kriterien in den Blick zu nehmen, die in dieser Hinsicht sinnvoll erscheinen, und sie nicht vorschnell als zu anspruchsvoll abzulehnen.

Das Kriterium der Authentizität ist hierfür besonders geeignet, weil sich sein Nutzen in der klinischen Praxis bereits gezeigt hat, und zwar hinsichtlich eines Krankheitsbildes, das aus den Fallbeispielen schon bekannt ist, der Anorexie. Im Rahmen einer umfangreichen Studie zum Krankheitserleben und zu den Einstellungen von Anorexie-Patientinnen gegenüber ihrer Essstörung kam ein interdisziplinäres Team zu dem Ergebnis, dass die Bezugnahme auf den Begriff der Authentizität sowohl für das Behandlungsteam als auch für die Betroffenen selbst hilfreich sein kann. So berichteten Studienteilnehmerinnen davon, dass ihnen die Einordnung des anorektischen Verhaltens als „nicht authentisch" im Heilungsprozess geholfen habe. Hierdurch sei es ihnen möglich geworden,

---

229 So wird Frankfurts Theorie teils als Theorie der Authentizität, nicht als Theorie der Autonomie verstanden (vgl. Taylor 2009, 24, 30f., 37f., und Arpaly 2003, 121). In der philosophischen Autonomiedebatte gibt es verschiedene Positionen zum Verhältnis zwischen Autonomie und Authentizität. Authentizität wird von manchen Autorinnen als (notwendige) Bedingung von Autonomie eingestuft (vgl. Betzler 2011, 938, Dworkin 1976 und Christman 2009, 155f.), andere wiederum beziehen sich unter „Authentizität" auf die Autonomie mentaler Einstellungen (vgl. Sjöstrand/Juth 2014, 116). Gemäß einer dritten Position, der ich mich anschließen möchte, ist Authentizität weder mit Autonomie gleichzusetzen noch eine notwendige Bedingung von Autonomie, steht jedoch in einem engen Zusammenhang mit ihr und begünstigt autonomes Handeln und Entscheiden (vgl. Sneddon 2013, 6f.).

230 Vgl. Faden/Beauchamp 1986, 263–268.

sich besser von diesem Verhalten zu distanzieren und es von den „gesunden Anteilen" ihres Selbst abzugrenzen.²³¹

Bevor ich auf die Studie zurückkommen und aufzeigen werde, auf welche Weise Authentizität für ein medizinethisches Autonomieverständnis fruchtbar gemacht werden kann, möchte ich auf die Definition von Authentizität eingehen und begründen, weshalb das Standardmodell in Lauras Fall zu kurz greift.

Definition

Auf die Frage, was „Authentizität" ist, gibt es nicht nur mindestens genauso viele Antworten wie auf die Frage, was „Autonomie" ist; der Begriff wird darüber hinaus mit weiterführenden anspruchsvollen Begriffen wie denen der „personalen Identität", der „Persönlichkeit" oder des „wahren Selbst" in Verbindung gebracht.²³² Für die folgenden Überlegungen ist es jedoch ausreichend, mehr Klarheit hinsichtlich des Begriffs der Authentizität selbst zu schaffen.

Im Kontext des Süchtigen wider Willen ist bereits angeklungen, dass Handlungen, die eigenen Wünschen und Überzeugungen entgegenstehen, als nicht authentisch gelten. Man könnte auch sagen: Der Süchtige „ist nicht er selbst", wenn er seinen suchtbedingten Wünschen und nicht jenen folgt, mit denen er sich identifiziert. In der Regel bezeichnen wir Personen als „authentisch", die uns ‚echt' oder ‚unverstellt' erscheinen, die ‚sie selbst' sind und gewöhnlich Handlungen ausüben, die ihrer Persönlichkeit und ihrem Lebensplan entsprechen.²³³ Dieses vortheoretische Verständnis von Authentizität deckt sich mit folgender Beschreibung von Charles Taylor, einem bedeutenden Autor der Authentizitätsdebatte:²³⁴

> Being true to myself means being true to my own originality, and that is something only I can articulate and discover. In articulating it, I am also defining myself. I am realizing potentiality that is properly my own.²³⁵

---

231 Vgl. Hope et al. 2011. Die interdisziplinäre Zusammensetzung der Autorinnen (Tony Hope, Medizinethiker; Jacinta O. A. Tan, Psychiaterin und Medizinethikerin; Anne Stewart, Psychologin, und Ray Fitzpatrick, Mediziner im Bereich Public Health und Primärversorgung) spiegelt sich im Erkenntnisinteresse der Studie, das noch Thema sein wird. Dieses deckt sich wiederum mit meinem Interesse an Authentizität, das sowohl konzeptioneller als auch praktischer Art ist.

232 Für Beispiele verschiedener Antworten vgl. Levy 2011, 311–313.

233 Vgl. Friedrich/Heinrichs 2014, 325, Betzler 2011, 938, und Betzler 2015, 68.

234 Vgl. Kühler/Jelinek 2013, xx.

235 Taylor 1992, 29. Für eine ähnliche Definition vgl. Kühler/Jelinek 2013, x, und Varga/Guignon 2020.

Eine Person, die authentisch lebt, handelt und entscheidet, befindet sich demnach im Einklang mit sich selbst. Sie empfindet keinen inneren Konflikt wie der Süchtige wider Willen – bzw. wenn sie einen solchen wahrnimmt, gelingt es ihr, nach den Wünschen und Überzeugungen zu handeln, die sie ihre eigenen nennt und mit denen sie sich identifiziert. Der Verweis auf den inneren Konflikt wird sich im Kontext der Anorexie-Studie noch als wichtig erweisen.

In Übereinstimmung mit gleichbleibenden Wertvorstellungen zu handeln und zu leben, ist dagegen keine Voraussetzung für Authentizität.[236] Fraglos tragen unsere Werte zur Formung unseres Selbst bei, unveränderlich müssen sie hierfür allerdings nicht sein. Im Gegenteil: Eine authentische Person ist in der Lage, ihre Werte und Überzeugungen angesichts von Veränderungen und Entwicklungen eigenen Vorstellungen gemäß zu ändern und anzupassen. Wie die Beschreibung von Charles Taylor nahelegt, ist unser Selbst nichts Statisches; nicht etwas, das wir nur *entdecken*, sondern auch etwas, das wir aktiv *mitgestalten* können.[237] Doch auch wenn wir unsere Wertvorstellungen ändern und an Entwicklungen anpassen können, müssen diese eine gewisse Kohärenz aufweisen.[238] Denn stehen unsere Wertvorstellungen, Wünsche und Überzeugungen in einem deutlichen Widerspruch zueinander, so kommt es zu dem oben beschriebenen inneren Konflikt, der dem eigenen Authentizitätserleben entgegensteht.

Natürlich können wir uns auch ohne unser Zutun mit etwas identifizieren und uns authentisch fühlen. So fühlt sich Clara wahrscheinlich in ihrem Glauben authentisch und identifiziert sich mit den Glaubensregeln der Zeugen Jehovas. Dies kann allerdings auch das Ergebnis von Erziehung, Sozialisation, Gewöhnung oder Indoktrination sein. In diesem Fall handelt es sich um eine „vorreflexive" Form der Authentizität, die man sich nicht aktiv angeeignet hat, sondern die einem lediglich widerfahren ist. Für Autonomie relevant ist hingegen eine „reflexive" Form der Authentizität.[239] Sie liegt dann vor, wenn eine Person ihre Wertvorstellungen und Überzeugungen aktiv, durch kritische Reflexion, zu ihren eigenen gemacht hat[240] und diese Reflexion kann beispielsweise im Sinne der hierarchischen Theorien verstanden werden.[241]

---

236 Vgl. Sjöstrand/Juth 2014, 117f.
237 Vgl. Friedrich/Pömsl 2017, 127f., Betzler 2009a, 51, 54f., 62f., und Betzler 2016, 265.
238 Vgl. Friedrich/Pömsl 2017, 127f.
239 Vgl. Friedrich/Heinrichs 2014, 325.
240 Vgl. Quante 2002, 192f.
241 Meines Erachtens ist vorreflexive Authentizität jedoch nur dann problematisch für Autonomie, wenn es nicht möglich ist, sie in reflexive Authentizität ‚umzuwandeln'. Ob dies möglich ist oder nicht, hängt vermutlich größtenteils von der Aneignungsart, die zur Übernahme einer Einstellung geführt hat, ab. Fühle ich mich authentisch mit Blick auf

Eine authentische Person handelt, entscheidet und lebt demnach im Einklang mit *eigenen* Überzeugungen, Wertvorstellungen und Wünschen, die sie sich durch aktive Reflexion angeeignet hat. Ihr Handeln und Entscheiden wird gewöhnlich nicht durch innere Konflikte beeinträchtigt, und wenn doch, gelingt es ihr, diese aufzulösen und nach den Wünschen und Überzeugungen zu handeln oder zu entscheiden, mit denen sie sich stärker identifiziert.

Lauras Therapieablehnung

Um die Frage zu beantworten, welchen Beitrag Authentizität für ein medizinethisches Autonomieverständnis leisten kann, könnte man zweifellos auch den Fall von Clara heranziehen. Da sich die Komplexität von Authentizitätsurteilen und zugleich der Mehrwert dieses Kriteriums besonders deutlich am Krankheitsbild der Anorexie zeigt,[242] werde ich mich im Folgenden hierauf konzentrieren und daher erneut den Fall von Laura thematisieren.

Der *three-condition theory* zufolge kann Lauras Therapieablehnung als autonom gelten: Sie lehnt die Therapie *willentlich* ab, hat sämtliche Informationen bezüglich ihres Gesundheitszustands und der Folgen einer Therapieverweigerung *verstanden* und handelt *frei von äußerer Kontrolle*.[243] Da Beauchamp und Childress lediglich erwähnen, *dass* interne Faktoren die Autonomiefähigkeit einer Person einschränken *können*, aber nicht weiter darauf eingehen, *weshalb* und unter welchen Bedingungen, können sie Laura nicht *begründet* ihre Autonomie absprechen.[244] Die Vermutung, dass Lauras Entscheidung das Resultat ihrer Essstörung ist, reicht ebenfalls nicht aus, ihre Therapieablehnung als nicht autonom einzustufen. Zum einen ist unklar, wie diese Beziehung zu verstehen ist. Wird der Zusammenhang kausal verstanden, so müssten auch andere Entscheidungen, die Ergebnis einer Krankheit sind, als nicht autonom gelten, beispielsweise die Entscheidung, sich behandeln zu lassen, *weil* man krank ist. Zum anderen könnte der Wunsch, dünn zu bleiben, der hinter Lauras Therapieablehnung steht, ein Mitauslöser der Krankheit gewesen sein – oder sowohl Lauras Wunsch als auch ihre Essstörung sind

---

Einstellungen, die das Ergebnis von Sozialisation, Erziehung und Gewöhnung sind, wird dies in der Regel gelingen. Demgegenüber wird es schwerer sein, mich reflexiv auf vorreflexiv authentische Einstellungen zu beziehen, die aus Indoktrination resultieren. Für den Hinweis, dass nicht alle Aneignungsarten mit Blick auf Authentizität gleich problematisch sind, danke ich Sebastian Drosselmeier.

242   Vgl. Ahlin Marceta 2019, 393.

243   Einer Studie von Tan et al. zufolge erfüllen Anorexie-Patientinnen in der Regel auch die Voraussetzungen des MacCAT-T-Kompetenztests (vgl. Tan et al. 2006).

244   Vgl. Pugh 2020, 223.

beide das Ergebnis einer dritten, unabhängigen Ursache.[245] Es ist also nicht ohne Weiteres möglich, eine Entscheidung für nicht autonom zu erklären, nur *weil* sie aus einer Krankheit resultiert. Dass Lauras Therapieverweigerung und ihr Wunsch, weiter abzunehmen, aus ihrer Essstörung folgen, kann jedoch auch in einem abgeschwächten Sinne verstanden werden – nicht im Sinne eines kausalen Zusammenhangs, sondern als Ausdruck ihrer Krankheit.[246] In den Wünschen Lauras wird ihre Erkrankung *erkennbar*. Dieses Verständnis ist sicherlich im Hinblick auf die Konzeptualisierung des anorektischen Teils als den „nicht authentischen" Teil des Selbst hilfreich.

Es ist nun genauer zu betrachten, welche Auswirkungen die Essstörung auf Lauras Denken, auf ihre Überzeugungen und Wünsche hat. Denn nur auf diese Weise können wir *begründete* Zweifel an ihrer Authentizität und der Autonomie ihrer Behandlungsverweigerung formulieren, um etwa ein nochmaliges Nach-fragen zu rechtfertigen. Gemäß dem DSM-5 zählen zu den Diagnosekriterien (C) der Anorexia nervosa unter anderem die „Störung in der Wahrnehmung der eigenen Figur und des Körpergewichts", der „übertriebene[] Einfluss des Körpergewichts oder der Figur auf die Selbstbewertung" *oder* das „Nichter-kennen des Schweregrades des gegenwärtigen geringen Körpergewichts".[247] Studien verweisen darüber hinaus auf Schwierigkeiten Betroffener, Informa-tionen zu verstehen, zu verarbeiten und auf die eigene Situation anzuwenden, sowie auf Konzentrationsprobleme. Hinzu kommt der Einfluss der Anorexie auf das eigene Wertesystem.[248] Auf dieser Grundlage ist in Zweifel zu zie-hen, ob Anorexie-Patientinnen mit Blick auf Therapieentscheidungen der Verstehensbedingung der *three-condition theory* überhaupt gerecht werden. Allerdings können manche Patientinnen, unter anderem Laura, sowohl ihren Körper realistisch wahrnehmen als auch den Schweregrad ihres Untergewichts verstehen. Sie messen ‚lediglich' ihrem Gewicht oder ihrer Figur „über-triebenen" Einfluss in der Selbstbewertung bei (Diagnosekriterium C ist dis-junktiv zu verstehen).[249] Ihre deskriptiven Urteile sind demnach rational, nur in evaluativer Hinsicht scheinen sie einem ‚Fehlurteil' zu unterliegen. Doch

---

245   Vgl. Sjöstrand/Juth 2014, 118.

246   Auch diesen Hinweis verdanke ich Sebastian Drosselmeier.

247   Vgl. De Zwaan/Herzog 2011, 1102. Vgl. auch Biedert 2008, 17, Pugh 2020, 223, und Sjöstrand/ Juth 2014, 119.

248   Vgl. Tan et al. 2006 und Giordano 2003, 263f. Beispielsweise wird von Betroffenen die Aussage „Du siehst heute gut aus" in der Regel im Sinne von „Du hast zugenommen" auf-gefasst (vgl. ebd., 263).

249   Vgl. Pugh 2020, 223f. Die Überbewertung des Dünnseins kann so weit gehen, dass Patien-tinnen den eigenen Tod einer Gewichtszunahme vorziehen (vgl. hierzu die Aussagen von Patientinnen in Tan et al 2006).

ist es gerechtfertigt, Entscheidungen und Handlungen für nicht autonom zu erklären, weil sie aus der Außenperspektive einer Sache ‚unangemessen' viel Gewicht beimessen? Dies würde einen objektiven Standard dafür voraussetzen, wie viel Gewicht unterschiedlichen Dingen im Leben beizumessen ist. In einer liberalen und pluralistischen Gesellschaft gibt es einen solchen jedoch nicht.[250] Wollen wir weiterhin unsere Zweifel an der Autonomie von Lauras Therapieablehnung begründen, müssen wir demnach auf das Kriterium der Authentizität zurückgreifen.

Anorexie und Authentizität

Um den Mehrwert dieses Kriteriums aufzuzeigen, möchte ich auf die bereits erwähnte Studie von Tony Hope et al. zurückkommen. Hierbei handelt es sich um eine qualitative Interviewstudie, in deren Rahmen 29 Patientinnen im Alter zwischen 15 und 26 Jahren zu ihren Erfahrungen mit und ihren Einstellungen gegenüber der Anorexie und Therapien dafür befragt wurden. Zum Zeitpunkt des Interviews befanden sich die Patientinnen in unterschiedlichen Krankheitsstadien und waren – abgesehen von drei Patientinnen – in eine Therapie eingebunden.[251]

Obwohl von den Interviewerinnen an keiner Stelle der Begriff der Authentizität erwähnt wurde, zeigte sich schnell dessen Bedeutung für die Probandinnen selbst.[252] Vor diesem Hintergrund stellte sich den Autorinnen der Studie die Frage nach dem Wert und der Bedeutung von Authentizität im Kontext von Anorexie. Diese Frage kann zum einen aus einer internen Perspektive verstanden werden: Worin liegt der Wert der Authentizität für Betroffene? Zum anderen kann sie aus einer externen Perspektive heraus gestellt werden: Sollte (mangelnde) Authentizität Einfluss darauf haben, wie wir mit anderen umgehen? Heißt Autonomie zu respektieren beispielsweise nur authentische Entscheidungen zu respektieren?[253]

Für die meisten Probandinnen schienen Authentizität und Identität vor allem angesichts des inneren Konflikts, den sie erleben, relevant zu sein. Sie beschreiben ihn als Widerstreit zwischen zwei Anteilen ihres Selbst, ihrem ‚wahren' Selbst und dem anorektischen Anteil:

> It IS like another voice, it is like another, it's almost like having two bits of you that are you all the time. The bit of you that is really scared of food and everything

---

250   Auf diese Problematik werde ich im Wohlergehenskapitel im Kontext der Objektive-Listen-Theorien zurückkommen (siehe Abschnitt 2.3.1.3).

251   Zu weiteren Details der Studie vgl. Hope et al. 2011, 20.

252   Vgl. Hope et al. 2011, 21.

253   Vgl. Hope et al. 2011, 19, 26f.

that means and the rest of you that wants to be able to get on without it. I just feel like there's two voices in my head sometimes. (Participant 22)

It feels like there's two of you inside—like there's another half of you, which is my anorexia, and then there's the real K [own name], the real me, the logic part of me, and it's a constant battle between the two [...]. (Participant 36)[254]

Eine Patientin beschreibt einen inneren Wunschkonflikt, der tatsächlich an Frankfurts Süchtigen wider Willen erinnert:

But at the moment it's really hard, I want to eat the normal amounts, but it's really hard because at the moment, if I did eat the normal amounts I know that I wouldn't feel happy about it. But I want to be able to.[255]

Andere Probandinnen erlebten den anorektischen Teil hingegen als zwar problematischen, aber festen Bestandteil ihrer eigenen Identität:

Some people said to me, „If I could wave a magic wand and get rid of anorexia, wouldn't you like that?" and I was, like, „Well, no, because it's, I'm, it's safe, it's what you know." And although it's killing you, it's what you know, and that's, that's my identity, having anorexia... I was too scared because that was who I was, ... because I'd be losing Me. Who would I be if I didn't, if I wasn't that? I was too scared to make that decision to give it up. (Participant 12)[256]

Once you've taken that [the anorexia nervosa] away, you've taken away part of my identity, so I'm bound to feel a bit lost. (Participant 23)[257]

Neben diesen beiden Einflussarten der Anorexie auf das eigene Authentizitätserleben (die Anorexie 1. als starker, aber getrennter Teil des eigenen Selbst und 2. als integraler, wenn auch problematischer Teil des eigenen Selbst), kann Authentizität für Anorexie-Patientinnen auf eine dritte Weise relevant sein: Die Anorexie wird als *der* authentische Teil des eigenen Selbst erlebt, der nicht aufgegeben werden darf (3.).[258] Dieses Empfinden zeigt sich insbesondere in frühen Krankheitsphasen und bei Patientinnen, die noch keine Therapieerfahrung haben und/oder die Krankheit im Rahmen der Pro-Ana-Bewegung[259]

---

254 Hope et al. 2011, 22.
255 Hope et al. 2011, 24.
256 Hope et al. 2011, 24.
257 Hope et al. 2011, 25.
258 Vgl. Hope et al. 2011, 26.
259 Bei der Pro-Ana-Bewegung (engl. „pro-ana movement") handelt es sich um eine „Anti-Recovery"-Bewegung, die vor allem in sozialen Netzwerken stattfindet. In sogenannten Pro-Ana-Foren (= Pro-Anorexie), -Chats und -Blogs tauschen sich Betroffene über ihre

verherrlichen.[260] Die Art und Weise, wie die Anorexie im Hinblick auf das eigene Selbst erlebt wird, kann sich demnach auf die Therapiebereitschaft auswirken: Sie kann motivieren, die Krankheit zu überwinden (1.); zu lernen, mit ihr (auf weniger selbst-destruktive Weise) zu leben (2.); oder aber der Grund für die Ablehnung einer Therapie sein (3.).[261]

Vor diesem Hintergrund deutet sich eine Antwort auf die Frage an, welchen Wert die Beschäftigung mit Authentizität für die Patientinnen selbst besitzt. Den inneren Konflikt zu bemerken und klar zwischen den beiden Anteilen des eigenen Selbst zu differenzieren, kann für die Krankheitsbewältigung hilfreich sein, wie auch eine Probandin feststellte:

> Interviewer: It sounds like you have a very clear idea of what's you, as in the real you, and what's not you but it's just, as it were, occupying your body.
> Participant: I do, yeah.
> Interviewer: That sounds like that's actually quite helpful.
> Participant: Very helpful. If I didn't have that, then—I mean, I know people who haven't got that, and they're very much stuck in their recovery, perhaps won't ever recover, yet I know people who have recovered who, like me, very, know the difference between the two. I definitely know the difference between the two.[262]

Auf den Konflikt aufmerksam zu machen ist Hope et al. zufolge auch dann hilfreich, wenn eine Patientin selbst noch nicht in der Lage ist, ihn zu erkennen. Denn die Aussagen der Probandinnen deuten darauf hin, dass der Konflikt bereits in früheren Krankheitsphasen präsent war, in denen sie ihn noch nicht artikulierten und Therapien ablehnten. Authentizität kann im Rahmen der Krankheitsbewältigung vielmehr verschiedene Funktionen annehmen, so Hope et al.[263] Neben dem Hinterfragen und Verstehen eigener Handlungsgründe („Möchte *ich* das oder der ‚kranke‘, nicht authentische Teil?"), kann Raum entstehen, sich selbst besser kennenzulernen und weiterzuentwickeln. Knapp zusammengefasst besteht der Wert der Authentizität für die

---

Essstörung aus, jedoch nicht, um sich gegenseitig bei der Heilung zu unterstützen, sondern im Gegenteil, um die Krankheit zu verherrlichen und ihre Symptomatik aufrechtzuerhalten und zu fördern (vgl. Sonnenmoser 2010).

260   Vgl. Hope et al. 2011, 26. Die Autorinnen verweisen hier auf eine Studie zu Teilnehmerinnen der Pro-Ana-Bewegung von Nick Fox et al. (vgl. Fox et al. 2005). Von den Probandinnen ihrer eigenen Studie wurde die dritte Authentizitätserfahrung nicht beschrieben. Dies ist wohl darauf zurückzuführen, dass alle Probandinnen seit mindestens einem Jahr erkrankt sind und mit einer Ausnahme Therapieerfahrung besitzen (vgl. Hope et al. 2011, 26).

261   Vgl. Hope et al. 2011, 26.

262   Hope et al. 2011, 23.

263   Ausführlich zu den einzelnen Funktionen vgl. Hope et al. 2011, 27.

Betroffenen „in its combining creativity and discovery", also der Entwicklung und Entdeckung des eigenen Selbst.[264] Hierbei spielt das (therapeutische) Umfeld natürlich eine wichtige Rolle, womit wir zur Frage kommen, welche Bedeutung Authentizität aus der Außenperspektive besitzt – also für unseren Umgang mit anderen.

Aus der Außenperspektive sind meines Erachtens vor allem zwei Fragen interessant: Rechtfertigt die mangelnde Authentizität einer Entscheidung es, sie nicht zu respektieren? Und was folgt aus der Bedeutung der Authentizität für Betroffene für den (therapeutischen) Umgang mit ihnen? Was die erste Frage betrifft, möchte ich mich der Einschätzung von Hope et al. anschließen: Da Authentizität konzeptionell unscharf und in empirischer Hinsicht unzureichend erforscht ist, stellt ein Authentizitätsmangel keine hinreichende Grundlage für das Übergehen von Patientenentscheidungen dar. Demgegenüber können Zweifel an der Authentizität es durchaus rechtfertigen, die Therapieablehnung einer Anorexie-Patientin nicht ohne Weiteres zu respektieren. Denn wie sich gezeigt hat, kann die Patientin einem schweren inneren Konflikt ausgesetzt sein, obwohl sie diesen nicht artikuliert.[265] Hieraus ergeben sich unmittelbare Konsequenzen für die Frage nach dem (therapeutischen) Umgang mit Anorexie-Patientinnen. Anzeichen, dass eine Patientin nicht authentisch handelt und entscheidet, sollten nicht ignoriert, sondern zum Anlass genommen werden, nochmals kritisch nachzufragen und sie zur Reflexion anzuregen. Wie aufgezeigt, kann der Respekt der Patienten-autonomie gerade darin bestehen, Patientinnen zu autonomen – bzw. in diesem Fall zu authentischen – Entscheidungen zu befähigen. Unabhängig davon könnte die Auseinandersetzung mit Authentizität in die Therapie von Anorexie-Patientinnen integriert werden. Dies erscheint durchaus vielversprechend, geht man wie Hope et al. davon aus, dass die Anorexie zu überwinden nicht nur heißt, von einer Krankheit geheilt zu werden, sondern auch, das authentische Selbst neu kennenzulernen und weiterzuentwickeln.[266]

Fazit

Alles in allem stützen die Studienergebnisse meine These, dass es für die Beurteilung des Nutzens des Authentizitätskriteriums darauf ankommt, zu

---

264 Vgl. Hope et al. 2011, 26f. Ob Patientinnen, denen es gelingt, das authentische Selbst vom anorektischen Selbst zu trennen, auch bessere Heilungschancen besitzen, ist laut Hope et al. noch empirisch zu erforschen (vgl. ebd., 27).

265 Vgl. Hope et al. 2011, 28. Vgl. auch Seidel 2016, 275f., Anm. 142.

266 Eine der Studienautorinnen hat dies bereits mit Erfolg in ihrer therapeutischen Praxis umgesetzt (vgl. Hope et al. 2011, 28).

welchem Zweck man es in die medizinethische Betrachtung von Autonomie einbezieht.

Authentizität kann weder als hinreichende noch als notwendige Bedingung von Autonomie gelten: Sie ist keine hinreichende Bedingung, weil wir uns auch mit Blick auf Entscheidungen oder Wertvorstellungen authentisch fühlen können, die wir uns nicht autonom angeeignet haben – auch hierfür sind Anorexie-Patientinnen ein gutes Beispiel. Sie ist keine notwendige Bedingung, weil nicht jede Entscheidung (im medizinischen Kontext) die eigene Identität berührt, beispielsweise die Frage, welches Eisenpräparat man nehmen möchte. Wie die Auseinandersetzung mit dem Authentizitätserleben von Anorexie-Patientinnen gezeigt hat, kann der Rekurs auf Authentizität jedoch auf andere Weise zum Verständnis von Patientenautonomie und der Frage, wie sie am besten respektiert werden kann, beitragen. Zweifel an der Authentizität einer Entscheidung rechtfertigen nochmaliges Nachfragen und können ausschlaggebend dafür sein, den Respekt der Autonomie im Sinne einer positiven Befähigungspflicht zu verstehen. Auf dieser Grundlage kann beispielsweise Lauras Therapieablehnung hinterfragt werden, obwohl sie den drei Kriterien der *three-condition theory* gerecht zu werden scheint. Außerdem – und diese Konsequenz ist auch für andere Krankheitsbilder denkbar, die die Persönlichkeit der Betroffenen beeinflussen – kann die Auseinandersetzung mit Authentizität für Patientinnen selbst hilfreich sein und sie letztlich darin unterstützen, autonome Entscheidungen zu treffen, die nicht nur formal den drei Bedingungen des Standardmodells entsprechen, sondern auch zum Ausdruck bringen, wer sie sind oder sein wollen. Richtig verstanden und ‚eingesetzt' handelt es sich bei der Authentizität demnach um ein hilfreiches Kriterium mit Blick auf ein medizinethisches Autonomieverständnis.

Die Antwort, die ich im Fazit zu den internalistischen Theorien auf die eingangs aufgeworfene erste Frage (Können internalistische Theorien Defizite des Standardmodells ausgleichen oder in anderer Hinsicht zu einer angemessenen Explikation von Autonomie für die Medizinethik beitragen?) gegeben habe, wird durch das Kriterium der Authentizität bestärkt: Kriterien internalistischer Theorien können diesen Beitrag leisten. Und auch was die zweite Frage (Gibt es (anwendungsorientierte) Gründe, die die Theorien für die Medizinethik ungeeignet machen?) betrifft, bestätigt sich die bereits getroffene Einschätzung: Zwar handelt es sich bei Authentizität um ein Kriterium, das aus der Außenperspektive nur schwer zu erfassen ist, aber dessen Berücksichtigung in der Praxis durchaus möglich ist und auch einen Mehrwert bietet – sofern es als unterstützendes, zusätzliches Kriterium verstanden und nicht zur Rechtfertigung drastischer, paternalistischer Interventionen ‚missbraucht' wird.

Nun kann man die Sorge äußern, dass Laura möglicherweise nie zu ihrem authentischen Selbst finden wird, auch wenn es ihr gelingen mag, die beiden

Anteile ihres Selbst klar zu differenzieren. Denn sie wird immer äußeren Einflussfaktoren, etwa gesellschaftlichen Schlankheitsidealen, ausgesetzt sein, die so stark sein können, dass sie sich nicht von ihnen lösen kann – womit wir zur Frage nach dem Einfluss externer Faktoren auf unsere Autonomie und damit zu den externalistischen Autonomietheorien kommen.

1.3.2.2 Externalistische Autonomietheorien

Internalistischen Autonomietheorien gelingt es, ein Defizit des Standardmodells auszugleichen: Sie erklären, *weshalb* interne Einflussfaktoren unsere Autonomiefähigkeit unterwandern können. Darüber hinaus liefern sie mit der Authentizität ein Kriterium, das den Blick auf Patientenautonomie sinnvoll erweitert und dessen Thematisierung von Patientinnen selbst als hilfreich erlebt werden kann. Das Versäumnis, auf interne Einflussfaktoren einzugehen, war jedoch nicht der einzige Punkt, der sich an der Freiwilligkeitsbedingung der *three-condition theory* als defizitär erwiesen hat (siehe Abschnitt 1.2.4). Weitere Kritik betraf das enggefasste Freiwilligkeitsverständnis sowie die ausschließliche Konzentration auf den aktuellen Entscheidungsmoment. Wie bereits angedeutet, müssen äußere Einflüsse weder unter direkten Zwang noch unter offensichtliche Manipulation fallen, um sich nachhaltig auf unsere Autonomie auswirken zu können. Genauso wenig müssen sie den aktuellen Entscheidungsmoment betreffen, vielmehr können sie in der Vergangenheit liegen und sich über eine längere Zeit erstrecken.

In allen bisher diskutierten Fallbeispielen lassen sich äußere Einflüsse auf die Entscheidungen der Patientinnen ausmachen oder zumindest erahnen. Die zentrale Frage ist, wie Einflüsse zu erkennen sind, die eine Gefährdung für unsere Autonomieausübung darstellen, etwa von welcher Art und von welcher Stärke sie sein müssen. Im Falle Marthas zeigt sich darüber hinaus besonders deutlich, dass unsere Autonomieausübung durch externe Einflüsse nicht nur beeinträchtigt, sondern im Gegenteil überhaupt erst ermöglicht werden kann. Demzufolge können äußere Faktoren eine Gefährdung und zugleich eine Ermöglichungsbedingung von Autonomie darstellen. Externalistische Theorien zeigen auf, dass es wichtig ist, beide Wirkungsweisen zu berücksichtigen.

Im Gegensatz zu internalistischen Autonomietheorien beschränken sich externalistische Autonomietheorien nicht auf die Betrachtung des Selbstverhältnisses einer Person, sondern blicken auch auf ihr Weltverhältnis, das heißt auf die Beschaffenheit der sie umgebenden Welt.[267] Das für Autonomie erforderliche Weltverhältnis wird von Vertreterinnen externalistischer Theorien ganz unterschiedlich definiert. Auch wenn die meisten von ihnen nicht bestreiten, dass für das Vorliegen von Autonomie gewisse interne Bedingungen

---

267 Vgl. Seidel 2016, 5, 43f.

erfüllt sein müssen, setzen sie zusätzlich bestimmte externe Bedingungen voraus.[268]

Im Folgenden möchte ich eine Auswahl externalistischer Autonomietheorien betrachten, die mir hinsichtlich einer Explikation von Autonomie für die Medizinethik sinnvoll erscheinen. Hierbei leiten mich erneut die beiden Fragen, die aus der Diskussion internalistischer Theorien (siehe Abschnitt 1.3.2.1) bereits bekannt sind.

Wie die internalistischen lassen sich auch die externalistischen Theorien in Untergruppen gliedern. Beginnen werde ich mit einem Beispiel einer schwach externalistischen oder vermittelnden Theorie, mit John Christmans sozial-geschichtlicher Autonomietheorie, und werde dann zu stärker externalisti-schen Theorien übergehen. Um beurteilen zu können, inwieweit die Theorien zu einer sinnvollen Explikation von Autonomie für die Medizinethik beitragen können, möchte ich auch hier wieder ihre Vor- und Nachteile unter Berück-sichtigung medizinischer Fallbeispiele diskutieren.

1.3.2.2.1   Christmans sozial-geschichtlicher Ansatz

> Mrs. H.'s drama is played out in an oncology ward where she has just had a leg amputated below the knee as a last resort treatment for aggressive bone cancer. Mrs. H. has lost her hair from chemotherapy and she is having to come to terms with the prospect of permanent disability, perhaps eventually death, although her doctors are fairly confident that her short to medium term prospects for sur-vival are quite good. Her husband has recently left her because her disability would be burdensome and he finds her and her condition an embarrassment. Mrs. H.'s practical identity[269] involves a conception of herself that is governed by the norms of traditional femininity that are taken as authoritative within her cultural community, and her husband's abandonment has left her feeling worthless as a person and without a reason to live. Mrs. H. informs her treatment team that she wants to die and that she wants no further treatment if the cancer spreads to other parts of her body.[270]

In diesem von Catriona Mackenzie in die Debatte eingeführten Fall-beispiel lehnt die Patientin, Frau H., eine Fortführung der Therapie ihres Knochenkrebses ab, weil sie sich durch die Zurückweisung ihres Ehe-mannes wertlos fühlt und keinen Grund sieht weiterzuleben. Folgt man

---

268   Vgl. Betzler 2016, 275.

269   Der Begriff der „practical identity" stammt ursprünglich von Korsgaard und beschreibt das Selbstverständnis einer Person: „It is [...] understood as a description under which you value yourself, a description under which you find your life to be worth living and your actions to be worth undertaking" (Korsgaard 1996, 101).

270   Mackenzie 2008, 518.

Christmans sozial-geschichtlichem Ansatz, so ist die Frage zu stellen, wie sich Frau H. diese Überzeugungen angeeignet hat und ob sie deren Aneignungsgeschichte in einer rückblickenden Reflexion ablehnen würde.

Der sozial-geschichtliche Ansatz als schwach externalistische Autonomietheorie
Einerseits blickt Christman, wie Vertreterinnen rein internalistischer Theorien, auf die mentalen Einstellungen von Personen und setzt für Autonomie einen reflexiven und damit internen Prozess voraus. Für die Autonomie von Wünschen, Überzeugungen und Einstellungen ist ihm zufolge nicht deren Aneignungsgeschichte als solche entscheidend, sondern die Haltung, die die betroffene Person ihr gegenüber einnimmt. Allerdings handelt es sich bei der Erwerbsgeschichte eines Wunsches um einen einstellungsunabhängigen Aspekt, der über das Selbstverhältnis einer Person hinausgeht, weshalb Christmans Ansatz auch als schwach externalistische oder vermittelnde Autonomietheorie gilt.[271]

Die für Autonomie entscheidende Haltung gegenüber der Aneignungsgeschichte eines Wunsches versteht Christman nicht im Sinne eines Identifikationsprozesses auf höherer Reflexionsebene, sondern negativ als ‚Nicht-Zurückweisung' („non-alienation") der Aneignungsgeschichte,[272] nicht nur auf kognitiver, sondern auch auf affektiver Ebene. „Sich entfremdet fühlen" bedeutet hingegen,

> to resist and reject values in light of one's history and social situation. The key element of such alienation is this resistance, the anxious sense that the factor in question is constraining, that it undercuts one's settled motivational frame and sense of the validity of that frame (given surrounding conditions). This resistance, again, has both affective and cognitive components, and both are required.[273]

Christman zufolge ersetzt die Bedingung der Nicht-Zurückweisung die Identifikations- und damit die Authentizitätsbedingung hierarchischer Theorien.[274] Der Prozess der Auseinandersetzung und Nicht-Zurückweisung muss zwei Kriterien erfüllen: Zum einen darf er nicht durch Einflüsse beeinträchtigt sein, die Selbstreflexion unterbinden. Dazu zählen unter anderem

---

271 Schwach externalistische oder vermittelnde Theorien versuchen laut Monika Betzler, internalistische Bedingungen an objektive oder äußere Standards zu knüpfen (vgl. Betzler 2016, 271). Vgl. auch Seidel 2016, 128f., 148.

272 Vgl. Christman 2009, 143f.

273 Christman 2009, 144.

274 Vgl. Christman 2005, 279. Zur Kritik an der Identifikationsbedingung vgl. ebd., 279f.

unkontrollierbare Gefühle,[275] halluzinogene Drogen, physischer oder psychischer Zwang und fehlender Zugang zu grundlegender Bildung.[276] Zum anderen muss der Reflexionsprozess in einem minimalen Sinne rational und frei von Selbsttäuschung sein.[277] Mit minimaler Rationalität meint Christman, dass die eigenen Wünsche und Überzeugungen nicht offenkundig inkonsistent sein und auf Fehlschlüssen beruhen dürfen. Und Selbsttäuschung oder Selbstbetrug liegt dann vor, wenn eine Person sich aktiv weigert, Tatsachen als wahr anzuerkennen, von denen sie eigentlich weiß, dass sie wahr sind, um weiterhin an Überzeugungen, die sie haben möchte, festhalten zu können.[278] Dies ist beispielsweise der Fall, wenn eine Patientin nicht wahrhaben möchte, dass sie Krebs hat, obwohl sie weiß, dass ihre Ärztin fachlich kompetent ist und in der Regel richtige Diagnosen stellt.[279] Für eine unverstellte Selbstwahrnehmung ist demnach erforderlich, dass sich eine Person jederzeit die eigenen Überzeugungen, Wünsche und Handlungsgründe bewusst machen kann.[280] Diese Bedingung bezeichnet Christman auch als Kompetenzbedingung.[281]

Um den Vorwurf vorwegzunehmen, sein Autonomieverständnis sei zu anspruchsvoll, betont Christman, dass wir nicht bei all unseren Überzeugungen, Wünschen und Werten den Aneignungsprozess reflektieren und befürworten müssen, damit sie als autonom gelten können. Er sieht selbst ein, dass dies eine unrealistische Forderung darstellt. Folglich macht er die Einschränkung, dass eine hypothetische und fragmentarische Reflexion ausreichend ist und auch für habitualisiertes und damit im Einzelnen nicht reflektiertes Leben Raum sein muss.[282] Aus den vorausgehenden Überlegungen ergibt sich damit folgende Definition von Autonomie nach Christman:

> Autonomy involves competence and authenticity; authenticity involves non-alienation upon (historically sensitive, adequate) self-reflection, given one's diachronic practical identity and one's position in the world.[283]

---

275   Christman nennt Wut als ein Beispiel (vgl. Christman 2009, 147).
276   Vgl. Christman 2009, 146f., und Christman 1991, 17f. Vgl. auch Mackenzie 2008, 520.
277   Vgl. Christman 1991, 11.
278   Vgl. Christman 1991, 17.
279   Vgl. Becker 2019, 252.
280   Vgl. Christman 1991, 16f.
281   Vgl. Christman 2005, 279.
282   Christman spricht von „automatic life" (vgl. Christman 2005, 279, 154, 155f., und Christman 2009, 140).
283   Christman 2009, 155.

Mehrwert

Ein Hauptmotiv für die Entwicklung seines eigenen Ansatzes war für Christman, die Probleme der klassisch hierarchischen Theorien, insbesondere das *Regress-* und das *Manipulationsproblem*, zu umgehen.[284] Eine Vermeidung dieser Probleme würde natürlich auch einen Mehrwert für ein medizinethisches Autonomieverständnis darstellen.

Weder das Standardmodell noch rein internalistische Autonomietheorien blicken für die Autonomiebewertung eines Wunsches, einer Entscheidung oder Überzeugung auf deren Entstehungsgeschichte. So muss gemäß der Freiwilligkeitsbedingung der *three-condition theory* lediglich sichergestellt sein, dass das Handeln und Entscheiden einer Person *gegenwärtig* weder Zwang noch Manipulation unterliegt. Auf diese Weise bleibt unberücksichtigt, dass auch der *längerfristige* Aneignungsprozess, der oftmals hinter handlungsleitenden und entscheidungsrelevanten Überzeugungen steht, das Resultat von Fremdbestimmung und Manipulation sein kann.

Während Frau H.s Therapieverzicht nach der *three-condition theory* als autonom gelten kann, da sie *aktuell* weder direktem Zwang noch offensichtlicher Manipulation ausgesetzt ist, intentional handelt und sämtliche Informationen verstanden hat, ist dieses Urteil ausgehend von Christmans Theorie meines Erachtens anzuzweifeln. Es ist zusätzlich zu prüfen, ob die Aneignungsgeschichte der Überzeugungen, die hinter Frau H.s Therapieablehnung stehen, von ihr rückblickend gutgeheißen wird. Die Zustimmung von Frau H. ist allerdings für sich genommen nicht ausreichend für die Autonomiezuschreibung. Diese muss das Ergebnis eines Reflexionsprozesses sein, der frei von Selbsttäuschung und die Selbstreflexion behindernden Faktoren – beispielsweise Wahnvorstellungen oder unkontrollierbaren Gefühlen – ist. Angesichts des starken Einflusses, den ihr Ehemann und das traditionelle Frauenbild auf Frau H.s Selbstwahrnehmung haben,[285] und in Folge der aktuellen Zurückweisung durch ihren Mann ist infrage zu stellen, ob Frau H. zu einer Reflexion imstande ist, die Christmans Anforderungen entspricht.

Für Patientinnen, die diesen Anforderungen gerecht werden, kann die Reflexion der Entstehungsgeschichte langjähriger Überzeugungen meines Erachtens persönlich hilfreich sein. Sie kann helfen, Distanz zu den eigenen Überzeugungen herzustellen und sie angesichts ihres Aneignungsprozesses neu zu bewerten und gegebenenfalls zurückzuweisen. Kann eine Patientin

---

284   Vgl. Christman 1991, 2, 18–22, und Christman 2009, 146.

285   Schließlich geht es in ihrem Fall nicht um irgendeine alltägliche Entscheidung, die sie angesichts dieser Überzeugungen zurückweist, sondern um eine Entscheidung über ihr Weiterleben.

diese Distanz nicht herstellen, ist dies für Außenstehende zumindest ein hilf-
reicher Hinweis darauf, dass ihre Überzeugungen und Wünsche möglicherweise nicht autonom sind. Die entscheidende Frage ist dann natürlich, wie
mit dieser Erkenntnis umzugehen ist. Im besten Fall kann eine Patientin
wie Frau H. mithilfe von Gesprächen doch noch zur erforderlichen Distanz
befähigt werden. Unter welchen Bedingungen es gerechtfertigt sein kann, zur
Förderung der Autonomie einer Patientin in ihr Handeln und Entscheiden einzugreifen, werde ich im Rahmen des Paternalismuskapitels diskutieren (siehe
Abschnitt 3.2.2). Für den Moment aber möchte ich festhalten, dass es Christmans Ansatz zweifellos häufiger gelingen wird als den klassisch hierarchischen
Theorien oder dem Standardmodell, Einstellungen und Entscheidungen zu
identifizieren, die das Resultat von Fremdbestimmung und Manipulation sind.

Weil Christman mit der Bedingung der Nicht-Zurückweisung eine Art
Identifikationsbedingung einführt, die ohne eine höhere Reflexionsebene
auskommt, kann er außerdem das *Regressproblem* umgehen.[286] Erfüllt der
Bewertungsprozess eines Wunsches die beiden Bedingungen minimaler
Rationalität und angemessener Selbstwahrnehmung und empfindet die Per-
son keinen Widerstand gegenüber dessen Aneignungsgeschichte, so ist der
Wunsch autonom und bedarf keiner weiteren Reflexion.[287]

Mit seinem Ansatz macht Christman demnach auf einen Faktor aufmerksam, den weder das Standardmodell noch rein internalistische Theorien
berücksichtigen, der jedoch fraglos die Autonomiebewertung unterstützen
kann. Doch handelt es sich bei der Nicht-Zurückweisung der Entstehungsgeschichte von Wünschen und Überzeugungen um eine notwendige Autonomiebedingung, die in ein medizinethisches Autonomieverständnis
integriert werden sollte?

Schwierigkeiten
Diese Frage ist meines Erachtens aus mehreren Gründen zu verneinen. *In der
Regel* würden wir Aneignungsarten von Wünschen und Überzeugungen, die
das Ergebnis von Manipulation und Fremdbestimmung sind, zurückweisen.
Wird man beispielsweise unfreiwillig hypnotisiert und besitzt in der Folge
religiöse Überzeugungen, die man zuvor nie hatte, so würde man in einer
anschließenden Reflexion die Hypnose – und aller Wahrscheinlichkeit nach
auch die religiösen Überzeugungen – nicht gutheißen.[288] Das setzt jedoch vor-

---

286 Seidel zeigt dagegen auf, dass auch Christmans Ansatz das *Regressproblem* nicht ver-
     meiden kann (vgl. Seidel 2016, 152f.).
287 Vgl. Christman 1991, 18f., 22.
288 Vgl. Sjöstrand/Juth 2014, 121.

aus, dass man überhaupt in die Lage kommt, Überzeugungen zu reflektieren, die das Ergebnis eines manipulativen Aneignungsprozesses sind. Ich muss also erkennen, dass mir diese Überzeugungen durch Hypnose zu eigen wurden. Außerdem können Wünsche und Überzeugungen im Selbstbild einer Person so stark verankert sein, dass die Frage nach ihrer Entstehung gar nicht aufkommt.[289] Auch bei Frau H. kann dies der Fall sein, gehen wir davon aus, dass sie seit ihrer Kindheit gemäß dem Ideal eines traditionellen Frauenbildes erzogen wurde und stets nach diesem gelebt hat. Darüber hinaus ist es nicht bei allen Wünschen und Überzeugungen möglich, eine eindeutige Entstehungsgeschichte zu identifizieren. Einige sind das Ergebnis verschiedener Einflüsse, von denen wir manche zurückweisen würden, andere jedoch nicht.[290]

Damit verbunden ist die generelle Frage, ob es für die Autonomie eines Wunsches nicht eher auf die Einstellung ihm gegenüber und nicht gegenüber seiner Entstehungsgeschichte ankommt.[291] So ist denkbar, dass eine Person die Entstehungsgeschichte eines Wunsches oder einer Überzeugung zurückweist, sich aber hinsichtlich des Wunsches oder der Überzeugung selbst authentisch fühlt. Stellen wir uns etwa eine Pianistin vor, die ihren Beruf liebt, sich mit dem Wunsch, die meiste Zeit ihres Lebens am Klavier zu verbringen, identifiziert und auch der Meinung ist, dass ihre Eltern ihr Talent richtig erkannt haben. Dass sie von diesen als Kind zum Klavierspielen gezwungen wurde, lehnt sie jedoch zutiefst ab – auch wenn hieraus letztlich ihr Wunsch, ihr Talent beruflich zu verwirklichen, überhaupt erst entstehen konnte. Eine repressive Aneignungsgeschichte schließt demnach nicht aus, dass eine Person sich hinsichtlich der daraus resultierenden Überzeugungen, Einstellungen oder Vorlieben authentisch fühlen kann.[292]

---

289   Vgl. Betzler 2016, 276, und Stoljar 2000, 101f.

290   Vgl. Meyers 2005, 42. Um ein Beispiel aus dem medizinischen Kontext zu nennen: Stellen wir uns vor, eine Patientin, die jahrelang unter einer Anorexie litt, besitze nach wie vor den starken Wunsch, sich viel zu bewegen und täglich Sport zu treiben. War sie bereits vor ihrer Erkrankung ein sportlicher Mensch und hatte Freude an Bewegung, so mag es für sie eine Herausforderung sein, die Motivation hinter ihrem Wunsch klar zu identifizieren.

291   Die Sichtweise, dass die Nicht-Zurückweisung der *Entstehungsgeschichte* von Wünschen und Überzeugungen für Autonomie relevant ist, vertritt Christman in seinem 1991 erschienen Aufsatz „Autonomy and personal history". In späteren Arbeiten (unter anderem Christman 2005 und 2009) modifiziert er sie: Entscheidend ist die Nicht-Zurückweisung von Wünschen und Überzeugungen *im Lichte ihrer Entstehungsgeschichte* (vgl. hierzu auch Seidel 2016, 150f., und Taylor 2005, 27, Anm. 37).

292   Vgl. Taylor 2009, 13, Taylor 2005, 10f., und Seidel 2016, 130f. Umgekehrt ist vorstellbar, dass eine Person zwar die Vorgeschichte einer Überzeugung oder eines Wunsches angemessen reflektiert hat und sie nicht zurückweist, wir ihr aber hinsichtlich der Überzeugung oder des Wunsches selbst keine Autonomie zuschreiben würden (vgl. Seidel 2016, 151). Alfred Mele führt in diesem Zusammenhang das Beispiel einer Suchtexpertin an, die sich nach

Die reflexive Annahme der Aneignungsgeschichte von Wünschen, Überzeugungen und Einstellungen kann aufgrund dieser Schwierigkeiten nicht als
notwendige Bedingung von Patientenautonomie gelten. In der Einschätzung
der Autonomie in Zweifelsfällen und in der gemeinsamen Reflexion mit der
Patientin kann dem Kriterium hingegen durchaus eine wichtige Bedeutung
zukommen.

Doch selbst wenn eine Person weder ihre Überzeugungen noch deren Entstehungsgeschichte zurückweist, können wir nach wie vor Zweifel an der
Autonomie dieser Überzeugungen haben; denn Christmans Ansatz lässt unberücksichtigt, dass weitere Faktoren im Umfeld einer Person ihre Autonomie
unterminieren können.[293] Selbst wenn Frau H. ihre Überzeugungen auf minimal rationale Weise und frei von Selbsttäuschung reflektiert hat, ändert dies
nichts an der Tatsache, dass diese Überzeugungen zu ihrer Unterdrückung
beitragen. Christmans Ansatz folgend kann sich eine Person demnach reflexiv
zu einem Leben in Unterdrückung bekennen.[294] Allerdings scheinen sowohl
die sozialen Beziehungen, in die Frau H. eingebettet ist, als auch der Inhalt
ihrer Überzeugungen einem autonomen und unabhängigen Leben entgegen-
zustehen. Diese beiden Aspekte werden von sozial-relationalen Autonomietheorien hervorgehoben, einem weiteren Typus externalistischer Theorien,
den ich nun thematisieren möchte.

1.3.2.2.2 *Sozial-relationale Theorien der Autonomie*
Ausgehend von der Kritik an einem rein individualistischen Autonomiever-
ständnis und der Tatsache, dass wir soziale Wesen sind, die ihre Autonomie
gewöhnlich im Rahmen sozialer Kontexte ausüben, richten sozial-relationale
Autonomietheorien ihren Fokus über Christmans sozial-geschichtliche
Bedingung hinausgehend auf soziale Beziehungen und gesellschaftliche
Einflüsse.[295] Da es sehr unterschiedliche Theorievarianten gibt, sprechen

---

sorgfältiger Reflexion dazu entscheidet, sich bewusst den Wunsch nach Heroin anzu-
eignen, um bestimmte suchtbedingte Phänomene selbst erleben zu können. Sie schafft
es schließlich, diesen Wunsch zu besitzen. Im Rahmen einer Reflexion, die Christmans
Bedingungen erfüllt, weist sie die Aneignungsgeschichte des Wunsches nicht zurück.
Dennoch wird sie jetzt durch den Wunsch nach Heroin kontrolliert und kann sich nicht
mehr von ihm lösen (vgl. hierzu Mele 1993, 273–275).

293   Vgl. Betzler 2016, 276.
294   Vgl. Mackenzie 2008, 521f.
295   Vgl. Specker Sullivan/Niker 2018, 653, und Childress 2017, 53. In der Literatur werden die
       Theorien teils als „sozial-relational" und teils als „relational" bezeichnet. Im Folgenden
       werde ich beide Bezeichnungen synonym verwenden. Für das Verhältnis der feministi-
       schen Philosophie zur Autonomiethematik vgl. Friedman 2003, 81–97.

Mackenzie und Natalie Stoljar von einem „umbrella term".[296] Trotz der Unterschiede liegt den verschiedenen Ansätzen eine gemeinsame Überzeugung zugrunde: „These perspectives are premised on a shared conviction, the conviction that persons are socially embedded and that agents' identities are formed within the context of social relationships and shaped by a complex of intersecting social determinants, such as race, class, gender, and ethnicity."[297]

Dass soziale Beziehungen Auswirkungen auf unsere Autonomie haben, würde weder das Standardmodell noch Christmans schwach externalistischer Ansatz bestreiten.[298] Selbst rein internalistische Theorien erkennen an, dass soziale Beziehungen unsere Autonomieausübung einerseits unterstützen können, etwa durch Erziehung und Interaktion, und sie andererseits behindern können, beispielsweise durch Zwang und Manipulation.[299] Sie berücksichtigen die *kausale* Bedeutung sozialer Beziehungen für unsere Autonomie.[300] Demgegenüber erachten einige sozial-relationale Ansätze soziale Beziehungen als *konstitutiv* für Autonomie, das heißt, bestimmte soziale Beziehungen, Umstände und Verhältnisse gelten *für sich genommen* als entscheidend für die Autonomie einer Handlung, Entscheidung oder Person. Sie besitzen gewissermaßen eine ‚definitorische' Bedeutung für Autonomie.[301]

Aus diesem Grund werden sozial-relationale Theorien häufig im Kontext substantieller Autonomietheorien vorgestellt.[302] Im Gegensatz zu prozeduralen und inhaltsneutralen Theorien stellen substantielle Theorien inhaltliche Bedingungen auf, die eine Entscheidung, Handlung oder Lebensweise erfüllen muss, um als autonom gelten zu können.[303] Und diese Vorgaben können relationaler Art sein, also das soziale Umfeld einer Person oder die Anerkennung, die sie von anderen erfährt, betreffen. Allerdings sind substantielle Theorien nicht mit sozial-relationalen Theorien gleichzusetzen: denn es gibt einerseits

---

296   Vgl. Mackenzie/Stoljar 2000, 4.

297   Mackenzie/Stoljar 2000, 4. Vgl. auch Westlund 2009, 42.

298   Vgl. Christman 2009, 185f.

299   Für Beispiele vgl. Friedman 2003, 87–91.

300   Vgl. Stoljar 2022 und Specker Sullivan/Niker 2018, 653. Laura Specker Sullivan und Fay Niker verweisen jedoch zu Recht darauf, dass internalistische Autonomietheorien häufig einseitig auf sozial-relationale Einflüsse blicken und diese vor allem als Bedrohung für Autonomie ansehen (vgl. ebd., 653f.).

301   Vgl. Seidel 2016, 131, Baumann 2008, 445, 447f., und Stoljar 2022. Konstitutiv relationale Theorien werden auch als „intrinsisch relational" bezeichnet (vgl. Mackenzie/Stoljar 2000, 22).

302   Vgl. Becker 2019, 175f., Betzler 2016, 276f., und Stoljar 2022.

303   Die ‚Substanz' im Sinne des Gehalts oder Inhalts einer Entscheidung, Handlung oder Lebensweise muss die für Autonomie ‚richtige' sein – daher die Bezeichnung als „substantiell" (vgl. Seidel 2016, 107).

sozial-relationale Theorien, die keine inhaltlichen Vorgaben für Autonomie aufstellen, und andererseits substantielle Theorien, deren inhaltliche Vorgaben sich nicht auf das soziale Umfeld einer Person beziehen.[304]

Um ein möglichst breites Spektrum abzudecken, möchte ich daher im Folgenden zwei sozial-relationale Theorien vorstellen, die substantielle Kriterien aufstellen, und eine sozial-relationale Theorie, deren Vorgaben lediglich formaler Art sind. Hierbei werde ich analog zum vorausgehenden Punkt sowohl auf den Mehrwert als auch auf die Schwierigkeiten der Theorien im medizinethischen Kontext eingehen und auf Frau H.s Beispiel Bezug nehmen. Im Anschluss daran möchte ich weiterführende Aspekte eines sozial-relationalen Autonomieverständnisses diskutieren, die mir über die drei vorgestellten Theorien hinaus mit Blick auf den medizinethischen Kontext relevant erscheinen.

1.3.2.2.2.1   Anerkennungstheorien

Um die Autonomie von Frau H.s Therapieablehnung zu prüfen, können wir, wie aufgezeigt, nach ihrer Einstellung gegenüber der Entstehungsgeschichte entscheidungsrelevanter Überzeugungen fragen. Alternativ könnten wir die Einstellungen betrachten, die Frau H. sich selbst gegenüber besitzt, sogenannte selbstbezogene Einstellungen. Hiermit sind Einstellungen und Haltungen gemeint, die Frau H.s Selbstwahrnehmung betreffen[305] – und nicht reflexive Einstellungen im Sinne rein internalistischer Autonomietheorien. Nimmt sich Frau H. etwa als gleichberechtigte und sozial anerkannte Akteurin wahr? Wie steht es um ihre Selbstachtung, ihr Selbstvertrauen oder ihr Selbstwertgefühl?

Hierin liegt die Grundidee sogenannter Anerkennungstheorien, die in einem schwachen Sinne als substantiell gelten können. Sie stellen keine direkten inhaltlichen Vorgaben auf, die autonome Lebensweisen, Handlungen und Entscheidungen aufweisen müssen, zum Beispiel dass diese den Wert der Autonomie zum Ausdruck bringen. Indem Anerkennungstheorien bestimmte selbstbezogene Haltungen und Einstellungen als konstitutiv für Autonomie erachten, schränken sie jedoch indirekt den Inhalt autonomer Überzeugungen ein. So stehen bestimmte Überzeugungen der Entwicklung und Aufrechterhaltung autonomieförderlicher selbstbezogener Einstellungen

---

304   Substantielle Vorgaben können beispielsweise auch objektivistische oder epistemische Standards betreffen (vgl. Betzler 2016, 277, und Betzler 2013, 28f.). Bernard Berofsky etwa führt eine Objektivitätsbedingung für Autonomie ein, die voraussetzt, dass autonome Personen die Welt so sehen und so auf sie reagieren, wie sie wirklich ist (vgl. Berofsky 1995 und Berofsky 2005). Ein weiteres Beispiel für ein substantielles Autonomiekriterium ist die Bedingung der ausreichenden Zahl angemessener Handlungsoptionen, die etwa Joseph Raz, Susan J. Brison und Oshana vertreten (siehe Anm. 324, S. 99).

305   Im Folgenden bezeichne ich diese Einstellungen als „selbstbezogene Einstellungen".

entgegen. Glaubt eine Person etwa, dass eine anerkennenswerte Akteurin bestimmte Fähigkeiten besitzen muss, und ist sie zugleich fest davon überzeugt, diese selbst nicht zu besitzen, so wird sie sich nicht als würdige Akteurin wahrnehmen.[306]

Joel Anderson und Axel Honneth zufolge handelt es sich bei den für Autonomie erforderlichen Haltungen um Selbstvertrauen („self-trust"), Selbstrespekt („self-respect") und Selbstachtung („self-esteem"). Zwar sind dies mentale Einstellungen, doch ihre Entwicklung und Aufrechterhaltung ist wesentlich von den Einstellungen und der Anerkennung anderer Personen abhängig, weshalb es sich um externe Autonomiebedingungen handelt.[307] Ohne Selbstrespekt und -achtung ist es laut Anderson und Honneth nicht möglich, einen Sinn für die eigene Autorität zu entwickeln und sich als Autorin des eigenen Lebens zu begreifen. Wie Selbstrespekt und -achtung ist auch Selbstvertrauen eine Eigenschaft, die nur im Rahmen zwischenmenschlicher, insbesondere inniger, Beziehungen aufgebaut und erhalten werden kann. Folglich bedrohen vor allem Vergewaltigungen und sonstige Gewaltanwendung im Rahmen persönlicher Beziehungen die Entwicklung dieser für Autonomie so bedeutenden selbstbezogenen Haltung.[308]

Paul Benson vertritt eine ähnliche Position: Damit eine Akteurin als autonom gelten kann,[309] reicht es nicht aus, dass sie sich auf reflexive Weise mit ihren eigenen Wünschen und Handlungen identifiziert. Sie muss sich vielmehr würdig fühlen zu handeln und den eigenen Status als achtenswerte Akteurin anerkennen. Denn nur so kann sie Vertrauen in die eigene Handlungskompetenz entwickeln. Das Bewusstsein für den Wert der eigenen Handlungsfähigkeit kann beispielsweise durch das Gefühl der Scham, das oftmals einen Zustand der Hilflosigkeit hervorruft, oder durch Versklavung, die mit sozialer Degradierung einhergeht, verloren gehen. Diese Beispiele verweisen darauf, dass für das eigene Selbstwertgefühl ebenfalls das Verhalten anderer einem selbst gegenüber entscheidend ist. Eine Person, die sich nicht als gleichwertige Akteurin in zwischenmenschlichen Beziehungen erlebt, erhält den Eindruck, den normativen Ansprüchen anderer an ihr Handeln

---

306   Vgl. Benson 1994, 664, Mackenzie/Stoljar 2000, 20f., Stoljar 2022 und Mackenzie 2008, 512, 514.

307   Vgl. Betzler 2016, 276, Seidel 2016, 173f., und Mackenzie 2008, 526.

308   Vgl. Anderson/Honneth 2005, 127–137, 144f.

309   Auch wenn Benson selbst von „free agency" und nicht von „autonomous agency" spricht, wird seine Theorie im Rahmen der Autonomiedebatte diskutiert. Um konsistent zu bleiben, ist daher im Folgenden weiterhin von Autonomie und nicht von Freiheit die Rede (siehe S. 7). In einem früheren Paper vertritt Benson ein stark substantielles Autonomieverständnis (vgl. Benson 1991 und siehe Abschnitt 1.3.2.2.2.4).

nicht gerecht zu werden.[310] Sich selbst als gleichwertige Akteurin wahrzunehmen, hilft indessen dabei, sich gegenüber anderen abzugrenzen und
eigene Überzeugungen und Wertvorstellungen auszubilden.

Die Hauptaussage der Anerkennungstheorien ist meines Erachtens überzeugend: Wer sich selbst vertraut und als anerkennenswerte und würdige
Akteurin wahrnimmt, wird eher an die eigene Handlungs- und Gestaltungs-
fähigkeit glauben und für eigene Bedürfnisse, Wünsche und Überzeugen ein-
treten. Dies sind fraglos Eigenschaften, die wir gewöhnlich mit autonomen
Personen und einer autonomen Lebensführung assoziieren.[311] Im Folgenden
werde ich den Mehrwert und die Schwierigkeiten der Anerkennungstheorien
hinsichtlich medizinethischer Fragestellungen und Probleme diskutieren und
hierzu erneut auf den Fall von Frau H. zurückkommen.

Mehrwert

Dass Selbstvertrauen, -achtung und -wertschätzung wesentlich für Autonomie sind, scheint intuitiv plausibel zu sein. Ausgehend von dieser Annahme
muss Frau H.s Autonomiefähigkeit als eingeschränkt gelten, da sie ein Leben
ohne ihren Ehemann für wertlos erachtet. Innerhalb ihres sozialen Umfelds
scheint sie nicht die Anerkennung erfahren zu haben, die nötig ist, um ein von
anderen unabhängiges Selbstwertgefühl zu entwickeln und das nötige Selbstvertrauen aufzubauen, sich auch ohne ihren Mann eine wertvolle Zukunft vorstellen zu können.[312] Körperliche Einschränkungen und damit verbundene
Schamgefühle können sich darüber hinaus negativ auf ihr Selbstwertgefühl
auswirken.

Lediglich die Kriterien des IC oder der *three-condition theory* abzufragen
würde demnach der besonders vulnerablen Situation, in der sich Frau H.
befindet, nicht gerecht. Ein Mangel an Selbstwertschätzung, -achtung
oder -vertrauen ist ein Hinweis darauf, dass eine Patientin in der Wahrnehmung
ihrer Autonomie auf Hilfe angewiesen ist, d.h., dass der Respekt der Autonomie im Sinne autonomiebefähigender Pflichten verstanden werden muss.
In Frau H.s Fall könnte der Respekt darin bestehen, ihre aktuelle Perspektive
zwar anzuerkennen, aber ihr zugleich eine alternative Perspektive auf ihre
Situation aufzuzeigen und ihr mithilfe von Angehörigen Gründe aufzuzeigen,

---

310   Vgl. Benson 1994, 650f., 655–664. Vgl. auch Mackenzie/Stoljar 2000, 20f.

311   Die autonomieförderliche Kraft bestimmter selbstbezogener Einstellungen wird auch
      aus einer feministischen Motivation heraus hervorgehoben, unter anderem von Robin
      Dillon und Trudy Govier (vgl. Dillon 1992 und Govier 1993). Carolyn McLeod, Sherwin
      und Mackenzie zeigen darüber hinaus den Mehrwert der Anerkennungstheorien für die
      Medizinethik auf (vgl. McLeod/Sherwin 2000 und Mackenzie 2008).

312   Vgl. Mackenzie 2008, 525f.

weshalb es sich lohnt, weiterzuleben. Solange dies mit der nötigen Sensibilität und mit dem Ziel geschieht, Frau H.s Autonomiefähigkeit zu stärken, muss dieser Versuch nicht paternalistisch sein.[313]

Mit ihrem Fokus auf selbstbezogene Einstellungen liefern die Anerkennungstheorien demnach nicht nur hilfreiche Anhaltspunkte dafür, dass eine Patientin möglicherweise nicht autonom handelt und entscheidet, sondern sie können darüber hinaus die Spezifikation positiver Autonomiepflichten unterstützen. Mit Patientinnen wie Frau H., denen es offensichtlich an Selbstwertschätzung, -vertrauen und -achtung mangelt, sollten wir nicht nur besonders sensibel umgehen, sondern sie auch in der Entwicklung autonomieförderlicher Einstellungen sich selbst gegenüber unterstützen. Inwieweit dies noch die Aufgabe von Ärztinnen sein kann, ist eine Frage, deren Beantwortung auch von der Definition des ärztlichen Aufgabenbereichs und von der Gewichtung unterschiedlicher ärztlicher Tätigkeiten abhängt.

Dass Selbstachtung, -wertschätzung und -vertrauen die eigene Autonomie stärken, steht meines Erachtens außer Frage und würde wahrscheinlich auch von Beauchamp und Childress sowie Vertreterinnen internalistischer Autonomietheorien befürwortet werden. Allerdings sind diese selbstbezogenen Haltungen den Anerkennungstheorien folgend nicht nur autonomieunterstützend, sondern konstitutiv für Autonomie, und diese Behauptung ist mit Schwierigkeiten verbunden.

Schwierigkeiten

Zum einen ist denkbar, dass eine Person über ein gutes Selbstwertgefühl sowie ausreichendes Selbstvertrauen verfügt und dennoch nicht als autonom gelten kann, weil sie die notwendigen Kompetenzen dafür nicht besitzt, beispielsweise unfähig ist, Informationen zu verstehen und auf ihre Situation anzuwenden.[314] Der Besitz von Selbstvertrauen, Selbstachtung und einem guten Selbstwertgefühl ist demnach nicht hinreichend für Autonomie.

Zum anderen sollte man einer Person meines Erachtens nicht vorschnell Autonomie absprechen, weil man Zweifel an ihrem Selbstwertgefühl oder -vertrauen hat. Auch wenn das Leben einer Person, deren Selbstwertgefühl von anderen abhängig ist, der Realisierung globaler Autonomie entgegensteht, kann sie hinsichtlich einzelner Entscheidungen, Handlungen

---

313 Vgl. Mackenzie 2008, 528. Specker Sullivan und Niker argumentieren auf ähnliche Weise. Unter dem Begriff des „Maternalismus" thematisieren sie Eingriffe in das Handeln und Entscheiden anderer, die mit der notwendigen Sensibilität für die Autonomie der betroffenen Person einhergehen (vgl. hierzu Specker Sullivan/Niker 2018 und Specker Sullivan 2016).

314 Für ähnliche Kritik vgl. Christman 2009, 182f.

und Lebensbereiche durchaus autonom sein. Zu hohe Anforderungen an die selbstbezogenen Einstellungen einer Person zu stellen, kann paternalistisches Handeln begünstigen und Personen, die ohnehin bereits unterdrückt werden, zusätzlich in ihrer Autonomieausübung einschränken. Es ist außerdem unklar, wie diese Einstellungen aus der Außenperspektive zu prüfen sind und welcher Maßstab hierbei anzulegen ist. Besitzt man selbst ein überdurchschnittliches Selbstwertgefühl, so mag es ungerechtfertigt sein, diesen Maßstab auch an andere anzulegen. Es muss demnach geklärt werden, welches Maß an Selbstwertschätzung für Autonomie erforderlich ist. Hinzu kommt, dass die Entwicklung eines guten Selbstwertgefühls, von Selbstachtung und -vertrauen ein jahrelanger Prozess ist, der von einer Patientin wie Frau H. nicht im Rahmen eines Gesprächs nachgeholt werden kann.

Entsprechend der sozial-geschichtlichen Bedingung Christmans gilt demnach auch mit Blick auf Bedingungen, die die selbstbezogenen Einstellungen von Personen betreffen, dass diese weder als hinreichende noch als notwendige Voraussetzungen von Autonomie gelten können. Dennoch halte ich ihre Berücksichtigung auch im medizinischen Kontext für sinnvoll. Zweifel am Selbstwertgefühl, der Selbstachtung oder dem Selbstvertrauen einer Patientin können ein Hinweis darauf sein, dass sie in der Wahrnehmung ihrer Autonomie auf Unterstützung angewiesen ist. Wie die Stärkung autonomieförderlicher Einstellungen in der Praxis auf nicht paternalistische Weise umgesetzt werden kann, ist allerdings noch zu klären.

Ausgehend von den Anerkennungstheorien ist Frau H.s Autonomie angesichts der selbstbezogenen Einstellungen, die sie in Folge mangelnder Anerkennung besitzt, in jedem Fall infrage zu stellen. Die Aufgabe des Gesundheitspersonals bestünde dann darin, sie in dem Gefühl, eine gleichberechtigte und würdige Akteurin zu sein, zu bestärken, und ihr alternative Handlungsmöglichkeiten aufzuzeigen. Hierdurch könnte sie möglicherweise zu einer autonomeren Entscheidung gelangen. Wir können jedoch weiterhin Zweifel an Frau H.s Autonomie haben, etwa aufgrund der *Tatsache, dass* sie ein unterdrücktes Leben führt. Sie müsste sich dann nicht nur von autonomieunterminierenden selbstbezogenen Haltungen, sondern auch von den unterdrückerischen Beziehungen selbst befreien.[315] Dies zumindest ist die Argumentation, die Marina Oshanas sozial-relationaler Theorie zugrunde liegt, der ich mich nun zuwenden werde.

---

315   Dafür, dass schwach substantielle Autonomiekriterien nicht ausreichen, argumentiert unter anderem Stoljar (vgl. Stoljar 2000).

1.3.2.2.2.2   Oshanas sozial-relationaler Ansatz

Das soziale Umfeld und die sozialen Beziehungen einer Person stehen im Mittelpunkt der sozial-relationalen Autonomietheorie Oshanas, der zufolge es sich bei Autonomie um ein *globales* und *konstitutiv soziales* Phänomen handelt:[316]

> Autonomy is a condition of persons constituted in large part by the social relations people find themselves in and by the absence of other social relations. Autonomy is not a phenomenon merely enhanced or lessened by the contingencies of a person's social situation; social relations do not just causally facilitate or impair the exercise of autonomy. Rather, appropriate social relations form an inherent part of what it means to be self-directed.[317]

Dass Beziehungen und gesellschaftliche Umstände nicht nur kausal, sondern konstitutiv für Autonomie sind, zeigt Oshana mithilfe von Beispielen auf, in denen wir Personen intuitiv keine Autonomie zusprechen würden, obwohl diese sämtlichen Kriterien internalistischer Autonomietheorien gerecht werden und mit ihrer Lebensweise auch zufrieden sind. Folglich kann der Grund für den Autonomiemangel nur in äußeren Umständen zu finden sein. In ihren Beispielen sind dies im Wesentlichen unterdrückerische oder manipulative Beziehungen und übernommene Rollenbilder, die Menschen daran hindern, unabhängig von der Meinung anderer oder losgelöst von traditionellen Erwartungen zu handeln, zu entscheiden und zu leben.[318]

Zu den Beispielfällen zählt auch das in der Autonomiedebatte viel diskutierte Beispiel der Selbstversklavung: Eine Person entscheidet sich freiwillig, im Einklang mit ihren Wertvorstellungen und autonom (im Sinne internalistischer Theorien) für ein Leben in Sklaverei. Auch wenn die Entscheidung als autonom gelten kann und die Person zufrieden mit ihrem Leben ist, so Oshana, verliert die Person in der Folge ihre Autonomie: denn der *Zustand,* in dem sie sich nun befindet, ist einer der Unterdrückung, der ihr keinerlei

---

316 Oshana beschäftigt sich mit der Frage, was es heißt, eine autonome Akteurin zu sein. Aus diesem Grund betrachtet sie nicht die Autonomie einzelner Entscheidungen oder Handlungen, sondern konzentriert sich auf Autonomie im globalen Sinne (vgl. Oshana 2006, viii, 2, 52). Im Beispiel von Frau H. geht es um eine Einzelentscheidung und damit in erster Linie um lokale Autonomie. Allerdings handelt es sich bei der Entscheidung über den Abbruch oder die Fortsetzung der Therapie in Frau H.s Fall um eine zentrale Lebensentscheidung, die in einem unmittelbaren Zusammenhang mit ihrer globalen Autonomie zu sehen ist (siehe S. 52).

317 Oshana 2006, 49. Vgl. auch Oshana 1998, 81.

318 Für die von Oshana diskutierten Beispiele (*Voluntary slavery, The subservient woman/The angel in the house, The conscientious objector, Taliban woman* und *The monk*) vgl. Oshana 1998, 86–93, und Oshana 2006, 53–64.

Kontrolle über ihr eigenes Leben erlaubt. Der freiwilligen Sklavin mangelt es
an Autonomie, nicht weil sie unterdrückt werden möchte, sondern weil sie
unterdrückt *wird*.[319] Für Oshana sind es demnach die *äußeren Umstände*, die
die Autonomie einer Person unterminieren, weil sie ihr die Kontrolle über ihr
Leben nehmen.

Um eine irrtümliche Autonomiezuschreibung im Sklavereibeispiel sowie in
ähnlichen Fällen zu vermeiden, müssen Oshana zufolge daher substantielle
Vorgaben für Autonomie aufgestellt werden, die das soziale Umfeld und die
Beziehungen einer Person betreffen.[320] Konkret muss eine Person unabhängig
von verschiedenen Formen äußerer Unterdrückung, Unterwerfung, des
bedingungslosen Gehorsams oder der Manipulation sein, um als autonom gelten zu können:[321] „In a nutshell, an autonomous individual must not *in fact* be
affected by other persons, by social institutions, or by natural circumstances
in ways that render him incapable of self-control and of living a self-directed
life."[322] Im Gegenteil zu den Anerkennungstheorien vermittelt Oshanas Theorie demnach ein stark substantielles Autonomieverständnis, da bestimmte
Lebensweisen und Umstände als unvereinbar mit Autonomie gelten. Die substantiellen Kriterien beschreiben, wie ein autonomes Leben beschaffen sein
muss – und nicht nur, welche Einstellungen Personen sich selbst gegenüber
besitzen müssen. Auch eine Person, die über ein gutes Selbstwertgefühl und
ausreichend Selbstvertrauen sowie -achtung verfügt, ist Oshanas Theorie folgend nicht autonom, solange sie in einem unterdrückerischen Umfeld lebt.[323]

Ausgehend von ihren Fallbeispielen kommt Oshana zu dem Schluss,
dass neben den Bedingungen der kritischen Reflexion, der prozeduralen Unabhängigkeit und einer ausreichenden Auswahl angemessener

---

319   Vgl. Oshana 1998, 87, 90. Oshana betont, dass es auf die Lebensumstände und nicht auf
      den Inhalt der Wünsche und Überzeugungen ankommt. Sie wendet sich damit gegen
      Thomas Hill, dem zufolge eine Person sich nicht autonom für Selbstversklavung ent-
      scheiden kann (vgl. Hill 1991, 15f.).

320   Folgt man Oshana, so kann sich eine Person autonom für Unterdrückung entscheiden
      (vgl. Oshana 1998, 88). Dies unterscheidet ihren Ansatz von substantiellen Autonomie-
      theorien, deren inhaltliche Vorgaben sich nicht auf das Umfeld einer Person, sondern auf
      den Inhalt von Entscheidungen, Handlungen und Überzeugungen beziehen. Siehe hierzu
      auch Abschnitt 1.3.2.2.2.4.

321   Vgl. Oshana 2006, 49f., 52. Vgl. auch Betzler 2016, 276.

322   Oshana 2005, 184.

323   Meines Erachtens ist anzuzweifeln, ob sich eine Person, die Selbstachtung
      und -wertschätzung besitzt, jemals dazu entschiede, sich selbst zu versklaven. Diese Hal-
      tungen scheinen vielmehr dem Wunsch, sich anderen bedingungslos zu unterwerfen,
      entgegenzustehen.

Handlungsoptionen[324] für Autonomie vier weitere Bedingungen erfüllt sein müssen, die ausschließlich das soziale Umfeld einer Person betreffen: Dieses muss erlauben, dass sich eine Person 1. gegenüber psychischen und physischen Angriffen verteidigen und 2. gegen Beschneidungen ihrer Grundrechte und wirtschaftlichen Rechte wehren kann. Ihr darf 3. nicht ungerechtfertigterweise Verantwortung für die Bedürfnisse, Erwartungen und Schwächen anderer übertragen werden und es muss ihr 4. möglich sein, eigene Werte, Interessen, Bedürfnisse und Ziele zu verfolgen, die sich von jenen, die Einfluss und Autorität über sie haben, unterscheiden dürfen.[325] Um als autonom gelten zu können, reicht es Oshana zufolge jedoch nicht aus, dass diese Bedingungen vorliegen. Vielmehr geht es darum, die eigene Autonomiefähigkeit auch aktiv auszuüben und das eigene Leben selbst zu kontrollieren. Das heißt auch, eigene Werte und Überzeugungen ändern zu können, wenn man sich dazu entscheidet. Unter oppressiven Bedingungen ist dies jedoch nur schwer möglich.[326]

Wie steht es nun angesichts dieser Kriterien um die Autonomie von Frau H.? Und welcher Mehrwert bzw. welche Schwierigkeiten sind mit Oshanas Theorie für ein medizinethisches Autonomieverständnis verbunden?

Mehrwert

Frau H.s Fall ähnelt einem weiteren Beispiel, das Oshana zur Veranschaulichung ihres Autonomieverständnisses diskutiert, dem Beispiel der unterwürfigen Hausfrau Harriet. Wie die freiwillige Sklavin hat sich auch Harriet autonom und in Übereinstimmung mit ihren Wertvorstellungen für ein Leben in Unterdrückung entschieden. Sie ordnet ihre Bedürfnisse stets den Bedürfnissen anderer unter, hat die Kontrolle über ihr Leben abgegeben und trifft keine eigenen Entscheidungen.[327] Wir wissen zu wenig über Frau H., um mit Sicherheit sagen zu können, dass ihre Situation jener von Harriet entspricht. Die Bedeutung, die die Meinung ihres Ehemannes und eines traditionellen Frauenbildes für sie haben, lässt allerdings den Schluss zu, dass auch

---

324 Bei der Autonomiebedingung der ausreichenden und angemessenen Handlungsoptionen handelt es sich ebenfalls um eine externe Bedingung. Neben Oshana fordern auch Raz und Brison, dass einer Person eine ausreichende Zahl angemessener Handlungsoptionen zur Verfügung stehen muss, damit sie als autonom gelten kann (vgl. Raz 1986, 204, und Brison 2000, 285). Da sich Entscheidungen im medizinischen Kontext oftmals gerade dadurch auszeichnen, dass keine oder nur wenige alternative Handlungsmöglichkeiten zu Verfügung stehen (siehe Abschnitt 1.2.1), ist diese Bedingung für eine Explikation von Autonomie für die Medizinethik nur bedingt geeignet (vgl. Pugh 2020, 141, und Becker 2019, 281f.). Für eine ausführliche Diskussion der Bedingung vgl. Seidel 2016, 114–120, 246f.

325 Vgl. Oshana 1998, 94. Vgl. auch Oshana 2006, 86f.

326 Vgl. Oshana 2005, 184, 198f., und Oshana 2006, 2–4, 67, 172.

327 Vgl. Oshana 1998, 89–91. Vgl. auch Baumann 2008, 453.

Frau H. Oshanas Autonomiekriterien folgend in ihrer Autonomie zumindest als eingeschränkt gelten muss. Zwar geht es in ihrem Fall um eine einzelne Entscheidung, während Oshanas Autonomieverständnis ein globales ist, doch die Entscheidung betrifft ihr weiteres Leben und offenbart die Meinung, die Frau H. von sich selbst hat: Ohne ihren Ehemann sei ihr Leben wertlos.[328] Lehnen Patientinnen eine Therapie ab, die mit hoher Wahrscheinlichkeit ihr Leben erhalten würde und auch eine angemessene Lebensqualität verspricht, so ist meines Erachtens einmal mehr nach den Gründen zu fragen.

Nicht nur Zweifel am Selbstwertgefühl, der Selbstachtung oder dem Selbstvertrauen einer Patientin, auch Hinweise darauf, dass sie unterdrückt wird, stellen demnach berechtigte Gründe dar, die Autonomiefähigkeit einer Patientin infrage zu stellen. Hat eine Ärztin den Eindruck, dass eine Patientin von Angehörigen, gesellschaftlichen Erwartungen oder Glaubensgruppen unterdrückt wird, so wäre dies demnach ein berechtigter Anlass, ihre Autonomie nochmals kritisch zu prüfen. Hierauf macht Oshana mit ihrer Theorie meines Erachtens zu Recht aufmerksam. Doch können oppressive Lebensumstände es rechtfertigen, einer Patientin ihre Autonomie abzusprechen?

Schwierigkeiten

Oshanas Autonomieverständnis wird unseren Intuitionen in Fällen der Unterdrückung und der Unterwerfung besser gerecht als internalistische Autonomietheorien oder das Standardmodell.[329] Eine Person, die sich bedingungslos anderen unterwirft und sich nie eigene Urteile bildet, würden wir wohl kaum in einem globalen Sinne autonom nennen wollen, selbst wenn sie hinsichtlich einzelner Entscheidungen lokal autonom zu sein scheint. Ob ein Leben, das keinen oder nur wenig Raum für die Ausübung von Autonomie lässt, eine hinreichende Grundlage ist, anderen ihre Autonomie in Abrede zu stellen, ist jedoch eine andere Frage.

Dass man sich autonom für ein unterwürfiges Leben entscheiden kann, schließt Oshana nicht aus. Allerdings büßt man ihr zufolge mit dem Zustand der Unterwerfung auch die eigene Autonomie ein – selbst dann, wenn man internalistischen Autonomiekriterien weiterhin gerecht wird. Auf diese Weise

---

328   Es ist meines Erachtens infrage zu stellen, ob eine Person, die in sämtlichen Lebensbereichen unterdrückt wird, überhaupt fähig sein kann, lokal autonom zu handeln und zu entscheiden. Alle Entscheidungen, die sie trifft, und alle Handlungen, die sie ausführt, finden letztlich im Rahmen dieser Unterdrückung statt (vgl. auch Christman 2009, 172).

329   Vgl. Betzler 2013, 30f. Holger Baumann, der Oshana dafür kritisiert, sich in der Konzeption ihrer Theorie zu sehr auf Intuitionen zu stützen, entwirft Fallbeispiele, in denen ihr Ansatz seiner Ansicht nach unseren Intuitionen entgegensteht (vgl. Baumann 2008, 46of.).

erklärt Oshana bestimmte Lebensentwürfe als unvereinbar mit Autonomie und widerspricht damit dem liberalen Paradigma, dem sich das Standardmodell sowie rein internalistische Autonomietheorien verschrieben haben: Autonomie ist inhaltsneutral zu definieren. Denn es geht um die Realisierung bestimmter Fähigkeiten und es sind diese Fähigkeiten bzw. die Rechte, die mit ihnen verbunden sind, denen Respekt gebührt – nicht ihrem Inhalt.[330]

In diesem Zusammenhang wirft Christman Oshanas Theorie vor, ,perfektionistisch' zu sein. ,Perfektionismus' bezieht sich in diesem Kontext auf die Annahme, dass bestimmte Wertvorstellungen und Lebensweisen objektiv wertvoll seien und sie daher von jedem Menschen realisiert werden sollten – ganz unabhängig von subjektiven Einstellungen.[331] Gelten nur noch bestimmte Lebensweisen als wertvoll (im Rahmen von Oshanas Theorie nur solche, die frei von Unterdrückung und Manipulation sind), werden andere Lebensweisen herabgewürdigt, was neue Möglichkeiten für paternalistisches Eingreifen eröffnet. Die Folge können eine Homogenisierung autonomer Lebensweisen und eine Deindividualisierung von Autonomie sein.[332]

Dass Oshanas Autonomie an das Ideal eines unabhängigen Lebens knüpft, ist aus einem weiteren Grund problematisch: Es steht in einem Spannungsverhältnis zu dem von ihr ebenfalls vertretenen Anti-Individualismus. Indem Oshana ein Leben in Unterdrückung als unvereinbar mit Autonomie erklärt, spricht sie sich einerseits für das Ideal eines unabhängigen Lebens aus, das im Grunde ein individualistisches ist. Andererseits schreibt sie sozialen Beziehungen eine konstitutive Rolle für Autonomie zu und lehnt individualistische Autonomietheorien ab.[333] Autonomie ist damit nur in idealisierten Beziehungen möglich, die ausreichende Unabhängigkeit gewähren. Fraglos unterstützt ein so beschaffenes Umfeld die Ausübung von Autonomie; es als konstitutiv für Autonomie zu erklären ist allerdings mit Schwierigkeiten verbunden. Denn eine zu restriktive Konzeption von Autonomie kann nicht nur Paternalismus begünstigen, sondern auch dazu führen, den moralischen Status von Personen als selbstbestimmte und rationale Akteurinnen nicht

---

330 Vgl. Christman 2004, 151, 153, Steinfath/Pindur 2013, 33f., Seidel 2016, 250f., und Betzler 2016, 277.

331 Vgl. Christman 2009, 173, und Christman 2020. Eine ähnliche Annahme wird uns im Wohlergehenskapitel im Kontext der Objektive-Listen-Theorien nochmals begegnen (siehe Abschnitt 2.3.1.3).

332 Vgl. Meyers 2000a, 480.

333 Vgl. Christman 2009, 171f., und Christman 2004, 151. Vgl. auch Westlund 2009, 47, Anm. 33, und Friedman 2003, 86.

anzuerkennen, nur weil sie unserer Ansicht nach als unterdrückt oder manipuliert gelten müssen.[334]

Dies wäre auch deshalb falsch, weil es durchaus Fälle gibt, in denen Menschen trotz oppressiver Umstände ihre Autonomie ausüben – nicht nur hinsichtlich einzelner Entscheidungen, sondern auch in einem globalen Sinne. Ein
eindrückliches Beispiel sind Widerstandskämpferinnen, deren Aufbegehren
gerade aus der Unterdrückung heraus entsteht.[335] Oppressive und manipulative Lebensumstände können folglich nicht per se als autonomieunter-
minierend gelten. Inwiefern sie die Autonomie von Personen beeinträchtigen,
ist von vielen verschiedenen Faktoren abhängig, unter anderem von der Art
der Unterdrückung, den Fähigkeiten und auch der Resilienz der unterdrückten
Personen. Wandert eine Schwedin beispielsweise nach Saudi-Arabien aus, so
ändern sich zweifellos ihre Lebensumstände auf radikale Weise. Sie ist nun
einer Unterdrückung von Frauen ausgesetzt, die sie aus ihrem Heimatland
so nicht kannte. Doch anzunehmen, dass sie hierdurch automatisch auch
ihre Autonomie einbüßt, so Seidel, ist verfehlt. Sie bringt bestimmte Fähigkeiten mit, die ihr helfen, sich gegen Diskriminierung, Benachteiligung und
Anfeindungen zu wehren. Auch wenn es mit der Zeit schwerer werden wird,
den Widerstand aufrechtzuerhalten und für ein selbstbestimmtes Leben zu
kämpfen, ist durchaus denkbar, dass ihr dies gelingt. Und solange Autonomie
im Rahmen unterdrückerischer und manipulativer sozialer Umstände denkbar ist, kann die Abwesenheit dieser Umstände nicht konstitutiv für Autonomie sein.[336]

Welche Konsequenzen ergeben sich hieraus für den medizinischen Kontext?
Auch hier treffen wir auf Menschen mit unterschiedlichen Lebensentwürfen
und aus unterschiedlichen sozialen Kontexten. Wir sollten vorsichtig sein,
Patientinnen vorschnell für nicht autonom zu erklären, nur weil ihre sozialen Umstände auf Unterdrückung hindeuten. Das Aufstellen von Autonomiekriterien, die das soziale Umfeld einer Patientin betreffen, kann ärztlichen
Paternalismus begünstigen: Lehnt eine Ärztin etwa den Lebensentwurf ihrer
Patientin ab, beispielsweise weil sie diesen für zu religiös oder konservativ hält,
könnte sie argumentieren, dass die Patientin von ihrer Glaubensgemeinde,
ihrem Ehemann oder ihrer Mutter unterdrückt wird – ohne es zu bemerken.
Ausgehend hiervon könnte die Ärztin dann ein Übergehen der Patientenentscheidung rechtfertigen. Fraglos wäre dies moralisch höchst problematisch. In

---

334   Vgl. Christman 2004, 151, Christman 2009, 172f., und Christman 2020. Vgl. auch Friedman
      2003, 22f.
335   Vgl. Meyers 2000b, 152f., und Benson 2005, 131.
336   Vgl. Seidel 2016, 135f. Vgl. auch Betzler 2016, 277, und Betzler 2013, 30f.

einer liberalen und pluralistischen Gesellschaft müssen wir anerkennen, dass es unterschiedliche Lebensentwürfe gibt und sich Menschen autonom für ein abhängiges Leben entscheiden können, das nur wenig Raum für die Ausübung der eigenen Autonomie lässt. Nichtsdestoweniger kann Unterdrückung unfreiwillig sein und die eigene Autonomiefähigkeit unterwandern, weshalb kritisches Nachfragen in Fällen wie jenem von Frau H. meines Erachtens durchaus als gerechtfertigt gelten kann.[337] Schließlich geht es hier um nichts anderes als das Weiterleben der Patientin. So oder so sollte Patientinnen die Chance gegeben werden, für sich selbst zu sprechen und ihre eigene Entscheidung zu begründen, was zum nächsten sozial-relationalen Ansatz führt, den ich vorstellen möchte.

1.3.2.2.2.3   Westlunds Kriterium der dialogischen Disposition

Kann Frau H. begründen, *weshalb* sie ein Leben ohne ihren Ehemann als wertlos erachtet und daher lieber sterben möchte als weiterzuleben? Andrea C. Westlund zufolge ist diese Frage entscheidend, um ihre Autonomie beurteilen zu können.

Mit ihrer Theorie möchte Westlund der feministischen Intuition[338] gerecht werden und an einem konstitutiv relationalen Autonomieverständnis festhalten, zugleich jedoch Christmans Perfektionismus-Einwand umgehen. Dies ist möglich, indem das konstitutiv relationale Element nicht substantiell, sondern rein formal bestimmt wird, so Westlund.[339] Sie führt deshalb das Kriterium der „dialogical answerability" ein, der Disposition „to hold oneself answerable to external, critical perspectives on one's action-guiding commitments."[340] Vereinfacht gesprochen handelt es sich hierbei um die Disposition, im Dialog Rede und Antwort stehen zu können. Im Folgenden werde ich sie als „dialogische Disposition" bezeichnen.

---

337   Einschränkend möchte ich erwähnen, dass Ärztinnen in der Patientenversorgung vergleichsweise selten mit Formen offensichtlicher, direkter Unterdrückung von Patientinnen, die Relevanz für die Behandlungsentscheidung besitzen, konfrontiert werden. Umso wichtiger ist es, auf subtilere Formen der Unterdrückung zu achten (siehe Abschnitt 1.3.2.2.2.4).

338   Auf die „feministische Intuition" werde ich in Abschnitt 1.3.2.2.2.4 ausführlicher eingehen. Der Begriff wurde von Stoljar in die Debatte eingeführt und beschreibt die Intuition, „that preferences influenced by oppressive norms of femininity cannot be autonomous" (Stoljar 2000, 95).

339   Ein weiterer Unterschied zu Oshanas Theorie besteht darin, dass Westlund sich im Gegensatz zu ihr nicht auf personale Autonomie, sondern auf Handlungs- und Entscheidungsautonomie konzentriert (vgl. Westlund 2009, 27). Zu Westlund vgl. auch Betzler 2016, 277.

340   Westlund 2009, 26.

Auch wenn es sich bei dieser Disposition um eine psychologische Fähigkeit handelt, stellt sie im Gegensatz zu den reflexiven Autonomiebedingungen
internalistischer Theorien keine rein interne Fähigkeit dar, da sie nach außen
gerichtet ist: Eine Person muss in der Lage sein, die Überzeugungen, die
ihre eigenen Entscheidungen und Handlungen leiten, gegenüber kritischen
Anfragen *anderer* zu verteidigen. Sie muss fähig sein, Verantwortung für ihr
eigenes Handeln und Entscheiden zu zeigen.[341] Autonomie setzt demnach
voraus, sich anderen gegenüber auf eine bestimmte Weise zu positionieren
und ihnen gegenüber Rechenschaft ablegen zu können. Damit ist Autonomie
konstitutiv relational zu verstehen, so Westlund, allerdings in einem rein for-
malen Sinne. Solange eine Person in der Lage ist, mit anderen in Dialog zu
treten und ihre eigenen Gründe darzulegen, kann sie auch unter nicht idealen sozialen Bedingungen als autonom gelten.[342] Um den Einwand vorwegzunehmen, ihr Autonomieverständnis sei zu anspruchsvoll, macht Westlund
zwei Einschränkungen: Zum einen ist es nicht erforderlich, die eigenen Entscheidungen und Handlungen gegenüber sämtlichen kritischen Nachfragen
zu rechtfertigen.[343] Zum anderen muss die Rechtfertigung keine spezifische
Form aufweisen. Diese ist vielmehr vom Kontext und der Beziehung, in der
man zur anfragenden Person steht, abhängig. Um der dialogischen Disposition
gerecht zu werden, muss man also keine bestimmte Art der Rechtfertigungs-
praxis wertschätzen und praktizieren.[344]

Mehrwert
Konfrontieren wir Frau H. mit der Frage, weshalb sie sich in ihrer Therapieentscheidung von der Meinung ihres Ehemannes und dem Ideal eines traditionellen Frauenbildes leiten lässt, so geben wir ihr die Chance, diese Überzeugungen
auch für sich selbst nochmals zu prüfen.

---

341   Vgl. Westlund 2009, 33. Westlund spricht in diesem Kontext auch von „self-responsibility"
       (vgl. ebd., 35).
342   Vgl. Westlund 2009, 27f., 33, 37, 42f.
343   Vgl. Westlund 2009, 38–40. Es muss sich Westlund zufolge um „legitime Anfragen" han-
       deln. Diese zeichnen sich unter anderem dadurch aus, dass die anfragende Person zur
       befragten Person in einer Beziehung steht, die die Anfrage in einen sinnvollen Kontext
       stellt. Außerdem muss die anfragende Person ein nachvollziehbares Interesse an der von
       ihr kritisierten Person zeigen (ausführlicher hierzu vgl. ebd., 39f.).
344   Die Rechenschaftsablage muss Westlund zufolge nicht in der Angabe von Gründen für
       das eigene Handeln und Entscheiden bestehen, sondern kann auch andere Formen
       aufweisen, beispielsweise die Begründung vor dem Hintergrund der eigenen Lebens-
       geschichte. Auch non-verbale Formen sind möglich (vgl. hierzu Westlund 2009, 40).

In der Regel ist der Austausch mit anderen zur Überprüfung eigener Überzeugungen und Wertvorstellungen hilfreich.[345] Merken wir, dass es uns schwerfällt, die eigene Position gegenüber anderen zu begründen, so kann dies auf Unstimmigkeiten in unserem eigenen Denken, Handeln und Entscheiden hindeuten. Es würde wohl jeder rationalen Person auffallen, dass es sich bei der Antwort „weil man das halt so macht" um eine unbefriedigende Antwort auf die Frage nach den Gründen für ein bestimmtes Verhalten handelt.

Frau H.s dialogische Disposition herauszufordern, kann demnach nicht nur für Außenstehende, sondern auch für sie selbst aufschlussreich sein. Ähnlich dem Unterschied zwischen reflexiver und vorreflexiver Authentizität zeigt sich auch hier, dass Überzeugungen und Wertvorstellungen, die wir uns aktiv angeeignet haben, in der Regel eher autonom sind als solche, die uns lediglich passiv widerfahren sind. Sind wir aktiv zu einer bestimmten Überzeugung oder Einstellung gelangt, so wissen wir gewöhnlich auch, *warum*, und können anderen daher Rede und Antwort stehen. Auf diese Weise zeigen wir Verantwortung für unsere eigenen Überzeugungen und Einstellungen. Dies ist nicht der Fall, wenn wir Einstellungen lediglich passiv von anderen übernommen haben oder unreflektiert gesellschaftlichen Zwängen und bloßen Gepflogenheiten folgen.[346]

Selbst wenn eine Patientin eine Entscheidung bewusst, mit Verständnis und freiwillig trifft, kann es sich daher – insbesondere im Falle lebensverändernder Entscheidungen – lohnen, sie in einem Gespräch mit der Frage nach den handlungsleitenden Gründen und Einstellungen hinter ihrer Entscheidung zu konfrontieren. Selbst eine Entscheidung, die auf den ersten Blick den Kriterien des Verstehens, der Intentionalität und der Freiwilligkeit entspricht und als autonom gelten kann, kann sich in der Folge als unreflektiert und nicht autonom herausstellen. Wenn man, wie Westlund es fordert, eine der Situation angemessene und keine ideale Rechtfertigung erwartet, muss ein solches Gespräch auch nicht überfordernd sein. Ob uns das Kriterium der dialogischen Disposition mit Blick auf Frau H. und ähnliche Fälle weiterhelfen kann, ist meines Erachtens dennoch anzuzweifeln.

---

345 Hierfür argumentiert auch Julian Savulescu (vgl. Savulescu 2007, 27).

346 Vgl. Westlund 2009, 34f. Fragen wir beispielsweise zwei Studentinnen, weshalb sie nach dem Abitur ein Jurastudium begonnen haben, und eine von ihnen antwortet: „weil man das halt so macht", während die andere Studentin ihr Interesse an juristischen Fragestellungen und ihren Wunsch, Staatsanwältin zu werden, angibt, so würden wir die Studienwahl letzterer wohl als autonomer einstufen.

Schwierigkeiten

Ähnlich wie Christmans sozial-geschichtliche Autonomiebedingung setzt auch das Kriterium der dialogischen Disposition voraus, dass ich überhaupt in der Lage dazu bin, Unstimmigkeiten in meinem eigenen Denken, Handeln, Entscheiden und Begründen wahrzunehmen. Gerade bei Personen wie Frau H., die bestimmte Überzeugungen, Wertvorstellungen und Rollenbilder internalisiert haben, ist dies jedoch zu bezweifeln. So könnte sich Frau H. durchaus imstande sehen, Rechenschaft gegenüber anderen abzulegen. Aus ihrer eigenen Perspektive handelt sie schließlich in Übereinstimmung mit langjährigen Überzeugungen (traditionelles Frauenbild und Abhängigkeit vom Ehemann).[347]

Um ihr aus der Außenperspektive dennoch die dialogische Disposition absprechen zu können, müsste diese an bestimmte Bedingungen geknüpft werden. So könnte man beispielsweise fordern, dass die Begründung den Kriterien internalistischer Autonomietheorien entsprechen muss, etwa der Bedingung der höherstufigen Reflexion oder der Übereinstimmung mit den eigenen Selbstbestimmungsgrundsätzen. Auf diese Weise würde man sich wiederum die aufgezeigten Schwierigkeiten internalistischer Theorien einhandeln. Westlund selbst macht keinen Vorschlag, vielmehr verzichtet sie bewusst darauf, konkrete Anforderungen an die Begründung zu stellen. Ihr zufolge kann die Begründung verschiedene Formen annehmen und muss nicht in der Angabe von Gründen bestehen.[348]

Ein auf diese Weise offenes Verständnis der dialogischen Disposition, das nicht an das Geben von Gründen gebunden ist, bietet fraglos den Vorteil, dass unterdrückten Personen, die nie erlernen konnten, Rede und Antwort zu stehen und auf Gründe zu verweisen, nicht von vornherein ihre Autonomie abgesprochen wird. Allerdings setzt eine Einschätzung der dialogischen Disposition Bewertungskriterien voraus. Solange es keine Anhaltspunkte gibt, auf welche Weise eine Person ihre Überzeugungen und Entscheidungen rechtfertigen muss, damit sie als autonom gelten können, ist eine Bewertung aus der Außenperspektive kaum möglich. Insbesondere mit Blick auf das Arzt-Patienten-Gespräch erachte ich ein undifferenziertes Verständnis der dialogischen Disposition für problematisch. Intuitiv würde fraglos jede Ärztin von einer erwachsenen, entscheidungskompetenten Patientin eine andere Art der Begründung erwarten als von einer Patientin, die bereits erste Anzeichen von Demenz zeigt. Nicht weiter zu definieren, welche Kriterien eine Begründung für Autonomie erfüllen muss, kann jedoch ungerechtfertigten Paternalismus begünstigen. Gibt es keine Kriterien, die von Dritten überprüft werden

---

347   Vgl. Seidel 2016, 176.
348   Siehe Anm. 344, S. 104.

können, so können sich Ärztinnen stets darauf berufen, dass eine Patientin nicht angemessen Rede und Antwort stehe und es daher gerechtfertigt sei, ihre Entscheidung zu missachten.

Hinzu kommt, dass Behandlungsentscheidungen, wie in Abschnitt 1.2.1 aufgezeigt, keine alltäglichen Entscheidungen sind. Sie müssen oftmals im Ausnahmezustand getroffen werden, gehen häufig mit Unsicherheiten einher und können angesichts einer Unzahl fachlicher Informationen überfordern. Selbst Personen, die in der Regel keine Schwierigkeiten haben, ihre Entscheidungen und Überzeugungen gegenüber anderen rational zu begründen, mag es in solchen Situationen nicht gelingen. Ist ihnen deshalb unmittelbar ihre Autonomie abzusprechen? Ebenso unklar bleibt, wie mit Personen umzugehen ist, die der Bedingung der dialogischen Disposition tatsächlich nicht gerecht werden. Wie kann man ihnen auf nichtpaternalistische Weise vermitteln, dass sie ihre handlungsleitenden Gründe und Einstellungen scheinbar nur passiv übernommen haben? Und wie kann man sie dann in der Wahrnehmung ihrer Autonomie unterstützen? Auch diese Fragen bleiben unbeantwortet.

Nichtsdestoweniger macht Westlund mit ihrer Theorie meines Erachtens auf einen wichtigen Aspekt aufmerksam: Die Auseinandersetzung mit eigenen Überzeugungen, Entscheidungen und Handlungen im Austausch mit anderen kann sowohl aus der Innen- als auch der Außenperspektive für die Autonomiebewertung hilfreich sein. Das Kriterium der dialogischen Disposition trägt damit, wie Christmans Kriterium der reflexiven Annahme der Entstehungsgeschichte von Wünschen, auf sinnvolle Weise zur Explikation von Autonomie im medizinethischen Kontext bei – auch wenn es nicht als notwendige Bedingung von Autonomie gelten kann. Es dient zum einen als zusätzlicher Anhaltspunkt für die Bewertung der Autonomie einer Einstellung, Entscheidung oder Handlung. Zum anderen können ausgehend von der dialogischen Disposition positive Autonomiepflichten spezifiziert werden. Bei Zweifeln an der Autonomie einer Patientenentscheidung wäre es etwa die Verpflichtung der Ärztin, mit der Patientin in einen Dialog zu treten, in dem sie sich nochmals die Gründe für ihr Handeln und Entscheiden vergegenwärtigen kann. Welche weiterführenden Pflichten eine Ärztin hat, wird eine Patientin dem Kriterium der dialogischen Disposition nicht gerecht, ist eine schwierige Frage. Ihre Beantwortung hängt zum einen von der jeweiligen Entscheidungssituation und den Konsequenzen der Entscheidung für die Patientin und zum anderen von der Definition des ärztlichen Aufgabenbereichs sowie der Gewichtung verschiedener ärztlicher Tätigkeiten ab. Dass der gemeinsame Dialog Patientinnen in der Ausübung ihrer Autonomie unterstützen kann, spricht jedenfalls für eine stärkere Gewichtung der Arzt-Patienten-Kommunikation im Allgemeinen.

Bevor ich abschließend Schlussfolgerungen zum Mehrwert externalistischer Autonomietheorien ziehen werde, möchte ich weitere Aspekte eines sozial-relationalen Autonomieverständnisses aufgreifen, die mir hinsichtlich einer Explikation von Autonomie für die Medizinethik fruchtbar erscheinen. Hierbei werde ich auch auf die bereits erwähnte feministische Intuition eingehen.

1.3.2.2.2.4   Sozial-relationale Autonomie und die feministische Intuition

Anhand gesundheitsbezogener Entscheidungen zeigt sich besonders deutlich, dass wir unsere Autonomie in der Regel im Rahmen eines komplexen Gemenges verschiedener externer Einflussfaktoren ausüben, die von Formen direkter Einflussnahme über das soziale Umfeld bis hin zu finanziellen und strukturellen Zwängen reichen.[349] Indem sozial-relationale Theorien ihren Fokus auf die Bedeutung sozialer Beziehungen und gesellschaftlicher Einflüsse für unsere Autonomieausübung richten, werden sie diesem Umstand meines Erachtens besser gerecht als rein internalistische Autonomietheorien. Aus diesem Grund möchte ich mich im Folgenden nochmals einem sozial-relationalen Autonomieverständnis zuwenden und auf Aspekte eingehen, die bei den bisher vorgestellten Theorien nicht oder nicht ausreichend hervorgetreten sind. Um dem Anliegen einer Explikation von Autonomie vor dem Hintergrund medizinethischer Fragen, Themen und Herausforderungen hierbei gerecht zu werden, lege ich das Hauptaugenmerk auf die Konsequenzen eines sozial-relationalen Autonomieverständnisses im Kontext der Patientenversorgung. Da die Argumente hierfür maßgeblich feministisch motiviert sind, werde ich außerdem auf die bereits erwähnte feministische Intuition zurückkommen.

Die Komplexität sozialer Einflussfaktoren

Durch die Auseinandersetzung mit Oshanas Theorie ist deutlich geworden, dass ein oppressives Umfeld die Ausübung von Autonomie einschränkt. Allerdings handelt es sich bei der Unterdrückung zweifellos um eine sehr offensichtliche Form der Einflussnahme, die auch nach der Unabhängigkeitsbedingung des Standardmodells als autonomieeinschränkender Faktor gelten würde. Demgegenüber zeigen Susan Sherwin und Anita Ho auf, dass subtilere gesellschaftliche Einflüsse unsere Autonomie gleichermaßen beeinträchtigen können. Anne Donchin wiederum verweist auf den Einfluss von Familiendynamiken und -abhängigkeiten auf Autonomie. Weil Patientinnen im Treffen von Therapieentscheidungen vielfältigen Einflüssen ausgesetzt sind, sind die Ansätze der drei Autorinnen im medizinethischen Kontext von besonderer

---

349   Vgl. Ho 2008.

Relevanz. Deshalb möchte ich im Folgenden einzelne Argumente aufgreifen und ihre Bedeutung im medizinethischen Kontext herausstellen.

Individualistische Autonomietheorien versäumen es, sozialen Druck, gesellschaftliche Einflüsse und Abhängigkeiten sowie eingefahrene politische Machtstrukturen, unter denen Entscheidungen über die eigene Gesundheit häufig getroffen werden, als autonomiegefährdend zu identifizieren. Sherwin zufolge konzentrieren sie sich ausschließlich auf den Entscheidungsmoment und blenden dabei aus, dass Menschen zu einem Großteil sozial konstruiert und ihre Persönlichkeit, ihre Werte und Ansichten im Wesentlichen ein Produkt ihres sozialen Umfelds sind.[350] In diesem Zusammenhang weist Ho darauf hin, dass es nicht ausreicht, ausschließlich den direkten Einfluss von Einzelpersonen, etwa Ärztinnen, auf die Entscheidungen von Patientinnen zu berücksichtigen, um Manipulation ausschließen zu können. Auch subtile Einflüsse können es Patientinnen erschweren, nach ihrem eigenen Wertesystem zu handeln und zu entscheiden. So würden sich schwangere Frauen in einer behindertenfeindlichen Gesellschaft eher dazu gedrängt fühlen, ihr an Trisomie 21 erkranktes Kind abzutreiben, als in einer Gesellschaft, die Behinderungen offen gegenübersteht.[351]

Die Berücksichtigung gesellschaftlicher Erwartungen und Zwänge ist außerdem ein Grund dafür, weshalb sozial-relationale Autonomietheorien nicht jede neue Behandlungsmöglichkeit unhinterfragt als Erweiterung der Autonomie von Patientinnen auffassen. Im Gegenteil: Die Verfügbarkeit neuer Technologien kann auch dazu führen, dass Patientinnen sich genötigt fühlen, sie in Anspruch nehmen oder sich für eine Nichtinanspruchnahme rechtfertigen zu müssen.[352] Beispielsweise wird Druck auf schwangere Frauen aufgebaut, indem die Nutzung der neuesten Screening-Methoden als das Verantwortlichste, was sie in ihrer Situation tun können und was sie dem Kind und der Gesellschaft schulden, propagiert wird. Werden solche Untersuchungen zur Routinemaßnahme, wird es für Patientinnen immer schwerer, vor ihrer Einwilligung nochmals genauer nachzufragen und abzuwägen, ob sie die Behandlung wirklich wollen – auch aus Angst, verurteilt zu werden.[353] Dieser Druck steht nicht zuletzt dem Selbstmanagement von Patientinnen als einer wichtigen Form der Autonomieausübung im Rahmen ihrer Therapie entgegen (siehe Abschnitt 1.2.4).

---

350 Vgl. Sherwin 1998, 31–35.
351 Vgl. Ho 2008, 193f., 197f., 201.
352 Vgl. Sherwin 1998, 43, und Donchin 2000, 198.
353 Vgl. Ho 2008, 199–201. Vgl. hierzu auch McLeod 2002.

Um sicherzustellen, dass Patientinnen sich nicht dazu gedrängt fühlen, in bestimmte Therapien einzuwilligen, reicht es demnach nicht aus, nur die Arzt-Patienten-Beziehung in den Blick zu nehmen und zu prüfen, ob die Patientin hier direktem Zwang ausgesetzt ist. Sie kann den Druck auch aufgrund gesellschaftlicher Erwartungen empfinden. Die Patientin von diesen Erwartungen zu befreien ist zweifellos nicht einfach. Dennoch ist es möglich, die Patientin zur Selbstreflexion anzuregen, wie im Kontext der dialogischen Disposition erläutert. Es würde fraglos größere gesellschaftliche Veränderungen, etwa Änderungen in der Kommunikation von Vorsorgemaßnahmen, erfordern, um den Erwartungsdruck auf Patientinnen allgemein zu reduzieren. Es wäre jedoch bereits ein wertvoller Schritt, Patientinnen in einem Gespräch direkt nach möglichen Vorbehalten, nach ihren Sorgen und Ängsten zu fragen. Eine gemeinsame Reflexion könnte Patientinnen dabei helfen, Fragen wie „Will ich das wirklich oder will ich es nur, weil andere es von mir erwarten?" zu beantworten.

Diese Fragen sind nicht minder relevant, wenn es um die Inanspruchnahme von ärztlich assistiertem Suizid geht. Die Legalisierung des ärztlich assistierten Suizids wird gewöhnlich als eine Erweiterung der Patientenautonomie gewertet, weil Patientinnen hierdurch die Möglichkeit gegeben wird, über den eigenen Sterbenszeitpunkt mitzuentscheiden.[354] Aus einer sozial-relationalen Autonomieperspektive fällt die Bewertung hingegen weniger eindeutig aus. Dies zumindest legt die Diskussion der Thematik durch Donchin nahe, die sich ihr unter Berücksichtigung der Bedeutung von Familiendynamiken und -abhängigkeiten widmet. Allein die Tatsache, dass der Weg des ärztlich assistierten Suizids besteht, kann in Patientinnen das Gefühl hervorrufen, ihre Existenz rechtfertigen zu müssen. Dieses Gefühl kann sich insbesondere gegenüber Familienmitgliedern äußern, von denen Patientinnen abhängig sind. Sie können etwa fürchten, diese durch ihre Pflegebedürftigkeit zu beanspruchen oder mit Verlustängsten zu belasten. Auch Zweifel daran, ob die eigenen Interessen wirklich berücksichtigt werden, wenn man selbst nicht mehr in der Lage dazu ist, können Patientinnen zu diesem Schritt veranlassen. Damit die Möglichkeit, ärztliche Suizidbeihilfe in Anspruch zu nehmen, wirklich als eine Erweiterung der Patientenautonomie gelten kann, müssen Ärztinnen, die sich hierfür bereit erklären, über die individuelle Entscheidung der betroffenen Patientin hinausblicken, so Donchin. Sie müssen Abhängigkeiten und Dynamiken innerhalb der Familie und auch Ängste, Wünsche und Vorbehalte von Angehörigen beachten. Gerade Therapieentscheidungen, von

---

354   Vgl. Hurst/Mauron 2006, 109, Sjöstrand et al. 2013b, 229f., und Ten Have 2001.

denen Familienmitglieder betroffen, in die sie möglicherweise sogar aktiv eingebunden sind, zeigen den sozialen und kollaborativen Charakter von Autonomie.[355]

Die Familie bietet ein Netz, in dem Kinder nicht nur Autonomiefähigkeit erlenen, sondern in dem wir uns in Abhängigkeit zu anderen definieren und in dessen Rahmen wir Lebenspläne umsetzen. Selbst in der Realisierung des eigenen Sterbenswunsches können Patientinnen auf ihre Familie angewiesen sein, etwa in der Beschaffung des todbringenden Medikaments. Familien können die eigene Autonomie fördern und unterstützen, sie können ihr aber auch entgegenstehen. Einzelnen Mitgliedern, insbesondere Frauen, kann im Rahmen der Familie auch die Rolle zukommen, ihre Wünsche und Präferenzen stets den Bedürfnissen der anderen Familienmitglieder unterzuordnen. Donchin zufolge können sie in der Möglichkeit des assistierten Suizides auch die Chance sehen, zumindest hier eine eigene Entscheidung zu treffen. Nun könnte man einwenden, dass die Forderung, sämtliche familiäre Abhängigkeiten und Beziehungen einer Patientin zu berücksichtigen, zu hohe Ansprüche an Ärztinnen stellt – selbst wenn sie als Hausärztinnen eine Familie schon über Jahre hinweg begleiten. Folgt man Donchin, so handelt es sich bei der ärztlichen Suizidbeihilfe jedoch bereits um eine Erweiterung traditioneller ärztlicher Kompetenzen. Und wenn wir Ärztinnen diese neue Kompetenz übertragen, so ist es ihre Pflicht, verantwortungsbewusst damit umzugehen.[356]

Der Umstand, dass Familienangehörige und andere nahestehende Personen[357] von Therapieentscheidungen, insbesondere von so einschneidenden wie der Entscheidung zu ärztlicher Suizidbeihilfe, auf verschiedene Weisen betroffen sein können, spricht meines Erachtens dafür, dass Donchins Forderungen gerechtfertigt sind. Familie und Freundinnen sind auf vielfältige Weise in Therapien involviert, ob durch Unterstützung bei der Pflege, Umsetzung von Therapiemaßnahmen oder Treffen von Entscheidungen. Und auch ihre eigene Autonomie und Lebensgestaltung kann betroffen sein, wenn sie etwa für die Pflege eines kranken Familienmitgliedes eigene Lebenspläne ändern oder aufgeben müssen. Fraglos ist die Familie häufig ein unterstützender Faktor in der

---

355 Donchin schreibt hierzu: „Any tenable conception of personal autonomy is bound to be subject-centered; but a social conception that is relational in this stronger sense will take into account the need for a network of personal relationships to develop and sustain competencies necessary to act as self-determining, responsible agents" (Donchin 2000, 192).

356 Vgl. Donchin 2000.

357 Wie Donchin verstehe ich unter „Familie" in diesem Kontext nahestehende Personen, die am Leben einer Patientin aktiv teilhaben. Es können also auch Freundinnen damit gemeint sein (vgl. Donchin 2000, 195).

Autonomieausübung von Patientinnen. Allerdings können Familiendynamiken und -abhängigkeiten, worauf Donchin zu Recht verweist, die Autonomie
einer Patientin auch einschränken oder unterminieren. Hierbei muss es sich
nicht zwangsläufig um offensichtliche Formen der Einflussnahme, wie Zwang
oder Manipulation, handeln, die vom Standardmodell und internalistischen
Theorien ebenfalls erfasst werden. Die Abhängigkeiten in einer Familie können viel subtiler sein, Familienmitglieder können sich etwa durch die Rolle,
die ihnen im Rahmen der Familie zugeschrieben wird, in ihrer Autonomie
eingeschränkt fühlen. Auch die Rücksichtnahme auf andere kann die eigene
Autonomie nachhaltig beeinträchtigen. Auf die Bedürfnisse, Wünsche und
Präferenzen anderer zu achten ist natürlich ein wichtiger Teil von Familien-
beziehungen und eine Verpflichtung, die Eltern ihren Kindern gegenüber
besitzen. Die eigene Autonomieausübung wird hierdurch nicht notwendigerweise eingeschränkt. Sich stets zurückzunehmen und eigene Bedürfnisse
niemals in den Vordergrund zu stellen, kann jedoch ein Ausmaß annehmen,
durch das die eigene Autonomie deutlich beeinträchtigt wird.

Gerade im Falle schwerwiegender Entscheidungen sollten Ärztinnen
Familienmitglieder stärker einbeziehen, nicht nur in einem aktiven Sinne
hinsichtlich der Mitwirkung bei Therapien und Pflege, sondern auch im Hinblick auf die Entscheidung selbst. Welchen Einfluss haben Angehörige auf die
Entscheidung? Wie ist ihre Autonomie von der Entscheidung betroffen? Vor
diesem Hintergrund wird klar, weshalb Donchin meint, „when autonomy is
understood relationally, respecting others' autonomy is likely to be a far more
complex issue than is apparent within the standard conception"[358]. Auch
wenn ich an dieser Stelle nicht ausführlicher auf die Bedeutung der Familie im Kontext von Behandlungsentscheidungen eingehen kann, ist meines
Erachtens hinreichend deutlich geworden, dass sie in beiderlei Hinsicht Einfluss auf die Autonomieausübung von Patientinnen besitzt, sie fördern oder
einschränken kann. Dieser Umstand sollte in der Autonomiebewertung sowie
der Spezifikation von Autonomiepflichten stets mitberücksichtigt werden.

Nicht nur Familiendynamiken und -abhängigkeiten, auch gesellschaftliche
Strukturen und Erwartungen sowie festgefahrene Rollenbilder können die
Autonomie von Patientinnen unterminieren. In diesem Zusammenhang sind
auch überkommene Machtstrukturen und Traditionen zu nennen, wie sich am
Beispiel beschnittener Frauen aus Somalia zeigt. Nach ihrer Flucht aus Somalia
erhalten sie hier in Deutschland die Möglichkeit, die Beschneidung rückgängig
machen und ihre Klitoris rekonstruieren zu lassen, um weniger Schmerzen
empfinden zu müssen und beim Geschlechtsverkehr wieder etwas spüren zu

---

358   Donchin 2000, 187.

können. Obwohl sie ihr Heimatland verlassen haben und nun in einem Land leben, in dem die weibliche Genitalbeschneidung nicht nur verboten und verpönt, sondern auch medizinisch aufhebbar ist, lehnen manche von ihnen die zusätzliche Rekonstruktion der Klitoris ab, weil sie nach wie vor glauben, dass die Klitoris nach der Wiederherstellung unendlich nachwachse.[359] Diese Frauen hatten nie die Möglichkeit, sich losgelöst von kulturellen Traditionen kritisch mit dem Ideal der beschnittenen Frau auseinanderzusetzen und sich eine eigene Meinung zu bilden.[360] Hinzu kommt, dass sie, wie Frau H., vermutlich nicht die notwendige Unterstützung erfahren haben, um autonomieförderliche Haltungen wie Selbstvertrauen und -achtung aufbauen zu können.

Ein sozial-relationales Autonomieverständnis ist in diesem Fall hilfreich, um den Autonomiemangel und seine Gründe erkennen zu können. Da soziale Beziehungen sozial-relationalen Theorien zufolge nicht nur eine Bedrohung, sondern auch ein konstitutives Element von Autonomie sind, verweisen sie zugleich auf die Notwendigkeit, diese Frauen in der Wahrnehmung ihrer Autonomie zu unterstützen – statt sie beispielsweise durch eine schablonenhafte Anwendung des IC zu überfordern. Eine relationale Sicht auf Autonomie kann nach Sherwin vielmehr das Verständnis erhöhen, dass Patientinnen, denen in anderen Lebensbereichen die Möglichkeit zur Ausübung von Autonomie erschwert oder sogar ganz verwehrt wird, mehr Zeit und eine intensivere Unterstützung für das Treffen gesundheitsbezogener Entscheidungen benötigen. Um die Autonomie unterdrückter Patientinnen zu fördern, wäre es langfristig natürlich am besten, die Unterdrückung zu beseitigen. Auf kurze Sicht kann es jedoch hilfreich sein, ihnen mehr Zeit zu schenken und auf eine ihnen verständliche Weise Zugang zu allen wesentlichen medizinischen Informationen zu verschaffen.[361]

Der Verdienst sozial-relationaler Autonomietheorien besteht meines Erachtens darin, sowohl auf die positiven als auch die negativen Auswirkungen sozialer Beziehungen, familiärer sowie gesellschaftlicher Einflüsse und Strukturen auf Autonomie zu verweisen und sich dabei nicht – wie etwa das Standardmodell – auf direkten Zwang und offensichtliche Manipulation zu begrenzen, sondern auch die Bedeutung subtilerer Einflussfaktoren hervorzuheben. Hierin liegt ein klarer Mehrwert für ein medizinethisches Autonomieverständnis.

---

359 Vgl. Ahr 2019.
360 Ausführlich zur Frage nach der Autonomie von Frauen im Kontext weiblicher Genitalbeschneidung vgl. Meyers 2000a.
361 Vgl. Sherwin 1998, 38, 42f.

Im medizinischen Kontext ist es nicht ausreichend, lediglich direkte Einflüsse auf Patientenentscheidungen zu berücksichtigen, beispielsweise durch die behandelnde Ärztin oder Angehörige. Unterschwellige Einflüsse wie sozialer Druck, von den neuesten medizinischen Techniken Gebrauch zu machen, eine selbstlose Rücksichtnahme auf die eigene Familie oder die Angst vor sozialer Ausgrenzung sollten mitberücksichtigt werden. Fraglos sind all unsere Entscheidungen durch unser Umfeld beeinflusst, dennoch sollte zumindest ausgeschlossen werden, dass eine Patientin sich allein aufgrund gesellschaftlicher Erwartungen für oder gegen eine Therapie entscheidet. Dies setzt zweifellos eine sorgfältige Prüfung der Freiwilligkeitsbedingung und somit ein ausführliches Arzt-Patienten-Gespräch voraus. Inwiefern diesem der notwendige Raum in der Behandlung von Patientinnen gegeben wird, ist letztlich auch eine Frage der Gewichtung unterschiedlicher ärztlicher Tätigkeiten.

Die feministische Intuition

Bereits an mehreren Stellen habe ich die sogenannte feministische Intuition erwähnt, die von Stoljar in die Autonomiedebatte eingeführt wurde. Dahinter steht die Annahme, dass aus einer feministischen Intuition heraus Wünsche, Präferenzen und andere Einstellungen,[362] die durch „oppressive norms of feminity" beeinflusst sind, nicht autonom sein können.[363] Um diese Intuition begründen zu können, bedarf es Stoljar zufolge substantieller Autonomiekriterien.

Im Folgenden möchte ich auf die feministische Intuition zurückkommen. Sie knüpft zum einen an die vorausgehenden Überlegungen zu einem sozial-relationalen Autonomieverständnis an. Zum anderen zeigt sie auf, wie sich ein inhaltsneutrales Verständnis von Autonomie mit substantiellen Kriterien auf eine Weise vereinen lässt, die auch vor dem Hintergrund einer Explikation von Autonomie für die Medizinethik sinnvoll erscheint.

Auch wenn ich inhaltliche Vorgaben für Autonomie bereits im Kontext der Anerkennungstheorien und der sozial-relationalen Theorie Oshanas thematisiert habe, möchte ich in einem ersten Schritt nochmals auf ein substantielles Verständnis von Autonomie eingehen. Während sich die bereits diskutierten substantiellen Autonomiekriterien auf das Selbstverhältnis bzw. das soziale Umfeld einer Person beziehen, kann die feministische Intuition nur durch

---

362   Da es für meine Argumentation keinen Unterschied macht, um welche Einstellungsart es sich im Konkreten handelt, spreche ich abwechselnd von Wünschen, Präferenzen und Einstellungen im Allgemeinen.

363   Vgl. Stoljar 2000, 95.

substantielle Kriterien erklärt werden, die den *Inhalt* von Präferenzen und Überzeugungen selbst betreffen.[364]

Substantielle Bedingungen der Autonomie

Neben Stoljar argumentieren auch Benson[365] sowie Sonya Charles für substantielle Autonomiekriterien, die den Inhalt von Präferenzen und anderen Einstellungen betreffen. Die von ihnen geteilte Grundidee lautet, dass Präferenzen, die auf unterdrückerischen gesellschaftlichen Normen beruhen, nicht autonom sein können.[366] Benson illustriert dies anhand des Beispiels einer 18-jährigen College-Studentin, die sich trotz ihres schulischen Erfolgs und ihrer sozialen Beliebtheit häufig schlecht fühlt, weil ihr Äußeres nicht sämtlichen gesellschaftlichen Erwartungen entspricht. Sie ist überzeugt, dass sie ohne ihre Schönheitsmakel glücklicher wäre und tut alles dafür, dem gesellschaftlichen Ideal mehr und mehr zu entsprechen. Daraus folgende Überzeugungen, Entscheidungen und Handlungen, so Benson, können nicht autonom sein. Sie sind das Resultat einer Sozialisation, die zu einer Fehleinschätzung dessen führt, was den eigenen Wert als Person ausmacht.[367]

Fraglos resultieren viele – wenn nicht alle – unserer Überzeugungen, Handlungen und Entscheidungen aus unserer Erziehung und Sozialisation.[368] Charles definiert daher genauer, was das Problematische an den Überzeugungen der College-Studentin ist: Sie sind das Ergebnis „internalisierter Unterdrückung".[369] Hiermit ist gemeint, dass die Einstellungen erstens auf falschen Überzeugungen beruhen, zum Beispiel auf der Überzeugung, der eigene Selbstwert hänge von der Erfüllung bestimmter gesellschaftlicher Schönheitsideale ab. Zweitens führen sie zur Unterdrückung der betroffenen Personen. Und drittens tragen sie zur Aufrechterhaltung der Unterdrückung bei. Folgen viele Frauen etwa in ihren Entscheidungen und Handlungen dem gesellschaftlichen Schönheitsideal, verstärken sie die Unterdrückung durch dieses Ideal und es wird immer schwerer, sich davon zu lösen. Sie werden zu

---

364   Vgl. Stoljar 2000, 107f.

365   Benson spricht sich erst in späteren Arbeiten für ein schwach substantielles Autonomieverständnis im Sinne der Anerkennungstheorien aus (siehe Abschnitt 1.3.2.2.2.1). In seinem Paper „Autonomy and oppressive socialization" vertritt er hingegen ein stark substantielles Autonomieverständnis (vgl. Benson 1991).

366   Vgl. Benson 1991, Stoljar 2000 und Charles 2010.

367   Vgl. Benson 1991, 389f.

368   Vgl. Charles 2010, 412, und Meyers 1989, 207.

369   Vgl. Charles 2010, 410, Anm. 6. Vgl. auch Stoljar 2000, 99f.

„Komplizinnen" ihrer eigenen Unterdrückung. Auf diese Weise schädigt internalisierte Unterdrückung die Autonomie von Personen.[370]

Blicken wir vor dem Hintergrund dieser Überlegungen auf Frau H., so haben
wir einen Grund, die Autonomie ihrer Therapieablehnung anzuzweifeln, da
sie auf internalisierte Unterdrückung hindeutet. Frau H. besitzt nicht nur die
falsche Überzeugung, ihr Wert als Person sei von der Erfüllung eines traditionellen Frauenbildes und der Anerkennung ihres Ehemanns abhängig, sie
unterwirft sich diesen Überzeugungen vielmehr. Alle Entscheidungen und
Handlungen, die durch diese Überzeugungen beeinflusst sind, müssen folglich
als nicht autonom gelten.[371]

Diese Schlussfolgerung wird fraglos der feministischen Intuition Stoljars gerecht und schützt Frau H. möglicherweise davor, ihr Leben aufgrund
oppressiver Normen und Werte leichtfertig aufzugeben. Doch ist es gerechtfertigt, Frau H.s Entscheidung allein deshalb nicht zu respektieren, weil sie
(vermutlich) das Ergebnis internalisierter Unterdrückung ist? Im Kontext
der sozial-relationalen Theorie Oshanas habe ich bereits einige Argumente
gegen ein substantielles Autonomieverständnis aufgezeigt.[372] So kann der
Perfektionismus-Einwand Christmans auch gegen die Ansätze von Charles,
Benson und Stoljar hervorgebracht werden. Da sich die substantiellen Kriterien dieser Ansätze direkt auf den Inhalt der Einstellungen beziehen und nicht
auf das soziale Umfeld, wird ihnen außerdem eine Verwechslung von „self-
rule" mit „right-rule" vorgeworfen. Damit ist gemeint, dass die aufgestellten
substantiellen Kriterien nicht mehr beschreiben, was Autonomie ausmacht
(„self-rule"), sondern was es heißt, moralisch zu handeln, Dinge richtig zu verstehen oder wahre Überzeugungen zu vertreten („right-rule").[373]

Für die Ausübung und Aufrechterhaltung der eigenen Autonomiefähigkeit ist es zweifellos zuträglicher, Überzeugungen zu besitzen, die nicht durch
internalisierte Unterdrückung beeinflusst sind, sondern im besten Falle die
Wertschätzung eines autonomen und unabhängigen Lebens zum Ausdruck
bringen. Selbst Marilyn Friedman als Vertreterin eines inhaltsneutralen Autonomieverständnisses merkt an, dass das Festhalten an oppressiven Normen

---

370 Vgl. Charles 2010, 413f., 416f., 419, 423.
371 Das schließt jedoch nicht aus, dass Frau H. in anderen Lebensbereichen durchaus auto-
     nom sein kann. Im Gegensatz zu Oshana betrachten sowohl Charles als auch Benson
     lokale und nicht globale Autonomie (vgl. Benson 1991, 390, und Charles 2010, 426).
372 Siehe Abschnitt 1.3.2.2.2.2.
373 Benson äußert diese Kritik selbst in einem späteren Aufsatz (vgl. Benson 2005, 132). Vgl.
     auch Stoljar 2022.

auf Dauer auch zum Verlust prozeduraler Autonomie führen kann.[374] Allerdings ist nicht zu vergessen, dass Autonomie nicht der einzige Wert ist, den Menschen in ihrem Leben wertschätzen, und dass sie andere Werte der Autonomie überordnen können.[375]

Was folgt nun aus diesen Abwägungen für den Fall von Frau H. und für die Einschätzung sowie den Respekt der Patientenautonomie im Allgemeinen? Meines Erachtens ist entscheidend, was wir aus diesen Erkenntnissen machen. Es ist nicht zu leugnen, dass nicht jede Patientin Autonomie gleichermaßen wertschätzen und im eigenen Lebensentwurf realisieren muss. So ist nicht auszuschließen, dass Frau H. autonom (in einem inhaltsneutralen Sinne) zu dem Schluss gelangt, die Wertschätzung eines traditionellen Frauenbildes und der Meinung ihres Ehemannes dem Wert einer autonomen Lebensführung und ihrer zukünftigen Autonomie überzuordnen.[376] Auch ist es richtig, auf die Gefahr zu verweisen, dass substantielle Autonomiekriterien als zusätzliche Rechtfertigungsgrundlage für paternalistisches Eingreifen missbraucht werden können. Dies ist jedoch nur der Fall, wenn wir diese Kriterien im Sinne notwendiger Bedingungen für Autonomie verstehen. Wie ich bereits im Kontext von Oshanas Theorie erwähnt habe, können wir substantielle Kriterien lediglich als zusätzliche Anhaltspunkte für die Autonomiebewertung und die Spezifikation positiver Autonomiepflichten auffassen. Die Nicht-Erfüllung dieser Kriterien begründet dann kein sofortiges Eingreifen in die Handlungen und Entscheidungen einer anderen Person, sondern bloß berechtigte Zweifel an ihrer Autonomie und ein nochmaliges Nachfragen.

Für Frau H.s Fall heißt das: Die Erkenntnis, dass ihre Entscheidung das Resultat internalisierter Unterdrückung ist, rechtfertigt es zwar nicht, ihre Therapieablehnung unmittelbar zu übergehen, wohl aber, sie kritisch zu hinterfragen und ihr Hilfestellung bei der Entscheidungsfindung anzubieten. Wie eine solche Konfrontation aussehen könnte, damit sie unterstützend – und nicht überfordernd oder einschüchternd – wirkt, ist zumindest ansatzweise durch die Auseinandersetzung mit den externalistischen Autonomietheorien deutlich geworden. Diese sprechen beispielsweise dafür, Frau H. in der Reflexion der Entstehungsgeschichte ihrer Überzeugungen zu unterstützen, ihr das Gefühl zu vermitteln, eine achtenswerte und ebenbürtige Akteurin zu sein, und ihr soziales sowie familiäres Umfeld stärker in den Blick zu nehmen.

---

374 Friedman schreibt hierzu: „Choices to live under autonomy-undermining conditions may habituate a person to a model of living that diminishes her future content-neutral autonomy, for example, by promoting submissiveness to others" (Friedman 2003, 153f.).

375 Vgl. Stoljar 2022.

376 Vgl. Friedman 2003, 153f.

Substantielle Autonomie als höherer Realisierungsgrad von Autonomie

Unsere Intuition sagt uns, dass Frau H. weniger autonom ist als eine Patientin, die ein unabhängiges Leben führt, Entscheidungen stets selbst trifft und Anerkennung durch ihr soziales Umfeld erfährt – selbst wenn beide Patientinnen den internalistischen Autonomiekriterien gleichermaßen gerecht werden sollten. Und vielleicht liegt in diesem „weniger" der entscheidende Punkt: Wir müssen Frau H. nicht ihre Autonomie absprechen, weil sie in ihrem Handeln und Entscheiden durch die Meinung ihres Ehemannes und durch ein traditionelles Frauenbild beeinflusst ist. Allerdings können wir durchaus davon ausgehen, dass sie zu einem geringeren Grad autonom ist als eine Patientin, die sich nicht durch oppressive Normen leiten lässt.

Für diese Sichtweise argumentiert Friedman. Ihr zufolge ist ein inhaltsneutrales Autonomieverständnis grundsätzlich einem substantiellen vorzuziehen, da auf diese Weise eine größere Anzahl an Entscheidungen und Handlungen als autonom und damit als respektwürdig gelten kann. Andererseits kann Friedman Stoljars feministische Intuition nachvollziehen. Um weder die eine noch die andere Perspektive komplett aufgeben zu müssen, spricht sich Friedman für eine graduelle Konzeption von Autonomie aus, die sowohl substantielle als auch inhaltsneutrale Autonomie umfasst. Im Rahmen dieser Konzeption bringt substantielle Autonomie einen höheren Realisierungsgrad von Autonomie zum Ausdruck als inhaltsneutrale Autonomie. Auf diese Weise ist es möglich, einen inhaltsneutralen Ansatz zu vertreten und dabei der feministischen Intuition zugleich Gewicht beizumessen. Diesem Verständnis gemäß kann eine Patientin auch dann als autonom gelten, wenn sie sich einer traditionellen Frauenrolle verschrieben hat und Autonomie nicht zu ihrem Wertekanon zählt: denn selbst wenn sie sich durch ihre Rolle anderen unterordnet, bewahrt sie im inhaltsneutralen Sinne ihre Autonomie. Jedoch ist der Grad ihrer Autonomie vermindert, weil sie den substantiellen Anforderungen nicht gerecht wird.[377]

Eine auf diese Weise vermittelnde Position trägt meines Erachtens zu einer sinnvollen Explikation von Autonomie für die Medizinethik bei. Machen wir den Respekt der Autonomie grundsätzlich an inhaltsneutralen und prozeduralen Autonomiekriterien fest, so erkennen wir den qualitativen Unterschied einer autonomen gegenüber einer nicht autonomen Entscheidungsbildung an. Indem wir substantielle Bedingungen nicht als notwendige Bedingungen von Autonomie ausweisen, werden wir zugleich der Pluralität der Wertvorstellungen und Lebensentwürfe in einer modernen Gesellschaft gerecht. Das schließt jedoch nicht aus, positive Autonomiepflichten an einem Ideal von

---

377 Vgl. Friedman 2003, 7, 18, 20–25.

Autonomie auszurichten, das auch substantielle Autonomiekriterien berücksichtigt, die am Wert der Autonomie orientiert sind. Schließlich ist Autonomie ein zentraler, wenn nicht sogar *der* zentrale Wert in liberalen und pluralistischen Gesellschaften. Ihn gilt es zu schützen und zu fördern.

Es bleiben allerdings einige Fragen offen, die insbesondere die praktischen Konsequenzen eines solchen graduellen Autonomieverständnisses betreffen. So stellt sich die Frage, ob eine Entscheidung, die nicht nur inhaltsneutralen, sondern auch substantiellen Autonomiekriterien gerecht wird, auf andere Art und Weise zu respektieren ist als eine Entscheidung, die lediglich inhaltsneutrale Bedingungen erfüllt. Wenn wir von einem graduellen Autonomieverständnis ausgehen, wie sähe dann ein ‚gradueller Respekt‘ der Autonomie aus? Eine bereits an verschiedenen Stellen angedeutete normative Schlussfolgerung wäre, dass Entscheidungen und Handlungen, die in einem prozeduralen Sinne als autonom gelten können, jedoch dem Wert von Autonomie entgegenstehen, weil sie etwa von Unterdrückung oder Manipulation zeugen, einer zusätzlichen Prüfung, zum Beispiel durch Nachfragen, bedürfen. Auf diese Weise soll der betroffenen Person die Chance gegeben werden, zu einer *noch* autonomeren Entscheidung zu gelangen – oder ihr diese Möglichkeit zumindest bewusst zu machen.

Zum Abschluss der Auseinandersetzung mit der feministischen Intuition ist es mir wichtig hervorzuheben, dass es nicht das Ziel substantieller Autonomietheorien ist, ein unerreichbares Ideal von Autonomie zu propagieren, was die Konsequenz hätte, dass deutlich weniger Überzeugungen, Entscheidungen, Handlungen und Lebensweisen als autonom und damit respektwürdig gelten können als nach dem Maßstab rein prozeduraler und inhaltsneutraler Autonomietheorien. Im Gegenteil: Ziel ist, möglichst viele Menschen zu einem unabhängigen und autonomen Leben zu befähigen, dem oppressive Normen und ein unterdrückerisches Umfeld entgegenstehen. Es geht also nicht darum, Frau H. schlichtweg die Autonomie hinsichtlich der Therapieentscheidung abzusprechen und gegen ihren Willen zu handeln. Vielmehr geht es darum, sie zu einer autonomen bzw. ‚noch autonomeren‘ Entscheidung zu befähigen. Die Bedeutung substantieller Autonomiebedingungen, die dem Wert der Autonomie entsprechen, offenbart sich demnach insbesondere in der Konkretisierung positiver Autonomiepflichten.

1.3.2.2.3 *Schlussfolgerungen*

Um ein abschließendes Urteil über den Mehrwert und die Nachteile externalistischer Autonomietheorien im medizinethischen Kontext fällen zu können, möchte ich auf die zwei Fragestellungen zurückkommen, die diesen Abschnitt motiviert haben (siehe Abschnitt 1.3.2).

Was die erste Frage nach dem Ausgleich der Defizite des Standardmodells und dem Beitrag zu einer angemessenen Explikation von Autonomie für die Medizinethik betrifft, ist die eingehende Beschäftigung externalistischer Theorien mit äußeren Einflussfaktoren sowie mit der Bedeutung der Entstehungsgeschichte von Überzeugungen, Wünschen und Einstellungen für Autonomie hervorzuheben. Zwar kann dem Standardmodell nicht vorgeworfen werden, den Einfluss externer Faktoren auf Autonomie unberücksichtigt zu lassen, doch bleibt seine Auseinandersetzung auf bestimmte Einflussformen (Zwang, Überredung und Manipulation) begrenzt und lässt zentrale Fragen unbeantwortet. So sprechen Beauchamp und Childress davon, dass die Unterwerfung unter eine Autorität, etwa eine Glaubenslehre oder eine Ärztin, mit Autonomie vereinbar ist – solange die Autorität nicht missbraucht wird oder einen ‚unzulässigen Einfluss‘ („undue influence") ausübt. Was hiermit gemeint ist, lassen sie jedoch offen. Ebenso offenbleibt, wann Einflüsse, die weder der Kategorie des direkten Zwangs noch jener der offensichtlichen Manipulation zugeordnet werden können, moralisch problematisch sind. Beauchamp und Childress warnen davor, externe Einflüsse, wie familiäre und institutionelle Zwänge oder gesetzliche Vorgaben, überzubewerten. Diese würden unsere Autonomie *gewöhnlich* nicht in einem moralisch problematischen Ausmaß beeinträchtigen.[378] Wie bereits angemerkt, schließt dies nicht aus, dass es eben doch der Fall sein kann. Dass es unseren Intuitionen zuwiderläuft, das Weltverhältnis, in dessen Rahmen wir unsere Autonomie ausüben, nicht oder nur unzureichend zu berücksichtigen, hat auch die Auseinandersetzung mit den internalistischen Autonomietheorien gezeigt. Keine von ihnen konnte das sogenannte Manipulationsproblem vermeiden, was ebenfalls auf die mangelnde Beachtung externer Einflussfaktoren und der Entstehungsgeschichte von Überzeugungen und Einstellungen rückführbar ist.

Demgegenüber versuchen externalistische Theorien eine Antwort darauf zu geben, unter welchen Bedingungen Autoritäten und externe Einflüsse zum Problem für unsere Autonomieausübung werden.[379] Wie die Diskussion des Mehrwerts der einzelnen Theorien gezeigt hat, können sie die Bewertung von Autonomie sinnvoll unterstützen. Dies gilt sowohl in der Hinsicht, dass das Vorliegen von Kriterien externalistischer Autonomietheorien zusätzlich für die Autonomie einer Handlung, Entscheidung oder Lebensweise spricht, als auch umgekehrt, dass bei deren Nicht-Erfüllung Zweifel an der Autonomie und ein nochmaliges Nachfragen gerechtfertigt sein können. Zu diesen Kriterien zählen die reflexive Annahme der Entstehungsgeschichte eigener

---

378 Vgl. Beauchamp/Childress 2019, 138.
379 Vgl. Stoljar 2022.

Wünsche, Überzeugungen und sonstiger Einstellungen; autonomieunter-
stützende selbstbezogene Haltungen wie Selbstwertschätzung, Selbstvertrauen und Selbstachtung; ein unterstützendes soziales Umfeld, das frei von
jeglicher Oppression ist, sowie die dialogische Disposition, also die Bereitschaft und Fähigkeit, das eigene Handeln und Entscheiden anderen gegenüber
zu rechtfertigen.

Allerdings hat sich auch gezeigt, dass die Kriterien externalistischer Theo-
rien weder als notwendige noch als hinreichende Autonomiebedingungen
gelten können. Gründe für diese Schlussfolgerung sind unter anderem die
Unterbestimmtheit der Kriterien, wie im Falle von Westlunds Bedingung
der dialogischen Disposition; eine erhöhte Gefahr des ungerechtfertigten
Paternalismus, beispielsweise im Falle der Anerkennungstheorien; und eine
Deindividualisierung autonomer Lebensweisen, wie im Falle von Oshanas
Ansatz.

Hinzu kommt – und das führt zur zweiten Frage, der Frage nach der praktischen Umsetzbarkeit der Theorien –, dass einige Kriterien in der Praxis
nur schwer überprüfbar sind. Während Fälle offensichtlicher Unterdrückung
leicht erkennbar sind und aller Wahrscheinlichkeit nach durch die Freiwilligkeitsbedingung des Standardmodells bereits erfasst werden, sind subtilere
Einflussfaktoren, mangelndes Selbstvertrauen oder eine ablehnende Haltung
gegenüber der Aneignungsgeschichte von Wünschen und Überzeugungen
aus der Außenperspektive nur schwer erkenn- und beurteilbar. Um etwa
herauszufinden, wie eine Patientin die Genese eines bestimmten Wunsches
beurteilt, muss sie selbst dazu befragt werden. Wie sich gezeigt hat, kann
der Aneignungsprozess vielschichtig sein; problematische Aneignungsarten
werden oft nicht als solche erkannt. Mit Blick auf subtile Einflussfaktoren,
wie gesellschaftliche Erwartungen und Rollenbilder, ist hingegen schwer
zu beurteilen, wann ein Einfluss so stark ist, dass er die Autonomiefähigkeit
einer Patientin unterwandert. Dies mag von Patientin zu Patientin sehr unterschiedlich sein. So kann sich eine schwangere Patientin durch die Erklärung
einer bestimmten Screening-Methode zur Routinemaßnahme stärker als eine
andere gedrängt fühlen, sie auch in Anspruch nehmen zu müssen. Wie stark
sich externe Einflüsse auf eigene Entscheidungen und Handlungen auswirken,
ist von individuellen Eigenschaften abhängig, die vom Selbstbewusstsein einer
Patientin über ihre Reflektiertheit bis hin zu ihrer Resilienz reichen. Auch
wenn wir Einflussfaktoren benennen können, die sich im Allgemeinen negativ
auf die eigene Autonomieausübung auswirken, ist es demnach nicht möglich,
allgemein festzulegen, in welchem Maße sie sich auf die Autonomieausübung
einer einzelnen Patientin auswirken. Dies macht eine Bewertung im Einzelfall
erforderlich.

Sämtliche externe Einflussfaktoren auf Autonomie zu identifizieren (auch subtilere), dabei zwischen einem inhaltsneutralen und einem substantiellen Verständnis von Autonomie zu differenzieren und bei Zweifeln an der Autonomie die Patientin zu einer autonomeren Entscheidung zu befähigen, stellt fraglos ein anzustrebendes Ideal dar – zumindest mit Blick auf Behandlungsentscheidungen, die sich signifikant und nachhaltig auf das Leben einer Patientin auswirken können. Die Forderung nach einer Berücksichtigung dieser Aspekte könnte allerdings auch als Überforderung des Gesundheitspersonals gewertet werden – nicht nur, weil so viele Aspekte zu beachten und einige von ihnen aus der Außenperspektive nur schwer ermittelbar sind, sondern auch in rein struktureller, zeitlicher sowie personeller Hinsicht. Dieser Einwand ist meines Erachtens zurückzuweisen. Wie bereits im Rahmen der Schlussfolgerungen zu den internalistischen Autonomietheorien (siehe Abschnitt 1.3.2.1.4) erwähnt, setzen nicht alle Entscheidungssituationen in der Patientenversorgung eine Prüfung sämtlicher anspruchsvollerer Autonomiekriterien und ein umfassendes Gespräch mit der Patientin voraus. Folglich wäre der zeitliche sowie personelle Mehraufwand nicht so hoch, wie es auf den ersten Blick scheinen mag. Gerade Entscheidungen, die Routinemaßnahmen betreffen, etwa die Überprüfung von Schilddrüsenwerten oder die Behandlung einer Bindehautentzündung, setzen meines Erachtens kein Gespräch voraus, in dem sämtliche externe Einflüsse auf die Autonomie der Patientin eruiert werden.[380] Zudem ist der Einwand vor dem Hintergrund unseres aktuellen Gesundheitssystems und der Konzentration der Patientenversorgung auf die Beseitigung von Krankheitssymptomen und die Wiederherstellung von Funktionsfähigkeiten zu sehen. Käme dem Arzt-Patienten-Gespräch hingegen ein höherer Stellenwert zu als dies aktuell der Fall ist, würde dies implizieren, sowohl in personeller als auch zeitlicher Hinsicht mehr Ressourcen in Gespräche zur Ermittlung und Stärkung der Patientenautonomie zu investieren.

Natürlich würden Unsicherheiten und Schwierigkeiten in der Einschätzung von Patientenautonomie auch in einem Gesundheitssystem bestehen, in dem das Arzt-Patienten-Gespräch eine zentralere Stellung einnimmt. Doch je besser Ärztinnen in einer autonomieförderlichen Arzt-Patienten-Kommunikation geschult werden und je mehr Zeit sie der einzelnen Patientin widmen können, desto sicherer (und möglicherweise auch schneller) wären sie darin, (auch subtile) Einflüsse auf Autonomie zu identifizieren und zu erkennen, wie sie

---

380   Hieran schließt sich die Frage an, wie Ärztinnen erkennen können, wann ein ausführliches Gespräch mit der Patientin und eine umfassende Evaluation der Autonomiekriterien erforderlich ist. Siehe hierzu Abschnitt 4.3.

eine Patientin in der Wahrnehmung ihrer Autonomiefähigkeit bestmöglich unterstützen können.

Mit Blick auf substantielle Autonomiekriterien, die das soziale Umfeld einer Person oder den Inhalt ihrer Entscheidungen, Überzeugungen und Präferenzen betreffen, habe ich argumentiert, dass diese nicht als notwendige Autonomiebedingungen gelten können. Zum einen können wir nicht mit Sicherheit sagen, dass eine Person, nur weil sie unterdrückt wird oder Überzeugungen besitzt, die durch internalisierte Unterdrückung beeinflusst sind, nicht autonom handelt, entscheidet und lebt. Wir haben gesehen, dass es hier Gegenbeispiele gibt. Zum anderen widerspricht es den Idealen einer liberalen und pluralistischen Gesellschaft, bestimmte Lebensweisen oder Überzeugungen allein aufgrund ihres Inhalts als nicht autonom und damit als nicht respektwürdig einzustufen. Allerdings ist nicht zu leugnen, dass ein unterdrückerisches Umfeld und oppressive Normen sich negativ auf die eigene Autonomieausübung auswirken und auf Dauer dazu führen können, dass eine Person auch in einem inhaltsneutralen Sinne nicht mehr als autonom gelten kann. Aus diesem Grund halte ich einen Kompromiss, wie Friedman ihn vorschlägt, für sinnvoll: Inhaltsneutrale Autonomie stellt bereits eine respektwürdige Form der Autonomie dar. Der Realisierungsgrad von Autonomie ist jedoch höher, wenn eine Entscheidung, Handlung oder Lebensweise auch substantielle Autonomiekriterien erfüllt.

Alles in allem werden externalistische Autonomietheorien, insbesondere die Gruppe sozial-relationaler Theorien, der Art und Weise, auf die wir Entscheidungen – gerade hinsichtlich unserer Gesundheit – treffen, besser gerecht als rein internalistische Autonomietheorien. Denn gewöhnlich treffen wir Entscheidungen im Rahmen komplexer gesellschaftlicher, sozialer und institutioneller Strukturen, die es uns erschweren können, autonom zu handeln und zu entscheiden sowie nach eigenen Wertvorstellungen zu leben. Blicken wir ausschließlich auf direkte Formen äußerer Einflussnahme, so entgeht uns, dass Patientinnen auch durch weniger offensichtliche Faktoren, etwa durch familiäre Abhängigkeiten oder gesellschaftliche Erwartungen, deutlich in ihrer Autonomieausübung eingeschränkt sein können. Natürlich heißt dies nicht, dass soziale Beziehungen und gesellschaftliche Einflüsse unsere Autonomieausübung zwangsläufig beeinträchtigen. Vielmehr können sie uns auch in der Wahrnehmung unserer Autonomie unterstützen, worauf sozial-relationale Theorien ebenfalls explizit verweisen. Im Gegensatz zu Beauchamp und Childress, die lediglich erwähnen, dass Autonomie zu respektieren auch heißen kann, andere in ihrer Autonomieausübung zu unterstützen,[381]

---

381   Vgl. Beauchamp/Childress 2019, 105.

sehen Vertreterinnen sozial-relationaler Theorien hierin eine Notwendigkeit.
Sie heben zum einen hervor, dass bestimmte Personen(gruppen) in der Regel
stärker auf unsere Unterstützung angewiesen sind als andere, und machen
zum anderen konkrete Vorschläge, wie eine solche Unterstützung aussehen
könnte.[382]

Wie Donchin richtig feststellt, heißt dies für die medizinische Praxis, dass
sich die Feststellung und der Respekt der Autonomie von Patientinnen komplizierter darstellt. So würde die Erfassung sämtlicher autonomiehemmender
Einflussfaktoren ein ausführliches Gespräch mit der Patientin erforderlich
machen. Angesichts der Bedeutung, die einigen Therapieentscheidungen für
das weitere Leben von Patientinnen zukommt, wäre es zweifellos gerechtfertigt,
mehr Zeit und Geld zu investieren, um solche Gespräche zu ermöglichen.

Wie sollen Gespräche zur Ermittlung der Patientenautonomie aufgebaut sein? Und wie könnte eine autonomieförderliche Arzt-Patienten-
Kommunikation aussehen? In den letzten beiden Kapiteln der Arbeit werde
ich einen Ausblick darauf geben, in welcher Hinsicht sich die Ergebnisse aus
der Auseinandersetzung mit philosophischen Theorien und Begriffen in der
Praxis der Patientenversorgung implementieren lassen. Auch mit Blick auf Vorformen der Autonomie und prospektive Autonomie möchte ich Orientierungshilfe für die Praxis anbieten, weshalb ich mich diesen im Folgenden zuwenden
werde.

1.3.3 *Zwei Sonderformen der Autonomie*

Die Medizin konfrontiert uns nicht nur mit besonderen Entscheidungssituationen, in denen es um einen ganz besonderen Gegenstand, unseren
Körper, und damit verbunden um unsere Gesundheit und unser Leben geht,
sondern auch mit ,besonderen Entscheiderinnen'; mit Menschen, die in ihrer
Autonomiefähigkeit eingeschränkt sind, sie erst noch entwickeln oder bereits
komplett verloren haben. Auch im Umgang mit diesen Patientinnen kann es
zum Konflikt ärztlicher Wohltuns- und Autonomiepflichten kommen. Und
gerade in diesen Fällen stellt sich die Frage, wie Autonomie respektiert und
bestmöglich geschützt werden kann.

Beauchamp und Childress sind darum bemüht, ein Autonomieverständnis
zu entwickeln, das nicht zu anspruchsvoll ist, sondern sich an „normal choo-
sers" orientiert und lediglich Minimalbedingungen für Autonomie aufstellt
(siehe Abschnitt 1.2.2). Dennoch schließt ihr Autonomieverständnis manche
Patientengruppen aus, so zum Teil Kinder und Alzheimer-Patientinnen.[383]
Insbesondere die Verstehensbedingung der *three-condition theory* könnte

---

382   Vgl. Sherwin 1998, 26f., 38, 42f., 44.
383   Vgl. O'Neill 2002, 40.

für einige von ihnen zur Herausforderung werden. Den beiden Autoren eine Nicht-Berücksichtigung dieser Patientengruppen vorzuwerfen, ist jedoch nicht gerechtfertigt; denn sie befassen sich ausführlich mit stellvertretenden Entscheidungen und dem *Best Interest Standard* (BIS).[384] Allerdings handelt es sich hierbei um Instrumente, die zum Einsatz kommen, wenn klar ist, dass eine Patientin nicht (mehr) dazu in der Lage ist, autonom zu handeln und zu entscheiden.[385] Nicht berücksichtigt wird dabei, wie mit Patientinnen umzugehen ist, die sich an den ‚Rändern der Autonomie' befinden.[386] Was ist zu tun, wenn eine Patientin noch Anzeichen von Autonomie zeigt, aber nicht mehr den drei Bedingungen der *three-condition theory* gerecht wird? Im Rahmen eines graduellen Autonomieverständnisses – und ein solches will das Standardmodell ja sein – stellt sich unweigerlich die Frage danach, mit welchen normativen Konsequenzen unterschiedliche Realisierungsgrade von Autonomie verbunden sind. Welchen Realisierungsgrad setzt das Prinzip des Respekts der Autonomie voraus und ab wann verliert es seine normative Kraft, sodass nur noch der Blick auf das Wohlergehen der Patientin leitend ist? Das Standardmodell hat hierauf keine Antworten. Obwohl es ein graduelles Autonomieverständnis vermittelt, definiert es keine Schwellenwerte oder Anhaltspunkte bezüglich verschiedener Abstufungen von Autonomie (siehe Abschnitt 1.2.4).

Eine Möglichkeit, diesen ‚Graubereich' der Autonomie zu füllen, stellen die sogenannten *Caring Attitudes* dar, die den Ausgangspunkt für Agnieszka Jaworskas Minimalkonzeption von Autonomie bilden.[387] Im Folgenden möchte ich

---

384   Vgl. hierzu Beauchamp/Childress 2019, 139–143. Auf den BIS wird in der Regel zur Bestimmung des Patientenwohls rekurriert, wenn nur sehr wenig oder überhaupt nichts über die Behandlungspräferenzen einer nicht (mehr) einwilligungsfähigen Patientin bekannt ist. Er soll sicherstellen, dass im besten Interesse der betroffenen Patientin entschieden wird. Was darunter zu verstehen ist, wird sehr allgemein definiert als „asking what a ‚reasonable' person would want under the circumstances and focusing on general goods such as freedom from pain, comfort, restoration and/or development of the patient's physical and mental capacities" (Jaworska 2017).

385   Das „Mehr" in Klammern ist ein Hinweis darauf, dass es einerseits Patientinnen gibt, die nie einwilligungsfähig waren und es möglicherweise nie sein werden, und andererseits Patientinnen, die stets einwilligungsfähig waren, es jetzt aber aufgrund einer Erkrankung, etwa einer Demenz, nicht mehr sind.

386   Das kritisiert auch Georg J. Agich, der sich mit Fragen der Autonomie im Kontext der Langzeitpflege beschäftigt: „If the concept of autonomy is to have any ethically significant applicability to this population, then it will need to have more elasticity than is usually evident in standard philosophical treatments. We are going to have to recognize autonomy in rather mundane and ordinary settings and circumstances that philosophical analysis has largely left unexplored" (Agich 1993, 163).

387   Die Idee, dass eine bestimmte nicht-reflexive Einstellung gegenüber Wünschen und Überzeugungen auf deren Autonomie verweist, ist uns bereits in der Auseinandersetzung mit

mich mit dieser Sonder- oder Minimalform von Autonomie befassen, um die Autonomieperspektive des Standardmodells zu erweitern und so den Raum, der zwischen der Erfüllung der Autonomiekriterien und ihrer Nicht-Erfüllung liegt, weiter auszufüllen. Eine konzeptionell angemessene und zugleich praktisch nützliche Explikation von Autonomie für die Medizinethik darf diesen Graubereich nicht ausblenden – im Gegenteil, es gilt zu verstehen, welche (Vor-)Formen von Autonomie hier auftreten und wie sie respektiert werden können. Nur so kann ein Autonomieverständnis auch in Fällen, in denen wir es mit Patientinnen zu tun haben, die sich an den Rändern der Autonomie befinden, Handlungsorientierung bieten.

Die Frage danach, wie die Autonomie von Patientinnen zu achten ist, die aktuell tatsächlich nicht (mehr) autonom handeln und entscheiden können, ist im Rahmen einer medizinethischen Auseinandersetzung mit Autonomie zweifellos gleichermaßen relevant. Deshalb werde ich im Anschluss auf eine weitere Sonderform der Autonomie, die „vorausschauende" oder „prospektive Autonomie", eingehen. Sie wird häufig, so auch von Beauchamp und Childress, im Zusammenhang mit Patientenverfügungen (PV) thematisiert.[388] Mich interessiert hingegen vor allem die Frage, wie damit umzugehen ist, wenn vorausverfügte Willensäußerungen von Patientinnen mit ihren *Caring Attitudes* konfligieren.

1.3.3.1   Caring Attitudes

Folgende Beispiele, von denen das zweite bereits aus dem Einleitungskapitel bekannt ist, lassen erahnen, was unter *Caring Attitudes* oder *Carings*[389] zu verstehen ist:

> Johanna ist eine ehrgeizige junge Forscherin, die neben ihrer Forschungstätigkeit auch unterrichtet und seit Kurzem Mutter ist. Als ihr eines Tages alles zu viel wird, lässt sie sich nach der Arbeit auf dem Sofa nieder und beginnt aus Erschöpfung zu weinen. Ihr zweijähriger Sohn Paul läuft daraufhin ins Badezimmer, kommt mit dem Verbandskasten zurück und beklebt seine Mutter überall mit Pflastern, woraufhin sie sich schon ein wenig besser fühlt.[390]

Frankfurts modifizierter Theorie und dem Kriterium der „wholeheartedness" begegnet (siehe Abschnitt 1.3.2.1.2). Für Frankfurts Verständnis von *Caring* vgl. Frankfurt 1999b und 1999c. Vgl. hierzu auch Baumann/Bleisch 2015, 151, Becker 2019, 212f., und Jaworska 2007, 541–545.

388   Vgl. Beauchamp/Childress 2019, 141f.

389   Ich verwende beide Ausdrücke im Folgenden synonym.

390   Das Beispiel ist angelehnt an den Fall, mit dem Jaworska ihr Paper „Caring and Internality" beginnt (vgl. Jaworska 2007, 529).

Martha leidet seit fünf Jahren an einer Alzheimer-Demenz. Inzwischen ist sie nicht mehr in der Lage dazu, den aktuellen Wochentag, den Monat oder das Jahr zu benennen. Auch fällt es ihr immer schwerer, sich in der Tagespflegeeinrichtung zu orientieren, die sie seit zwei Jahren besucht. Trotz allem nimmt sie regelmäßig an Forschungsprojekten im Rahmen der Alzheimerforschung teil. Wenn man sie auf ihre Teilnahme anspricht, sagt sie Dinge wie: „Natürlich hätte ich ablehnen können, glaubt mir, aber wenn ich mir selbst und anderen helfen kann, dann mache ich das auch."[391]

Weder Paul noch Martha scheinen autonom zu sein – unabhängig davon, ob man die *three-condition theory* oder ein anspruchsvolleres Autonomieverständnis, etwa jenes von Frankfurt oder Christman, zugrunde legt. Dennoch drücken ihre Handlungen etwas aus, das wir im Handeln von Tieren,[392] noch jüngeren Kindern und Alzheimer-Patientinnen, die sich in einem späteren Stadium der Erkrankung befinden, nicht erkennen können: die Sorge um etwas als Ausdruck dessen, was ihnen wichtig ist. Während Paul sich um seine Mutter und ihr Wohlbefinden sorgt, sorgt Martha sich um ihr eigenes und das anderer Alzheimer-Patientinnen. Jaworska widmet sich Akteurinnen wie Paul und Martha, die ihr zufolge zu den sogenannten „marginal agents" zählen,[393] und führt in diesem Kontext den Begriff der *Caring Attitudes* als einer speziellen Form der Sorge um etwas ein.

Caring als nicht-reflexive Form der Sorge um etwas

Jaworska zufolge widerspricht ein reflexives Verständnis des Sich-Sorgens dem Umstand, dass sich bereits Kleinkinder um etwas sorgen und sich in ihrem Handeln davon leiten lassen können.[394] Weder Kleinkinder noch Alzheimer-Patientinnen sind in der Lage dazu, sich reflexiv zu dem Objekt ihrer Sorge in Beziehung zu setzen, beispielsweise zu beurteilen, inwieweit sie ihre Sorge

---

391   Für die ausführlichere Variante dieses Fallbeispiels siehe S. XXVf.

392   Jaworska bemerkt, dass manche Tiere sich durchaus um etwas zu sorgen scheinen, beispielsweise eine Katzenmutter um ihre Jungen oder ein Hund um seine Besitzerin. Allerdings stehen hinter diesen Sorgen instinktmäßige und automatisierte Verhaltensweisen. So endet die Sorge der Katzenmutter um ihren Nachwuchs, sobald er älter ist und sich selbst versorgen kann. Und die Sorge des Hundes um seine Besitzerin äußert sich in einer rudimentären Zuneigungsform, etwa in Protest, wenn sie geht, oder in Freude, wenn sie wiederkommt (vgl. Jaworska 2007, 564).

393   Vgl. Jaworska 2007. Zur Definition von „marginal agents" siehe Anm. 155, S. 45.

394   Sie verweist auf entwicklungspsychologische Arbeiten, die ihre Argumentation unterstützen (vgl. Jaworska 2007, 530, 565f.). Als Kleinkinder zählen im Folgenden Kinder im zweiten oder dritten Lebensjahr (vgl. Kassenärztliche Bundesvereinigung 2022).

um das Objekt und ihre Reaktion für angemessen halten.[395] Jedoch können sie sich auf nicht-reflexive Weise zum Objekt ihrer Sorge in Beziehung setzen, indem sie ihm gegenüber eine emotionale Haltung einnehmen.[396] Diese emotionale Haltung des Sich-Sorgens ist von einfachen emotionalen Reaktionen wie Angst oder Freude zu unterscheiden. Bei diesen handelt es sich um automatisierte und unmittelbare Reaktionen auf Umwelteindrücke, zu denen auch Tiere fähig sind. Demgegenüber erfordern komplexere Emotionen, wie *Carings*, aber auch Dankbarkeit oder Neid, ein Verstehen der Situation und ein In-Beziehung-Setzen zu dieser.[397]

Carings setzen sich aus verschiedenen mehr oder weniger komplexen Emotionen, emotionalen Neigungen und Wünschen bezüglich des Objekts der Sorge zusammen.[398] Im Gegenteil zu unmittelbaren emotionalen Reaktionen oder bloßen Wünschen ist es nicht möglich, sich von den eigenen *Carings* zu distanzieren. Sie sind keine Gefühle, die einen plötzlich überkommen, oder von denen man sich entfremdet fühlt, wie Wut oder Angst:[399] „Because they connect various aspects of our psychology together, and support our psychological unity and continuity over time, carings are tied to our sense of self more closely than other attitudes – they are more strongly our own."[400]

Weil wir uns mit *Carings* demnach stärker verbunden fühlen als mit sonstigen Wünschen, Präferenzen und Einstellungen, ist es in der Regel schlimmer für uns, wenn sie ignoriert oder übergangen werden. Entfernen wir die Pflaster, unmittelbar nachdem Paul sie angebracht hat, und tadeln ihn für seinen nutzlosen Hilfeversuch, so verletzen wir das, was ihm wichtig ist, in einem stärkeren Maße, als wenn wir seinem Flehen nach Süßigkeiten am Vormittag nicht nachkommen. Und in Marthas Präferenzen greifen wir stärker ein, wenn wir ihr die Teilnahme an Forschungsprojekten verwehren statt die zweite Tasse Kaffee am Morgen, um die sie gelegentlich bittet – selbst wenn sie beides nach kurzer Zeit wieder vergessen hat.[401]

Die *Caring Attitudes* sind folglich wie der Begriff der Authentizität mit dem eigenen Selbst und dem, was einem im Leben wichtig ist, verbunden. Sie

---

395   In frühen Stadien der Alzheimer-Erkrankung sind diese Fähigkeiten durchaus noch vorhanden (vgl. Gatterer/Croy 2005, 18).

396   Vgl. Betzler 2015, 73–75.

397   Jaworska trifft die Unterscheidung in Anlehnung an die Arbeiten von Antonio Damasio (vgl. hierzu Jaworska 2007, 556).

398   Vgl. Jaworska 2009, 89, 100, und Jaworska 2007, 559f.

399   Vgl. Jaworska 2009, 91.

400   Jaworska 2009, 92.

401   Vgl. Jaworska 2007, 532–534.

bilden damit eine wichtige Voraussetzung für Autonomie.[402] Allerdings sind sie noch nicht ausreichend, um einer Person Autonomie zuzusprechen.[403] Neben dem Besitz von Haltungen, die das eigene Selbst widerspiegeln, ist es für minimale Autonomie Jaworska zufolge auch erforderlich, „[that] (2) the agent governs himself by way of seeing reason to pursue what this attitude prescribes; (3) the agent is capable of reflection that leaves him open to a fresh perception of reasons."[404] Da Paul und Martha an der dritten Bedingung und sehr wahrscheinlich auch an der zweiten Bedingung scheitern, kommt ihnen trotz ihrer Fähigkeit zur Ausbildung von *Caring Attitudes* demnach keine minimale Autonomie zu.[405] In dieser Einschätzung unterscheidet sich Jaworskas Ansatz demnach nicht von der *three-condition theory* und anspruchsvolleren Autonomietheorien.

Dennoch leistet Jaworskas *Caring*-Verständnis meines Erachtens einen wertvollen Beitrag zur Explikation von Autonomie für die Medizinethik. Es verdeutlicht, dass Menschen nicht über (selbst-)reflexive Fähigkeiten verfügen müssen, um Haltungen auszubilden, die ihnen wichtig sind und die einen Teil ihres Selbstverständnisses ausmachen. Es spricht also vieles dafür, *Carings* ernst zu nehmen und die Realisierung dessen, worauf sie sich richten, zu unterstützen. *Caring Attitudes* fordern, dem Respekt der Autonomie im Sinne autonomiebefähigender Pflichten nachzukommen. Gerade für die Autonomieentwicklung von Kindern kann es wichtig sein, ihnen das Verfolgen von Dingen, um die sie sich auf diese Weise sorgen, zu ermöglichen.

Dies zeigt Betzler anhand der Bedeutung von Projekten für die Autonomieentwicklung von Kindern auf. Ihr zufolge können Kinder die bereits vorhandene Fähigkeit, sich zu sorgen und zu kümmern, durch das Verfolgen persönlicher Projekte[406] zur Fähigkeit, eigene Wertungen auszubilden, weiterentwickeln: „Das Verfolgen von Projekten hilft ihnen hierbei, die Rechtfertigungsbedingungen ihres Kümmerns zu erwerben, sich selbst über das, was ihnen wichtig ist, zunehmend verstehen zu lernen und sich bewusst daran zu orientieren."[407] Da sich die Fähigkeit des Wertschätzens Betzler zufolge

---

402 Vgl. Jaworska 2009, 93, 95.

403 In einem früheren Artikel schreibt Jaworska hingegen: „If her choice is based on caring, even though it contradicts her better judgment, it qualifies as minimally autonomous" (Jaworska 2007, 104). Ob Jaworska ihre Meinung geändert hat oder es sich um eine Nachlässigkeit in der Argumentation handelt, ist unklar.

404 Jaworska 2009, 88.

405 Vgl. Jaworska 2009, 98. Für eine ähnliche Sichtweise vgl. Mullin 2007 und 2014.

406 Unter „persönlichen Projekten" versteht Betzler Projekte, die von Einzelpersonen durchgeführt werden und somit von Gruppen- oder Firmenprojekten abzugrenzen sind (vgl. Betzler 2011, 945, Anm. 13).

407 Betzler 2011, 945.

selten plötzlich einstellt, bieten persönliche Projekte eine gute Möglichkeit, über einen längeren Zeitraum hinweg an einer Sache festzuhalten und
dadurch längerfristige evaluative Einstellungen zu erwerben, die wiederum
zur Identitätsbildung und damit auch zur Autonomieentwicklung von Kindern beitragen.[408]

Auch im medizinischen Kontext kann diese Art der Autonomieförderung
relevant werden. So gibt es Kleinkinder, die aufgrund einer Erkrankung, etwa
eines angeborenen Herzfehlers, die meiste Zeit ihres Lebens in Kranken-
häusern verbringen. Sie haben weniger Möglichkeiten als gesunde Kinder,
Projekte außerhalb des Kliniklebens und ihrer Therapie zu verfolgen und hierdurch die Fähigkeit des Wertschätzens auszubilden. Gerade deshalb sollte
ihnen dies im Rahmen ihrer Behandlung ermöglicht werden, indem sie kind-
gerecht eingebunden werden und kleinere Projekte verfolgen können.

Fazit

Carings sind dem Graubereich zuzuordnen, der zwischen Autonomie und
Nicht-Autonomie besteht, und der im Rahmen einer der Medizinethik
angemessenen Explikation von Autonomie zu berücksichtigen ist. Auch wenn
Carings für sich genommen nicht ausreichend für die Autonomie einer Handlung, Entscheidung oder Person sind, stellen sie eine wichtige Voraussetzung
für die Ausübung und Entwicklung von Autonomie dar. Verstärkt darauf zu
achten, ob eine Patientin *Caring Attitudes* besitzt, kann dazu beitragen, die
persönlichen Interessen und Sorgen von „marginal agents" zu achten und zu
fördern, da *Carings* eine Form der Willensbekundung und ein Ausdruck dessen sind, was einer Patientin wirklich wichtig ist. Auch wenn sie keine hinreichende Grundlage für eine informierte Einwilligung darstellen, begründen
sie es doch, eine Patientin respektvoll zu behandeln und sie in der Wahrnehmung ihrer noch oder bereits vorhandenen Autonomiefähigkeit zu unterstützen. Für unsere Beispielfälle heißt dies, Paul in seiner Hilfsbereitschaft
zu bestärken und es Martha zu ermöglichen, an ihren ‚guten' Tagen an der
Alzheimerforschung teilzunehmen. Denn die Teilnahme ist für Martha nicht
nur irgendein alltäglicher Wunsch wie der, zwei Tassen Kaffee am Morgen zu
trinken, sondern ein Wunsch, in dem sich manifestiert, was ihr wichtig ist.
Auch wenn ihr Wunsch, an solchen Forschungsprojekten teilzunehmen, nicht
in einem anspruchsvollen Sinne als autonom gelten kann, sollte er daher ernst-
genommen werden. Dasselbe gilt für Pauls Wunsch, seiner Mutter zu helfen.

---

408   Vgl. Betzler 2011, 947f. Ausführlich zum Zusammenhang zwischen Autonomie, Authentizi-
      tät und dem Verfolgen persönlicher Projekte vgl. ebd., 942–952, und Betzler 2015, 72–83.

Die beiden Beispiele beziehen sich nicht auf konkrete Behandlungsentscheidungen, die Paul oder Martha betreffen. Dennoch ist auch in diesem Kontext denkbar, dass *Carings* eine Rolle spielen und Handlungsorientierung bieten
können. So kann ihre Berücksichtigung eine Behandlungsentscheidung unterstützen. Stehen das Behandlungsteam und die Betreuerin einer 86-jährigen
Patientin im mittleren Stadium der Alzheimer-Demenz beispielsweise vor
der Frage, ob sie ihr noch eine Hornhauttransplantation zumuten können, bei
der eine Vollnarkose empfohlen ist, so können die *Caring Attitudes* der Patientin aufschlussreich sein. Bringt diese beispielsweise die tiefe Sorge zum Ausdruck, weiterhin ihre Garten-Magazine lesen und die Bilder ihrer Enkelkinder
betrachten zu können, so spricht dies dafür, die Behandlung durchzuführen.
Denn hierdurch kann ihre Sehkraft verbessert und ihr so weiterhin das Nachgehen ihr wichtiger Tätigkeiten ermöglicht werden.

1.3.3.2   Prospektive Autonomie

Es gibt jedoch Situationen, in denen Patientinnen auch nicht zu Vorformen der
Autonomie fähig sind, in denen sie vielleicht nicht einmal mehr ansprechbar
sind. Dennoch gibt es eine Möglichkeit, die Autonomie dieser Patientinnen
trotzdem zu respektieren: die Bezugnahme auf ihre prospektive Autonomie.[409]
Diese kann schriftlich, etwa in Form einer PV,[410] oder in Form mündlich
geäußerter Behandlungswünsche vorliegen. Hat eine Patientin weder in

---

409   Bei der prospektiven oder vorausschauenden Autonomie handelt es sich um „die antizipatorische Bestimmung einer Entscheidung durch einen vorsorglich für die Zukunft
geäußerten Willen, etwa in Form einer Patientenverfügung" (Jox 2004, 405, vgl. auch
Gabl/Jox 2008, 645). Auch im Alltag treffen wir zahlreiche antizipatorische Entscheidungen mit Verfügungscharakter, die teils weit in die Zukunft reichen – etwa testa-
mentarische Verfügungen – oder die kurzzeitig wirksame Willenserklärungen darstellen,
beispielsweise Einzugsermächtigungen. Im deutschen Recht findet das ethische Prinzip
der prospektiven Autonomie seinen Ausdruck im Grundsatz der fortwirkenden Selbstbestimmung (vgl. Jox 2004, 407f.). Gemäß § 130 Abs. 2 BGB hat es auf die Wirksamkeit
einer Willenserklärung, zum Beispiel eines Vertrags, keine Auswirkungen, „wenn der
Erklärende nach der Abgabe stirbt oder geschäftsunfähig wird."

410   Mit PV beziehe ich mich im Folgenden auf die ‚klassische' Patientenverfügung, also ein
Dokument, in dem Patientinnen ihre Behandlungswünsche, gewöhnlich einmalig, festhalten. Dabei können sie eine ärztliche oder juristische Beratung in Anspruch nehmen.
Für die Gültigkeit der PV ist jedoch die Unterschrift der Verfasserin ausreichend (vgl.
Simon 2017, 206). Ebenso ist keine längerfristige Begleitung vorgesehen, in deren Rahmen die festgehaltenen Wünsche mithilfe von Fachpersonen in zeitlichen Abständen
neu evaluiert werden. Auf ein längerfristiges Modell der vorausschauenden Behandlungsplanung, das sogenannte „Advance Care Planning", werde ich auf S. 135. kurz eingehen. In
der Diskussion beschränke ich mich allerdings auf die klassische PV, die in Deutschland
aktuell noch verbreiteter ist (vgl. Jox 2013, in der Schmitten et al. 2019 und Coors et al.
2015, 11).

schriftlicher noch mündlicher Form Behandlungswünsche formuliert oder treffen diese nicht auf die aktuelle Lebens- und Behandlungssituation zu, so ist ihr mutmaßlicher Wille unter Berücksichtigung früherer Wertvorstellungen und Äußerungen, insbesondere zu den Themen Leben, Krankheit und Tod, zu ermitteln.[411]

Respekt prospektiver Autonomie

Ist eine Patientin im aktuellen Zustand eindeutig nicht autonomiefähig, weil sie beispielsweise im Koma liegt oder sich im Spätstadium der Demenz befindet, so ist klar: Hat sie im autonomen Zustand Behandlungswünsche geäußert, ob in schriftlicher oder mündlicher Form, so sind diese zu respektieren.[412] Natürlich können auch in diesem eindeutigen Fall Unklarheiten und Fragen auftauchen, die von der Auffindbarkeit der PV über Auslegungsschwierigkeiten bis hin zu Disputen unter Angehörigen reichen. Hat eine komatöse Patientin jedoch eine PV verfasst, die auffindbar ist und auch auf ihre aktuelle Lebens- und Behandlungssituation zutrifft, so ist der darin geäußerte Wille genauso zu respektieren, wie ihr aktueller Wille zu respektieren wäre. In diesem Fall kommt der prospektiven Autonomie der Patientin dieselbe Autorität zu wie einer aktuellen Willensäußerung. Allerdings handelt es sich hierbei – und darauf verweisen auch Erhebungen zu PV – um einen Idealfall.[413] Neben dem Problem, dass PV nicht auf die aktuelle Situation zutreffen, werden auch viel grundlegendere Zweifel an der Gültigkeit von PV und der Autonomie darin festgehaltener Behandlungswünsche geäußert.

Konflikt mit experiential interests

Viel diskutiert in der Debatte um prospektive Autonomie und PV ist der Fall von Margo, die trotz ihrer Alzheimer-Erkrankung glücklich und zufrieden erscheint und sich an alltäglichen Dingen erfreut.[414] In *Life's Dominion* wirft Ronald Dworkin die Frage auf, wie damit umzugehen ist, wenn sich Margo eine Lungenentzündung zuzieht und in ihrer PV festgelegt hat, im Falle einer

---

411   Vgl. hierzu Vetter/Marckmann 2009.

412   Auch in diesem Fall wird die Ausübung von Autonomie (als Fähigkeit) respektiert – mit dem Unterschied, dass die Ausübung in der Vergangenheit liegt und nicht aktuell stattfindet.

413   Vgl. Jox 2013 und die Studie von Sommer et al. 2012.

414   Seit Ronald Dworkins Beschäftigung mit Margos Fall in *Life's Dominion* (vgl. Dworkin 1993, 220f.) wird dieser in der Diskussion häufig herangezogen, um den Konflikt zwischen im autonomen Zustand vorausverfügten Willensäußerungen und aktuellen Willensäußerungen dementer Patientinnen zu diskutieren (vgl. unter anderem Dresser 1995, Jaworska 1999, Becker 2019, 100–105, Beauchamp/Childress 2019, 141f., und Harvey 2006).

Alzheimer-Erkrankung keine Behandlung zu wollen, sollte sie zusätzlich an einer anderen, lebensbedrohlichen Krankheit erkranken. Dworkins Frage wird kontrovers diskutiert. Sollte man Margos PV respektieren oder sie angesichts ihrer anscheinend noch vorhandenen Lebensfreude übergehen? Dworkin selbst spricht sich klar für die Achtung der prospektiven Autonomie aus, da nur sie als Ausdruck von Margos zentralen und identitätsstiftenden Interessen zu werten ist, die er als „critical interests" bezeichnet. Wie die Caring Attitudes lassen diese erkennen, was uns im Leben wirklich wichtig ist, etwa das Pflegen von Freundschaften oder der Zusammenhalt der eigenen Familie. Demgegenüber handelt es sich bei Margos Freude an alltäglichen Dingen, etwa einem Erdnussbutter-Marmeladen-Sandwich, Dworkin zufolge lediglich um sogenannte „experiential interests", hinter denen das Interesse an bestimmten Erfahrungen, unter anderem Freude, steht. Sie werden von allen empfindungsfähigen Wesen geteilt.[415]

Zweifellos handelt es sich bei der Frage, ob die aktuellen Interessen einer Patientin wie Margo gegenüber früher festgelegten Wünschen Vorrang haben sollten, um eine kontroverse Frage, deren Beantwortung meines Erachtens von vielen verschiedenen Faktoren abhängig zu sein scheint. Wie aussagekräftig ist die PV? War die Patientin zum Abfassungszeitpunkt der PV ausreichend informiert? War ihr bewusst, dass sie kognitiv eingeschränkt und dennoch glücklich sein kann? Woran machen wir fest, dass die Patientin aktuell Lebensfreude empfindet? Wie wichtig war der Patientin Selbstbestimmung in ihrem Leben? Diese Fragen sprechen meines Erachtens für eine sorgfältige Betrachtung und Abwägung im Einzelfall. Auffallend ist jedoch, dass sich die Debatte auf Fälle wie jenen von Margo konzentriert, in denen „experiential interests" bzw. natürliche Willensäußerungen[416] und prospektive Autonomie konfligieren. Nicht minder klärungsbedürftig ist jedoch, wie einem Konflikt zwischen prospektiver Autonomie und Vorformen der Autonomie wie den Caring Attitudes zu begegnen ist.

Konflikt mit Caring Attitudes

Stellen wir uns vor, Martha entwickelte eine Lungenentzündung. Auch sie hat, wie Margo, eine PV verfasst, in der sie lebenserhaltende Maßnahmen ablehnt, sollte sie im dementen Zustand an einer lebensbedrohlichen Krankheit erkranken. Martha zeigt im Gegensatz zu Margo nicht nur „experiential

---

415 Vgl. Dworkin 1993, 201f. Vgl. auch Dresser 1995, 33.
416 Unter „natürlichen Willensäußerungen" versteht man alle „aktuellen verbalen und nonverbalen Willensäußerungen eines nicht-einwilligungsfähigen Menschen" (Jox 2015, 130), beispielsweise die körperliche Verweigerung der Nahrungsaufnahme durch Ausspucken.

interests", sondern bringt darüber hinaus *Caring Attitudes* zum Ausdruck, die, wie aufgezeigt, mehr sind als bloße Wünsche. Wie sind ihre *Carings* gegenüber ihrer prospektiven Autonomie zu gewichten?

Auf den ersten Blick sprechen gute Gründe dafür, Marthas PV zu respektieren. Denn aller Wahrscheinlichkeit nach war sie zum Abfassungszeitpunkt der PV autonomer als sie es jetzt ist, d.h., ihre prospektive Willensäußerung wird den Anforderungen an eine autonome Entscheidung oder Handlung vermutlich besser gerecht als ihre *Caring Attitudes*. Doch selbst wenn ihre prospektive Autonomie den Bedingungen der *three-condition theory* und möglicherweise Kriterien anspruchsvollerer Autonomietheorien gerecht wird, können wir begründete Zweifel daran haben, ob sie in der aktuellen Situation wirklich handlungsleitend sein sollte. Zum einen ist fraglich, ob sich Martha zum Abfassungszeitpunkt der PV tatsächlich vorstellen konnte, wie es ist, mit einer Alzheimer-Erkrankung zu leben.[417] Hätte sie sich etwa vorstellen können, ihrem Interesse, die Forschung zu unterstützen, weiter nachgehen zu können?

Zum anderen kann nicht ausgeschlossen werden, dass sich Marthas Präferenzen, Wünsche und Einstellungen seit dem Erstellungszeitpunkt der PV geändert haben. Vielleicht war es ihr früher wichtig, nicht von anderen abhängig zu sein, und sie hat vor diesem Hintergrund ihre PV verfasst. Womöglich hat sie inzwischen eine positivere Einstellung gegenüber dem Angewiesensein auf andere entwickelt. Eine noch radikalere Frage, die in diesem Kontext aufgeworfen wird, ist jene, ob man über die Zeit hinweg – insbesondere angesichts einer schweren Alzheimer-Erkrankung – überhaupt noch als dieselbe Person gelten kann.[418] Diese Frage wird in der philosophischen Debatte um personale Identität[419] diskutiert.[420] Da ich mich nicht in einer Randdebatte

---

417   Dieser Einwand wird auch als „Argument der Nicht-Vorstellbarkeit" bezeichnet (vgl. Birnbacher 2016, 285–287). Vgl. auch Hibbeler et al. 2013 und Deutscher Ethikrat 2012, 18, 71. Das Argument ist weniger stark, wenn eine Patientin ihre PV erst im Stadium der beginnenden Demenz verfasst und damit erste Anzeichen der Krankheit bereits selbst erlebt. Wie es ist, spätere Stadien der Krankheit zu durchleben, kann sie jedoch auch in diesem Fall bloß vermuten.

418   Dieser Einwand wird auch als „Argument der Nicht-Identität" bezeichnet (vgl. Birnbacher 2016, 285).

419   In dieser Debatte geht es *nicht* um die Frage, welche Eigenschaften für Personen kennzeichnend sind, sondern um die Frage, was das Fortbestehen von Personen über die Zeit hinweg ausmacht (numerische Identität). Normative Fragestellungen, die im Kontext personaler Identität diskutiert werden, sind unter anderem: Wodurch ist es gerechtfertigt, einer Person die moralische Verantwortung für eine vergangene Handlung zuzusprechen? Wieso ist es gerechtfertigt, dass ich mich für meine eigene Zukunft mehr interessiere als für die anderer Personen? Vgl. hierzu Shoemaker 2019.

420   In Abhängigkeit von der zugrundeliegenden Definition personaler Identität kann eine Demenzpatientin ab einem gewissen Krankheitsstadium nicht mehr als die Person

verlieren möchte, werde ich an dieser Stelle nicht weiter auf diese Frage eingehen. Allerdings bin ich der Meinung, dass sie zu Recht auf die Problematik aufmerksam macht, dass viele Patientinnen ihre PV nach dem Abfassen nie wieder durchsehen. Deshalb kann es in einigen Fällen tatsächlich sein, dass die PV nicht als Abbild aktueller Lebenseinstellungen und Präferenzen einer Patientin gelten kann.

Angesichts dieser Problematik wurde in der Praxis inzwischen eine Alternative zur klassischen PV[421] entwickelt, das sogenannte „Advance Care Planning" (ACP) (im Deutschen auch „Behandlung im Voraus Planen", BVP). Es sieht unter anderem vor, dass Patientinnen nicht einmalig ihre Behandlungswünsche festlegen, sondern eine langfristige professionelle Gesprächsbegleitung erhalten, in deren Rahmen sie ihre Behandlungswünsche immer wieder überprüfen und anpassen. Auf diese Weise werden auch veränderte Einstellungen zu Leben, schwerer Krankheit und Tod erfasst und die prospektive Autonomie kann als ‚so aktuell wie möglich' gelten.[422]

In Marthas Fall liegt jedoch eine klassische PV vor. Angesichts der oben genannten Einwände ist nicht mehr klar, ob der Respekt ihrer Autonomie tatsächlich fordert, ihre PV zu achten. Hinzu kommt, dass auch ihre *Carings* als Ausdruck von Autonomie zu werten sind – selbst wenn sie nicht mit einer autonomen Handlung oder Entscheidung gleichgesetzt werden können (siehe Abschnitt 1.3.3.1). Ihre *Carings* würden jedoch durch das Befolgen ihrer PV missachtet. Schließlich würde Martha in Folge eines Behandlungsverzichts aller Wahrscheinlichkeit nach versterben. Zudem bringen ihre *Carings* nicht nur zum Ausdruck, was ihr *aktuell* und in *ihrem derzeitigen Zustand* wichtig ist, sondern sie können vielmehr als Fortsetzung früherer Interessen gedeutet werden. So war Martha ihr Leben lang an Forschung und daran, einen gesellschaftlichen Beitrag zu leisten, interessiert. Diese Interessen scheinen ihren Krankheitszustand zu überdauern, auch wenn Martha ihnen nicht ohne die Unterstützung durch andere nachgehen kann. Vielleicht hat sie, und hier greift das Argument der Nicht-Vorstellbarkeit, nicht antizipiert, dass solche Interessen für sie auch im dementen Zustand noch Bedeutung haben könnten, und hat sie daher in der Abfassung ihrer PV nicht berücksichtigt. Sie hatte

---

gelten, die die PV verfasst hat. Diese Konsequenz ergibt sich, wenn man beispielsweise in Anlehnung an Derek Parfit personale Identität als das Fortbestehen psychologischer Verbindungen über die Zeit hinweg definiert („psychological continuity view") (vgl. hierzu Parfit 1986, 199–218). Für alternative Sichtweisen vgl. McMahan 2002, 3–94, 29, Shoemaker 2019 und Olson 2022.

421   Siehe Anm. 410, S. 131.

422   Ausführlich zum ACP vgl. in der Schmitten/Marckmann 2015, in der Schmitten et al. 2019 und Coors et al. (Hg.) 2015.

möglicherweise ein sehr negatives Bild der Alzheimer-Demenz vor Augen und ist davon ausgegangen, dass ihr das Befolgen und Aufrechterhalten dieser Interessen nicht mehr möglich sein würde.

Alles in allem spricht in Marthas Fall vieles dafür, ihre *Carings* zu achten. Diese auch dann zu achten, wenn hierdurch ein Übergehen ihrer prospektiven Autonomie notwendig wird, setzt jedoch voraus, dass auch Marthas „experiential interests" im Sinne ihres Lebenswillens und ihrer Lebensfreude für eine Behandlung sprechen. Außerdem sollte die Realisierung ihrer *Carings* nach Besiegen der Lungenentzündung wahrscheinlich sein, das heißt, es sollte zumindest im Rahmen des Möglichen liegen, dass sich ihr Gesundheitszustand so weit verbessert, dass sie wieder an der Alzheimerforschung teilnehmen kann.

Schlussfolgerungen

Entscheidungen über unsere Gesundheit, ja über unser Weiterleben müssen auch dann getroffen werden, wenn wir selbst nicht mehr zu autonomen Willensäußerungen fähig sind. Wie der Respekt der Autonomie auch in diesen Situationen gewährleistet werden kann, ist in der Medizinethik eine viel diskutierte Frage. Die Antwort liegt in der Bezugnahme auf die prospektive Autonomie von Patientinnen. Wir können Behandlungswünsche für mögliche zukünftige Situationen etwa in Form von PV bereits im Voraus festlegen. Auf diese Weise soll der Respekt autonomer Entscheidungen auch dann gewährleistet werden, wenn wir nicht mehr autonomiefähig sind. Dieser positiven Absicht der PV stehen jedoch nicht nur praktische Umsetzungsprobleme entgegen; im Kontext prospektiver Autonomie können auch schwierige Abwägungsfragen aufkommen. Die Frage, wie mit einem Konflikt zwischen prospektiver Autonomie und natürlichen Willensäußerungen oder – mit Dworkins Worten – „experiential interests" einer Patientin umzugehen ist, wird kontrovers diskutiert. Solche Konflikte können in der Praxis teilweise durch umfassendere Modelle der vorausschauenden Behandlungsplanung, wie das ACP, vermieden werden.[423]

Wie die Auseinandersetzung mit Marthas Fall gezeigt hat, ist eine Abwägung auch dann erforderlich, wenn die prospektive Autonomie den

---

423   Da Behandlungswünsche im Rahmen von ACP nicht einmalig festgehalten werden, sondern in zeitlichen Abständen und gerade nach einschneidenden Erlebnissen, etwa dem Verlust eines nahestehenden Menschen, überprüft werden, bietet es sich an, im Falle einer beginnenden Demenz die Möglichkeit eines Konflikts zwischen den vorausverfügten Wünschen und dem natürlichen Willen mit der Patientin zu besprechen und ihre Präferenzen in dieser Hinsicht festzulegen (vgl. in der Schmitten/Marckmann 2015). Die Problematik, dass die Patientin sich nicht vorstellen kann, wie es ist, unter einer schweren Demenz zu leiden, kann hierdurch jedoch nicht umgangen werden.

Caring Attitudes einer Patientin entgegensteht. Diese nicht minder schwierige Konfliktkonstellation tritt nur dann klar hervor, wenn wir uns auch mit den Randbereichen der Autonomie beschäftigen und uns nicht ausschließlich auf eindeutige Fälle von Autonomie bzw. Nicht-Autonomie konzentrieren. Die Thematisierung dieses Konfliktpotentials ist auch deshalb so wichtig, weil auf diese Weise verdeutlicht wird, dass die Willensäußerungen von „marginal agents" nicht automatisch als bloßer Ausdruck von „experiential interests" abgetan werden sollten, denen prospektive Willensäußerungen stets überzuordnen sind. Im Gegenteil, während *Caring Attitudes* teils als Fortsetzung von „critical interests" zu werten sind, können wir begründete Zweifel an der Autonomie vorausverfügter Behandlungswünsche haben.

Wie mit „marginal agents" und „hard cases" umzugehen ist, ist fraglos ein zentrales Thema in der medizinethischen Debatte. Die vorausgehende Diskussion bildet daher nur einen kleinen Ausschnitt dieser Debatte ab. Dennoch sollte deutlich geworden sein, dass die Auseinandersetzung mit den Randbereichen von Autonomie wertvoll ist und zu einer sinnvollen Erweiterung der medizinethischen Autonomieperspektive sowie der Frage, wie Autonomie zu respektieren ist, beitragen kann. Wenn man so will, können *Carings* als ein erster Schwellenwert angesehen werden, der den Respekt vor den Entscheidungen und Handlungen einer Patientin begründet – auch wenn mit Respekt in diesem Fall etwas anderes gemeint ist als bei eindeutig autonomen Akteurinnen.[424]

1.4 Fazit

Im vorliegenden Kapitel habe ich gezeigt, dass sich Autonomie unter Rückgriff auf die philosophische Autonomiedebatte sinnvoll für die Medizinethik explizieren lässt. Um beide Ansprüche an ein medizinethisches Autonomieverständnis, konzeptionelle Adäquatheit und praktische Nützlichkeit, zusammenzubringen, habe ich mich sowohl der medizinethischen Standardauffassung der Autonomie als auch anspruchsvolleren philosophischen Begriffen und Theorien zugewandt und den Praxisbezug durch die Einbindung medizinischer Fallbeispiele hierbei stets aufrechterhalten.

Dass eine allgemeine Auseinandersetzung mit Autonomie dem medizinethischen Kontext nicht gerecht wird, sondern eine eigenständige Betrachtung notwendig ist, die die Realität des medizinischen Alltags nicht ausblendet, habe ich zu Beginn des Kapitels durch die Beschäftigung mit den

---

424 Vgl. hierzu auch Rehbock 2002, 149f.

Besonderheiten der Entscheidungssituation von Patientinnen und des Arzt-Patienten-Verhältnisses aufgezeigt. Patientinnen sind nicht nur besonders vulnerabel für eine Verletzung ihrer Autonomie, sondern müssen darüber hinaus Entscheidungen treffen, die sich auf ein ganz besonderes Gut, ihren Körper, beziehen und die stets mit gewissen Unabwägbarkeiten verbunden sind. In Krisensituationen und angesichts existentieller Bedrohung kann die Ausübung von Autonomie selbst für aufgeklärte und entscheidungsfähige Patientinnen zur Herausforderung werden. Vor diesem Hintergrund ist auch das Anliegen von Beauchamp und Childress zu verstehen, mit dem Standardmodell eine nicht-ideale Theorie der Autonomie zu konzipieren, der zufolge möglichst viele Patientenentscheidungen als autonom und damit als respektwürdig gelten können.

Als entscheidender Schritt in Richtung einer angemessenen Explikation von Autonomie für die Medizinethik hat sich im ersten Teil des Kapitels das Herausarbeiten der Stärken und Schwächen des Standardmodells erwiesen.[425] Als praxisorientierte, nicht-ideale Theorie dient das Standardmodell zum einen der Verankerung weiterführender Überlegungen in einer praktisch orientierten Medizinethik. Zum anderen sind die inhaltlichen und konzeptionellen Defizite des Standardmodells und damit verbundene praktische Umsetzungsprobleme deutlich hervorgetreten. Die Diskussion des Standardmodells hat folglich offengelegt, worauf in der Auseinandersetzung mit philosophischen Autonomietheorien besonders zu achten ist und welche konzeptionellen Lücken es etwa zu füllen gilt.

Zu Erinnerung möchte ich die von mir aufgezeigten Stärken und Schwächen des Standardmodells nochmals hervorheben. Neben der Praxisorientierung haben sich folgende Aspekte als Stärken der Standardauffassung im medizinethischen Kontext erwiesen: die Hervorhebung der Bedeutung des IC für den Schutz der Patientenautonomie, eine situationsbezogene Beurteilung von Autonomie, der Stellenwert der lokalen Autonomieperspektive, die flexible und situationsbezogene Auslegung des Prinzips des Respekts der Autonomie sowie die Bedingungen der Intentionalität, des Verstehens und der Freiwilligkeit als Bewertungskriterien von Autonomie in Standardsituationen. Als Schwächen haben sich hingegen die einseitige Perspektive auf Patientenautonomie und den Respekt derselben im Sinne eines negativen Abwehrrechts, Unklarheiten hinsichtlich der Freiwilligkeitsbedingung, fehlende

---

425   Mit „Standardmodell" oder „Standardauffassung" beziehe ich mich hier erneut (siehe
        Anm. 93, S. 25) auf das Autonomieverständnis, das Beauchamp und Childress insgesamt
        in den *Principles* vermitteln, also auch auf ihre Auslegung des Prinzips des Respekts der
        Autonomie und des IC – nicht nur auf die *three-condition theory*.

Anhaltspunkte zur Bestimmung von Schwellenwerten und Graden der Autonomie, die Beschränkung auf den Entscheidungsmoment in der Autonomiebewertung sowie die Vernachlässigung von „hard cases" und „marginal agents"
offenbart.

Vor diesem Hintergrund habe ich im zweiten Teil des Kapitels den Beitrag
der philosophischen Autonomiedebatte zu einer angemessenen Explikation
von Autonomie für die Medizinethik herausgearbeitet. Dies führt mich zu
dem Versprechen, das ich in der Einleitung dieses Kapitels gegeben habe: Am
Ende der Auseinandersetzung mit der philosophischen Autonomiedebatte
sollen Kriterien stehen, die die medizinethische Standardauffassung sinnvoll ergänzen können. Beispielsweise sollen sie die Autonomiebewertung in
Zweifelsfällen unterstützen, ärztliche Autonomiepflichten spezifizieren und
der Förderung von Autonomie dienen, indem sie etwa Ansatzpunkte für ein
autonomiestärkendes Gespräch bieten.

Durch meine Beschäftigung mit der philosophischen Autonomiedebatte
habe ich aufgezeigt, dass vor allem folgende Kriterien diesen Anforderungen
gerecht werden: Erstens tragen sowohl das globale Autonomieverständnis als
auch die Anerkennung von Autonomie als einem Wert zu einer Erweiterung
der Perspektive auf Patientenautonomie und den Respekt derselben bei. Insbesondere die Bedeutung von Autonomie als einem positiven Recht auf Autonomiebefähigung wird durch diese Perspektiverweiterung gestärkt. Zweitens
unterstützen die Kriterien sowohl internalistischer als auch externalistischer
Theorien der Autonomie die Autonomiebewertung in Zweifelsfällen und
bieten Ansatzpunkte für die Förderung von Autonomie. Internalistischen
Autonomietheorien gelingt dies, indem sie die Reflexionsprozesse genauer
beleuchten, die hinter autonomen Handlungen und Entscheidungen stehen,
sowie durch die Berücksichtigung interner Einflüsse auf unsere Autonomieausübung. Anhand des Kriteriums der Authentizität hat sich darüber hinaus
gezeigt, dass eine Auseinandersetzung mit anspruchsvolleren Autonomiekriterien auch für Patientinnen hilfreich sein und sie in ihrer Autonomieausübung unterstützen kann. Externalistische Theorien wiederum bieten mehr
Klarheit hinsichtlich der Freiwilligkeitsbedingung von Autonomie. Sozial-
relationale Theorien verweisen etwa darauf, dass bereits subtile gesellschaftliche Einflüsse unsere Autonomieausübung beeinträchtigen können. Sie
heben die Bedeutung selbstbezogener Haltungen, wie Selbstwertschätzung,
-achtung und -vertrauen, für Autonomie hervor und blicken auf das soziale
Umfeld, in dem Akteurinnen ihre Autonomie ausüben. Zugleich stellen sie die
zentrale Bedeutung heraus, die sozialen Beziehungen hinsichtlich des Erwerbs
und der Ausübung von Autonomie zukommt. Aus der Beschäftigung mit der
philosophischen Autonomiedebatte haben sich drittens Anhaltspunkte für

den Umgang mit „marginal agents" ergeben. Es hat sich gezeigt, dass eine Berücksichtigung von Vorformen der Autonomie, wie sie die *Caring Attitudes* darstellen, zum Schutz zentraler persönlicher Interessen von „marginal agents" beiträgt. Auch ihnen gegenüber besitzen wir Autonomiepflichten, die sich wiederum durch den aufgezeigten Wert der Autonomie begründen lassen.

Ein Autonomieverständnis, das die erarbeiteten Kriterien berücksichtigt, bietet im medizinethischen Kontext demnach einen klar ersichtlichen Mehrwert. Es erweitert nicht nur die Perspektive auf Patientenautonomie, die das Standardmodell vermittelt, sondern auch auf den Respekt der Autonomie. Es bietet Orientierung für Gespräche zur Förderung der Patientenautonomie und für die Bewertung der Autonomie in Zweifelsfällen bzw. „hard cases". Außerdem ist es nicht auf eindeutig autonome und eindeutig nicht autonome Entscheidungen und Handlungen beschränkt, sondern vermittelt Anhaltspunkte dafür, wie mit dem Bereich zwischen diesen beiden Polen umzugehen ist.

Sich die erarbeiteten Kriterien nochmals zusammengenommen in Erinnerung zu rufen, ist auch deshalb wichtig, weil sich ihre Bedeutung nicht in einer angemessenen Explikation von Autonomie sowie einer erweiterten Perspektive auf den Respekt davor erschöpft. Vielmehr bieten sie auch mit Blick auf das übergeordnete Thema der vorliegenden Arbeit, das Spannungsverhältnis zwischen Autonomie und Wohlergehen und den ethisch gut begründeten Umgang mit Konflikten zwischen Autonomie- und Wohltunspflichten, einen Mehrwert, der insbesondere im Kontext der Paternalismusthematik im dritten Kapitel und im Rahmen der Synthese der konzeptionellen Ergebnisse im vierten Kapitel deutlich hervortreten wird. Zunächst gilt es jedoch, auch den zweiten bedeutenden Begriff der vorliegenden Arbeit, jenen des Wohlergehens, und damit verbunden das Wohltunsprinzip einer eingehenden Betrachtung zu unterziehen.

KAPITEL 2

Wohlergehen

Im vorausgehenden Kapitel habe ich aufgezeigt, dass eine Auseinander-
setzung mit der philosophischen Autonomiedebatte Defizite des Standard-
modells ausgleicht und zu einer sinnvollen Explikation von Autonomie für die
Medizinethik beiträgt. Um im Konfliktfall zu einer ethisch gut begründeten
Abwägung zu gelangen, muss jedoch nicht nur klar sein, worauf ärztliche
Autonomiepflichten gerichtet sind. Es muss ebenso klar sein, worauf ärztliche
Wohltunspflichten gerichtet sind. Die naheliegende Antwort lautet, dass ärzt-
liche Wohltunspflichten auf das Patientenwohl, also das Wohlergehen von
Patientinnen, gerichtet sind. Doch was ist damit genau gemeint? Diese Frage
werde ich im vorliegenden Kapitel beantworten.

Es ist ein zentrales Ziel dieses Kapitels, Wohlergehen unter Rückgriff auf die
philosophische Wohlergehensdebatte für die Medizinethik zu explizieren. Auf
diese Weise möchte ich zur Konkretisierung ärztlicher Wohltunspflichten und
ihrer Gewichtung im Konflikt mit Autonomiepflichten beitragen. Analog zum
Autonomiekapitel setzt dies in einem ersten Schritt eine Eingrenzung meines
Interesses am Wohltunsprinzip und am Begriff des Wohlergehens voraus, die
ich in begrifflicher wie in kontextueller Hinsicht vornehmen möchte. Unter
anderem werde ich den Wohlergehensbegriff klar von verwandten Begriffen,
etwa dem des „guten Lebens" oder der „Lebensqualität", differenzieren. Hier
für mehr begriffliche Klarheit zu sorgen, ist allein deshalb schon nötig, weil
die Begriffe in der medizinethischen sowie philosophischen Debatte oft
inkonsistent und nicht trennscharf gebraucht werden. In erster Linie aber
dient meine begriffliche Festlegung dazu, den Untersuchungsgegenstand eindeutig abzugrenzen.

Die Notwendigkeit einer kontextuellen Verortung resultiert aus meinem
Anliegen, Wohlergehen *für die Medizinethik* zu explizieren: denn das setzt voraus, die Aspekte von Wohlergehen offenzulegen, die mit Blick auf medizinethische Fragestellungen und Herausforderungen relevant sind. Wie werden
Wohltunsprinzip und Wohlergehen aktuell in der Medizinethik verstanden
und thematisiert? Gibt es Aspekte, die im Rahmen einer konzeptionellen Schärfung von Wohlergehen und einer Ausdifferenzierung von Wohltunspflichten
im medizinischen Kontext zu berücksichtigen sind? Für eine Beantwortung
dieser Fragen blicke ich nicht nur rein theoretisch auf das medizinethische
Prinzip des Wohltuns, sondern auch auf das Wohlergehensverständnis in
der medizinischen Praxis der Patientenversorgung. In dieser dominiert eine

© BRILL MENTIS, 2023 | DOI:10.30965/9783969752937_003

gesundheitszentrierte Perspektive auf Wohlergehen, die jedoch aufgrund ihrer Eindimensionalität ergänzungsbedürftig ist.

Für eine Erweiterung dieser Perspektive greife ich im zweiten Teil des Kapitels auf die philosophische Wohlergehensdebatte zurück. Die drei Standardkategorien philosophischer Wohlergehenstheorien (Hedonismus, Wunscherfüllungstheorien und Objektive-Listen-Theorien) werde ich im Hinblick auf die Frage betrachten, ob sie zu einer Explikation von Wohlergehen für die Medizinethik und zu einer Konkretisierung von Wohltunspflichten beitragen können. Ich werde dafür argumentieren, dass jede von ihnen einen wertvollen Beitrag hierzu leisten kann. Darüber hinaus finden sich in der philosophischen Wohlergehensdebatte Anhaltspunkte, wie mit der Spannung umzugehen ist, dass Wohlergehen einerseits subjektiv erlebt und wahrgenommen wird, jedoch in der medizinischen Praxis häufig aus der Außenperspektive und nach objektiven Kriterien bewertet werden muss. Auch mit dieser These möchte ich mich im zweiten Teil des Kapitels befassen.

Wenngleich die gesundheitszentrierte Perspektive auf Wohlergehen ergänzungsbedürftig ist, bin ich der Ansicht, dass eine Auseinandersetzung mit dem Zusammenhang zwischen Wohlergehen und Gesundheit im Rahmen einer Explikation von Wohlergehen für die Medizinethik nicht fehlen darf, spielt Gesundheit doch eine zentrale Rolle mit Blick auf das Patientenwohl. Im letzten Teil des Kapitels möchte ich diesen Zusammenhang deshalb näher beleuchten und für den relationalen Wert von Gesundheit für unser Wohlergehen argumentieren. Durch eine genauere Bestimmung des Verhältnisses zwischen Wohlergehen und Gesundheit kann vermieden werden, das Wohlergehen von Patientinnen auf ihre Gesundheit zu reduzieren und hierdurch nicht gesundheitsbezogene Wohlergehensgüter in der ärztlichen Wohltunsperspektive zu vernachlässigen. Hier genauer hinzusehen unterstützt letztlich ein zentrales Anliegen der vorliegenden Arbeit: einen Beitrag zum Schutz und zur Förderung des Patientenwohls zu leisten.

2.1   Wohlergehen: Begriffliche Abgrenzung

„Die Gesundheit und das Wohlergehen meiner Patientin oder meines Patienten werden mein oberstes Anliegen sein.“[1] Diese im *Genfer Gelöbnis* festgehaltene Maxime ärztlichen Handelns wurzelt, wie das Nichtschadensprinzip auch, in der hippokratischen Tradition.[2] Dass ärztliches Handeln Patientinnen

---

1   Montgomery et al. 2018.
2   Vgl. Beauchamp/Childress 2019, 230.

nicht nur *nicht* schaden, sondern auch zu ihrem Wohlergehen beitragen soll, erscheint uns wie eine Selbstverständlichkeit. Trotzdem (oder gerade deshalb) handelt es sich bei der Frage danach, was das Wohlergehen von Patientinnen konkret ausmacht, um ein vernachlässigtes Thema der Medizinethik. Demgegenüber findet das Prinzip, das sich auf die aktive Förderung des Patientenwohls richtet, das Prinzip des Wohltuns, in der medizinethischen Literatur durchaus Berücksichtigung. Es besteht folglich eine Kluft zwischen der Thematisierung dieses Prinzips und der Auseinandersetzung mit seinem Gegenstand, dem Patientenwohl. Da es sich beim Wohltunsprinzip um ein zentrales medizinethisches Prinzip handelt, mag dieses Defizit erstaunen. So können Wohltunspflichten nur aussagekräftig und handlungsleitend sein, wenn ausreichend klar ist, was genau durch sie gefördert und geschützt werden soll.[3]

Die medizinethische Debatte um Wohlergehen ist allerdings nicht nur unvollständig, sondern darüber hinaus von begrifflicher Heterogenität geprägt. Im Folgenden werde ich deshalb auf den begrifflichen und konzeptionellen Zusammenhang zwischen Wohltun und Wohlergehen eingehen sowie Wohlergehen von verwandten Begriffen wie dem des Wohlbefindens oder dem des guten Lebens abgrenzen. Auf diese Weise möchte ich vor dem Einstieg in die medizinethische sowie philosophische Debatte um ärztliche Wohltunspflichten und Wohlergehen zunächst Klarheit hinsichtlich der Verwendung zentraler Begrifflichkeiten schaffen.

Principle of Beneficence – das Wohltunsprinzip

In der englischsprachigen Medizinethik hat sich der Begriff des „Principle of Beneficence" durchgesetzt. Dass sich „Beneficence" auf die Förderung des Wohlergehens anderer (meist mit „well-being" übersetzt) bezieht, offenbart sich im Englischen bereits in etymologischer Hinsicht, wie Becky C. White aufzeigt:

> The word ‚beneficence' comes from the Latin words for ‚well' (*bene*) and ‚doing' (*ficus*). Beneficence means doing well or well-being. Moral behavior has the welfare of persons as its goal. The ethical principle of beneficence states that we must never act to thwart and that we must actively promote and protect the well-being of others.[4]

Auf ähnliche Weise definieren Beauchamp und Childress „Beneficence" als „all norms, dispositions, and actions with the goal of benefiting or promoting the

---

3 Vgl. SAMW 2018, 6f.
4 White 1994, 18.

well-being of other persons."[5] Das „Principle of Beneficence" beschreiben sie dann als „a general moral obligation to act for the benefit of others."[6]

Im Deutschen wird „Beneficence" gewöhnlich mit „Wohltätigkeit" oder „Wohltat" übersetzt.[7] Für das „Principle of Beneficence" hat sich in der deutschsprachigen Medizinethik jedoch keine einheitliche Bezeichnung etabliert. So ist manchmal vom „Prinzip des Wohlergehens" oder dem „Prinzip des Wohltuns", viel häufiger jedoch vom „Prinzip der Fürsorge" die Rede. Auch wenn viele Medizinethikerinnen vom „Prinzip der Fürsorge" bzw. vom „Fürsorgeprinzip" sprechen,[8] halte ich die Bezeichnung als „Prinzip des Wohltuns" bzw. „Wohltunsprinzip" für geeigneter. Zum einen ist der Begriff der Fürsorge sehr umfassend und unspezifisch. Für jemanden zu sorgen kann sehr vieles bedeuten und muss nicht notwendigerweise auf die Förderung des Wohlergehens anderer Personen beschränkt sein. Auch in der *Care-Ethik*, für die der Begriff zentral ist, umfasst Fürsorge verschiedene Einstellungen, Haltungen und Tugenden im Rahmen zwischenmenschlicher Beziehungen, etwa Mitgefühl, Liebe und Treue.[9] Zum anderen ist die Notwendigkeit, sich aktiv – durch Tun – für das Wohl anderer einzusetzen, noch stärker im Begriff des Wohl*tuns* impliziert. Hier besteht also eine größere Nähe zum englischen Begriff der „Beneficence". Im Folgenden werde ich daher stets vom „Wohltunsprinzip", dem „Prinzip des Wohltuns", „Wohltunspflichten" und „-verpflichtungen" sprechen, wenn ich mich auf das „Principle of Beneficence" beziehe.[10]

Zugleich werde ich am Begriff der ärztlichen Fürsorge festhalten;[11] denn hierbei handelt es sich um einen Terminus technicus aus Medizin und Recht, an dem ich nicht rütteln möchte. Meinen Fokus richte ich aber auch hier auf konkrete ärztliche Wohltunsverpflichtungen – auch wenn ärztliche Fürsorge

---

5   Beauchamp/Childress 2019, 217f. Eine ähnlich allgemeine Formulierung findet sich bei Robert M. Veatch: „*Beneficence* is the philosopher's word that simply means doing the good" (Veatch 2009, 60; Hervorhebung im Original).

6   Beauchamp/Childress 2019, 218.

7   Vgl. unter anderem „Beneficence" im Langenscheidt Online Wörterbuch Englisch-Deutsch (https://de.langenscheidt.com/englisch-deutsch/beneficence [01.02.2023]).

8   Vgl. unter anderem Rehbock 2002, SAMW 2016 und 2018, Vollmann 2000, Becker 2019, Birnbacher 2016, Simon 2017 und Wild/Krones 2010.

9   Vgl. Beauchamp/Childress 2019, 35f. „Fürsorge" wird im Englischen in der Regel mit „care" oder „welfare" und nicht mit „beneficence" übersetzt (vgl. unter anderem „Fürsorge" im Langenscheidt Online Wörterbuch Deutsch-Englisch, https://de.langenscheidt.com/deutsch-englisch/fuersorge#Fürsorge [01.02.2023]).

10   Ich danke Georg Marckmann, Orsolya Friedrich und Ralf Jox für hilfreiche Hinweise in diesem Kontext.

11   Das gilt auch für verwandte Begriffe wie die „ärztliche Fürsorgeperspektive", „ärztliche Fürsorgeüberlegungen" oder die „ärztliche Fürsorgepflicht".

fraglos mehr als nur die Pflicht, sich für das Patientenwohl einzusetzen, umfassen mag, etwa Patientinnen mit einer wohlwollenden und fürsorglichen Haltung zu begegnen oder ihnen gegenüber Empathie zu zeigen.[12]

Wohlergehen und verwandte Begriffe

Für das Objekt des Wohltunsprinzips, das Wohlergehen, werden in der Literatur ebenfalls unterschiedliche und sich teils überlappende Begriffe verwendet. So ist neben Wohlergehen auch von Wohlbefinden, Lebensqualität und dem guten Leben die Rede. In der englischsprachigen Literatur finden sich neben „well-being" und „welfare"[13] darüber hinaus „prudential value", „happiness" und „flourishing". Im Folgenden möchte ich die Begriffe genauer betrachten, um sie deutlicher gegenüber dem Begriff des Wohlergehens abzugrenzen.

Wohlergehen

„Wohlergehen" selbst bezieht sich auf das, was *gut für* eine Person ist – nicht in einem moralischen Sinne, sondern als Individuum und mit Blick auf individuelle Lebensumstände.[14] Meist wird hierbei eine längerfristige Perspektive eingenommen, d.h., es wird darauf geblickt, was längerfristig gut für eine Person ist.[15] Spreche ich im Folgenden von „Wohlergehen", beziehe ich mich auf diese allgemeine und unspezifische *Gut-für*-Relation. An Stellen, an denen mir die Unterscheidung relevant erscheint, werde ich außerdem zwischen dem allgemeinen oder umfassenden Wohlergehen einerseits und dem gesundheitsbezogenen oder gesundheitsspezifischen Wohlergehen andererseits differenzieren. Während sich das allgemeine Wohlergehen auf sämtliche Lebensbereiche und Faktoren bezieht, die zum Wohlergehen einer Person beitragen, unter anderem Gesundheit, aber auch Familie, Beruf, Freizeitgestaltung, Selbstverwirklichung usw., umfasst das gesundheitsbezogene Wohlergehen ausschließlich Aspekte, die im Zusammenhang mit der Gesundheit der betreffenden Person stehen. Versteht man Gesundheit in einem

---

12   Zur Bedeutung bestimmter Charakterzüge und Tugenden im Umgang mit Patientinnen vgl. Beauchamp/Childress 2019, 31–64.

13   Auf „welfare" werde ich nicht eigens eingehen, da der Begriff im Englischen entweder gleichbedeutend mit „well-being" gebraucht wird („mental and physical health; living conditions") oder ähnlich dem deutschen Begriff der Wohlfahrt in einem politischen Sinne als „money or aid given by government to people in need" (vgl. „welfare" im Cambridge Online Dictionary, https://dictionary.cambridge.org/dictionary/english-german/welfare [01.02.2023]).

14   Vgl. Campbell 2016, 403, Crisp 2021 und Raibley 2010.

15   Vgl. Moore 1994, 209f.

biologisch-funktionalen Sinn, fallen darunter etwa die Funktionsfähigkeit der Organe oder des Bewegungsapparates.

Wohlbefinden

„Wohlbefinden" bezieht sich auf den aktuellen Empfindungszustand einer Person.[16] Zur Förderung ihres (längerfristigen) Wohlergehens kann es notwendig werden, ihr Wohlbefinden zumindest temporär einzuschränken, etwa im Falle von Operationen und Therapien, die mit Nebenwirkungen oder Schmerzen verbunden sind. Ein plakatives Beispiel stellt der jährliche Zahnarztbesuch dar: Während die mit der Beseitigung von Karies verbundenen Schmerzen das Wohlbefinden einer Patientin vorübergehend beeinträchtigen, wirkt sich die daraus resultierende Zahngesundheit positiv auf ihr längerfristiges Wohlergehen aus. Wohlergehen ist folglich nicht mit Wohlbefinden gleichzusetzen, vielmehr kann seine Förderung letzterem (zumindest temporär) entgegenstehen.[17] Ärztliches Handeln richtet sich in der Regel auf unser längerfristiges Wohlergehen.

Das gute Leben

Auch „das gute Leben" kann nicht mit Wohlergehen gleichgesetzt werden. Es geht über Wohlergehen hinaus und stellt einen umfassenderen Begriff dar. Unabhängig davon offenbart sich ein Unterschied bereits in unserer Alltagssprache. Stirbt eine geliebte Person, so treffen Angehörige oftmals Aussagen wie: „Sie hat ein gutes Leben gehabt."[18] Die Aussage, die Verstorbene „habe Wohlergehen gehabt", erscheint hingegen ungewöhnlich. Das hängt damit zusammen, dass wir in rückblickenden Aussagen über das Leben einer anderen Person in der Regel mehr berücksichtigen als nur die Dinge in ihrem Leben, die gut für sie waren. Das gute Leben wird auch mit einem bedeutungsvollen und sinnvollen Leben assoziiert.[19] Fraglos besteht ein unmittelbarer Zusammenhang zwischen unserem Wohlergehen und unserer Vorstellung davon, was ein

---

16   Vgl. SAMW 2018, 14, und Marckmann 2015a, 19.
17   Bei sehr langwierigen und/oder chronischen Erkrankungen, die nur unter gravierenden Nebenwirkungen therapiert werden können, kann ein Konflikt zwischen Wohlbefinden und Wohlergehen auftreten, der nicht so leicht auflösbar ist wie im Falle der Zahnbehandlung.
18   Vgl. Velleman 1993, 329.
19   Roland Kipke zufolge würden wir auch Sophie Scholls Leben als ein „gutes Leben" bezeichnen. Hieran zeigt sich, so Kipke, dass mit dem „guten Leben" in der Regel mehr gemeint ist als nur ein vollständiges, abgerundetes Leben, das für die Person, die dieses Leben lebt, gut ist. Auch wenn Sophie Scholl selbst viel Schlechtes ertragen musste, habe sie sich aktiv und rückhaltlos für eine Sache eingeschätzt, der wir einen sehr hohen objektiven Wert beimessen (vgl. Kipke 2014, 191).

gutes Leben ausmacht. So bemisst sich das Ausmaß, in dem Dinge zu unserem Wohlergehen beitragen, auch daran, inwieweit es mit unserer Vorstellung eines guten Lebens übereinstimmt. Ist beruflicher Erfolg für mich ein zentrales Element eines guten Lebens, so wird sich eine Beförderung positiv auf mein Wohlergehen auswirken. Wenn ich hingegen ein Leben mit möglichst viel Freizeit als ein gutes erachte, mag dies eher nicht der Fall sein.

Flourishing und happiness

„Flourishing" und „happiness" können ebenfalls als Synonyme von Wohlergehen ausgeschlossen werden.[20] Wie die Diskussion zeigen wird, erschöpft sich Wohlergehen weder in einem gedeihlichen, dem menschlichen Wesen gemäßen Leben noch im Erleben von Freude und Glückseligkeit – auch wenn beide Aspekte für Wohlergehen fraglos wichtig sind.

Prudential value

Demnach bleiben noch „prudential value" und Lebensqualität übrig, die mit gewissen Einschränkungen durchaus synonym mit Wohlergehen gebraucht werden können. „Prudential values"[21] unterscheiden sich von ästhetischen oder moralischen Werten durch ihre indexikalische Verwendungsweise („good *for* someone"):[22]

> Prudential value is commonly thought to be distinct from other types of value by virtue of its special relationship to individual subjects. Well-being has to do with how people's lives are going *for them*, rather than how their lives are going from the moral point of view, say.[23]

So beschaffene Werte werden als „prudential" (im Deutschen „prudentiell" oder „vernünftig") bezeichnet, weil es für eine Person ‚vernünftig' im Sinne von klug und zweckmäßig ist, diese Güter mit Blick auf ihr eigenes Wohlergehen zu realisieren.[24] „Prudential values" und Wohlergehen beziehen sich folglich auf dieselbe *Gut-für*-Relation. Wohlergehen wird in der Philosophie als der zentrale „prudential value" angesehen.[25]

---

20   Zu „happiness" vgl. Bentham 1999, 14f., Mill 2009, 8, 14, 21f., 63f., 69f., und Crisp 2021. Zu „flourishing" vgl. Kraut 2007, 5–7, Kraut 2016, 27, und Crisp 2021.

21   Im Deutschen erscheint die Rede von „prudentiellen" oder „vernünftigen Werten" eher ungewöhnlich, weshalb ich im Folgenden den im englischen Sprachraum geläufigen Terminus „prudential value" verwenden werde.

22   Vgl. Sumner 1995, 767.

23   Hall/Tiberius 2016, 175; Hervorhebung im Original.

24   Vgl. Arneson 1999, 113, und Schramme 2017b, 160.

25   Vgl. Crisp 2021, Tiberius 2015, 158, und Hawkins 2014, 507f.

Weil das Wohltunsprinzip fordert, das Wohlergehen unserer Mitmenschen, also das, was *gut für* sie ist, zu befördern, ist die Bezeichnung von Wohlergehen als „prudential value" auch im medizinethischen Kontext passend. Spreche ich im Folgenden davon, dass etwas „prudentiell wertvoll für eine Person" ist, so meine ich damit, dass es zu ihrem Wohlergehen beiträgt.[26]

Lebensqualität

„Lebensqualität" (LQ), ein Begriff, der ursprünglich aus der ökonomischen und sozialwissenschaftlichen Forschung stammt, hat sich seit den 70er-Jahren auch in der Medizin etabliert.[27] Aufgrund der zunehmenden Kritik an einem rein physiologischen und funktionalistischen Gesundheitsverständnis in der Medizin sollte LQ die Perspektive von Patientinnen auf ihre Gesundheit und ihr Wohlergehen stärken. Insbesondere chronische und terminale Erkrankungen sprechen für die Bedeutung der subjektiven Sicht von Patientinnen. Häufig geht es nicht mehr darum, Symptome zu beseitigen und Funktionsfähigkeiten wiederherzustellen, sondern darum, das Leben mit einer Erkrankung so angenehm wie möglich zu gestalten[28] – was das genau bedeutet, kann von Patientin zu Patientin sehr stark variieren. Der Begriff der LQ rückt demnach ebenfalls die *Gut-für*-Relation in den Vordergrund und kann folglich gleichbedeutend mit Wohlergehen verwendet werden. Zwei Unterschiede sind dennoch zu berücksichtigen: Erstens wird der Begriff der LQ gewöhnlich neutral beschreibend verwendet. Strenggenommen kann Wohlergehen daher nur mit guter LQ gleichgesetzt werden.[29] Zweitens ist die Debatte um LQ stärker in der Medizin selbst verankert und konzentriert sich vornehmlich auf die empirische Erfassung von LQ, beispielsweise mittels Fragebögen, die unter anderem in der Epidemiologie, der Therapieevaluation und der Gesundheitsökonomie zum Einsatz kommen.[30]

Da mein Interesse vor allem der begrifflichen und konzeptionellen Schärfung von „Wohlergehen" gilt, beschränke ich mich im Folgenden auf die Auseinandersetzung mit der philosophischen Wohlergehensdebatte. Überscheidungen mit der Lebensqualitätsdebatte sind dennoch vorhanden. Dazu gehört unter anderem das Bemühen, die subjektive Sicht auf LQ bzw.

---

26 Die meisten Wohlergehenstheorien beschäftigen sich mit der Frage, was auf nicht instrumentelle Weise zu unserem Wohlergehen beiträgt. „Prudential value" kann sich jedoch – je nach Kontext – auch auf instrumentelle Werte beziehen (vgl. Pugh 2020, 235).

27 Vgl. Woopen 2014, 141, Bullinger 2014, 98, Birnbacher 1999, 26f., und Sturma 2015, 98.

28 Vgl. Birnbacher 1999, 26f.

29 Vgl. Woopen 2014, 141.

30 Vgl. Bullinger 2016, 175.

Wohlergehen stärker in den Fokus zu rücken.[31] Die Erkenntnisse beider Debatten zusammenzuführen und in Austausch zu bringen, wäre im Hinblick auf ein differenzierteres und umfassenderes Verständnis von Patientenwohl fraglos eine wichtige Aufgabe weiterführender Untersuchungen.

Fazit

Im Folgenden werde ich ausschließlich vom Wohltunsprinzip und vom Wohlergehen bzw. Patientenwohl sprechen. Damit möchte ich die begriffliche Unschärfe, die sowohl für die medizinethische Debatte um Patientenwohl als auch für die philosophische Wohlergehensdebatte notorisch ist, weitestgehend vermeiden. Daher werde ich auch dann an diesen Begriffen festhalten, wenn Autorinnen in der Darstellung ihrer Theorien und Überlegungen auf andere Begriffe rekurrieren, jedoch offensichtlich ist, dass sie sich auf Wohlergehen bzw. das Wohltunsprinzip beziehen. Am Begriff der ärztlichen Fürsorge halte ich allerdings fest.

2.2   Wohlergehen in Medizin und Medizinethik

Zum Einstieg in die medizinethische Debatte um Patientenwohl und ärztliche Fürsorge möchte ich ein Fallbeispiel aus dem Autonomiekapitel aufgreifen, den Fall der 40-jährigen Clara. Nach einem schweren Autounfall lehnt sie aufgrund ihrer Zugehörigkeit zur Glaubensgemeinschaft der Zeugen Jehovas eine Bluttransfusion ab, obwohl dies zu gravierenden gesundheitlichen Schäden und im schlimmsten Fall zu ihrem Tod führen kann.[32] Die ärztliche Fürsorgepflicht, zumindest so, wie sie gewöhnlich verstanden wird,[33] spricht auch in Claras Fall für die Verabreichung von Blutkonserven, denn hierdurch lassen sich schlimmere gesundheitliche Schäden vermeiden. Ein möglicher Einwand lautet, dass die Gabe von Blut nicht zum Besten von Clara sein kann, da sie ihrer aktuellen Willensäußerung entgegensteht. Wir haben es also mit dem paradigmatischen Konflikt zwischen den medizinethischen Prinzipien des Wohltuns und des Respekts der Autonomie zu tun. Diese Einordnung ist auf das in Medizin und Medizinethik verbreitete Verständnis von ärztlicher Fürsorge und Patientenwohl zurückzuführen, dem ich mich im Folgenden zuwenden möchte. In einem ersten Schritt geht es darum, den spezifisch medizinischen Fokus auf das Wohltunsprinzip und

---

31   Zum Zusammenhang zwischen Wohlergehen und LQ vgl. auch Varelius 2003, 364f.
32   Für die ausführliche Darstellung des Fallbeispiels siehe S. 56.
33   Siehe Abschnitt 2.2.

auf Wohlergehen nachvollziehen zu können. Die medizinethische Debatte ist – analog zum Autonomiekapitel – in zweierlei Hinsicht als Bezugspunkt anzusehen: Sie dient einerseits der praxisorientierten Verankerung der Auseinandersetzung mit Wohlergehen. Andererseits zeigt sie Defizite und offene Fragen auf, die es mithilfe weiterführender philosophischer Überlegungen zu beheben bzw. beantworten gilt.

Sucht man in der medizinethischen Literatur zu Wohlergehen nach etwas Vergleichbarem wie dem Standardmodell der Autonomie, also *der* Wohlergehensauffassung der Medizinethik, so wird man enttäuscht werden. Obwohl das Wohltunsprinzip ein zentrales – für manche Autorinnen sogar *das* zentrale[34] – Prinzip der Medizinethik darstellt, erfährt sein Gegenstand, das Wohlergehen, erstaunlich wenig Berücksichtigung.[35] Eine Annäherung ist jedoch über zwei Wege möglich, die medizinethische Auseinandersetzung mit dem Wohltunsprinzip einerseits und die Beschäftigung mit medizinischen Wertvorstellungen sowie den damit verbundenen Konzepten, wie der medizinischen Indikation, andererseits. Beiden Wegen werde ich im Folgenden nachgehen. Auf diese Weise möchte ich ein Verständnis für die Besonderheiten und Herausforderungen im Zusammenhang mit Wohlergehen im medizinischen Kontext schaffen.

2.2.1   Das Wohltunsprinzip

Nach Ansicht von Allen E. Buchanan erscheint die Rolle des Wohltuns im Gesundheitsbereich als so selbstverständlich und zentral, dass sie keiner weiteren philosophischen Rechtfertigung bedarf. Von Ärztinnen sowie anderen im Gesundheitsbereich Tätigen wird in der Regel erwartet, dass sie ihrer helfenden Rolle nicht nur durch fürsorgliches Handeln gerecht werden, sondern darüber hinaus in ihrem Tun durch die Tugend der Wohltätigkeit („benevolence") geleitet werden.[36] Doch auch wenn – oder gerade weil – das Wohltunsprinzip im medizinischen Kontext so zentral ist, müssen sein Inhalt und Umfang hinreichend klar sein.[37]

---

34   Vgl. Pellegrino 2001, Pellegrino/Thomasma 1987 und 1988.

35   Diese Beobachtung wird von Johan C. Bester geteilt: „Do this experiment: Search databases for papers on autonomy and its various specifications. Then repeat the process for beneficence and whatever specifications you can imagine. You see my point. Numerous and varied specifications of autonomy pop up. [...] How about beneficence? Which specifications do we have on beneficence, and how many papers have been published on some specification of beneficence or how we understand beneficence in the past decade? Not many" (Bester 2020b, W6).

36   Vgl. Buchanan 1982, 33f.

37   Im medizinischen Kontext wird das Prinzip des Wohltuns in der Regel in Form von Pflichten und Verpflichtungen ausdifferenziert (vgl. Beauchamp/Childress 2019, 220,

Zwar gibt es nicht *das* medizinethische Wohlergehensverständnis, doch gibt es eine in der Medizinethik weit verbreitete Sicht auf das Prinzip des Wohltuns. Wie das medizinethische Autonomieverständnis auch ist sie wesentlich von Beauchamp und Childress geprägt. In einem ersten Schritt möchte ich deshalb auf ihre Darstellung des „Principle of Beneficence" in den *Principles* eingehen. Dieses Verständnis wurde durch andere, teils nicht genuin medizinethische Autorinnen beeinflusst, allen voran durch William K. Frankena und Joel Feinberg.[38] Da mein Fokus jedoch auf ärztlichen Wohltunspflichten liegt, werde ich mich in einem zweiten Schritt von der allgemeineren Thematisierung des Wohltunsprinzips in den *Principles* lösen und weiterführende Überlegungen miteinbeziehen.

Das Wohltunsprinzip in den Principles

Das Wohltunsprinzip stellt im Rahmen des Vier-Prinzipien-Modells ein gleichberechtigtes Prinzip neben den drei anderen Prinzipien dar. Beauchamp und Childress differenzieren zwischen zwei unterschiedlichen Prinzipien: Während *positives Wohltun* („positive beneficence") fordert, das Wohl anderer zu befördern, soll gemäß dem *Nutzenprinzip* („utility") durch eine Abwägung von Nutzen, Risiken und Kosten das „beste Gesamtergebnis" für die einzelne Patientin erzielt werden.[39] Im Folgenden werde ich mich ausschließlich auf das Wohltunsprinzip im Sinne der „positive beneficence" konzentrieren, da das Nutzenprinzip stärker im gesundheitspolitischen Kontext zum Tragen kommt – unter anderem in der Kosten-Nutzen-Analyse von Gesundheitsmaßnahmen –, und dies für mein Interesse am Konflikt zwischen Autonomie- und Wohltunspflichten nicht relevant ist.[40]

Unter dem Wohltunsprinzip verstehen Beauchamp und Childress „a general moral obligation to act for the benefit of others."[41] Eine „beneficent action" definieren sie hierbei sehr allgemein als „all norms, dispositions, and actions with the goal of benefiting or promoting the well-being of other persons."[42] Sie gehen nicht weiter darauf ein, welches Verständnis von Wohlergehen durch

---

und Bester 2020a, 53). Daher ist im Folgenden immer wieder von Wohltunspflichten und -verpflichtungen die Rede.

38 Vgl. Frankena 1973, Frankena 1994 und Feinberg 1987.

39 Vgl. Beauchamp/Childress 2019, 217.

40 Zur Thematisierung des Nutzenprinzips vgl. Beauchamp/Childress 2019, 243–256.

41 Beauchamp/Childress 2019, 218.

42 Beauchamp/Childress 2019, 217f. Wie die meisten anderen Autorinnen grenzen sie hiervon die „benevolence" als „character trait, or virtue, of being disposed to act for the benefit of others" (ebd., 218) ab (vgl. unter anderem Gillon 1986, Buchanan 1982 und Shelp 1982).

„beneficent actions" gefördert werden soll, sondern konzentrieren sich auf die Definition unterschiedlicher Wohltunspflichten sowie ihre Abgrenzung von Nichtschadenspflichten.[43] Beauchamp und Childress vertreten ein enges Verständnis des Wohltunsprinzips („narrow definition of beneficence"): Sie verstehen Wohltuns- und Nichtschadenspflichten als zwei eigenständige Kategorien und fassen diese nicht im Sinne eines weiten Wohltunsverständnisses („broad definition of beneficence") in einem Prinzip zusammen.[44] An anderer Stelle begründet Childress diese Entscheidung damit, dass Wohltun mit der Pflicht, anderen keinen Schaden zuzufügen, konfligieren kann. Um im Konfliktfall eine Abwägung vornehmen zu können, müssen die beiden Prinzipien getrennt voneinander betrachtet werden.[45]

Für die Trennung beider spricht außerdem die unterschiedliche normative Geltung der Prinzipien: Nichtschadenspflichten stellen *negative* Handlungsanweisungen dar, die stets unparteiisch befolgt werden *müssen* und gesetzliche Verbote bestimmter Verhaltensweisen begründen können. Unabhängig davon, ob ich einer Person nahestehe oder nicht, darf ich ihr keinen Schaden zufügen. Im Gegensatz dazu handelt es sich bei Wohltunspflichten um *positive* Handlungserfordernisse. Nur manche von ihnen sind unparteiisch zu befolgen und werden bei Nichtbeachtung gesetzlich geahndet, während wir andere nur gegenüber Personen besitzen, zu denen wir in einer bestimmten Beziehung stehen.[46] Daraus folgt, so Beauchamp und Childress, dass wir zwar dazu verpflichtet sind, *niemandem* zu schaden, allerdings nicht dazu, uns gegenüber jeder beliebigen Person stets fürsorglich zu verhalten.

Nichtsdestoweniger widersprechen die beiden Autoren der Ansicht, die Moral beinhalte keine positiven Pflichten, weshalb aus dem Wohltunsprinzip

---

43 Lediglich im Rahmen ihrer Auseinandersetzung mit der Kosten-Risiken-Nutzen-Analyse im Gesundheitswesen definieren Beauchamp und Childress genauer, was sie unter einem „benefit" verstehen: „The term *benefit* sometimes refers to cost avoidance and risk reduction, but more commonly in biomedicine it refers to something of positive value, such as life or improvement in health" (Beauchamp/Childress 2019, 244; Hervorhebung im Original).

44 Vgl. Beauchamp/Childress 2019, 156f., 217, 219.

45 Vgl. Childress 1982, 223. Während Earl E. Shelp diese Meinung teilt (vgl. Shelp 1982, 200f.), vertritt Frankena ein weites Verständnis des Wohltunsprinzips (vgl. Frankena 1973, 47, und Frankena 1994, 70f.). Gemäß H. Tristram Engelhardt Jr. handelt es sich beim Nichtschadensprinzip lediglich um eine spezielle Form des Wohltunsprinzips (vgl. Engelhardt 1986, 74f.). Edmund D. Pellegrino und David C. Thomasma wiederum bezeichnen das Nichtschadensprinzip als Minimalforderung des Wohltunsprinzips (vgl. Pellegrino/Thomasma 1987, 39).

46 Vgl. Beauchamp/Childress 2019, 156f., 219.

lediglich moralische Ideale ableitbar seien.[47] Auch wenn uns die Moral keine selbstaufopfernden oder extrem altruistischen Handlungen abverlangt, können obligatorische Wohltunspflichten identifiziert werden, die nicht nur gegenüber vertrauten, sondern auch gegenüber fremden Personen gelten, etwa die Pflicht, einer ertrinkenden Person Hilfe zu leisten, wenn man dabei selbst kein erhebliches Risiko eingeht.[48] Demnach ist zwischen idealen und obligatorischen Wohltunspflichten zu differenzieren. Darüber hinaus kann zwischen spezifischen („specific") und allgemeinen („general") Wohltunspflichten unterschieden werden. Während erstere auf bestimmten moralischen Beziehungen, auf Versprechen oder Verträgen beruhen und auf bestimmte Personen oder Gruppen von Personen gerichtet sind, etwa die eigenen Kinder, Freundinnen oder Patientinnen, bezieht sich allgemeines Wohltun unabhängig von bestimmten Beziehungen auf alle Menschen gleichermaßen. Die Idee einer solchen allgemeinen Wohltunspflicht gilt als kontrovers.[49] Sie wird beispielsweise von Ross vertreten, der ihre Rechtfertigung in der bloßen Existenz anderer Wesen sieht, deren Zustand wir verbessern können.[50] Beauchamp und Childress zufolge sollte die allgemeine Wohltunspflicht nicht zu weit gefasst werden. Von uns zu verlangen, gegenüber allen Menschen – nicht nur unseren Nächsten – einer unparteilichen Wohltunspflicht nachzukommen, sei nicht nur überfordernd und kaum umsetzbar, sondern würde uns auch daran hindern, unseren vorrangigen moralischen Verpflichtungen nachzukommen.[51]

Die Bestimmung des Umfangs allgemeiner Wohltunspflichten ist fraglos eine bedeutende ethische Aufgabe. Im medizinischen Kontext geht es jedoch primär um eine Form spezifischer Wohltunspflichten, die Ärztinnen qua ihrer Profession zukommt.[52] Beauchamp und Childress gehen weder auf Inhalt

---

47 Vgl. Gert et al. 2006, 117.

48 Vgl. Beauchamp/Childress 2019, 219, 221f. Zu den *prima facie* gültigen Wohltunspflichten zählen gemäß Beauchamp und Childress: „1. Protect and defend the rights of others. 2. Prevent harm from occurring to others. 3. Remove conditions that will cause harm to others. 4. Help persons with disabilities. 5. Rescue persons in danger" (ebd., 219). Punkt 5 thematisieren die beiden Autoren ausführlicher. Sie stellen fünf Kriterien auf, die für das Vorliegen einer obligatorischen Hilfeleistungspflicht sprechen (vgl. ebd., 222). Für ein Beispiel im Gesundheitskontext vgl. ebd., 223.

49 Vgl. Beauchamp/Childress 2019, 220.

50 Vgl. Ross 2002, 21.

51 Vgl. Beauchamp/Childress 220. Sie führen nicht weiter aus, was sie unter vorrangigen moralischen Verpflichtungen verstehen. Denkbar wären Verpflichtungen, die wir gegenüber unseren Familienmitgliedern, beispielsweise den eigenen Kindern, besitzen.

52 Vgl. Beauchamp/Childress 2019, 220f. Natürlich haben nicht nur Ärztinnen, sondern auch andere im Gesundheitsbereich tätige Personen, etwa Pflegerinnen oder Hebammen, spezielle Wohltunspflichten. Bei Beauchamp und Childress heißt es: „The role

noch Umfang spezifisch ärztlicher Wohltunspflichten ein. Sie diskutieren lediglich eine mögliche Rechtfertigungsquelle dieser Pflichten, das Prinzip der Gegenseitigkeit („reciprocity").[53] Es durchzieht ihrer Ansicht nach das gesamte menschliche Miteinander und spielt auch im Gesundheitsbereich eine wesentliche Rolle. Dass sich Ärztinnen aus purer Philanthropie und aus rein altruistischen Gründen für das Wohl ihrer Patientinnen einsetzen, halten Beauchamp und Childress für unrealistisch. Neben dem vertraglichen Charakter der Arzt-Patienten-Beziehung ergeben sich ärztliche Wohltunspflichten vielmehr aus der Struktur des Gesundheitssystems und sind im Sinne eines „learning health care system"[54] als Gegenleistung für medizinische Ausbildung, praktische Erfahrung und Übung zu verstehen.[55]

Spezifisch ärztliche Wohltunspflichten

Wie alle anderen Menschen auch, besitzen Ärztinnen gegenüber ihren Mitmenschen allgemeine Wohltunspflichten, etwa die bereits genannte Pflicht, andere in Not zu retten, wenn man sich dabei selbst nicht in Gefahr begibt, sowie spezifische Pflichten gegenüber ihren Kindern oder anderen Angehörigen. Darüber hinaus besitzen Ärztinnen gegenüber ihren Patientinnen bereichs- oder berufsspezifische Wohltunspflichten. Sie bestehen selbst dann, wenn sich Ärztin und Patientin noch nie zuvor gesehen haben und sich als Fremde begegnen.[56] Die spezifisch ärztlichen Wohltunspflichten resultieren zum einen aus dem Status der Patientinnen als Hilfesuchende, die sich an Ärztinnen als Expertinnen für die Beseitigung ihrer Symptome und Schmerzen wenden. Zum anderen verpflichten sich Ärztinnen durch den Eintritt in den Ärztestand bestimmten professionellen Werten, die das (gesundheitsbezogene) Patientenwohl in den Mittelpunkt ärztlichen Handelns rücken.[57] Auf diese Wertvorstellungen werde ich im nachfolgenden Abschnitt genauer eingehen. Zu guter Letzt begegnen sich Ärztinnen und Patientinnen als

---

responsibilities of health professionals to take care of patients and subjects provide many examples" (ebd., 220).

53   Die Idee, dass Wohltunspflichten aus der Interaktion mit anderen entstehen, wurde wesentlich durch David Hume geprägt: „All our obligations to do good to society seem to imply something reciprocal. I receive the benefits of society, and therefore ought to promote its interests" (Hume 2000, 9).

54   „A true learning health system is structured so that professionals have obligations of care to patients, and patients have specific obligations of reciprocity to facilitate learning in the health system so that care for all patients can be improved" (Beauchamp/Childress 2019, 229).

55   Vgl. Beauchamp/Childress 2019, 228–230.

56   Vgl. hierzu auch Abrams 1982, 184–186, und Wiesing/Marckmann 2009, 15f.

57   Vgl. Wiesing/Marckmann 2009, 24, 83, und Wiesing 2017, 97.

Vertragspartnerinnen,[58] wodurch nach den Kriterien von Beauchamp und Childress ein spezifisches Fürsorgeverhältnis entsteht.[59] Auch wenn Patientinnen zu einem funktionierenden Fürsorgeverhältnis ebenfalls beitragen müssen, beispielsweise indem sie wahrheitsgemäß Auskunft über ihre Symptome geben und sich an verschriebene Therapien halten,[60] tragen Ärztinnen in diesem Verhältnis die größere Verantwortung, so Edmund D. Pellegrino und David C. Thomasma. Neben der vulnerablen Situation der Patientinnen und dem ärztlichen Leitbild spricht hierfür auch das fachspezifische Wissen der Ärztinnen und das dadurch entstehende Machtgefälle zwischen ihnen und ihren Patientinnen (siehe Abschnitt 1.2.1).[61]

Auch wenn Ärztinnen keine supererogatorischen Taten abverlangt werden, sind die Erwartungen an ihre Bereitschaft zu Hingabe und Aufopferung hoch. Anders als im Falle der allgemeinen Fürsorge kann ärztliche Fürsorge[62] fordern, das eigene Wohl hinter das anderer zurückzustellen und es möglicherweise auch zu gefährden.[63] Die Covid-19-Pandemie führt dies eindrücklich vor Augen: Ärztinnen arbeiten nicht nur bis zur Belastungsgrenze auf Intensiv- und Infektionsstationen, sondern sind zusätzlich einem erhöhten Infektionsrisiko ausgesetzt. Allerdings sind auch der ärztlichen Fürsorge Grenzen gesetzt, nicht nur vonseiten der Patientinnen durch deren Selbstbestimmungsrechte, sondern auch selbst gewählte Grenzen. So sind Ärztinnen nicht dazu verpflichtet, auch entgegen ihrem eigenen Gewissen zu handeln.[64]

Des Weiteren bestimmt sich der Umfang ärztlicher Fürsorge in Abhängigkeit von dem Gegenstand, auf den sie sich richtet, dem Patientenwohl. Je umfassender es verstanden wird, desto umfangreicher und anspruchsvoller das Verständnis ärztlicher Wohltunspflichten. Eine genauere Bestimmung des Ausmaßes ärztlicher Fürsorge setzt demnach eine eingehende Auseinandersetzung mit dem Begriff des Wohlergehens im medizinischen Kontext voraus. In den *Principles* findet eine solche Auseinandersetzung, wie bereits angedeutet, nicht statt. Jedoch zeichnet sich an verschiedenen Stellen, insbesondere im Kontext der Paternalismusthematik, ab, dass ärztliche Fürsorge gemäß Beauchamp und Childress auf ein aus ärztlicher und gesundheitsbezogener

---

58   Auch nach § 630 BGB.

59   Zur „contractual beneficence" vgl. auch Buchanan 1982, 37f.

60   Vgl. Pellegrino/Thomasma 1988, 71f.

61   Vgl. Pellegrino/Thomasma 1987, 41, 44.

62   Siehe Anm. 11, S. 144.

63   Vgl. Pellegrino/Thomasma 1987, 40f.

64   Lehnt eine Ärztin die Durchführung einer Therapiezieländerung durch Sterbenlassen am Lebensende oder einen Schwangerschaftsabbruch aus Gewissensgründen ab, so ist sie jedoch dazu verpflichtet, die Patientin an Kolleginnen zu verweisen.

Perspektive definiertes Wohlergehensverständnis gerichtet ist. So schreiben die beiden Autoren zu Beginn ihrer Auseinandersetzung mit der Paternalismusthematik etwa: „Whether respect for the autonomy of patients should have priority over beneficence directed at those patients, that is, *paternalistic beneficence,* remains a central problem in clinical ethics."[65]

Was die aktuelle medizinische Praxis betrifft, so gibt es einen wesentlichen Anhaltspunkt für die Ausrichtung des Wohltunsprinzips, der in eine ähnliche Richtung deutet: die medizinische Indikation. Sie gilt manchen als *der* Maßstab ärztlicher Fürsorge.[66] Ferner verweist sie unmittelbar auf Ziele und Wertvorstellungen ärztlichen Handelns – und die Ziele der Medizin, so Beauchamp, bestimmen, „what is to count as the practice of medicine and, derivatively, what counts as medical beneficence."[67] Im Folgenden werde ich mich sowohl der medizinischen Indikation als auch ärztlichen Wertvorstellungen widmen. Es wird sich bestätigen, dass der Gesundheit ein hoher Stellenwert in ärztlichen Wohltunsüberlegungen zukommt, der zu einem gewissen Grad auch berechtigt ist. Zugleich wird deutlich werden, dass ein umfassender Blick auf das Patientenwohl, den Gegenstand des Wohltunsprinzips, weit mehr erfordert als eine Bezugnahme auf die medizinische Indikation, ärztliche Wertvorstellungen sowie Ziele und Aufgaben der Medizin.

2.2.2 Medizinische Indikation und ärztliche Wertvorstellungen

Laut Bundesärztekammer (BÄK) soll die medizinische Indikation sicherstellen, dass sich ärztliches Handeln ausschließlich am Patientenwohl orientiert.[68] Sie scheint also ein guter Ansatzpunkt zu sein, um sich dem medizinischen Wohlergehensverständnis anzunähern. Obwohl der Begriff der medizinischen Indikation zu den medizinischen Grundbegriffen zählt, ist nicht immer klar, was damit gemeint ist.[69] In Claras Fall würden wir sagen, dass eine Bluttransfusion „indiziert" ist, um einen lebensbedrohlichen Blutverlust abzuwenden – ungeachtet der Tatsache, dass sie Bluttransfusionen aus Glaubensgründen ablehnt.[70] Doch was ist damit genau gemeint? Bedeutet

---

65 Beauchamp/Childress 2019, 230; Hervorhebung A.H. Vgl. auch ebd., 217, 220, 230f., 242f., 244, 257. In seinem Artikel zum Prinzip des Wohltuns in der *Stanford Encyclopedia of Philosophy* schreibt Beauchamp hingegen: „Different patients take different views about what constitutes a harm and a benefit, and when each view is reasonable it is morally unacceptable to maintain that the notions of medical benefit and harm are independent of the patient's judgment" (Beauchamp 2019).

66 Vgl. Marckmann 2015a, 16, und Beauchamp/Rauprich 2016, 2289.

67 Beauchamp 2019.

68 Vgl. BÄK 2015.

69 Vgl. Marckmann 2015b, 113, und Wiesing 2017, 136f.

70 Vgl. Wiesing 2017, 33.

es, dass die Ärztin berechtigt ist, Clara Blut zu verabreichen? Um ausgehend von der medizinischen Indikation Rückschlüsse auf das in der Medizin verbreitete Wohlergehensverständnis ziehen zu können, muss ihre Bedeutung hinreichend klar sein. Daher möchte ich mich im ersten Schritt der medizinischen Indikation widmen. Anschließend werde ich auf den Zusammenhang zwischen medizinischer Indikation und ärztlichen Wertvorstellungen eingehen, bevor ich davon ausgehend auf das medizinische Wohlergehensverständnis schließen möchte.

Medizinische Indikation: Begriffsklärung

Im Folgenden betrachte ich die Indikation ausschließlich in ihrer Bedeutung als „Indikationsstellung", d.h. als „individuelle Stellung einer Indikation im Einzelfall"[71]. Diese Vorklärung ist wichtig, da die Indikation auch im Sinne einer allgemeinen „Indikationsregel" oder eines „Indikationsgebietes" verstanden werden kann.[72] Nach der Definition der BÄK handelt es sich bei der Indikation um „die Beurteilung eines Arztes, dass eine konkrete medizinische Maßnahme angezeigt (indicare = anzeigen) ist, um ein Behandlungsziel zu erreichen."[73] Die BÄK nimmt also Bezug auf den lateinischen Ursprung des Begriffs, der noch genauer erläutert werden kann: Da sich „Indikation" (indicatio) vom lateinischen Verb indicare ableitet, stellt sie schon ihrem Wortursprung nach das Bindeglied zwischen dem Anzeigenden (indicans) und dem Angezeigten (indicatum) dar. Als Bindeglied ist sie demnach weder allein mit den anzeigenden Tatsachen, etwa den Krankheitssymptomen, noch mit den angezeigten ärztlichen Maßnahmen, auf die sie verweist, gleichzusetzen. Im medizinischen Sprachgebrauch wird sie allerdings häufig mit dem empirisch erhobenen Befund verwechselt, der nur den Indikator der zu treffenden Maßnahmen, aber nicht bereits die Indikation darstellt.[74] Auch sollte die Indikation nicht mit der Entscheidung für eine Behandlung gleichgesetzt werden, da sie – abgesehen von Notfallsituationen – nur zusammen mit der Einwilligung der Patientin die Durchführung einer medizinischen Maßnahme

---

71 Wiesing 2017, 29.

72 Bei der „Indikationsregel" handelt es sich um eine „allgemeine Aussage zu Verknüpfungen zwischen einem bestimmten Zustand und einer Intervention oder mehreren Interventionen" und das „Indikationsgebiet" ist eine „allgemeine Aussage zu Verknüpfungen zwischen einer bestimmten Intervention und ihrem Anwendungsgebiet bzw. ihren Anwendungsgebieten" (Wiesing 2017, 29f.).

73 BÄK 2015. Die Notwendigkeit einer Indikationsstellung vor Behandlungsbeginn ist auch im BGB festgehalten. Vgl. § 1901b, „Gespräch zur Feststellung des Patientenwillens".

74 Vgl. Neitzke 2014, 9.

legitimieren kann.[75] Aufgrund des lebensbedrohlichen Blutverlustes (= *indicans*) ist in Claras Fall eine Bluttransfusion (= *indicatum*) im Hinblick auf das Behandlungsziel der Lebensrettung „indiziert". Doch selbst wenn Clara diesem Behandlungsziel zugestimmt hat, ist die Indikation weder mit der Entscheidung für die Bluttransfusion noch mit der Erlaubnis an die Ärztin, diese durchzuführen, zu verwechseln.[76]

Medizinische Indikation und ärztliche Wertvorstellungen
Die medizinische Indikation dient in erster Linie dazu, Behandlungsoptionen, die Patientinnen keinerlei Nutzen bringen, sondern ihnen möglicherweise sogar schaden, auszuschließen und ihnen ein aus medizinischer Sicht sinnvolles Behandlungsangebot zu machen. Die Rede von „Nutzen" und „sinnvoll" legt bereits nahe, dass es sich bei der Indikation um kein rein empirisch-deskriptives Urteil handelt – selbst wenn medizinische Fachbegriffe und Diagnosekriterien einen solchen Eindruck vermitteln mögen.[77]

Mit Ausnahme von Notfallsituationen erfolgt die Indikationsstellung in der Regel auf Veranlassung der Patientin selbst, nachdem sie sich in medizinische Behandlung begeben und ihr Anliegen geäußert hat. Der Patientenwille spielt demnach *vor* und *nach* der Indikationsstellung (in der Behandlungsentscheidung) eine Rolle – in die Indikationsstellung selbst fließt er hingegen nicht ein. Auch wenn der Patientenwille nicht in die Indikation einfließt, ist die Individualität der einzelnen Patientin ein zentraler Faktor. Im Rahmen der Indikationsstellung werden medizinische und nicht-medizinische individuelle Eigenschaften der Patientin berücksichtigt,[78] beispielsweise ihr biologisches Alter und ihre aktuelle Lebensqualität (LQ).[79]

Die Indikation definiert den „Bereich, in dem sich die Patientenautonomie entfalten kann"[80] und soll laut BÄK die medizinische Praxis an „die etablierten Ziele ärztlichen Handelns"[81] rückbinden.[82] Welche Ziele und Werte sich aus

---

75   Vgl. Neitzke 2014, 11, und Neitzke 2015, 87.
76   Vgl. BÄK 2015.
77   Vgl. Marckmann 2015b, 113.
78   Die individuellen medizinischen Eigenschaften werden bereits vor der Indikations-
      stellung im Rahmen der Diagnosestellung erfasst.
79   Vgl. BÄK 2015.
80   Lipp 2015, 40.
81   BÄK 2015.
82   Eine Ausnahme bildet die wunscherfüllende Medizin, beispielsweise die kosmetische
      Chirurgie oder die Kinderwunsch-Behandlung. Doch auch wenn sie Patientenwünsche
      ohne Indikation realisiert, ist sie zum Schutz der Patientinnen selbstverständlich eben-
      falls an geltende Behandlungsstandards gebunden (vgl. Maio 2015, 379–381).

der Indikation herauslesen lassen, möchte ich im Folgenden anhand einzelner Elemente der Indikation aufzeigen.

Die Indikation enthält ein empirisch-deskriptives Urteil: Auf Grundlage der evidenzbasierten Medizin, ärztlichen Erfahrungswissens, der neuesten wissenschaftlichen Standards und fachinterner Übereinkunft wird im Rahmen der Indikationsstellung beurteilt, welche Behandlungsmaßnahmen bei vorliegender Diagnose medizinisch wirksam sind. Eine Maßnahme ist dann medizinisch wirksam, „wenn sie in der Lage ist, ein bestimmtes Behandlungsziel zu erreichen, d.h. den intendierten physiologischen oder psychologischen Effekt zu erzielen."[83] Die Indikation soll demnach sicherstellen, dass die infrage kommende Maßnahme mit einer sehr hohen Wahrscheinlichkeit[84] zur Realisierung des Therapieziels führt.[85] Auch wenn es sich hierbei um ein empirisches und beschreibendes Urteil handelt, offenbart es meines Erachtens Werte der ärztlichen Profession: Ärztliches Handeln soll transparent, verlässlich und sorgfältig sein. Nur auf diese Weise kann Beliebigkeit im ärztlichen Handeln vermieden werden.[86]

Bloß weil eine Behandlungsmaßnahme medizinisch wirksam ist, ist sie jedoch nicht unmittelbar indiziert.[87] Es müssen noch zwei weitere Aspekte hinzukommen: die Prüfung der Angemessenheit des Therapieziels und die *ärztliche* Beurteilung des Nutzen-Schadens-Verhältnisses möglicher Maßnahmen zur Erreichung des Ziels.[88] Die Frage danach, was ein angemessenes Therapieziel darstellt, ist genauso wenig objektiv zu beantworten wie jene danach, was einen hinnehmbaren Schaden bei zu erwartbarem Nutzen ausmacht. Da die subjektiven Werturteile der Patientin erst im Anschluss an die Indikationsstellung in die Therapieentscheidung einfließen, ist das normative

---

83   Marckmann 2015b, 117f.

84   Die medizinische Praxis ist immer mit gewissen Unsicherheitsfaktoren verbunden. Folglich kann keine hundertprozentige Erfolgswahrscheinlichkeit verlangt werden.

85   Vgl. Neitzke 2014, 9.

86   Damit verbunden ist zudem der Wert des Vertrauens in die Medizin im Allgemeinen sowie in der konkreten Arzt-Patienten-Beziehung im Besonderen. Er ergibt sich auch aus der bereits diskutierten besonderen Entscheidungssituation, in der sich Patientinnen in der Regel befinden (siehe Abschnitt 1.2.1). Sie müssen Ärztinnen dahingehend vertrauen können, dass diese ihnen keine Behandlungsangebote machen, die ihnen schaden oder nicht den aktuellen medizinischen Standards entsprechen. Diese Gewissheit muss selbst dann gegeben sein, wenn sich eine Patientin zum ersten Mal in die Hände einer Ärztin begibt oder als Notfall eingeliefert wird. Schließlich geht es um ihre eigene Gesundheit, ihren eigenen Körper – unter Umständen sogar um ihr Leben.

87   Vgl. Wiesing 2017, 36f., und Neitzke 2014, 9f.

88   Es ist hervorzuheben, dass es hier um die *ärztliche* Beurteilung des Nutzens von Therapieoptionen geht, da die Beurteilung des Nutzens durch die Patientin von dieser zu trennen ist. Sie fließt in die Behandlungsentscheidung ein (vgl. Marckmann 2015b, 114, 121f.).

Fundament der Indikationsstellung an anderer Stelle zu suchen, und zwar in den allgemeinen Zielsetzungen und Wertvorstellungen der Medizin.[89] Diese sind natürlich auch von gesellschaftlichen Vorstellungen davon, was Medizin leisten kann und soll, beeinflusst, in erster Linie jedoch durch die Selbstnormierung der Medizin, die auf eine lange Tradition zurückblickt. Spätestens seit der hippokratischen Medizin definiert die Ärzteschaft selbst, was adäquate Ziele und Mittel ärztlichen Handelns sind, und damit zugleich, was in den Aufgabenbereich der Medizin fällt. Auch wenn sich die Aufgaben der Medizin mit neuen medizinischen Möglichkeiten und gesellschaftlichen Entwicklungen verändern und sich hieraus neue Ziele ergeben, sind die Grundwerte und Hauptziele der Medizin dieselben geblieben.[90] Allgemeine Werte der ärztlichen Profession, die in der individuellen Indikationsstellung zum Ausdruck kommen, sind unter anderem „Begrenzung auf bestimmte Ziele und Methoden [der Medizin], grundsätzlich ist die Heilung einer Erkrankung vorzuziehen, die Linderung einem nicht gelinderten Zustand, die gute Lebensqualität einer schlechten Lebensqualität, die Prävention einer Therapie."[91] Die medizinische Indikation steht demnach nicht nur für Transparenz und Sorgfalt, sondern auch für die grundlegende moralische Ausrichtung der Medizin.[92]

Neben der Indikation verweisen auch ärztliche Kodizes vom hippokratischen Eid bis zur *Deklaration von Helsinki* und der aktuellen Musterberufsordnung der BÄK (MBO-Ä) auf allgemeine Wertvorstellungen der Medizin. Die Medizin, so Urban Wiesing, „will kranken Menschen helfen, sei es durch Vorbeugen, Heilen oder Lindern."[93] Zu den allgemein anerkannten Maximen ärztlichen Handelns zählen beispielsweise die Verbesserung der Gesundheitsversorgung, der Einsatz des medizinischen Wissens zur Förderung des Patientenwohls, der Schutz und die Wiederherstellung von Gesundheit, die Leidenslinderung, der Beistand für Sterbende und die Erhaltung der

---

89   An dieser Stelle sollte sich die behandelnde Ärztin mit ihren individuellen Wertungen ebenfalls zurückhalten, um das Behandlungsangebot nicht durch persönliche Präferenzen einzuschränken. Das schließt natürlich nicht aus, eine persönliche Empfehlung im anschließenden Entscheidungsprozess einfließen zu lassen (vgl. Wiesing 2017, 34f.).

90   Folgt man Pellegrino, so wurzeln ärztliche Werte in der internen Moral der Medizin: „By this, I mean that the ethics of these professions has its source in the nature of these professions, in what is distinctive about them and the good at which they aim" (Pellegrino 2001, 560). Die interne Moral geht ihm zufolge über selbst gesetzte Werte und Normen des Berufsstandes hinaus und gründet in der Natur der Medizin, insbesondere in der Begegnung zwischen Ärztin und Patientin als einer Begegnung zwischen Expertin und Hilfesuchenden.

91   Wiesing 2017, 37.

92   Vgl. Wiesing 2017, 55.

93   Wiesing 2017, 26. Vgl. auch ebd., 97.

natürlichen Lebensgrundlagen.[94] Wie die Indikation lassen auch sie Rückschlüsse auf die *medizinische* Sicht auf Patientenwohl zu.

Die medizinische Indikation und das medizinische Wohlergehensverständnis
Die Indikationsstellung basiert, wie aufgezeigt, auf allgemeinen Zielen und Wertvorstellungen der Medizin, auf einem empirisch-deskriptiven Urteil und der Individualität der Patientin. Daraus folgt eine Sicht auf das Patientenwohl, die durch die Abwesenheit von Krankheit und Leid sowie das Vorhandensein von Gesundheit geprägt ist: Erstens steht hinter der Indikationsstellung das übergeordnete Ziel der Medizin, kranken Menschen zu helfen – durch Vorbeugen, Heilen und Lindern von Krankheiten.[95] Positiv formuliert geht es also um den Schutz und die Förderung von Gesundheit bzw. gesundheitsbezogener Aspekte von Wohlergehen. Diese gesundheitsbezogene Perspektive wird zweitens auch mit Blick auf die Individualität der Patientin eingenommen.[96] Beispielsweise ist zu berücksichtigen, mit welchen Nebenwirkungen angesichts individueller Eigenschaften der Patientin zu rechnen ist.[97] Drittens orientiert sich das empirisch-deskriptive Urteil über die medizinische Wirksamkeit in erster Linie an der Verbesserung des biologisch-funktionalen Gesundheitszustandes einer Patientin. So gilt eine Behandlungsmaßnahme unter anderem dann als wirksam, wenn sie Krankheitssymptome effektiv beseitigt und körperliche Funktionsfähigkeiten wiederherstellt.

Es verwundert nicht, dass sich die Medizin, die sich dem Heilen, Vorbeugen und Lindern von Krankheiten verschrieben hat, an einer gesundheitsbezogenen Vorstellung von Wohlergehen orientiert. Auch als Patientinnen erwarten wir von der Medizin einen gesundheitsbezogenen Blick auf unser Wohlergehen. So begeben wir uns in der Regel mit dem Wunsch in ärztliche Behandlung, dass Krankheitssymptome, etwa Schmerzen, beseitigt werden mögen. Indem die Medizin auch in ihrem Wohlergehensverständnis an ihren Zielen und Wertvorstellungen festhält, stiftet sie Vertrauen und vermittelt Glaubwürdigkeit. Wie sich in Claras Fall jedoch bereits angedeutet hat, ist die medizinische Perspektive nicht die einzige, die auf das Patientenwohl eingenommen werden kann.

---

94 Vgl. unter anderem MBO-Ä (BÄK 2021), *Genfer Gelöbnis* (Montgomery et al. 2018) und *Deklaration von Helsinki* (World Medical Association 2013).
95 Vgl. Wiesing 2017, 26f., Wieland 2004, 7f., und Koch 1920, 58f.
96 Vgl. Wiesing 2017, 139.
97 Vgl. BÄK 2015.

Schlussfolgerungen

Hinsichtlich einer genaueren Bestimmung des Gegenstands ärztlicher Wohltunspflichten erweist sich die Auseinandersetzung mit dem medizinethischen Prinzip des Wohltuns als nur wenig aufschlussreich. So sucht man im *Beneficence*-Kapitel der *Principles* vergeblich nach einer Definition von Wohlergehen. Weshalb Beauchamp und Childress auf eine Auseinandersetzung mit dem Gegenstand des Wohltunsprinzips verzichten, bleibt unklar. Demgegenüber ist deutlich geworden, dass ärztliche Fürsorge eine spezifische Art der Fürsorge qua Profession darstellt. Dies spricht auch für die Rechtfertigung einer professionsgebundenen Sichtweise auf Wohlergehen.[98] Vor dem Hintergrund der medizinischen Indikation und der allgemeinen Werte bzw. Ziele der ärztlichen Profession hat sich gezeigt, weshalb die ärztliche Fürsorgeperspektive auch in Claras Fall für die Durchführung der Bluttransfusion spricht. Ärztliche Wohltunspflichten sind in erster Linie auf ein gesundheitsbezogenes Verständnis von Patientenwohl gerichtet.

Allerdings erschöpft sich das eigene Wohlergehen nicht in der Vorstellung, die medizinische Indikation und ärztliche Leitbilder vermitteln. Dies ändert sich auch dann nicht, wenn man sich in medizinische Behandlung begibt – selbst wenn sich dadurch der Fokus auf das eigene Wohlergehen verschieben mag und gesundheitsbezogene Aspekte stärker in den Vordergrund treten. Mit Blick auf ein umfassenderes Wohlergehensverständnis sind jedoch eine Reihe von Fragen zu beantworten: Welche Aspekte sind im Rahmen einer medizinethischen Wohlergehensperspektive noch zu berücksichtigen? Wie ist damit umzugehen, wenn gesundheitsbezogene mit nicht gesundheitsbezogenen Aspekten in Konflikt geraten? Lassen sich eine subjektive und eine objektive Perspektive auf Wohlergehen miteinander vereinen? Für ein differenziertes Verständnis von Wohlergehen in der Medizin(ethik) und hinsichtlich einer genaueren Bestimmung von Wohltunspflichten sowie ihrer Gewichtung im Konfliktfall müssen Antworten auf diese Fragen gefunden werden. Ausgehend von den vorausgehenden Überlegungen erscheint dieser Schritt nicht möglich. Deshalb möchte ich analog zum Autonomiekapitel über die medizinethische Betrachtung hinausgehen und auf die philosophische Wohlergehensdebatte zurückgreifen.[99]

---

98 Vgl. Bester 2020a, 55.

99 Wie im Kontext der begrifflichen Abgrenzung von Wohlergehen (siehe Abschnitt 2.1) erwähnt, werden in medizinischen sowie medizinethischen Debatten um Lebensqualität (LQ) zum Teil ähnliche Fragen wie in der philosophischen Wohlergehensdebatte diskutiert. Es wäre demnach auch eine Möglichkeit, auf diese Debatte zurückzugreifen. Zur Lebensqualitätsdebatte vgl. unter anderem Woopen 2014, Bullinger 2014 und 2016, Birnbacher 1999, Kovàcs et al. 2016 und Sturma 2015.

2.3   Die philosophische Wohlergehensdebatte

Die Philosophie beschäftigt sich seit ihren Anfängen mit der Frage nach dem
Guten im Leben eines Menschen und damit verwandten Begriffen wie dem
der Eudämonie oder des gedeihlichen Lebens (engl. „flourishing").[100] Thematisiert wird nicht nur, was das menschliche Leben in einem moralischen Sinne
gut macht, sondern auch, was das Leben *gut für* einen Menschen macht.[101]
Es ist diese *Gut-für*-Perspektive auf Wohlergehen, die mich im Folgenden
interessiert.

Ich werde keinen Überblick über die gesamte philosophische Wohlergehensdebatte von der Antike bis zur Gegenwart geben, sondern nach Aspekten
suchen, die die medizinethische Perspektive auf Wohlergehen spezifizieren
und auf sinnvolle Weise bereichern können. Da es das Ziel des vorliegenden
Kapitels ist, Wohlergehen für die Medizinethik zu explizieren, werde ich auch
hier wieder medizinische Fallbeispiele in die Betrachtung einbeziehen. Auf
diese Weise möchte ich sicherstellen, die Aspekte der Wohlergehenstheorien
zu identifizieren, die im medizinethischen Kontext moralisch relevant sind.

In der philosophischen Wohlergehensdebatte haben sich im Laufe der Zeit
drei Haupttypen von Wohlergehenstheorien herausgebildet, die Derek Parfit
1984 in *Reasons and Persons* erstmals klar unterscheidet und benennt:[102]

> There are three kinds of theory. On Hedonistic Theories, what would be best for
> someone is what would make his life happiest. On Desire-Fulfilment Theories,
> what would be best for someone is what, throughout his life, would best fulfil
> his desires. On Objective List Theories, certain things are good or bad for us,
> whether or not we want to have the good things, or to avoid the bad things.[103]

Hedonistische, Wunscherfüllungs- und Objektive-Listen-Theorien gelten heute
als die drei philosophischen ‚Standardtheorien' des Wohlergehens.[104] Richtiger
wäre es jedoch, wie Parfit, von den drei Standardtheorie*typen* oder *-kategorien*
zu sprechen, da sich inzwischen nicht nur innerhalb der drei Kategorien zahlreiche Theorien herausgebildet haben, sondern darüber hinaus eine Vielzahl
hybrider Theorien entstanden ist, die Elemente der drei Hauptrichtungen enthalten und kombinieren. Im Folgenden werde ich nur auf eine Auswahl dieser

---

100   Vgl. Sumner 1996, 26.

101   Vgl. Hirsch 2021, 77.

102   Parfit selbst spricht von „theories about self-interest" (Parfit 1986, 493). Dies legt nahe,
       dass auch er sich auf die *Gut-für*-Perspektive beschränkt. Vgl. auch Raibley 2010, 593.

103   Parfit 1986, 493.

104   Für Kritik an dieser Einteilung vgl. unter anderem Crisp 2021, Fletcher 2013, 206f., Kagan
       1992, 188f., Scanlon 1993, 188–190, Schramme 2017b, 161, und Arneson 1999, 114–117.

Theorien eingehen, die besonders relevant für ein medizinethisches Wohlergehensverständnis sind. Wichtiger als Vollständigkeit ist für mich, bei jeder einzelnen der ausgewählten Theorien die Frage nach ihrem Mehrwert für ein medizinethisches Wohlergehensverständnis zu diskutieren.

Parfits kurze Beschreibung der drei Theorietypen verweist außerdem auf einen Aspekt, der hinsichtlich des Patientenwohls von besonderer Bedeutung ist, weshalb ich im Anschluss an die Vorstellung ausgewählter Theorien eigens auf ihn eingehen werde: die Unterscheidung zwischen einer subjektiven und einer objektiven Wohlergehensperspektive. Sie spiegelt sich in den drei Theorietypen wider: Wunscherfüllungstheorien (WT) gelten als subjektive Wohlergehenstheorien, weil sie Wohlergehen von subjektiven Einstellungen abhängig machen. Objektive-Listen-Theorien (OLT) vermitteln hingegen, wie der Name schon sagt, ein objektives Wohlergehensverständnis. Hinsichtlich hedonistischer Theorien herrscht wiederum Uneinigkeit. Sie werden entweder als subjektiv oder objektiv eingestuft.[105] Die Frage nach der Subjektivität oder Objektivität von Wohlergehen kann auch in Claras Fall gestellt werden: In welcher Hinsicht und in welchem Umfang sollte ihre eigene Perspektive auf Wohlergehen in die Fürsorgeüberlegungen einfließen? Und inwieweit können überhaupt allgemeingültige Wohlergehensurteile gefällt werden? Um diese Fragen beantworten zu können, bedarf es eines genaueren Verständnisses der Kategorien von Subjektivität und Objektivität im Hinblick auf Wohlergehen (siehe Abschnitt 2.3.2).

Ein weiterer Aspekt, auf den ich explizit eingehen möchte, ist der Zusammenhang zwischen Gesundheit und Wohlergehen. Durch die Auseinandersetzung mit der medizinischen Praxis der Indikationsstellung sowie den Zielen, Wertvorstellungen und Aufgaben der Medizin ist der Stellenwert der Gesundheit für die ärztliche Wohltunsperspektive deutlich geworden. Doch wie ist dieser im Kontext einer umfassenderen Perspektive auf Wohlergehen zu bewerten? Welchen Wert besitzt Gesundheit für unser Wohlergehen? Ist sie Teil oder Voraussetzung unseres allgemeinen Wohlergehens? Diesen Fragen werde ich mich am Ende des Kapitels zuwenden.

2.3.1   *Theorien des Wohlergehens*

Mein Interesse an der philosophischen Wohlergehensdebatte stellt das individuelle Wohlergehen der einzelnen Patienten – das, was *gut für* sie ist – in den Mittelpunkt. Trotz der Verschiedenartigkeit philosophischer Wohlergehenstheorien wird Wohlergehen mehrheitlich als Begriff definiert, „[that] amounts

---

105   Vgl. Crisp 2021, Fletcher 2016a, 149–150, und Bester 2020a, 53, Anm. 1.

to the notion of how well a person's life is going *for that person*."[106] Im Kern geht es also darum, ob das Leben für die betroffene Person selbst gut ist, und nicht darum, ob es moralisch, allgemein oder mit Blick auf andere Menschen gut ist.[107] Um vor diesem Hintergrund das Wohlergehen einer Person zu bewerten, können Simon Keller zufolge eine Reihe unterschiedlicher Fragen gestellt werden: „whether she is happy, whether she is satisfied, whether she is successful, whether she is flourishing, whether she enjoys a high level of well-being, whether she is well-off, whether she is living a good life, or whether she is getting the things that are good for her."[108] All diese Fragen scheinen hinsichtlich der Bestimmung des Patientenwohls relevant. Laut Keller sind sie zwar miteinander verbunden, können jedoch nicht von einer Theorie beantwortet werden: „[F]or any theory of welfare, there is a way to make it look silly."[109] Dass es keine allumfassende Theorie zu geben scheint, die all diese Fragen beantworten kann, erachte ich mit Blick auf mein Vorhaben nicht als problematisch – im Gegenteil, wie bereits erwähnt, bietet die Vielfalt an Theorien den Vorteil, möglichst viele unterschiedliche Aspekte im Rahmen der *Gut-für*-Perspektive auf Wohlergehen zu berücksichtigen.

Die drei Haupttheorierichtungen bilden einen guten Ansatzpunkt für die Erweiterung der medizinethischen Perspektive auf Wohlergehen, da sie sich nicht nur mit Blick auf die bereits erwähnten Kategorien der Subjektivität und Objektivität unterscheiden, sondern auch hinsichtlich ihrer inhaltlichen Ausgestaltung und Schwerpunktsetzung. Wie sich zeigen wird, können alle drei Theorietypen zu einer Explikation von Wohlergehen für die Medizinethik und zu einer weiteren Spezifikation des medizinethischen Wohltunsprinzips beitragen.[110] Im Folgenden werde ich die zentralen inhaltlichen Aspekte der drei Theorietypen (1. Hedonismus, 2. WT, 3. OLT) vorstellen und anschließend ihre Vor- und Nachteile im medizinethischen Kontext diskutieren.

---

106   Crisp 2021; Hervorhebung A.H. Vgl. auch Keller 2009, 656, Tiberius 2015, 159, Raibley 2012, 1111, und Parfit 1986, 493.

107   Vgl. Raibley 2012, 1111.

108   Keller 2009, 664.

109   Keller 2009, 644. Keller verwendet „welfare" hier in der Bedeutung von „well-being".

110   An dieser Stelle spreche ich explizit von einem „Ansatzpunkt" für die Erweiterung der medizinethischen Perspektive auf Wohlergehen. Für eine zielführende Analyse beschränke ich mich im Folgenden auf eine Auswahl an Wohlergehenstheorien, die in der philosophischen Debatte diskutiert werden. Aus den eben genannten Gründen befasse ich mich mit Varianten der drei Haupttheorierichtungen. Weitere Theorien hinsichtlich ihres Mehrwerts für die Medizinethik in den Blick zu nehmen, ist meines Erachtens eine interessante Aufgabe für Folgearbeiten.

2.3.1.1   Hedonistische Theorien
Definition

Hedonistische Theorien zählen zu den ältesten Wohlergehenstheorien der Philosophiegeschichte. Aristippos von Kyrene, ein Schüler des Sokrates, lehrte bereits im vierten Jahrhundert vor Christus, dass es im Leben darum gehe, so viel Freude wie möglich zu erreichen.[111] Auch Platon lässt in seinem Dialog *Protagoras* Sokrates eine hedonistische Sichtweise auf das menschliche Leben formulieren.[112] Als bekanntester Vertreter des Hedonismus in der antiken Philosophie gilt jedoch Epikur.[113] Im 18. und 19. Jahrhundert gewinnt der Hedonismus durch die utilitaristischen Theorien Jeremy Benthams und John Stuart Mills erneut an Popularität.

Ganz allgemein gesprochen besagt der Hedonismus, „that *pleasure* is the only thing with prudential value and *pain* the only thing with prudential disvalue. In more everyday terms, the hedonist thinks that all and only pleasure is good for you and that all and only pain is bad for you."[114] Es geht dabei um ein nicht-instrumentelles Verständnis der *Gut-für*-Relation, d.h., Freude wird als *an sich* gut und Schmerz als *an sich* schlecht erachtet.[115] Wie im Falle der meisten philosophischen Theorierichtungen stellt der Hedonismus jedoch keine einheitliche Lehre dar, sondern tritt in verschiedenen Varianten auf. Im Folgenden interessieren mich ausschließlich Theorien, die der übergeordneten Kategorie des „Prudential Hedonism" (auch „Hedonism about Well-being" oder „Evaluative Hedonism") zuzuordnen sind.[116] Davon zu unterscheiden sind der „Psychological Hedonism", der sich der Beschreibung des *tatsächlichen* menschlichen Verhaltens widmet,[117] und die „Hedonic Theory of Value", der zufolge ausschließlich positive Erfahrungen *wertvoll* sind.[118]

Die beiden bekanntesten Varianten des „Hedonism about Well-being" sind der „Sensation Hedonism" (SH), auch „Internalist Hedonism", und der

---

111   Vgl. Ryan/Deci 2001, 143.

112   Vgl. Prot., 351b–c. Vgl. Crisp 2021 und Crisp 2006a, 619.

113   Vgl. Konstan 2022, Gregory 2016, 113, Haybron 2008, 192, und Feldman 2002, 611, Anm. 11.

114   Fletcher 2016a, 8; Hervorhebung im Original.

115   Vgl. Fletcher 2016a, 8, und Heathwood 2010, 648.

116   „Psychological hedonism is the doctrine that the only thing human beings ever desire or care about for its own sake (‚intrinsically desire') is their own pleasure, and the only thing to which human beings are ever intrinsically averse is their own pain" (Heathwood 2010, 648). Vgl. auch Crisp 2021 und Gregory 2016, 113.

117   Vgl. Crisp 2021, Heathwood 2010, 648, und Gregory 2016, 113.

118   Die „Hedonic Theory of Value" kann jedoch mit dem „Prudential Hedonism" zusammenfallen; nämlich dann, wenn letzterer die Behauptung impliziert, dass einzig und allein Wohlergehen als wertvoll anzusehen ist (vgl. Gregory 2016, 113).

„Attitudinal Hedonism" (AH), auch „Externalist Hedonism".[119] Während der SH die Empfindungen einer Person als ausschlaggebend für ihr Wohlergehen erachtet, bezieht sich der AH auf die Haltungen, die eine Person gegenüber Zuständen und Ereignissen einnimmt. Ein Beispiel für den SH ist Benthams utilitaristischer Hedonismus, auch als „klassischer", „einfacher" oder „quantitativer Hedonismus" bezeichnet. Der Fokus liegt hierbei auf der Wahrnehmung von Freude und der Abwesenheit von Schmerz: „All and only pleasure is good for you, and all and only pain is bad for you."[120] Gemäß Bentham ist Freude durch ein bestimmtes Gefühlserleben charakterisiert, das allen freudvollen Erfahrungen gemeinsam ist.[121] Angesichts der Vielfalt freudvoller Erfahrungen wird jedoch angezweifelt, dass sich diese immer gleich anfühlen, etwa der Genuss von Schokolade, die Geburt des eigenen Kindes und das erfolgreiche Bestehen einer Prüfung. Ausgehend von dieser Kritik entwickelte sich der AH, der Freude nicht in einem distinkten Gefühl, sondern in einer bestimmten Haltung, die Menschen gegenüber einem Zustand oder einem Erlebnis einnehmen, verortet. Demnach stellt Freude eine propositionale Einstellung dar, wie sie durch die Formulierung „erfreut *über etwas* sein" (engl. „being pleased about something") zum Ausdruck gebracht wird.[122] Gegen den AH wiederum wird angeführt, dass wir Freude gewöhnlich direkt aus angenehmen Erfahrungen und nicht aus den Haltungen, die wir ihnen gegenüber einnehmen, ziehen.[123] So ist denkbar, dass eine Person Freude an einer Aktivität, beispielsweise dem Essen von Schokolade, empfindet, ihr gegenüber jedoch keine oder sogar eine ablehnende Einstellung besitzt.[124]

In der folgenden Diskussion des Mehrwerts und der Schwierigkeiten hedonistischer Theorien hinsichtlich eines medizinethischen Wohlergehensverständnisses beschränke ich mich in erster Linie auf den SH, insbesondere in seiner einfachen Form, vertreten durch Bentham. Beziehe ich mich dennoch auf den AH, werde ich dies explizit erwähnen.

---

119 Daneben gibt es noch den „Happiness Hedonism", der besagt, dass nur Glücksgefühle gut und Unglücksgefühle schlecht für uns sind (vgl. Gregory 2016, 116).

120 Gregory 2016, 115. Vgl. auch Sumner 1996, 140, Fletcher 2016a, 8, 24, und Fletcher 2013, 211.

121 Vgl. Bentham 1999, 31f. Vgl. auch Tiberius 2015, 163, und Crisp 2021.

122 Vgl. Tiberius 2015, 163f., Raibley 2010, 602f., und Raibley 2012, 1120, Anm. 6.

123 Für eine elaborierte Variante des AH, die diese Kritik umgehen soll, vgl. Feldman 2002 und Anm. 129, S. 169.

124 Vgl. Raibley 2010, 603–605. Schramme weist außerdem darauf hin, dass wir manche Erfahrungen und Erlebnisse als freudvoll erleben, ohne uns bewusst dazu entscheiden zu können. Dabei handelt es sich ihm zufolge um universelle Freuden, die auf die menschliche Natur zurückführbar sind, beispielsweise die Freude an Sex oder an Essen (vgl. Schramme 2017b, 164).

Mehrwert

Der hedonistische Grundgedanke, angenehme Empfindungen seien stets gut und unangenehme Empfindungen stets schlecht für uns,[125] scheint fraglos plausibel und trifft auf eine Vielzahl alltäglicher Erfahrungen zu: Angenehme Empfindungen wie Freude, Genuss oder Zufriedenheit wirken sich in der Regel positiv auf unser Wohlergehen aus. Dieser Zusammenhang zeigt sich zweifellos auch im medizinischen Kontext. Beispielsweise nehmen in der Ermittlung der LQ oder des Wohlbefindens von Patientinnen ihre Empfindungen eine zentrale Stellung ein. So werden in der vierten Kategorie des EQ-5D-5L, eines der bekanntesten Lebensqualitätsfragebögen, Schmerz bzw. körperliche Beschwerden von Patientinnen abgefragt.[126]

Da unangenehmen Empfindungen wie Schmerz in der Patientenversorgung eine so zentrale Bedeutung zukommt, scheint der SH ein geeigneter Kandidat für ein medizinethisches Wohlergehensverständnis zu sein. Aber auch der AH beschreibt ein im medizinischen Kontext beobachtbares Phänomen: Wenn Patientinnen eine negative Einstellung gegenüber Schmerzen besitzen oder sie bereits vor einer unangenehmen Behandlung antizipieren, so nehmen sie sie gewöhnlich als stärker wahr. Nicht nur die Schmerzen selbst, auch die Haltung ihnen gegenüber wirkt sich demnach auf das Wohlergehen von Patientinnen aus.[127]

Doch reichen intuitive Plausibilität und Übereinstimmung mit der medizinischen Praxis aus, um hedonistischen Theorien einen Mehrwert für ein medizinethisches Wohlergehensverständnis zuzusprechen?

Schwierigkeiten

Wird das Wohlergehen von Patientinnen *ausschließlich* im Sinne des SH verstanden, so ergeben sich Konsequenzen, die den sonstigen Zielen der Medizin entgegenstehen. Dies möchte ich anhand von Beispielen veranschaulichen:

Begibt sich eine drogenabhängige Patientin, die nur noch am Konsum von Drogen Freude empfindet, in ärztliche Behandlung, so spräche ein Verständnis von Patientenwohl im Sinne des klassischen SH dafür, ihr den Drogenkonsum weiterhin zu ermöglichen und von einem Entzug abzuraten. Dies ist sicherlich

---

125   Je nach Theorie ist von angenehmen oder freudvollen Empfindungen bzw. lediglich von Freude und umgekehrt von unangenehmen Empfindungen bzw. Schmerz die Rede. Eine eindeutige Festlegung ist für mein Interesse an hedonistischen Theorien nicht nötig. Im Folgenden verwende ich diese Begriffe daher austauschbar.

126   Beim EQ-5D-5L handelt es sich um ein Patient-Reported-Outcome-Instrument, mit dem anhand von fünf Dimensionen allgemein die LQ von Patientinnen – unabhängig von ihrer Erkrankung – ermittelt werden kann (vgl. EuroQol Research Foundation 2021).

127   Vgl. Niet 2016.

nicht mit der ärztlichen Orientierung am Patientenwohl gemeint.[128] Auch in
Lauras Fall müsste man unter Bezugnahme auf den einfachen SH eine ähnliche Konsequenz ziehen: Aktuell schöpft Laura ihre Freude aus der Gewichts-
abnahme und der Nahrungsverweigerung. Sie fühlt sich dadurch stark,
überlegen und gut. Blickte man ausschließlich auf diese Empfindungen, so
müsste man ihr zum Festhalten an der Essstörung raten, denn eine Gewichtszunahme wird für sie fraglos (zunächst) mit sehr unangenehmen Gefühlen
verbunden sein. In ihrem Fall würde auch ein Wechsel zum AH nichts ändern,
da sie nicht nur Freude aus ihrem aktuellen Verhalten zieht, sondern sich auch
an diesem erfreut, es also befürwortet.[129]

Nicht nur im Hinblick auf suchtkranke Patientinnen, die sich im Rahmen
einer Therapie von ,liebgewonnenen Gewohnheiten' trennen müssen, sondern
insgesamt müssten Ärztinnen Patientinnen häufig von Therapien abraten,
folgten sie dem klassischen SH; denn eine Vielzahl an Behandlungen ist mit
unangenehmen Gefühlen und Schmerzen verbunden. Wie bereits erwähnt,
kann es zur Förderung des längerfristigen Wohlergehens von Patientinnen
notwendig werden, ihr Wohl*befinden* vorübergehend einzuschränken (siehe
Abschnitt 2.1). Eine Hedonistin könnte entgegnen, dass auch sie eine vorübergehende Einschränkung des Wohlbefindens in Kauf nimmt, sofern dadurch
noch intensivere oder umfangreichere angenehme Empfindungen erreicht
werden können.

Allerdings streben wir im Leben nicht nur nach Freude oder anderen
angenehmen Empfindungen. Dies zeigt Robert Nozick mit seinem „Experience
Machine Experiment": Müssten wir uns zwischen einem Leben in einer von
Neurowissenschaftlerinnen kontrollierten Maschine, in der wir uns sämtliche
Erfahrungen aussuchen können, die uns Freude bereiten, und einem Leben in
der Realität, das allerdings weniger Freude beinhaltet, entscheiden, so würden
die meisten Menschen das reale Leben wählen; denn wir schätzen tatsächliche
Erfahrungen mehr als illusorische, so Nozick.[130] Auch wenn das Gedankenexperiment ein unrealistisches Szenario beschreibt, zeigt es das größte Defizit
hedonistischer Theorien auf: Sie verkennen, dass sich unser Wohlergehen

---

128 Zur Unvereinbarkeit bestimmter Patientenwünsche mit der ärztlichen Fürsorge vgl. auch
     Bester 2020a, 55.
129 Diese Konsequenz kann durch elaborierte Varianten des „Attitudinal Hedonism" wie
     Feldmans „Desert Adjusted Intrinsic Attitudinal Hedonism" (DAIAH) relativiert werden.
     Diesem zufolge ist der Wert eines „attitudinal pleasure" für das Wohlergehen einer Person
     höher, wenn das Ereignis oder der Zustand, an dem die Person Freude empfindet, wahr
     und der Freude angemessen ist – was in Lauras Fall angezweifelt werden kann (für Feld-
     mans Theorie vgl. Feldman 2002).
130 Vgl. Nozick 1974, 42f.

nicht in freudvollen Erfahrungen erschöpft. Dies kann auch mit einem all-
tagsnäheren Vergleich veranschaulicht werden: Weist das Leben einer jungen,
beruflich wie sozial erfolgreichen und vollkommen gesunden Frau dasselbe
Maß angenehmer Empfindungen auf wie das Leben der demenzkranken Martha, so ist dem einfachen SH folgend das Wohlergehens-Level beider Frauen
dasselbe. Wer diese Konsequenz für kontraintuitiv hält, räumt ein, dass Wohlergehen *nicht nur* aus angenehmen Empfindungen besteht, sondern beispielsweise auch aus Gesundheit und dem Erreichen von Zielen.[131]

Dass mehr als nur Freude bzw. positive Erfahrungen im Allgemeinen ausschlaggebend für unser Wohlergehen sind, zeigt sich ferner anhand von Aktivitäten und Ereignissen, die sich nicht gut anfühlen, denen wir jedoch trotzdem
einen positiven Effekt auf unser Wohlergehen zusprechen, beispielsweise dem
jährlichen Zahnarztbesuch. Umgekehrt gibt es Aktivitäten und Erfahrungen,
die sich gut anfühlen, allerdings nicht oder nur kurzzeitig zu unserem
Wohlergehen – und damit wahrscheinlicher nur zu unserem Wohl*befinden* –
beitragen, zum Beispiel maßloser Alkoholkonsum.

Es sprechen demnach eine Reihe von Argumenten gegen den Rekurs auf
ein hedonistisches Wohlergehensverständnis im medizinethischen Kontext.
Hedonistische Theorien scheinen sich vielmehr nur auf einen Teilaspekt
unseres Wohlergehens zu beziehen, das Vorhandensein angenehmer und die
Abwesenheit unangenehmer Empfindungen.

Fazit

Sehr allgemein formuliert besagt der Hedonismus, dass einzig und allein
freudvolle Erfahrungen gut und einzig und allein unangenehme Erfahrungen
schlecht für uns sind. Es hat sich gezeigt, dass hedonistische Theorien einer
ganz alltäglichen Erfahrung, die auch im medizinischen Kontext zu beobachten
ist, entsprechen: Angenehme Erfahrungen wie Freude steigern unser Wohlergehen, während unangenehme Empfindungen wie Schmerz unser Wohlergehen schmälern. Da die Vermeidung und Beseitigung von Schmerz in der
Patientenversorgung eine wichtige Rolle spielt, benennt der hedonistische
Grundgedanke fraglos *einen* wichtigen Aspekt des Patientenwohls.

Allerdings haben die Fallbeispiele aus dem medizinischen Kontext gezeigt,
dass der Hedonismus bei genauerer Betrachtung zu kontraintuitiven Konsequenzen führen kann. Diese hängen mit seiner Behauptung zusammen,

---

131 Vgl. Gregory 2016, 120f., Crisp 2021 und Fletcher 2016a, 16. In diesem Kontext wird in der
     Literatur häufig auf Sigmund Freud verwiesen, der, unter extrem starken Schmerzen lei-
     dend, auf die Einnahme schmerzstillender Medikamente verzichtete, um durch diese
     nicht in seinem Denken und Arbeiten beeinträchtigt zu werden (vgl. Schaber 1998, 152f.).

einzig und allein angenehme Empfindungen seien gut für uns. So bestreitet die genannte Kritik nicht, dass Freude dem eigenen Wohlergehen zuträglich und Schmerz diesem in der Regel abträglich ist. Sie richtet sich vielmehr gegen die Vormachtstellung, die hedonistische Theorien der Freude im Hinblick auf unser Wohlergehen zusprechen, wie auch Guy Fletcher feststellt:

> It is worth noticing that none of these objections claimed that *no* pleasures and pain have prudential value and disvalue. That is, none of the objections above even purported to show that pleasures (pain) are never good (bad) for us. They only targeted the stronger claims definitive of hedonism, namely that all and only pleasure (pain) are good (bad) for us. In light of this we might conclude that pleasure and pain are at least sometimes prudentially valuable even if hedonism is not correct that they are the only things that affect well-being.[132]

Dieser Schlussfolgerung möchte ich mich auch im Hinblick auf das medizinethische Wohlergehensverständnis anschließen: Freude und Schmerz sind fraglos wichtige Determinanten der Bestimmung des Patientenwohls. Wie auch die Fallbeispiele gezeigt haben, können sie jedoch nicht alles sein – oder wie Shelly Kagan es ausdrückt: „Something important is missing."[133] Alles in allem tragen hedonistische Theorien damit nur bedingt zur Explikation von Wohlergehen für die Medizinethik und zur Spezifikation ärztlicher Wohltunspflichten bei.

2.3.1.2   Wunscherfüllungstheorien

Vielleicht können die Defizite hedonistischer Theorien durch die zweite Kategorie von Wohlergehenstheorien, die Wunscherfüllungstheorien (WT), ausgeglichen werden. Mit ihnen verschiebt sich der Fokus weg von freudvollen Empfindungen hin zu dem, was uns persönlich wichtig ist, zu unseren Wünschen und ihrer Erfüllung.[134]

Definition

In ihrer einfachen Form besagt die WT, „that what is good in itself for people and other subjects of welfare is getting what they want, or the fulfillment of their desires, and what is bad in itself for them is their not getting what they want, or the frustration of their desires."[135] Die Erfüllung unserer Wünsche

---

132   Fletcher 2016a, 24; Hervorhebung im Original.
133   Kagan 2009, 253.
134   Vgl. Heathwood 2010, 650.
135   Heathwood 2016, 135. Vgl. auch Fletcher 2016a, 28, und Crisp 2021. In dieser Variante wird die WT auch als „Simple Desire Theory" oder „Unrestricted Desire Theory" bezeichnet

trägt nach Auffassung der einfachen WT stets zu unserem Wohlergehen bei, unabhängig davon, ob wir von der Wunscherfüllung erfahren und sie sich auf unser Leben auswirkt oder nicht. In diesem Zusammenhang ist auch die Rede davon, dass WT die sogenannte „Erlebnisbedingung" (engl. „experience requirement") fallen lassen. Sie besagt, dass nur zu unserem Wohlergehen beitragen kann, was etwas an unserem subjektiven Zustand verändert.[136]

Die prominenteste Theorievariante, die sich aus dieser einfachen Form der WT entwickelt hat, ist die sogenannte informierte WT.[137] Ihr zufolge besteht Wohlergehen nicht in der Erfüllung beliebiger aktueller Wünsche, sondern in der Erfüllung von Wünschen, die eine Person in einer idealen Situation unter optimalen ,Wunschbedingungen' ausbilden würde.[138] Welche Bedingungen dies sind, wird unterschiedlich definiert. Häufig heißt es, die Person müsse ausreichend informiert und vollkommen rational sein.[139] Sehe ich ein Glas mit einer klaren Flüssigkeit vor mir, die ich für Wasser halte, so entwickle ich möglicherweise den Wunsch, diese Flüssigkeit zu trinken. Bin ich darüber informiert, dass es sich bei dieser Flüssigkeit nicht um Wasser, sondern um ein farbloses Gift handelt, so habe ich diesen Wunsch hingegen nicht.[140] Auf diese beiden Varianten der WT, die einfache und die informierte, werde ich mich in der folgenden Betrachtung des Mehrwerts und der Schwierigkeiten von WT im medizinethischen Kontext beschränken, da sie am häufigsten vertreten werden.[141]

Mehrwert

Wie im Falle hedonistischer Theorien besteht der hauptsächliche Nutzen der WT darin, dass sie auf einen wichtigen Aspekt unseres Wohlergehens verweisen; denn die Erfüllung persönlicher Wünsche trägt in der Regel zu unserem Wohlergehen bei. Auch in ärztliche Behandlung begeben wir uns meist mit konkreten Anliegen und Wünschen, beispielsweise mit dem Wunsch,

---

(vgl. Murphy 1999, 249, und Parfit 1986, 494). Im Folgenden beziehe ich mich auf diese einfache Form der WT, sofern ich nicht explizit von der informierten WT spreche.

136   Vgl. Schaber 1998, 155, Griffin 1986, 13, 17, und Sumner 1996, 176.

137   Im Englischen wird sie auch als „Fully Informed Preferentism", „Informed Desire Account" oder „Knowledge Modified Desire Theory" bezeichnet (vgl. Heathwood 2010, 654, Griffin 1986, 11, und Murphy 1999, 249).

138   Diese Idee formulierte bereits Henry Sidgwick in *Methods of ethics* (vgl. Sidgwick 1981, 110f.). Vgl. auch Adams 1999, 84.

139   Vgl. Murphy 1999, 247, Griffin 1986, 11, Crisp 2021, Tiberius 2015, 164, und Kagan 2009, 254.

140   Vgl. Heathwood 2010, 652. Für ein ähnliches Beispiel vgl. Railton 1986, 174f.

141   Weitere Varianten der WT sind die „Experiental Desire-Fulfilment Theory", die „Existence-Entailing Desire-Fulfilment Theory" und die „Comprehensive Desire-Fulfilment Theory" (vgl. hierzu Fletcher 2016a, 42–44, und Crisp 2021).

von Zahnschmerzen befreit zu werden. Wird dieser Wunsch erfüllt, so steigt gewöhnlich unser Wohlergehen.

White spricht sich dezidiert für ein rein subjektives Wohlergehensverständnis in der Medizin aus. Neben der intuitiven Plausibilität sprechen ihr zufolge weitere Gründe dafür, Patientenwohl im Sinne der WT zu verstehen: Erstens bieten WT dem Gesundheitspersonal die beste Handlungsanleitung für die Realisierung des Patientenwohls; nämlich Patientinnen nach ihren Wünschen zu befragen. Zweitens entspricht es unserer Erfahrung, dass sich Wuncherfüllung positiv auf das eigene Wohlergehen auswirkt, so White. Und drittens korrelieren WT am besten mit der Grundidee des IC: „Within a context of free and informed consent, the good for persons is the satisfaction of their autonomous desires."[142] Aus einem auf WT basierenden Verständnis von Patientenwohl folgt laut White für die ärztliche Fürsorgepflicht, dass sie fordert, selbstbestimmungsfähige Patientinnen bei der Realisierung ihrer Wünsche zu unterstützen – selbst dann, wenn sie aus ärztlicher Sicht, beispielsweise mit Blick auf die Gesundheit der Patientinnen, unangemessen erscheinen.[143] Es ist White darin zuzustimmen, dass die Wünsche von Patientinnen in der Regel ein guter Hinweis darauf sind, was ihrem Wohlergehen zuträglich ist, insbesondere dann, wenn es sich um aufgeklärte und reflektierte Wünsche handelt. Wir kennen uns selbst am besten und wissen gewöhnlich, was sich positiv auf unser Wohlergehen auswirkt. Wenn uns in der Vergangenheit etwa Physiotherapie bei Knieschmerzen geholfen hat und uns der Wunsch nach einer erneuten Therapie erfüllt wird, so wird die Erfüllung dieses Wunsches mit hoher Wahrscheinlichkeit zu unserem Wohlergehen beitragen.

Doch obwohl individuelle Wünsche und persönliche Präferenzen für die Feststellung von Patientenwohl eine Rolle spielen, sind WT im medizinischen Kontext auch mit Schwierigkeiten verbunden. Im Folgenden möchte ich eine Reihe von Kritikpunkten vorstellen, die sich gegen eine oder beide Theorietypen, einfache und informierte WT, richten.

Schwierigkeiten

Der erste Kritikpunkt betrifft die einfache WT und ist auf das Fallenlassen der Erlebnisbedingung zurückzuführen. In Anlehnung an folgendes Beispiel Parfits wird der Kritikpunkt auch als „Stanger-on-a-Plane"-Einwand bezeichnet:[144]

---

142 White 1994, 23f. Brock kritisiert diese Sichtweise (vgl. Brock 1993, 107f.).
143 Vgl. White 1994, 21–24.
144 Peter Sandøe spricht hingegen vom „Argument from irrelevant preference-satisfaction" (vgl. Sandøe 1999, 17).

> Suppose that I meet a stranger who has what is believed to be a fatal disease. My sympathy is aroused, and I strongly want this stranger to be cured. We never meet again. Later, unknown to me, this stranger is cured.[145]

Wenn ich nie von der Heilung der Fremden erfahre, so kann ich mich weder daran erfreuen noch hat ihre Heilung in irgendeiner anderen Hinsicht einen Einfluss auf mein Leben, so Parfit. Folglich hat die Erfüllung dieses Wunsches keinerlei Auswirkungen auf mein Wohlergehen.[146] Dass der Verzicht auf die Erlebnisbedingung auch im medizinischen Kontext zu kontraintuitiven Konsequenzen führt, möchte ich anhand des folgenden Fallbeispiels veranschaulichen:

> Marie geht zur Blutspende mit dem Wunsch, einer anderen Person zu helfen. Konkret wünscht sie sich, dass eine andere Person durch ihre Blutspende am Leben erhalten werden kann. Das von Marie gespendete Blut wird tatsächlich zusammen mit weiterem Spenderblut einer jungen Frau verabreicht, die so nach einem schweren Fahrradunfall gerettet werden kann. Allerdings erfährt Marie nie davon.

Folgt man der einfachen WT, so wirkt sich dieser Umstand positiv auf Maries Wohlergehen aus. Doch wie im „Stanger-on-a-Plane"-Beispiel ist auch mit Blick auf Marie nicht ersichtlich, wie dies der Fall sein kann. Marie erfährt weder davon, dass ihr Wunsch in Erfüllung gegangen ist, noch findet irgendeine andere positive Veränderung ihres Zustandes statt.

Der zweite Einwand gegen die einfache WT richtet sich gegen den Umfang der Güter, die ihr zufolge zu unserem Wohlergehen beitragen, und wird deshalb auch als „Scope Problem" bezeichnet. Gemäß der einfachen WT ist für unser Wohlergehen lediglich entscheidend, *dass* persönliche Wünsche erfüllt werden. Welchen Inhalt und welche Konsequenzen diese Wünsche haben, spielt hingegen keine Rolle. Da wir uns unendlich viele Dinge wünschen können, tragen gemäß der einfachen WT auch unendlich viele Dinge zu unserem Wohlergehen bei. Selbst die Erfüllung irrationaler, niederträchtiger und selbstschädigender Wünsche wirkt sich demnach positiv auf unser Wohlergehen aus.[147] Dass diese Konsequenz auch im medizinischen Kontext problematisch ist, kann erneut anhand von Lauras Fall gezeigt werden: Laura wünscht

---

145   Parfit 1986, 494.
146   Vgl. Fletcher 2016a, 34, Tiberius 2015, 166, und Murphy 1999, 261.
147   Vgl. Fletcher 2016a, 41f., und Heathwood 2010, 652. Dies hängt auch mit der Wertelogik zusammen, die hinter der einfachen WT steht: Wir wünschen uns die Dinge nicht, weil sie wertvoll sind, sondern die Dinge, die wir uns wünschen, sind wertvoll. Für Kritik an dieser Logik vgl. Griffin 1986, 27–30.

sich aktuell nichts sehnlicher, als weiter abzunehmen. Versteht ihre Ärztin Patientenwohl im Sinne der einfachen WT, so müsste sie Laura die Erfüllung dieses Wunsches ermöglichen und folglich von einer Zwangsernährung absehen. Wie schon im Kontext hedonistischer Theorien erwähnt, kann dies nicht mit der ärztlichen Orientierung am Patientenwohl gemeint sein. Dieser Eindruck verstärkt sich, betrachtet man Whites Vorschlag, das Patientenwohl *ausschließlich* im Sinne der WT zu verstehen. Orientierten sich Ärztinnen in ihrer Fürsorgepflicht lediglich an den Wünschen ihrer Patientinnen, so müssten sie Wünsche erfüllen, die irrational oder aussichtslos sind oder den Zielen und Werten der ärztlichen Profession entgegenstehen.[148] Patientinnen wünschen sich beispielsweise Kinder, obwohl sie unfruchtbar sind, oder eine Behandlung mit Antibiotika, obwohl dies bei einer gewöhnlichen Erkältung nicht hilfreich ist.[149] Wäre mit der Orientierung am Patientenwohl gemeint, sämtlichen Patientenwünschen nachzukommen, so würde die Arzt-Patienten-Beziehung in der Folge zu einem reinen Konsumentenmodell degradiert. Das Ergebnis wäre eine deutliche Dominanz der Patientenperspektive gegenüber der ärztlichen Perspektive in Behandlungsentscheidungen – denn nicht nur das Autonomie-, sondern auch das Wohltunsprinzip wäre dann an der Patientenperspektive orientiert. Ihr könnten dann nur Nichtschadens- und Gerechtigkeitspflichten entgegengesetzt werden und der ärztliche Beitrag in Behandlungsentscheidungen wäre auf das Stellen einer Diagnose sowie die Aufklärung über Therapiemöglichkeiten begrenzt. Insbesondere in der Präventionsmedizin und im Public-Health-Sektor hätte eine solche Perspektive absurde Konsequenzen. Hier geht es in der Regel darum, Patientinnen von einem gesünderen Lebensstil zu überzeugen und das Entstehen von Krankheiten zu vermeiden. Es kann nicht Aufgabe von Ärztinnen sein, Patientinnen das Weiterrauchen zu empfehlen, auch wenn sie es sich sehnlichst wünschen und für ihr Wohlergehen als essentiell erachten.[150]

Wendet man die informierte WT auf Lauras Fall an, so ist anzuzweifeln, dass die Erfüllung ihrer Wünsche tatsächlich zu ihrem Wohlergehen beiträgt. Angesichts ihres niedrigen Körpergewichts ist davon auszugehen, dass Lauras Selbstwahrnehmung und Denken beeinträchtigt sind, sie also nicht hinreichend rational ist – selbst wenn sie über die gesundheitlichen Folgen ihres Untergewichts bestens aufgeklärt wurde.[151] Eine nicht untergewichtige,

---

148 White spricht explizit von der Erfüllung autonomer Wünsche, doch auch autonome Wünsche können irrational, aussichtslos oder selbstschädigend sein.
149 Vgl. Winkler 2015, 113f.
150 Vgl. Bester 2020a, 56.
151 Vgl. Tan et al. 2006 und Giordano 2003, 263f.

vollkommen rationale und damit idealisierte Version von Laura würde sich demnach nicht wünschen, weiter abzunehmen. Allerdings ist Laura von dieser idealisierten Version ihrer selbst aktuell weit entfernt, was auf ein grundlegendes Problem der informierten WT hindeutet. Wie kann die Erfüllung eines Wunsches überhaupt gut für mich sein, wenn nicht ich, sondern nur eine idealisierte Version meiner selbst, die informiert und aufgeklärt ist, diesen Wunsch hegen würde? So könnte ich gegenüber diesem idealisierten Wunsch in der Realität indifferent oder sogar ablehnend eingestellt sein, wie das auch bei Laura der Fall ist.[152] Und umso größer die Differenz zwischen dem idealisierten und meinem tatsächlichen Wunsch, desto unwahrscheinlicher scheint es, dass die Erfüllung des idealisierten Wunsches zu meinem Wohlergehen beitragen wird.[153]

Es ist generell infrage zu stellen, weshalb lediglich rationale und ideal informierte Wünsche zu unserem Wohlergehen beitragen sollten. Was ist das Besondere an informierten, rationalen und aufgeklärten Wünschen, die wir unter optimalen Wunschbedingungen formulieren? Sie richten sich auf Dinge, so Kagan, die als objektiv wertvoll gelten: „To be sure, a suitably idealized version of myself may well be able to recognize just which things do have objective value, and will desire them accordingly."[154] Dies hieße jedoch, dass der prudentielle Wert informierter Wünsche nur über ihren objektiven Wert für uns erklärbar wäre und informierte WT folglich nicht ohne den nächsten Theorietypus, den ich vorstellen werde, die OLT, auskommen.

Abgesehen davon können auch unerwartete, überraschende Dinge gleichermaßen zu unserem Wohlergehen beitragen und sogar Dinge, die wir uns nie aktiv gewünscht hätten, wie auch James T. Griffin feststellt: „Good things can just happen; manna from heaven counts too."[155] Dies gilt natürlich auch für den medizinischen Kontext. Paare, die sich nie ein Kind gewünscht haben und sich möglicherweise nie hätten vorstellen können, einmal Eltern zu werden, können sich genauso über eine Schwangerschaft freuen wie Paare, die schon lange Zeit einen Kinderwunsch gehegt haben. Umgekehrt kann es passieren, dass wir uns etwas wünschen und auch fest davon überzeugt sind, dass es zu unserem Wohlergehen beitragen wird, nach der Realisierung des Wunsches jedoch feststellen müssen, dass dies nicht der Fall ist. So kann es beispielsweise sein, dass eine Patientin jahrelang für eine Brustvergrößerung spart, weil sie der festen Überzeugung ist, sich durch diese besser zu fühlen. Jedoch tritt nach

---

152   Vgl. Heathwood 2010, 652, und Griffin 1986, 11.
153   Vgl. Tiberius 2015, 165.
154   Kagan 2009, 254. Vgl. auch Griffin 1986, 17.
155   Griffin 1986, 22.

der Brustvergrößerung der erhoffte Effekt nicht ein. Demnach ist Wunscherfüllung kein Garant für Wohlergehen.

Fazit

Die WT besagt in ihrer einfachen Form, dass die Erfüllung persönlicher Wünsche prudentiell wertvoll für uns ist, während sich die Enttäuschung persönlicher Wünsche negativ auf unser Wohlergehen auswirkt.[156] Dass die Befriedigung von Wünschen das eigene Wohlergehen steigert, ist eine Erfahrung, die jede von uns bereits gemacht hat. Sind die Wünsche rational, informiert und aufgeklärt, tragen sie mit einer höheren Wahrscheinlichkeit zu unserem Wohlergehen bei. Dies trifft auch im medizinischen Kontext zu. Patientenwünsche können demnach als *eine* wichtige Determinante des Patientenwohls gelten.

Das Patientenwohl erschöpft sich allerdings nicht allein in der Erfüllung von Patientenwünschen. Zum einen blenden WT einen wichtigen Aspekt des Patientenwohls aus, indem sie die Erlebnisbedingung fallen lassen. Zum anderen müsste jeder Patientenwunsch als dem Patientenwohl zuträglich gelten und, legt man dieses Verständnis dem Wohltunsprinzip zugrunde, zur Steigerung des Patientenwohls auch erfüllt werden (zumindest gemäß der einfachen WT). Damit wäre das Wohltunsprinzip nichts anderes als ein ‚Wunscherfüllungsprinzip‘, dessen Befolgung das Übergehen von Zielen, Aufgaben und Werten der Medizin bedeuten kann. Verfolgen Patientinnen etwa gesundheitsschädliche Wünsche, so steht dies der ärztlichen Aufgabe entgegen, Gesundheit zu bewahren und wiederherzustellen. Diese Konsequenz ist nicht mit der an Gesundheit und ärztlichen Wertvorstellungen orientierten aktuellen medizinischen Fürsorgepraxis vereinbar, die, wie aufgezeigt (siehe Abschnitt 2.2.2), trotz ihrer Unvollständigkeit Berechtigung besitzt. Mithilfe der informierten WT könnte man möglicherweise einige irrationale und selbstschädigende Patientenwünsche ausschließen. Allerdings ist deutlich geworden, dass dies ohne Rückgriff auf objektive Werturteile nicht möglich ist. Außerdem zeichnen sowohl die einfache als auch die informierte WT ein unvollständiges Bild von Wohlergehen, da auch unerwartete Ereignisse und Erfahrungen sowie Dinge, die wir uns nicht gewünscht hätten, zu unserem Wohlergehen beitragen können. Deshalb gilt nach wie vor: „Something important is missing."[157]

---

156 Vgl. Heathwood 2016, 135, Fletcher 2016a, 28, und Crisp 2021.
157 Kagan 2009, 253.

2.3.1.3   Objektive-Listen-Theorien

Die Auseinandersetzung mit hedonistischen Theorien und WT hat gezeigt, dass sowohl freudvolle Erfahrungen als auch die Erfüllung persönlicher Wünsche zu unserem Wohlergehen beitragen. Zugleich ist deutlich geworden, dass sich unser Wohlergehen nicht in diesen beiden Aspekten erschöpft. Möglicherweise gelingt es dem dritten Standardtheorietypus, den Objektive-Listen-Theorien (OLT), das bisher erarbeitete Wohlergehensverständnis auf sinnvolle Weise zu ergänzen.

Definition

Die Grundidee der OLT habe ich bereits genannt, denn sie ist in der Behauptung der informierten WT enthalten, informierte und rationale Wünsche trügen zu unserem Wohlergehen bei – auch dann, wenn sie von unseren tatsächlichen Wünschen abweichen. Dies setzt voraus, dass manche Dinge unabhängig von unserer subjektiven Einstellung prudentiell wertvoll für uns sind.[158] Diese Annahme, auch als „Attitude Independence" bezeichnet,[159] gilt als Hauptcharakteristikum der OLT, zu denen gemäß Fletcher Theorien zählen, „that specify particular things as non-instrumentally prudentially good (or bad) for people whether or not they have any pro (or con) attitude towards them."[160] Demnach wird „objektiv" im Kontext der OLT in der Regel im Sinne von „einstellungsunabhängig" verstanden.[161]

Ob OLT eine Reihe objektiv wertvoller Güter beinhalten müssen oder ein Gut für die Klassifizierung als OLT ausreicht, ist umstritten. Geht man von Letzterem aus, so ist der Hedonismus nach Ansicht einiger Autorinnen auch zu den OLT zu zählen.[162] Darüber hinaus können OLT roh („brute") oder erklärend („explanatory") sein. Während rohe OLT lediglich Wohlergehensgüter benennen, liefern erklärende OLT zudem eine Erklärung für die Auswahl der Wohlergehensgüter.[163] Nicht nur zu benennen, welche Dinge unabhängig von unserer subjektiven Perspektive zu unserem Wohlergehen

---

158   Vgl. Kagan 2009, 254.
159   Vgl. Fletcher 2016a, 50, Fletcher 2016b, 148, Veatch 2009, 98, und Sumner 1995, 777.
160   Fletcher 2016b, 151.
161   Die Klassifizierung als „objektiv" wird von manchen Autorinnen als unklar oder irreführend abgelehnt (vgl. unter anderem Schramme 2017b, 162, Scanlon 1993, 188–190, und Arneson 1999, 114–117). OLT werden deshalb auch als „Substantive Good Theories" (Scanlon 1993), „Ideal Theories" (Brock 1993) und „Enumerative Theories" (Crisp 2006a und Fletcher 2013) bezeichnet. Diese Bezeichnungen betonen, dass Wohlergehen durch Theorien dieser Art – im Gegensatz zur WT – inhaltlich bestimmt wird.
162   Vgl. Crisp 2021, Fletcher 2013, 210–213, Fletcher 2016b, 148–150, und Bester 2020a, 53, Anm. 1.
163   Vgl. Fletcher 2016a, 62f., und Bester 2020a, 53, Anm. 1.

beitragen, sondern auch zu begründen, warum sie dies tun, ist eine der größten Herausforderungen für OLT. Sie werden als willkürlich, unvollständig oder zusammenhanglos kritisiert.[164]

Eine Gruppe erklärender OLT sieht die Quelle objektiver Wohlergehensgüter in der menschlichen Natur und den ihr entsprechenden Bedürfnissen. Auch wenn der Fokus des aristotelischen Eudämonismus ein anderer ist,[165] knüpfen sie an ihn an und machen die Idee eines wesensgemäßen Lebens für die Definition menschlichen Wohlergehens fruchtbar.[166] Zu diesen Theorien zählen beispielsweise „Perfectionist Theories about Human Well-being" (auch „Perfectionism"), Richard Krauts „Developmental Theory of Well-being" (auch „Developmentalism") und Martha C. Nussbaums „Capability Approach" (CA)[167]. Ihnen allen ist gemein, dass sie von einer Vorstellung der menschlichen Natur Fähigkeiten ableiten, deren Besitz, Ausübung und Entwicklung sie als wertvoll und entscheidend für Wohlergehen erachten. So lautet die Hauptaussage perfektionistischer Theorien beispielsweise: „What is non-instrumentally good for a human is determined by human nature. Human nature involves a specific set of capacities. The exercise and development of these capacities is non-instrumentally good for humans."[168] Die Liste an

---

164 Vgl. Fletcher 2016a, 55, und Fletcher 2013, 217f.

165 Ob der aristotelische Eudämonismus selbst als Wohlergehenstheorie gelten kann, wird unterschiedlich beantwortet (für Pro-Argumente vgl. Kraut 2016, 20–27, und für Gegenargumente vgl. Sumner 1995, 781–790). Aristoteles wird unterstellt, durch den Übergang von *eudaimonia* zu *arete* den Fokus vom menschlichen Wohlergehen hin zur menschlichen Perfektion verschoben zu haben und auf diese Weise „prudential value" mit „perfectionist value" zu vertauschen (vgl. ebd.). Dafür, dass das tugendhafte Leben nicht nur als das „good *of* a human being", sondern auch als „good *for* a human being" aufzufassen ist, spricht allerdings, dass Aristoteles es als Möglichkeit für den Menschen ansieht, gemäß seiner eigenen Natur gut zu leben. Deshalb wird Eudämonie oftmals auch mit „flourishing" übersetzt (vgl. Kraut 2016, 21, 27; Hervorhebung im Original). Einen Kompromiss stellt der Vorschlag von Lorraine Besser-Jones dar, Eudämonie als eine „distinctive form of well-being" anzusehen (vgl. hierzu Besser-Jones 2016, 187–190).

166 Tiberius spricht auch von eudämonistischen Wohlergehenstheorien (vgl. Tiberius 2015).

167 Auch wenn es sich beim CA in erster Linie um eine Theorie sozialer und internationaler Gerechtigkeit handelt, leistet er einen wichtigen Beitrag zum Verständnis menschlichen Wohlergehens. Nussbaum entwirft eine Liste mit menschlichen Grundfähigkeiten, den „Capabilities", die sie für die Realisierung eines gedeihlichen Lebens als notwendig erachtet (vgl. unter anderem Nussbaum 1999 und 2011). Für den Mehrwert des CA im Hinblick auf die Wohlergehensdebatte vgl. unter anderem Bradford 2016, Tiberius 2015 und Binder 2014.

168 Fletcher 2016a, 79. Krauts „Developmentalism" zufolge ist ein „flourishing human being [...] one who possesses, develops and enjoys the exercise of cognitive, affective, sensory, and social powers (no less than physical powers). Those, in broadest outline and roughly speaking, are the components of well-being" (Kraut 2007, 136f.).

Fähigkeiten und Eigenschaften, die diese Theorien für Wohlergehen oder ein gutes menschliches Leben als zentral benennen, soll jedoch für Entwicklungen der menschlichen Natur offenbleiben und sich an veränderte Bedürfnisse anpassen. Demnach vermitteln OLT, die auf die menschliche Natur Bezug nehmen, nicht zwangsläufig ein statisches Wohlergehensverständnis.[169]

Ein Beispiel für eine grobe OLT stellt hingegen Fletchers Wohlergehens- theorie dar, der zufolge „Achievement, Friendship, Happiness, Pleasure, Self- Respect" und „Virtue" zu unserem Wohlergehen beitragen.[170] Eine Erklärung, weshalb gerade diese Güter auf der Liste stehen, ist Fletcher zufolge nicht nötig. Er lehnt die Dreiteilung der Wohlergehenstheorien nach Parfit ab und spricht sich in Anlehnung an Crisp für eine Einteilung in enumerative und erklärende Wohlergehenstheorien aus.[171] Die Funktion der ersten Kate- gorie, zu der Fletcher zufolge OLT und hedonistische Theorien zählen, ist die Benennung der Dinge, die zu unserem Wohlergehen beitragen; wohingegen erklärende Theorien wie die WT begründen, *warum* diese Dinge zu unserem Wohlergehen beitragen.[172]

Welchen Zweck Fletcher mit dieser alternativen Einteilung verfolgt, bleibt unklar. Eine Möglichkeit wäre, auf dieser Grundlage für eine hybride Wohlergehenstheorie zu argumentieren.[173] Hybride Wohlergehenstheo- rien greifen Aspekte der drei Standardtheorien auf, entwickeln sie weiter und fassen sie in einer Theorie zusammen. Zu ihnen zählt beispielsweise Robert M. Adams Theorie des „Well-being als Enjoyment of the Excellence".[174]

---

169   Vgl. Kraut 2007, 145, und Nussbaum 1999, 196. Eine weitere Variante einer erklärenden
       OLT liefert Gert, indem er nicht von der Frage nach objektiven Gütern, sondern jener
       nach objektiven Übeln („evils") ausgeht, zu denen ihm zufolge „death, pain, disability, loss
       of freedom, and loss of pleasure" (Gert 2005, 91) zählen. Keine rationale Person, so Gert,
       würde sich ohne angemessenen Grund eines dieser Übel wünschen. Zu den objektiv wert-
       vollen Gütern zählen hingegen die Güter, die keine rationale Person ohne angemessenen
       Grund vermeiden oder aufgeben würde, nämlich „consciousness, abilities, freedom and
       pleasure" (ebd., 93). Ausgehend von dieser Liste der „basic goods" und der Definition von
       einem objektiv wertvollen Gut können weitere allgemeine Güter abgeleitet werden. Zum
       Beispiel würde keine rationale Person ihre Gesundheit ohne angemessenen Grund auf-
       geben. Bei Gerts Vorschlag handelt es sich um eine erklärende OLT, da ihm zufolge alle
       objektiven Güter auf die „basic goods" oder die Vermeidung der objektiven Übel zurück-
       zuführen sind (vgl. ebd., 2005, 90–95).
170   Vgl. Fletcher 2013, 214. Für Beispiele anderer Listen vgl. Fletcher 2016b, 148f.
171   Vgl. Fletcher 2013, 206, Crisp 2006a, 622, und Crisp 2006b, 102.
172   Vgl. Fletcher 2013, 206f. Fletcher zufolge können manche Theorien auch beiden Kate-
       gorien zugeordnet werden (vgl. ebd., 209).
173   Hybride Theorien werden auch als „joint necessity models" (vgl. Woodard 2016, 164) oder
       „partially objective multi-component theories" (Sarch 2012, 446–453) bezeichnet.
174   Vgl. Woodard 2016, 165.

Der Besitz objektiv wertvoller Güter – Adams spricht von ‚exzellenten Gütern' –
ist ihm zufolge nicht ausreichend für Wohlergehen. Man muss auch Gefallen,
vielmehr Genuss an ihnen empfinden.[175]

Auch wenn es mir im Rahmen dieser Arbeit nicht möglich ist, auf einzelne
hybride Theorien – geschweige denn auf sonstige Wohlergehenstheorien, die
sich keiner Kategorie zuordnen lassen[176] – einzugehen, spielt die Grundidee
hybrider Theorien, Aspekte verschiedener Wohlergehenstheorien zu vereinen,
eine zentrale Rolle. Sie steht letztlich hinter meinem Anliegen, Wohlergehen
unter Rückgriff auf die philosophische Wohlergehensdebatte für die Medizinethik zu explizieren. Hierbei greife ich ebenfalls auf Aspekte verschiedener
Wohlergehenstheorien zurück, wie sich im Laufe des Kapitels, insbesondere
in Abschnitt 2.3.2, noch deutlicher herausstellen wird. Nun möchte ich jedoch
zu den OLT zurückkehren und, wie angekündigt, auf ihren Mehrwert und ihre
Schwierigkeiten eingehen.

Mehrwert

Wie die beiden anderen Theorietypen auch sind OLT intuitiv plausibel. Dies
gilt sowohl für die Art und Weise, auf die wir Aussagen über Wohlergehen
gewöhnlich treffen, als auch für den Inhalt der meisten OLT. Auf die Frage,
was wir uns oder unseren Lieben wünschen, antworten wir häufig mit der Auf-
zählung einer Reihe von Dingen, etwa Liebe, Freundschaft und Gesundheit,
so Fletcher. Dabei gehen wir gewöhnlich weder davon aus, dass diese Dinge
auf einen einzelnen Wert reduziert werden können, noch dass sie den tatsächlichen Wünschen unserer Lieben entsprechen müssen.[177] Selbst wenn wir in
unseren Urteilen teils inkonsistent sind und nicht deutlich zwischen instrumentellen und nicht-instrumentellen Gütern differenzieren,[178] wird in diesen
vortheoretischen Urteilen über Wohlergehen die Grundidee der OLT deutlich: Es gibt Güter, die wir unabhängig von subjektiven Meinungen für unser

---

175 Vgl. Adams 1999, 93–95. Unter „excellence" versteht Adams „the type of goodness exem-
     plified by the beauty of a sunset, a painting, or a mathematical proof, or by the greatness
     of a novel, the nobility of an unselfish deed, or the quality of an athletic or a philosophi-
     cal performance. It is the goodness of that which is worthy of love or admiration, honor
     or worship, rather than the good (for herself) that is possessed by one who is fortunate
     or happy, as such (though happiness may also be excellent, and worthy of admiration)"
     (ebd., 83).

176 Zu ihnen zählen beispielsweise Sumners „Authentic Happiness Theory of Well-being"
     (vgl. Sumner 1996), Jason R. Raibleys Theorie des „Well-being as Agential Flourishing" (vgl.
     Raibley 2010) und die „Value Fulfillment Theory of Well-being" von Valerie Tiberius und
     Alicia Hall (vgl. Hall/Tiberius 2016).

177 Vgl. Fletcher 2016b, 152.

178 Vgl. Fletcher 2016a, 53f., und Fletcher 2016b, 152.

Wohlergehen und das anderer als zentral erachten. Auch was die Auswahl dieser Güter betrifft, zeigt sich eine Übereinstimmung vortheoretischer Urteile
mit den vorgestellten erklärenden OLT: Einer Person, die sich keine Sorgen
darüber machen muss, dass all ihre Grundbedürfnisse abgedeckt sind, und
die menschliche Grundfähigkeiten entwickelt und ausübt, kann in der Regel
ein hohes Maß an Wohlergehen zugesprochen werden.[179] Demgegenüber
bezeichnen wir ein Leben, in dem die Entwicklung und Ausübung dieser Fähigkeiten eingeschränkt oder nicht möglich ist, als „arm" oder sogar „unmensch-
lich". Auch in unseren vortheoretischen Urteilen über Wohlergehen spielen
menschliche Bedürfnisse und Fähigkeiten demnach eine wichtige Rolle.[180]

Dieses vortheoretische Verständnis von Wohlergehen zeigt sich nicht nur im
alltäglichen, sondern auch im medizinischen Kontext: Auf die Frage, was dem
Wohlergehen von Patientinnen grundsätzlich zuträglich ist, würden Ärztinnen
mit hoher Wahrscheinlichkeit ebenfalls eine Reihe verschiedener Güter auf-
listen. Die medizinische Indikation, ärztliche Kodizes und Berufsordnungen
legen darüber hinaus nahe, dass in der Praxis der Patientenversorgung grundsätzlich Einigkeit dahingehend herrscht, welche Güter zum Patientenwohl
beitragen – auch wenn sie nicht in Form einer Liste ausbuchstabiert werden.
Wie aufgezeigt, handelt es sich angesichts der Ziele und Aufgaben der Medizin hierbei in erster Linie um gesundheitsbezogene Wohlergehensgüter, etwa
Symptomfreiheit und körperliche Funktionsfähigkeit. Dies spricht für eine
erklärende OLT, die auf menschliche Grundbedürfnisse und -fähigkeiten
Bezug nimmt, wie es etwa der CA oder der „Developmentalism" tun.

Hinzu kommt, dass OLT sowohl das „Experience-Machine"-Problem hedonistischer Theorien als auch das „Scope Problem" der WT vermeiden können.
Ersteres trifft auf OLT nicht zu, weil ihnen gemäß nur der tatsächliche Besitz
von Wohlergehensgütern zum eigenen Wohlergehen beiträgt – lediglich den
Eindruck oder die Empfindung des Besitzes zu haben, ist hingegen nicht ausreichend.[181] Auch im medizinischen Kontext erscheint diese Bedingung sinnvoll. Begeben wir uns in ärztliche Behandlung, so erhoffen wir uns in der Regel,

---

179   Es gibt verschiedene Theorien und Modelle menschlicher Grundbedürfnisse
       und -fähigkeiten. Das wohl bekannteste Modell ist die Maslow'sche Bedürfnispyramide.
       Die Grund- oder Existenzbedürfnisse bilden die unterste Stufe der Pyramide. Neben
       physiologischen Grundbedürfnissen wie Trinken, Essen und Schlaf werden auch Sicher-
       heitsbedürfnisse, beispielsweise der Schutz vor Eingriffen in die körperliche Integrität,
       und Zugehörigkeitsbedürfnisse, etwa Freundschaft und Liebe, als Grundbedürfnisse
       eingeordnet (vgl. Pichère 2018, 9–17). Der bereits erwähnte CA Nussbaums benennt
       ebenfalls eine Liste an Grundfähigkeiten („central capabilities"), die für ein gedeihliches
       menschliches Leben vorliegen müssen (vgl. hierzu Nussbaum 2011, 17–45).
180   Vgl. Kraut 2007, 133.
181   Vgl. Bradford 2016, 129f., und Fletcher 2016a, 51f.

dass wir durch die Beseitigung der Krankheitsursache langfristig von Symptomen und Schmerzen befreit werden. Wir wollen, dass unsere Krebserkrankung *tatsächlich* geheilt ist – mit der Illusion der Heilung würden wir uns hingegen nicht zufriedengeben.

Das „Scope Problem" wiederum vermeiden OLT, indem sie den Umfang der objektiven Wohlergehensgüter entweder durch eine konkrete Liste eingrenzen, wie Fletcher es tut, oder sich zumindest auf eine Quelle festlegen, im Falle des Perfektionismus etwa auf die menschliche Natur. Im Gegensatz zu einem Wohlergehensverständnis im Sinne der WT kann auf diese Weise der Verantwortungsbereich von Ärztinnen hinsichtlich des Patientenwohls klar abgesteckt werden. Es wären dann nur solche Wünsche zu realisieren, die mit Gütern auf einer objektiven Liste übereinstimmen. Die zentrale Frage ist dann natürlich, welche Güter eine für die Medizin geeignete OLT umfassen sollte. Im Laufe des Kapitels wird deutlich werden, dass es sich hierbei in erster Linie um gesundheitsbezogene Wohlergehensgüter handelt, diese jedoch in Relation zu anderen Wohlergehensgütern, subjektiven Präferenzen und Wertvorstellungen von Patientinnen gesetzt werden müssen.

Hinzu kommt, dass OLT besser als andere Wohlergehenstheorien dazu geeignet sind, Wohlergehen aus der Außenperspektive zu beurteilen. Dies kann im Klinikalltag in verschiedenen Situationen nötig werden. Buchanan zählt vier davon auf: 1. Situationen, in denen es nicht möglich oder zu zeitaufwendig ist, die Patientin oder ihre Stellvertreterin nach den Wünschen der Patientin zu befragen, beispielsweise aufgrund eines Notfalls; 2. Entscheidungssituationen, in deren Rahmen eine Auswahl an Behandlungsmöglichkeiten erstellt werden muss; 3. Situationen, in denen eine Ärztin von ihrer Patientin explizit um eine Einschätzung gebeten wird; und 4. solche, in denen eine Patientin die Entscheidungsgewalt an ihre Ärztin überträgt.[182] Insbesondere in Situation 1 wäre ein Wohlergehensverständnis im Sinne einer WT oder hedonistischen Theorie wenig hilfreich, da weder die aktuellen Wünsche noch subjektiven Empfindungen der Patientin ermittelbar sind. Buchanans Liste kann selbstverständlich um weitere Situationen ergänzt werden, beispielsweise um die Bestimmung des BIS bei nicht mehr einwilligungsfähigen Patientinnen,[183] deren Behandlungswünsche nicht bekannt sind,[184] oder die Bestimmung des Wohlergehens nicht einwilligungsfähiger Kinder. Was den BIS betrifft, stellt Robert M. Veatch zu Recht fest: „If a physician is expected to first determine what is in the patient's best interests and then present it to the patient for

---

182   Vgl. Buchanan 1991, 95f. Vgl. auch Pugh 2020, 257.
183   Siehe Anm. 384, S. 125.
184   Vgl. Brock 1993, 112.

consent, there must be a presumption of a good that is, in some sense, objective and knowable by someone who is committed to pursuing the patient's welfare."[185]

Im Gegenteil zu hedonistischen Theorien und WT stimmen OLT nicht nur mit vortheoretischen Intuitionen überein, sondern vermeiden darüber hinaus zentrale Probleme der beiden anderen Standardtheorietypen. Darüber hinaus geben sie objektive Anhaltspunkte für die Einschätzung von Wohlergehen. Und wie die vier paradigmatischen Situationen gezeigt haben, spielt die Einschätzung des Wohlergehens aus der Außenperspektive gerade in der Patientenversorgung eine wichtige Rolle. Meines Erachtens spricht demnach vieles für die Angemessenheit der OLT im medizinischen Kontext. Welche Schwierigkeiten mit diesem Theorietypus verbunden sind, möchte ich nun aufzeigen.

Schwierigkeiten
Da die Überzeugungskraft der OLT stark von den Gütern, die sie als objektiv wertvoll einstufen, und der Erklärung, die sie dafür liefern, abhängt, ist es schwer, allgemeine Kritik zu üben. Ein Punkt kann jedoch gegen die Mehrheit der OLT vorgebracht werden, da er sich gegen ihr Hauptcharakteristikum, die „Attitude Independence", richtet. Gemäß dem sogenannten „Alienating Argument" führt die These, objektiv wertvolle Güter trügen unabhängig von unserer subjektiven Haltung zu unserem Wohlergehen bei, zu absurden Konsequenzen: Besitzt eine Person sämtliche Güter einer OLT, so weist sie objektiv gesehen ein hohes Maß an Wohlergehen auf – auch dann, wenn sie sich miserabel fühlt und die Güter nicht wertschätzt oder sogar ablehnt.[186] Auch im medizinischen Kontext birgt dies die Gefahr, Patientinnen ein Wohlergehensverständnis aufzudrängen, das sie nicht teilen. Diese Gefahr besteht vor allem dann, wenn eine OLT sehr einseitig konzipiert ist, beispielsweise ausschließlich die biologisch-funktionale Gesundheit von Patientinnen berücksichtigt,[187] und weder individuelle Einstellungen noch Elemente wie Autonomie oder Authentizität umfasst. Blickte man beispielsweise lediglich auf Funktionsfähigkeiten, um die Auswirkungen von Behinderungen wie Taubheit oder Stummheit auf das Wohlergehen von Patientinnen zu beurteilen, widerspräche das dem Umstand, dass auch Patientinnen mit Behinderungen ein

---

185   Veatch 2009, 98.
186   Vgl. Fletcher 2016a, 59, Fletcher 2016b, 156f., Crisp 2021, White 1994, 23, und Kagan 2009, 254.
187   Damit ist ein Gesundheitsverständnis gemeint, das sich an der medizinischen Indikationsstellung, Symptomen, physischen und psychischen Funktionsfähigkeiten etc. orientiert.

hohes Level an Wohlergehen aufweisen können. Welche Auswirkungen eine Behinderung auf das Wohlergehen einer Patientin hat, hängt ebenso von ihrer persönlichen Einstellung und von weiteren Faktoren ab, beispielsweise davon, welche Unterstützung sie von gesellschaftlicher Seite erfährt. „[I]t cannot be said that disability is always bad for the disabled person. If a person does not experience it thus, there is no basis for saying that her well-being is impaired by disability,"[188] so Schramme. Diese Problematik wirft die grundsätzlichere Frage nach dem Zusammenhang zwischen Gesundheit und Wohlergehen auf, die Thema in Abschnitt 2.4 sein wird. Unabhängig davon sollte deutlich geworden sein, dass OLT, die die subjektive Einstellung von Patientinnen komplett ausblenden, für den medizinischen Kontext nicht geeignet sind. Sie sind vielleicht ein guter Ausgangspunkt für Wohlergehensüberlegungen, sie geben Orientierung in den genannten Situationen und können als Grundlage der Formulierung konkreter ärztlicher Wohltunsverpflichtungen gelten – im Mittelpunkt jedoch steht die individuelle Patientin.

In diesem Zusammenhang ist eine weitere Gefahr zu erwähnen, die eine ausschließliche Bezugnahme auf OLT für ein medizinethisches Wohlergehensverständnis birgt: Eine holistische Sicht auf Wohlergehen kann zulasten der Überbetonung gesundheitsbezogener Wohlergehensgüter in den Hintergrund geraten. Nur weil sich Patientinnen in der Regel mit gesundheitlichen Anliegen in ärztliche Behandlung begeben, verlieren sie selbstverständlich nicht ihre sonstigen Wünsche, Präferenzen, Ziele und Interessen, die ebenfalls zu ihrem Wohlergehen beitragen. Deshalb sollte, selbst wenn gesundheitsbezogenen Gütern in der Medizin zu Recht eine besondere Stellung zukommt, nicht vergessen werden, dass sich das Patientenwohl nicht in gesundheitsspezifischem Wohlergehen erschöpft.[189]

Ob das „Alienating Argument" und die Kritik an einem einseitigen, gesundheitsbezogenen Wohlergehensverständnis begründet sind, hängt von der konkreten Ausgestaltung der OLT ab. Dies gilt auch für den Vorwurf, OLT ließen die Bedeutung einer autonomen Lebensgestaltung für unser Wohlergehen unberücksichtigt. Im Gegenteil: OLT, die Autonomie und Selbstverwirklichung als objektiv wertvolle Wohlergehensgüter benennen, heben den Wert der Autonomie für unser Wohlergehen stärker hervor, als hedonistische Theorien oder WT es tun.[190] Eine OLT, die Autonomie als Wohlergehensgut benennt, erklärt Autonomie in jedem menschlichen Leben als wertvoll – und

---

188   Schramme 2017b, 164.
189   Vgl. Pugh 2020, 253.
190   Vgl. Crisp 2021, Bradford 2016, 131, 133, und Fletcher 2016a, 55.

nicht nur dann, wenn eine Person sich ein autonomes Leben wünscht oder positive Gefühle aus der Ausübung ihrer Autonomie schöpft.

Ich möchte nun ein abschließendes Fazit hinsichtlich der Brauchbarkeit von OLT im medizinethischen Kontext ziehen und die Frage beantworten, ob nach wie vor gilt, „[that] [s]omething important is missing."[191]

Fazit

Wie aufgezeigt, liegt das Hauptcharakteristikum der OLT in ihrer „Attitude Independence", also der Annahme, dass Güter, beispielsweise Gesundheit, Liebe und Freundschaft, unabhängig von unserer Einstellung ihnen gegenüber zu unserem Wohlergehen beitragen. Einerseits wirft diese Annahme Fragen auf. Kann etwas zu unserem Wohlergehen beitragen, wenn wir es nicht wertschätzen, möglicherweise sogar ablehnen? Doch angesichts der von allen Menschen geteilten Bedürfnisnatur erscheint die Annahme andererseits überzeugend. Wieso sollten Gesundheit, Liebe und Freundschaft nicht auch dann zum Wohlergehen einer Person beitragen, wenn sie ihren Wert (noch) nicht erkennt? Valerie Tiberius beschreibt dieses Spannungsverhältnis wie folgt: „On the one hand, it seems like what is good for a person cannot be something alien to her. On the other hand, what is good for a person has to be something that the rest of us can see as corresponding to a compelling ideal of human life that isn't beholden to what a particular person might find alien."[192]

Den Mehrwert der beiden anderen Standardtheorietypen für ein medizinethisches Wohlergehensverständnis habe ich bereits anhand medizinethischer Beispiele geprüft. Dies möchte ich nun auch mit Blick auf OLT tun. Auch wenn deutlich geworden ist, dass sowohl angenehme Empfindungen als auch die Erfüllung persönlicher Wünsche prudentiell wertvoll sind, haben hedonistische Theorien und WT vor allem in einem Fall zu kontraintuitiven Konsequenzen geführt: in Lauras Fall. Zu ihm möchte ich nun zurückkehren, um zu einem abschließenden Fazit hinsichtlich des Mehrwerts der OLT für ein medizinethisches Wohlergehensverständnis zu gelangen. Zur Verdeutlichung der „Attitude Independence" werde ich mich dabei auf eine gesundheitsbezogene OLT stützten, deren Grundprinzip in der Erhaltung von Gesundheit – in einem biologisch-funktionalen Sinne – besteht. Als prudentiell wertvoll gilt demnach alles, was zu diesem Gesundheitsverständnis beiträgt, beispielsweise ein intaktes Herz-Kreislauf-System und ein gesundes Körpergewicht.[193]

---

191   Kagan 2009, 253.

192   Tiberius 2015, 159. Vgl. auch Bester 2020a, 54.

193   Mit einem „gesunden Körpergewicht" ist hier ein Gewicht gemeint, das eine Gefährdung der Organe durch Unterversorgung verhindert und es dem Körper ermöglicht, optimal zu

Wie aufgezeigt, würde eine Orientierung am Patientenwohl aus Perspektive der WT und aus Sicht hedonistischer Theorien bedeuten, Lauras Wünschen nachzukommen. Allerdings scheint die Anorexie nicht nur Lauras Blick auf ihren Körper und ihre Essensmengen, sondern auch darauf, was gut für sie ist, zu verstellen.[194] Lauras Wünsche (Abnahme, Essensverzicht) führen auf lange Sicht dazu, dass sie auch anderen Lebensplänen nicht mehr nachgehen kann. Sie wird immer schwächer und ein Versterben an den Folgen der Anorexie ist nicht auszuschließen.[195] Uns in der Bestimmung der Wohltunsverpflichtungen ihr gegenüber (ausschließlich) auf ihre Wünsche und Empfindungen zu beziehen, erscheint demnach kontraintuitiv. Orientieren wir uns dagegen an einer gesundheitsbezogenen OLT, so wäre es mit Blick auf ihr Wohlergehen angemessen, sie zu Gewichtszunahme und Therapie zu motivieren bzw. mit Nachdruck darauf hinzuwirken. So ist ein gesundes Körpergewicht einer gesundheitsbezogenen OLT folgend eine zentrale Voraussetzung der vollen Funktions- und Leistungsfähigkeit unseres Körpers. Es handelt sich um ein objektives Wohlergehensgut, das im Leben jeder Patientin als wertvoll gelten kann – unabhängig von subjektiven Einstellungen. Auch aus ärztlicher Für-sorgeperspektive scheint dieses Verständnis angemessen zu sein. Dennoch bleibt ein gewisser Vorbehalt bestehen: Können Gewichtszunahme und gesun-des Körpergewicht tatsächlich zu Lauras Wohlergehen beitragen, wenn sie sie nicht wertschätzt? Möglicherweise realisiert Laura mit der Zeit die positiven Effekte einer Gewichtszunahme auf ihre Gesundheit sowie auf ihr allgemeines Wohlergehen. Doch wie ist der Beitrag des gesunden Körpergewichts zu ihrem Wohlergehen zu werten, wenn dieser Effekt nicht eintritt? Im Vergleich zu einer Patientin, die nicht unter Anorexie leidet und ein gesundes Körper-gewicht zu schätzen weiß, ist der Beitrag sicherlich geringer. Selbst so basale Gesundheitsgüter wie ein gesundes Körpergewicht tragen nicht in gleichem Maße zum Wohlergehen jeder einzelnen Patientin bei. Dies hängt mit dem relationalen Wert von Gesundheitsgütern für unser Wohlergehen zusammen, wie ich in Abschnitt 2.4.3 aufzeigen werde.

Auch wenn an dieser Stelle Fragen offenbleiben, kann festgehalten wer-den, dass OLT insgesamt zu einer sinnvollen Explikation von Wohlergehen

---

funktionieren. Gesundheitsschädliches Übergewicht fällt selbstverständlich nicht unter diesen Begriff.

194 Peter Schaber argumentiert, dass es psychische Faktoren gibt, „die eine Person daran hin-dern können, den Wert, den etwas für sie hat, zu erkennen" (Schaber 1998, 164). Als Bei-spiel nennt er eine depressive Person, die unfähig ist, zu erkennen, dass ihr eine Aktivität große Freude bereiten würde (vgl. ebd.). Vgl. auch Betzler 2009b, 168.

195 Unter den psychischen Erkrankungen weist die Anorexia nervosa die höchste Mortali-tätsrate auf (für eine Meta-Analyse von 36 Studien vgl. Arcelus et al. 2011).

für die Medizinethik beitragen: denn sie füllen die Lücke der beiden anderen Standardtheorietypen, indem sie objektive Anhaltspunkte für die Ermittlung des Patientenwohls benennen. Damit geben sie eine klare Antwort auf die Frage danach, was es heißt, sich im ärztlichen Handeln am Patientenwohl zu orientieren, und können die Spezifikation ärztlicher Wohltunspflichten unterstützen. Dass es eine klare Antwort braucht, belegen verschiedene Situationen im klinischen Alltag, in denen die Bezugnahme auf Patientenwünsche oder -empfindungen nicht möglich ist.[196] Auch mit Blick auf Patientinnen wie Laura, deren Sichtweise auf das eigene Wohlergehen krankheitsbedingt beeinträchtigt ist, ist die Orientierung an einer OLT hilfreich. Jedoch verdeutlicht ihr Fall zugleich, dass sich Wohlergehen nicht im Besitz objektiver Wohlergehensgüter erschöpft.

Was folgt daraus? Müssen wir, wie Kagan behauptet, wieder zum Ausgangspunkt, dem Hedonismus, zurückkehren?

> Thus, friends of an objective account of well-being seem forced to accept the unappealing claim that I could be extremely well off, provided that I have the right objective goods in my life, even though these things hold no appeal for me, and I am, in fact, utterly miserable. Understandably enough, the desire to avoid this implausible implication is enough to leave many running back to hedonism, at which point, of course, we have come full circle.[197]

Kagan selbst hält diesen Schritt für nicht notwendig; er möchte an objektiven Wohlergehensgütern festhalten und gleichzeitig die hedonistische Grundidee integrieren.[198]

Wie die vorausgehende Analyse der drei Standardtheorietypen gezeigt hat, vermittelt keine von ihnen für sich genommen ein für die Medizinethik geeignetes Wohlergehensverständnis. Aus den Aspekten, die sich als geeignet erwiesen haben, kann allerdings eine hybride Sicht auf Wohlergehen entstehen. Im Folgenden werde ich aufzeigen, in welcher Hinsicht OLT subjektrelativ sein können. Dies setzt jedoch Klarheit hinsichtlich der Kategorien der Subjektivität und der Objektivität voraus, die in der Wohlergehensdebatte nicht immer eindeutig verwendet werden. Deshalb möchte ich mich in einem ersten Schritt den beiden Kategorien zuwenden. Hier für mehr Klarheit zu sorgen, wird sich auch mit Blick auf den vorletzten Punkt des Kapitels, den Zusammenhang zwischen Wohlergehen und Gesundheit, als hilfreich erweisen.

---

196   Vgl. Pugh 2020, 257.
197   Kagan 2009, 254.
198   Vgl. Kagan 2009, 255.

2.3.2   Subjektivität vs. Objektivität von Wohlergehen

In der Medizin zeigt sich so deutlich wie in keinem anderen Bereich, dass
Wohlergehen sowohl subjektive als auch objektive Elemente umfasst.[199] Doch
was ist mit den subjektiven und objektiven Elementen von Wohlergehen
genau gemeint? Die Auseinandersetzung mit den Vor- und Nachteilen der drei
Standardtheorien im medizinethischen Kontext hat bereits erste Hinweise
geliefert. So werden OLT in der Regel als objektive Wohlergehenstheorien
eingestuft, weil sie Wohlergehensgüter unabhängig von subjektiven Einstellungen definieren. WT gelten hingegen als subjektive Wohlergehenstheorien, da sie Wohlergehen von individuellen Wünschen und damit subjektiven
Einstellungen abhängig machen.[200] Demnach bedeutet „objektiv" dieser Einteilung folgend „einstellungsunabhängig", während „subjektiv" im Sinne von
„einstellungsabhängig" verstanden wird.

Wie aufgezeigt, decken beide Perspektiven für die Medizinethik relevante
Aspekte von Wohlergehen ab, weshalb es zu der von Tiberius beschriebenen
Spannung kommt: „On the one hand, it seems like what is good for a person
cannot be something alien to her. On the other hand, what is good for a person
has to be something that the rest of us can see as corresponding to a compelling ideal of human life that isn't beholden to what a particular person might
find alien."[201] Allerdings zeigt sich die Spannung zwischen subjektiven und
objektiven Wohlergehenstheorien nur dann in diesem Maße, wenn man sich
in der Einteilung der Theorien ausschließlich von der Frage nach ihrer Einstellungsabhängigkeit oder -unabhängigkeit leiten lässt.

Im Folgenden möchte ich die beiden Kategorien der Subjektivität und der
Objektivität von Wohlergehen einer genaueren Betrachtung unterziehen. Eine
eingehende Auseinandersetzung eröffnet zum einen konzeptionellen Raum
für eine differenzierte Einteilung von Wohlergehenstheorien und die Möglichkeit, das beschriebene Spannungsverhältnis zu überwinden. Möglich ist dies
durch die Berücksichtigung der Subjekt-Relativität[202] von Wohlergehen, die
nicht nur von subjektiven – im Sinne von einstellungsabhängigen – Theorien
erfasst werden kann. Zum anderen trägt die Beschäftigung mit den beiden Kategorien zu einem besseren Verständnis von Wohlergehen im medizinethischen

---

199   Vgl. Brock 1993, 98.

200   Wie bereits erwähnt, sind hedonistische Theorien nicht eindeutig zuordenbar (siehe
       S. 164).

201   Tiberius 2015, 159. Vgl. auch Bester 2020a, 54.

202   Aufgrund der besseren Leserlichkeit, zur Hervorhebung und in Übereinstimmung mit
       dem englischen Ausdruck der „subject-relativity" gebrauche ich auch im Deutschen die
       Schreibweise mit Bindestrich („Subjekt-Relativität" und „subjekt-relativ").

Kontext bei und liefert Hinweise für eine weitere Konkretisierung ärztlicher Wohltunspflichten.

Obwohl die Kategorien der Subjektivität und der Objektivität in der Wohlergehensdebatte wie selbstverständlich verwendet werden, wird nur selten dargelegt, was mit ihnen genau gemeint ist. Am häufigsten wird mit den Kategorien auf die bereits erwähnte Einstellungsabhängigkeit oder -unabhängigkeit von Wohlergehen rekurriert, so etwa Griffin in seiner Definition: „By ‚subjective' I mean an account that makes a prudential value depend upon people's desires, and by ‚objective' one that makes it independent of their desires."[203] Dieser Definition folgend können ausschließlich WT als subjektive Wohlergehenstheorien gelten. Die Subjektivität von Wohlergehen mit der Einstellungsabhängigkeit von Wohlergehen gleichzusetzen greift meines Erachtens zu kurz. So werden auch Zustände etwa Schmerz und Freude subjektiv erlebt und haben Auswirkungen auf unser Wohlergehen. Im Folgenden möchte ich zwei Vorschläge für eine genauere bzw. alternative Einteilung der Subjektivität und Objektivität von Wohlergehen vorstellen, die zu einer Erweiterung der Perspektive auf die Subjektivität von Wohlergehen und zu einer genaueren Einteilung von Wohlergehenstheorien beitragen.

Ontologisch vs. evaluativ

Folgt man Schramme, so können die Kategorien von Subjektivität und Objektivität sowohl in einem ontologischen als auch in einem evaluativen Sinne verstanden werden. Das ontologische Verständnis betrifft die Frage nach der Zustandsart von Wohlergehen („what kind of condition or state well-being is: a mode of consciousness or existence"[204]), wohingegen sich das evaluative Verständnis auf die Bewertungsperspektive von Wohlergehen bezieht, d.h. auf die Frage, ob Wohlergehen nach subjektiven oder objektiven Kriterien bewertet wird.[205]

Wendet man Schrammes Einteilung auf die drei Standardtheorietypen an, so sind einfache WT eindeutig als evaluativ subjektiv einzustufen, während hedonistische Theorien ontologisch subjektiv sind. OLT können hingegen nicht eindeutig zugeordnet werden. Auch wenn sie in einem evaluativen Sinne objektiv sind, da sie sich in der Bewertung von Wohlergehen auf objektive,

---

203   Griffin 1996, 35. Vgl. auch Keller 2009, 661, und Hall/Tiberius 2016, 183. „Objektiv" wird
        in der Wohlergehensdebatte in der Regel nicht im Sinne des ethischen Realismus ver-
        standen (vgl. Griffin 1996, 35). Gewöhnlich wird hiermit auf die „Attitude Independence"
        der OLT Bezug genommen.

204   Schramme 2017b, 162.

205   Davon ausgehend entwickelt Schramme seine eigene Klassifizierung von Wohlergehens-
        theorien. Die Standardeinteilung nach Parfit lehnt er ab (vgl. Schramme 2017b, 163f.).

einstellungsunabhängige Kriterien stützen, können sie evaluativ-subjektive Elemente beinhalten, sofern sie den von der betroffenen Person subjektiv wahrgenommenen Zustand als ein Bewertungskriterium von Wohlergehen heranziehen. Eine OLT könnte beispielsweise die Freiheit von körperlichen Einschränkungen als ein objektives Wohlergehensgut benennen, weil körperliche Einschränkungen unseren Handlungsspielraum und die Anzahl uns offenstehender Lebenswege grundsätzlich reduzieren. Sie könnte jedoch zugleich von der Annahme ausgehen, dass im Falle einer körperlichen Einschränkung die Stärke der Wohlergehensbeeinträchtigung nicht anhand objektiver Bewertungskriterien, sondern ausschließlich anhand des subjektiven Erlebens der betroffenen Person ermittelt werden kann. Für die weitere Diskussion bleibt daher festzuhalten, dass die Bedeutung subjektiv wahrgenommener Zustände für das eigene Wohlergehen grundsätzlich mit einer OLT zu vereinbaren ist.

Subjekt-relativ vs. subjekt-übersteigend

Auf welche Weise OLT die Subjektivität von Wohlergehen beachten können, wird durch eine alternative Einteilung von Wohlergehenstheorien deutlich, die Einteilung in subjekt-abhängige (auch subjekt-relative)[206] und subjekt-übersteigende Theorien, für die sich Tiberius und Alicia Hall sowie Jukka Varelius aussprechen.[207] Diese Einteilung eröffnet einen erweiterten Blick auf die Subjekt-Relativität von Wohlergehen und erlaubt damit auch die Begründung einer subjekt-relativen OLT, die wiederum die Konkretisierung von Wohltunspflichten unterstützen kann.

Folgt man Hall und Tiberius, so ist es naheliegend, ein subjektives Wohlergehensverständnis zu vertreten – denn warum sollte etwas zu unserem Wohlergehen beitragen, dem wir gleichgültig gegenüberstehen oder von dem wir uns entfremdet fühlen?[208] Doch folgt hieraus zwangsläufig, dass man eine subjektive Wohlergehenstheorie vertreten muss, die Wohlergehen von subjektiven Einstellungen abhängig macht, wie etwa Leonard W. Sumner behauptet?[209] Die beiden Autorinnen lehnen diese Konsequenz ab. Wohlergehenstheorien können ihnen zufolge auch dann subjekt-relativ sein, wenn sie Wohlergehen nicht von subjektiven Einstellungen abhängig machen. So ist ein Subjekt nicht allein durch seine Einstellungen definiert, auch individuelle Eigenschaften

206 Im Folgenden gebrauche ich „Subjekt-Abhängigkeit" und „Subjekt-Relativität" synonym.
207 Vgl. Hall/Tiberius 2016, Varelius 2003 und 2006.
208 Vgl. Hall/Tiberius 2016, 177, und Varelius 2003, 375, Anm. 6.
209 Vgl. Sumner 1995, 774.

spielen eine Rolle:[210] „Appeal to subjects' attitudes is not the only way to account for subject-relativity, however, since individual people have other features to which we might appeal."[211]

In diesem Kontext verweist Varelius darauf, dass Subjekt-Relativität lediglich eine Verbindung oder Abhängigkeit zum Subjekt beschreibt.[212] Demzufolge ist eine Wohlergehenstheorie dann subjekt-relativ, wenn sie Wohlergehen von individuellen Merkmalen und Eigenschaften einer Person abhängig macht – und nicht nur exklusiv von subjektiven Einstellungen. Demgegenüber ist eine Wohlergehenstheorie subjekt-übersteigend, wenn sie diese Abhängigkeit verneint: „[S]uch theories ground well-being in factors that transcend the particular individual, such as species-level traits or objectively valuable goods."[213]

Worin liegt nun der Mehrwert einer erweiterten Perspektive auf die Subjektivität von Wohlergehen? Sie ermöglicht es, auch objektive Wohlergehenstheorien als subjekt-relativ zu klassifizieren und verschiedene Weisen anzuerkennen, auf die eine Theorie sensibel gegenüber der Subjekt-Relativität von Wohlergehen sein kann.[214] Auch Hall und Tiberius heben diesen Vorteil ihrer alternativen Einteilung hervor: „The category of subject-dependent theories allows us to consider that there are other promising ways of explaining subject-relativity."[215]

Zwischen subjektiven Wohlergehenstheorien, die Wohlergehen von subjektiven Einstellungen abhängig machen, und der umfassenderen Kategorie der subjekt-relativen Theorien zu unterscheiden, ermöglicht außerdem eine differenziertere Einteilung objektiver Wohlergehenstheorien. So kann man dadurch zwischen subjekt-übersteigenden und subjekt-relativen OLT differenzieren. Zu letzteren zählt beispielsweise Krauts „Developmentalism". Ihm zufolge wirkt sich eine der eigenen Spezies gemäße Entwicklung unabhängig von subjektiven Einstellungen positiv auf das eigene Wohlergehen aus. Um eine Aussage darüber treffen zu können, was für ein spezifisches Individuum gut ist, so Kraut, ist jedoch eine gute Kenntnis des Individuums, seiner konkreten Lebensumstände etc. erforderlich.[216] Sein Wohlergehensverständnis ist demnach subjekt-*relativ*, auch wenn es nicht auf subjektiven Einstellungen

---

210   Vgl. Hall/Tiberius 2016, 182, 185.

211   Hall/Tiberius 2016, 176.

212   Vgl. Varelius 2003, 369–373.

213   Hall/Tiberius 2016, 176. Varelius spricht in diesem Kontext von „objective theories, in their pure forms" (Varelius 2003, 364, und Varelius 2006, 118).

214   Vgl. Hall/Tiberius 2016, 176.

215   Hall/Tiberius 2016, 177.

216   Vgl. Kraut 2007, 4.

beruht.[217] Eine subjekt-*übersteigende* OLT bestimmt Wohlergehen hingegen ausschließlich unter Bezugnahme auf arteigene Merkmale oder objektiv wertvolle Güter – ohne sich dabei auf die individuelle Person zu beziehen, um deren Wohlergehen es geht.

Somit ist festzuhalten, dass auch objektive Wohlergehenstheorien, denen zufolge Güter unabhängig von unseren persönlichen Haltungen und Einstellungen prudentiell wertvoll für uns sind, subjekt-relativ sein können. Die Subjekt-Relativität kann auf unterschiedliche Weisen gegeben sein, beispielsweise durch die Berücksichtigung individueller Lebensumstände und spezifischer Eigenheiten einer Person. Sie muss nicht exklusiv im Sinne subjektiver Einstellungen verstanden werden.

Wie eine OLT erlaubt eine subjekt-relative Wohlergehenstheorie, Güter als wertvoll für das Wohlergehen einer Person zu benennen, die sie für sich selbst noch nicht als wertvoll erkannt hat. Auch Hall und Tiberius stellen fest: „[S]ubject-dependent theories do not require that well-being be something that is immediately transparent to the well-being subject. People can be held in the sway of misinformation or incapable of thinking clearly about their lives."[218] Jedoch sollte eine Person prinzipiell in der Lage dazu sein, die Bedeutung dieser Güter für ihr Wohlergehen zu erkennen, etwa wenn sie die notwendigen Informationen erhalten hat oder ihr die Relevanz der Güter für ihr eigenes Leben bewusst wird.[219] Laura etwa hat den Wert eines gesunden Körpergewichts für ihr Wohlergehen aktuell noch nicht erkannt. Durch therapeutische Hilfestellung kann ihr dies jedoch durchaus gelingen. Im Laufe der Therapie realisiert sie vermutlich, dass auch für ihr weiteres Leben, insbesondere hinsichtlich der Ziele, die sie sich in beruflicher Hinsicht gesteckt hat, ein gesundes Körpergewicht wertvoll und erstrebenswert ist.

Übertragung auf den medizinethischen Kontext
Fraglos sind Ärztinnen in der Regel darum bemüht, ihre Patientinnen auf eine Weise zu behandeln, die ihre subjektive Wahrnehmung, ihre Interessen und ihre Wohlergehensvorstellung berücksichtigt – dies deutet auch die individualorientierte Säule der medizinischen Indikation an. Allerdings hat sich gezeigt, dass ein Wohlergehensverständnis, das Wohlergehen ausschließlich von der Erfüllung individueller Wünsche abhängig macht, nicht für den Klinikkontext geeignet ist und alles in allem die Orientierung an einer OLT für die Konkretisierung von Wohltunspflichten die meisten Vorteile bietet. Eine OLT

---

217 Vgl. Hall/Tiberius 2016, 182.
218 Hall/Tiberius 2016, 177.
219 Vgl. Hall/Tiberius 2016, 177.

als Ausgangsbasis zu nutzen, dabei jedoch die Subjekt-Relativität von Wohlergehen nicht auszublenden, erscheint folglich vielversprechend. Wohlergehensgüter, die in Übereinstimmung mit menschlichen Grundbedürfnissen,
Zielen und Aufgaben der Medizin sowie ärztlichen Wertvorstellungen und
Maximen definiert werden, sind dann in Relation zu den Wohlergehenssub-
jekten, also den einzelnen Patientinnen, zu setzen. Allerdings stellt die exakte
Bestimmung eben dieser Relation eine zentrale Herausforderung für die Konzeption einer subjekt-relativen OLT dar. Das gilt insbesondere hinsichtlich
der Bedeutung (basaler) Gesundheitsgüter für Wohlergehen. Im Folgenden
möchte ich mich deshalb der Verhältnisbestimmung von Wohlergehen und
Gesundheit zuwenden. Hierbei wird sich zeigen, dass (elementaren) Gesundheitsgütern zwar eine besondere Bedeutung mit Blick auf Wohlergehen im
Allgemeinen zukommt, ihr Wert für das Wohlergehen einer Patientin jedoch
nur in Relation zu ihren individuellen Lebensumständen und der Bedeutung
anderer Wohlergehensgüter in ihrem Leben bestimmbar ist.

2.4   Wohlergehen und Gesundheit

Die vorausgehende Diskussion hat gezeigt, dass sich die objektive und die subjektive Wohlergehensperspektive nicht ausschließen müssen, sondern dass sie
sich im Gegenteil in fruchtbarer Weise ergänzen können. Darüber hinaus ist an
mehreren Stellen die Bedeutung gesundheitsbezogener Güter für ein medizinethisches Wohlergehensverständnis deutlich geworden. Allerdings hat sich
zugleich gezeigt, dass sich unser Wohlergehen nicht im alleinigen Besitz dieser
Güter erschöpft, da auch subjektive Aspekte wie Wunscherfüllung, positive
Empfindungen und persönliche Präferenzen für unser Wohlergehen bedeut-
sam sind. Beide Ansätze zu verbinden scheint angesichts der vorausgehenden
Überlegungen zur Integration subjektiver Aspekte in eine OLT möglich. Eine
Verhältnisbestimmung zwischen Wohlergehen und Gesundheit oder all-
gemeinem und gesundheitsbezogenem Wohlergehen steht jedoch weiterhin
aus.

Unter Bezugnahme auf die Ergebnisse aus dem ersten Teil des Kapitels
möchte ich im Folgenden für drei Thesen argumentierten: 1. Es gibt Grundfähigkeiten, die im Leben eines jeden Menschen wertvoll sind. Zu ihnen
gehören auch basale Gesundheitsgüter, die das Kernstück eines medizinethischen Wohlergehensverständnisses im Sinne einer OLT bilden. 2. Der Wert
von Gesundheitsgütern, die über diese elementaren Funktionen hinausgehen,
bestimmt sich in Relation zu persönlichen Wünschen, Wertvorstellungen,
Lebensplänen und Empfindungen. 3. Der Gesundheit kommt insgesamt ein

relationaler Wert für unser Wohlergehen zu. So können auch basale Gesundheitsgüter mit anderen Gütern in Konflikt geraten und müssen ihnen gegenüber abgewogen werden.

Bisher habe ich nur am Rande thematisiert, welche (gesundheitsspezifischen) Wohlergehensgüter als Elemente einer medizinethischen OLT infrage kommen. Die Begründung der ersten beiden Thesen erfordert jedoch eine differenziertere Auseinandersetzung mit unterschiedlichen Wohlergehensgütern (Abschnitt 2.4.1). Hierzu werde ich unter anderem auf Dan Brocks Unterscheidung von „primary functions" und „agent-specific functions" zurückgreifen. Anschließend werde ich aufzeigen, dass Gesundheit weder ein beliebiger Teilbereich unseres Wohlergehens neben anderen noch eine notwendige Voraussetzung von Wohlergehen ist, sondern eine Art „Wohlergehenschance" darstellt (Abschnitt 2.4.2). Zur Veranschaulichung der dritten These werde ich auf den Fall von Clara zurückkommen, weil von ihrer Therapieablehnung basale Gesundheitsgüter betroffen sind (Abschnitt 2.4.3).

2.4.1 Aspekte unseres Wohlergehens

Was also sind basale oder elementare Gesundheitsgüter und wie unterscheiden sie sich von nicht-basalen Gesundheitsgütern? Im Kontext der Diskussion um OLT habe ich verschiedene Varianten von OLT vorgestellt, unter anderem erklärende OLT, die auf die menschliche Natur Bezug nehmen. Sie benennen wesentliche Eigenschaften und Fähigkeiten, über die ein Mensch verfügen muss, um ein erfülltes Leben führen und Wohlergehen erreichen zu können. Zu ihnen zählen auch einige gesundheitsbezogene Wohlergehensgüter. Um basale Gesundheitsgüter zu identifizieren, könnte man demnach auf eine der verschiedenen erklärenden OLT zurückgreifen, beispielsweise auf perfektionistische Theorien oder den CA Nussbaums. Im Folgenden werde ich mich jedoch in erster Linie auf Brocks Differenzierung in „primary functions" und „agent-specific functions" konzentrieren: Sein Ansatz ist nicht nur im medizinethischen Kontext verortet, sondern nimmt auch auf die philosophische Wohlergehensdebatte Bezug, indem sowohl die drei Standardtheorien[220] als auch das Verhältnis zwischen einer subjektiven und einer objektiven Wohlergehensperspektive Berücksichtigung finden.[221] Im Gegensatz zu Brock möchte ich meinen Fokus jedoch stärker auf gesundheitsbezogene Wohlergehensgüter richten und deshalb ergänzend Überlegungen von Christoph Horn einbeziehen.

---

220 Vgl. Brock 1993, 97.
221 Vgl. Brock 1993, 97f.

Primary functions und elementare Gesundheitsgüter

Um zu einem Gesamturteil über das Wohlergehen einer Person zu gelangen,
sind Brock zufolge Elemente aller drei Standardtheorien zu berücksichtigen.
Sie können in einzelne Komponenten untergliedert und in Anlehnung an
Amartya Sens „Vector View"[222] als eigenständige Vektoren dargestellt werden,
die dann zusammengenommen unser Wohlergehen ausmachen.[223] Zu den
objektiv wertvollen Wohlergehensgütern zählt Brock die sogenannten „primary functions": „human functions that are necessary for, or at least valuable
in, the pursuit of nearly all relatively full and complete human life plans."[224]
Sie werden von Brock in vier Kategorien unterteilt: „biological, including, for
example, well-functioning organs; physical, including, for example, ambu-
lation; social, including, for example, capacities to communicate; mental,
including, for example, a variety of reasoning and emotional capabilities."[225]
Diese Funktionen sind ihm zufolge zentral für unser Wohlergehen, weil sie
die Grundlage für ein selbstbestimmtes und uneingeschränktes menschliches
Leben bilden.[226] Hierin zeigt sich bereits die Bedeutung der „primary functions" für die Realisierung eines autonomen Lebens.

Brock beschränkt sich nicht auf ein gesundheitsbezogenes Wohlergehensverständnis, sondern analysiert Wohlergehen aus einer umfassenden
Perspektive. Allerdings zählt er „well-functioning organs" und damit gesund-
heitsspezifische Güter zu den „primary functions". Beispiele sind ein intaktes Herz-Kreislauf-System oder funktionsfähige Lungen. Folgt man Horn, so
wünscht sich jedes Individuum diese Güter – bzw. sollte sie sich zumindest
„klugerweise, gemäß seinem aufgeklärten Eigeninteresse"[227] wünschen. Statt
von „primary functions" spricht Horn vom „Kernbereich dessen [...], was uns
allen an unserer Gesundheit wichtig zu sein scheint."[228] Bei Wünschen, die sich
auf diesen Bereich basaler Gesundheitsgüter beziehen, handelt es sich ihm
zufolge um „generelle objektive Wünsche". Wie Brock begründet er die zentrale
Bedeutung dieser Güter oder Wünsche mit den Möglichkeiten und Freiheiten,

---

222   Zum „Vector View" vgl. Sen 1980.
223   Vgl. Brock 1993, 98f. Brock selbst spricht nicht von Wohlergehen, sondern vom guten
       Leben. Darunter versteht er eine weite Konzeption von Lebensqualität (LQ), die durch
       Parfits Worte „what makes a life go best" beschrieben werden kann. Diese Beschreibung
       entspricht ebenfalls der *Gut-für*-Perspektive auf Wohlergehen (siehe S. 145).
224   Brock 1993, 127. Vgl. ebd., 117.
225   Brock 1993, 127. Brock weist darauf hin, dass die vier Kategorien nicht strikt voneinander
       getrennt sind (vgl. ebd.).
226   Vgl. Brock 1993, 126f.
227   Horn 2003, 137.
228   Horn 2003, 137.

die sie Menschen in ihrer Lebensgestaltung eröffnen.[229] Nahezu alles, was
wir planen, wünschen und anstreben, setzt ein gewisses Maß an Gesundheit voraus.[230] Damit zeigt sich hier erneut der Zusammenhang zwischen
Wohlergehen – in diesem Fall dem gesundheitsbezogenen Wohlergehen – und
Autonomie.

Ich stimme den beiden Autoren darin zu, dass es eine Reihe von Grundfähigkeiten gibt, die in nahezu jedem menschlichen Leben wertvoll sind, weil
sie die Voraussetzung für sämtliche Lebensentwürfe, ja für Handlungsfähigkeit
allgemein bilden. Wie Brock richtig feststellt, zählen hierzu nicht nur gesundheitsbezogene Güter wie funktionsfähige Lungen, sondern auch minimale
Voraussetzungen in anderen Lebensbereichen, wie etwa Kommunikations-
fähigkeiten im sozialen Bereich. Mit Blick auf die Frage, was basale Gesundheitsgüter von anderen Gesundheitsgütern unterscheidet, ist meines
Erachtens deutlich geworden, dass diese in der Regel unabhängig von subjektiven Einstellungen wertvoll für unser Wohlergehen sind. Wir wünschen
sie uns, wie Horn es formuliert, klugerweise und gemäß einem aufgeklärten
Eigeninteresse. Setzen Patientinnen diese Güter aufgrund anderer Interessen
und Wünsche aufs Spiel, so ist deshalb besondere ‚Vorsicht' geboten, wie der
Fall von Laura zeigt. Mit der Ablehnung der Therapie gefährdet sie ihre Pläne
in anderen Lebensbereichen und ihre allgemeinere Fähigkeit, ein autonomes
Leben zu führen: denn als Folge eines weiteren Gewichtsverlusts kann sie neben
einem gesunden Gewicht, das sie ohnehin nicht mehr besitzt, weitere basale
Gesundheitsgüter verlieren, die Voraussetzung für ein autonomes Leben und
Handlungsfähigkeit allgemein sind. Selbst ihren Plan, weiter abzunehmen,
könnte sie nicht mehr aktiv verfolgen, müsste sie in Folge des Untergewichts
und eines drohenden Organversagens intensiv medizinisch behandelt werden.

Doch selbst wenn „primary functions" in der Regel in jedem menschlichen
Leben wertvoll und erstrebenswert sind, gibt es auch hier Ausnahmen. So gibt
es Situationen, insbesondere am Lebensende, in denen sogar basale Gesundheitsgüter ihren Wert für Patientinnen verlieren und dies auch aus ärztlicher
Fürsorgeperspektive nachvollziehbar ist. Das Leid, das mit der Aufrechterhaltung dieser Güter verbunden ist, kann so groß werden, dass sich ihr Wert
für das Wohlergehen einer Patientin relativiert.[231]

---

229   Vgl. Horn 2003, 136f.
230   Vgl. Horn 2003, 137f.
231   Hiermit kann nicht nur körperliches Leid, etwa im Sinne von Schmerzen, gemeint sein,
      sondern auch psychisches Leid. So wird ein Leben in völliger Abhängigkeit und Pflege-
      bedürftigkeit von manchen Patientinnen als unvereinbar mit ihrem eigenen Würdever-
      ständnis und als starke psychische Belastung empfunden (vgl. Beauchamp/Childress 2019,
      185, und Stoecker 2019, 23, 60). Ältere Menschen fühlen sich teilweise auch „lebenssatt".

Agent-specific functions und weiterführende Gesundheitsgüter

Welche Rolle spielen Gesundheitsgüter, die nicht den „primary functions"
zuzurechnen sind, für das Wohlergehen einer Person? Und in welcher Hinsicht bringen sie die subjektive Sichtweise auf Wohlergehen zum Ausdruck?
Gesundheitsgüter, die über das minimale Maß an Funktionsfähigkeit hinausgehen, fallen in die zweite Kategorie, die sogenannten „agent-specific functions", „which are necessary for a person to pursue successfully the particular
purposes and life plan he or she has chosen: examples are functional capacities
to do highly abstract reasoning of the sort required in mathematics or philosophy and the physical dexterity needed for success as a musician, surgeon, or
athlete."[232]

Welche Gesundheitsgüter im Sinne der „agent-specific functions" wertvoll
für eine Person sind, kann zum einen auf ihren beruflichen oder kulturellen
Hintergrund zurückführbar sein: Während eine Tänzerin eine Sprunggelenks-
verletzung weit mehr fürchtet als eine Fluglotsin, ist letztere wiederum stärker auf ihre Sehleistung angewiesen als eine Lehrerin. Horn spricht in diesem
Kontext auch von „spezifischen oder individuellen objektiven Wünschen"
bestimmter Berufsgruppen. Da sie unabhängig von der eigenen Perspektive
die Handlungsfähigkeit im Beruf einschränken, sind sie seiner Ansicht nach
zu den „objektiven Handicaps" zu zählen.[233] Zum anderen schätzen wir
einzelne Gesundheitsgüter jedoch auch unabhängig von ihrer elementaren,
berufs- oder kulturspezifischen Funktionalität, weil sie es uns beispielsweise
ermöglichen, unsere Handlungsvorhaben umzusetzen oder persönlichen
Lebenszielen näherzukommen. Damit kommt den „agent-specific functions"
ebenfalls eine wichtige Bedeutung für eine autonome Lebensgestaltung zu.
Wer etwa in seiner Freizeit an Marathonläufen teilnimmt, gibt sich nicht
mit einer mittelmäßigen Fitness zufrieden, sondern ist in besonderem Maße
auf ein leistungsstarkes Herz angewiesen. Unabhängig von konkreten Vorhaben setzt ein aktiver Lebensstil eine gute körperliche Konstitution voraus.

Sie erachten ihr Leben als gerundet und beendigungswürdig, weshalb sie es als ihr Recht
ansehen, nun sterben zu dürfen (vgl. Kipke 2021, 532). Diesen Hinweis verdanke ich Georg
Marckmann.

232   Brock 1993, 127.

233   Vgl. Horn 2003, 137f. Als Beispiel eines individuellen objektiven Wunsches mit kultur-
spezifischem Hintergrund kann der Kinderwunsch und damit verbunden der Wunsch
nach Fruchtbarkeit gelten. In manchen Kulturen und Religionen ist es insbesondere für
Frauen nach wie vor wichtig, Kinder zu gebären, auch um nicht aus der Gemeinschaft
verstoßen zu werden. Im ultraorthodoxen Judentum etwa kommt der Fruchtbarkeit exis-
tenzielle Bedeutung zu.

Gesundheitsgüter sind demnach nicht nur auf der Ebene der „generellen objektiven Wünsche" oder der „primary functions" anzusiedeln, sondern können zudem auf individueller Ebene eine besondere Bedeutung erlangen.[234]

Auch wenn die Auswahl der „agent-specific functions", die eine Person für die Realisierung ihrer Wünsche und Pläne als wertvoll erachtet, davon abhängt, welche Fähigkeiten faktisch für das Verfolgen eines bestimmten Wunsches oder Lebensplans erforderlich sind, bringt sie die subjektive Perspektive der Person zum Ausdruck. So ist ein besonders leistungsstarkes Herz für die meisten Lebensentwürfe nicht relevant: Es erhält seine Bedeutung für das Wohlergehen einer Patientin erst durch die Perspektive der Patientin selbst, die dieses Gesundheitsgut im Hinblick auf ihre sportlichen Ziele als wertvoll erachtet. Hier zeigt sich deutlich der Unterschied zu den basalen Gesundheitsgütern im Sinne der „primary functions": Eine Patientin, die ihre Freizeit lieber mit Museumsbesuchen als mit Marathonläufen verbringt, würde den Mehrwert eines besonders leistungsstarken Herzens für ihr Wohlergehen voraussichtlich nicht bemerken. Ein normal funktionsfähiges Herz ist dagegen auch für ihr Wohlergehen entscheidend.

Zu den „agent-specific functions" kommen, Brocks Ansatz folgend, noch zwei weitere Vektoren hinzu, die für die subjektive Perspektive auf Wohlergehen stehen: die Erfüllung spezifischer Wünsche („particular desires" oder „specific desires") sowie die hedonistische Komponente („hedonic or happiness component"). Im Vergleich zu den „agent-specific functions" befinden sich die „particular desires" auf einer handlungsspezifischen Ebene. Es sind Wünsche, die eine Person in einer konkreten Situation mit Blick auf die Realisierung ihrer übergeordneten Ziele und Lebenspläne verfolgt.[235] Die hedonistische Komponente wiederum bezieht sich auf subjektive und bewusste Reaktionen einer Person auf die Erfüllung ihrer Wünsche, Ziele und Präferenzen, etwa in Form von Genuss oder Zufriedenheit. Um ein Gesamturteil über das Wohlergehen einer Person zu fällen, sind dann alle Vektoren zusammenzunehmen: die „primary functions", die „agent-specific functions", die spezifischen Wünsche sowie die hedonistische Komponente. Damit vereint Brock in seinem Ansatz nicht nur die subjektive und die objektive Perspektive auf Wohlergehen, sondern auch Elemente aus allen drei Standardtheorien.

---

234 Vgl. Hirsch 2021, 83, und Brock 1993, 127.

235 Im bereits erwähnten Beispielfall der Marathonläuferin handelt es sich bei einem besonders leistungsstarken Herz um eine von ihr angestrebte „agent-specific function", während der Wunsch, jetzt einen 15-km-Lauf zu absolvieren, einen handlungsspezifischen Wunsch im Hinblick auf das übergeordnete Ziel der Ausdauersteigerung darstellt.

Zusammenfassung

Brocks Ansatz kann als Grundlage eines hybriden Wohlergehensverständnisses gelten. Basale Gesundheitsgüter wie ein intaktes Herz-Kreislauf-System und funktionsfähige Lungen sind im Sinne der „primary functions" zu verstehen. Sie sind unabhängig von persönlichen Präferenzen und individuellen Wertvorstellungen für das Wohlergehen nahezu jeder Patientin relevant und bilden den Kern des gesundheitsbezogenen Wohlergehens, dessen Förderung sich Ärztinnen verschrieben haben. Sie können in Form einer OLT ausformuliert werden. Gesundheitsgüter, die darüber hinaus zum Wohlergehen einer Person beitragen, zählen zu den „agent-specific functions". Sie hängen von individuellen Zielen, Wertvorstellungen und Präferenzen ab. Und letztlich fließt selbst die hedonistische Komponente in ein gesundheitsbezogenes Wohlergehen ein: Wenn wir „primary" und „agent-specific functions" nicht nur besitzen, sondern auch in emotionaler Hinsicht positiv auf sie reagieren, etwa Freude oder Genuss empfinden, tragen sie noch stärker zu unserem Wohlergehen bei.[236] Ein auf diese Weise ausdifferenziertes Wohlergehensverständnis, das Aspekte verschiedener Wohlergehenstheorien sinnvoll vereint, trägt meines Erachtens zu einer angemessenen Explikation von Wohlergehen für die Medizinethik bei. Es zeichnet ein umfassendes Bild von Patientenwohl und bietet hilfreiche Anhaltspunkte, worauf in der Konkretisierung ärztlicher Wohltunspflichten zu achten ist.

In welchem Verhältnis aber steht Gesundheit zu unserem allgemeinen Wohlergehen und wie ist damit umzugehen, wenn Patientinnen mit ihren Entscheidungen basale Gesundheitsgüter gefährden? Diesen Fragen möchte ich im Folgenden nachgehen und im Anschluss daran für den relationalen Wert der Gesundheit für unser Wohlergehen argumentieren.

2.4.2 Gesundheit als „Wohlergehenschance"

Auf den ersten Blick erscheint es plausibel, Gesundheit als notwendige Voraussetzung von Wohlergehen anzusehen, ähnlich wie es sich beim Lebendigsein Ralf Jox zufolge um einen „Bedingungswert" handelt, „der es den Menschen ermöglicht, ihre Lebenspläne zu verfolgen oder ihren Lebenssinn zu verwirklichen."[237] Allerdings gibt es Umstände, wenn auch nur wenige, unter denen selbst basale Gesundheitsgüter nicht zum Wohlergehen einer Person beitragen

---

236 Um beim Beispiel der Marathonläuferin zu bleiben: Wenn sie sich bewusst an ihrem gesunden und leistungsstarken Herzen erfreut, wirkt sich der Besitz dieses Gutes möglicherweise noch stärker auf ihr Wohlergehen aus, als wenn sie nur an die Ziele denkt, die sie mithilfe dieses Gutes erreichen kann.

237 Jox 2011, 130.

oder ihm sogar entgegenstehen. Dies hängt damit zusammen, dass sich unser allgemeines Wohlergehen nicht in gesundheitsbezogenen Gütern erschöpft. Andere Lebensbereiche, etwa unsere soziale Einbindung oder unser beruflicher Erfolg, wirken sich ebenfalls auf unser Wohlergehen aus. Und wie bereits an mehreren Stellen angeklungen, hängt unser allgemeines Wohlergehen auch davon ab, inwieweit es uns gelingt, persönliche Wünsche zu realisieren und ein autonomes Leben zu führen. Hierin liegt jedoch eine gewisse Paradoxie: denn wie aufgezeigt, versetzen basale Gesundheitsgüter uns überhaupt erst in die Lage, unser Leben autonom zu gestalten.

Deshalb halte ich es für unplausibel, Gesundheit als einen Teilbereich unseres allgemeinen Wohlergehens zu begreifen, der gleichberechtigt neben anderen Teilbereichen, beispielsweise unserem beruflichen Erfolg oder unseren sozialen Aktivitäten, steht.[238] Während wir ohne basale Gesundheitsgüter nicht oder nur eingeschränkt handlungsfähig sind, was unwillkürlich zu Einschränkungen in anderen Lebensbereichen führt, sind wir zur Realisierung persönlicher Ziele und Lebenspläne auf gesundheitsbezogene „agent-specific functions" angewiesen. Ein Mangel an Gesundheitsgütern kann die Möglichkeiten, die uns in anderen Lebensbereichen offenstehen, einschränken. Eine blinde Patientin kann nicht Pilotin werden, so viel ihr dieser Wunsch auch bedeuten mag.

Allerdings folgt daraus nicht, dass das Wohlergehen blinder Menschen grundsätzlich geringer wäre als das sehender Menschen. Menschen können sich an Einschränkungen anpassen, neue Lebensziele ausbilden und ihr Wohlergehen aus anderen Lebensbereichen und Aktivitäten gewinnen. Mit einer Behinderung, einer chronischen Erkrankung oder einer Entwicklungsstörung zu leben bedeutet nicht notwendigerweise, auf ein hohes Maß an Wohlergehen verzichten zu müssen. Als prominentes Beispiel kann Itzhak Perlman, einer der bedeutendsten Geiger der Gegenwart, gelten. In Folge einer spinalen Kinderlähmung ist er auf Gehhilfen angewiesen. Da er jedoch auch im Sitzen Geige spielen kann, hindert ihn diese Einschränkung nicht daran, dieser Leidenschaft, die ihm zufolge auch auf andere Lebensbereiche „überschwappt", nachzugehen.[239]

Auch besondere Lebensumstände können den Wert gesundheitsbezogener Güter für das eigene Wohlergehen vorübergehend einschränken. Dazu zählen etwa Kriege, in denen eine Krankheit davor bewahrt, zum Militär eingezogen zu werden, oder eine Haftstrafe, die eine Patientin aufgrund ihrer Dialysepflicht

---

238   Diese Sichtweise wird unter anderem von Veatch vertreten (vgl. Veatch 2009, 36–38, 100, 104f.).

239   Vgl. Perlman im Interview mit dem arte-Magazin (Evers 2020).

zu Hause absitzen darf.[240] Ebenso ist denkbar, dass Eltern mit Blick auf das Wohl ihrer Kinder Abstriche bezüglich ihres eigenen (gesundheitsbezogenen) Wohlergehens in Kauf nehmen, etwa für die Finanzierung des Studiums auf eine teure Behandlung verzichten, und sie dadurch nicht nur das Wohlergehen ihrer Kinder, sondern auch ihr eigenes erhöhen.[241]

Gesundheit ist demnach weder ein beliebiger Teilbereich unseres Wohlergehens neben anderen noch eine notwendige Voraussetzung von Wohlergehen. Allerdings ist nicht zu leugnen, dass ein gewisses Mindestmaß an Gesundheit erforderlich ist, um überhaupt aktiv am Leben teilnehmen zu können. Verliert eine Person sämtliche basale Gesundheitsgüter – zu denken wäre an einen komatösen Zustand –, verliert sie auch ihre Handlungsfähigkeit und damit die Möglichkeit, in anderen Lebensbereichen Ziele, Projekte und Wünsche verfolgen und realisieren zu können. Wer gesund ist, besitzt eine größere Chance, eigene Wertvorstellungen und Lebenspläne zu verwirklichen.[242]

Aufgrund dieser Eigenschaft wird Gesundheit auch als „Grundgut"[243], „transzendentales oder konditionales Gut"[244] oder instrumentelles Gut, an dem wir ein „transzendentales Interesse"[245] besitzen, bezeichnet. Von transzendentalen Gütern, zu denen laut Wolfgang Kersting außerdem Frieden, Freiheit und das eigene Leben zählen, gilt ihm zufolge, dass sie nicht alles sind, aber ohne sie alles nichts ist. Kersting schreibt ihnen einen Ermöglichungscharakter zu, d.h., ihr Besitz muss vorausgesetzt werden, damit man Lebensprojekte überhaupt mit einer Aussicht auf Minimalerfolg angehen, verfolgen und ausbauen kann. Erst wenn wir diese Güter nicht besitzen, wird uns klar, was sie uns überhaupt bedeuten.[246] Andererseits können sie nicht alles sein, denn ein Leben, das sich nur einem transzendentalen Gut, etwa der Gesundheit, widmet, nimmt obsessive Züge an.[247] Und da Gesundheit, wie bereits gezeigt, nicht als Bedingung der Möglichkeit eines gelingenden Lebens gelten kann, kann sie auch nur in einem abgeschwächten Sinne als transzendentales Gut zählen.[248]

240   Vgl. Hausman 2015 und Birnbacher 1999, 32f.
241   Vgl. Hirsch 2021, 84f., und Brock 1993, 110.
242   So stellt auch die *Schweizerische Akademie der Medizinischen Wissenschaften* (SAMW) fest: „Wer im Koma liegt oder an starken Schmerzen leidet, kann seine Autonomie nicht oder nur schlecht realisieren" (SAMW/Nationale Ethikkommission im Bereich der Humanmedizin [NEK] 2020, 16).
243   Honnefelder 2013, 16.
244   Kersting 1997, 197, und Höffe 2002, 230f.
245   Horn 2003, 137.
246   Vgl. Kersting 1997, 185.
247   Vgl. Kersting 1997, 197.
248   Vgl. Höffe 2002, 230f., und Woopen 2014, 143.

Vielleicht besteht zwischen Gesundheit und Wohlergehen ein ähnliches Verhältnis wie zwischen materiellen Gütern und Glück. So stellen materielle Güter laut Otfried Höffe lediglich „Glückschancen" dar; „[s]ie schaffen zwar Möglichkeiten und Voraussetzungen für Glück, aber keineswegs schon dessen Wirklichkeit. Diese Güter sind erst als Glückschancen zu betrachten, sie müssen als solche ergriffen und in persönliche Befriedigung umgesetzt werden."[249] In analoger Weise kann Gesundheit als „Wohlergehenschance" gelten. Denn sie schafft Möglichkeiten und Voraussetzungen für Wohlergehen, aber noch nicht seine Wirklichkeit. Auch sie muss in persönliche Befriedigung, etwa in die Verwirklichung eigener Wünsche und Lebensziele, umgesetzt werden.

Alles in allem wirken sich Gesundheitsgüter positiv auf unseren Handlungsspielraum aus; sie ermöglichen die Umsetzung von Lebensplänen und die Realisierung anderer (nicht gesundheitsbezogener) Wohlergehensgüter.[250] Dennoch kann ihr Wert für unser umfassendes Wohlergehen variieren. Wie ich im Folgenden aufzeigen werde, gilt dies nicht nur für Gesundheitsgüter, die den „agent-specific functions" zuzurechnen sind, sondern auch für basale Gesundheitsgüter.

2.4.3   *Der relationale Wert von Gesundheit*

Um den Wert eines Gesundheitsgutes für das Wohlergehen einer Person bestimmen zu können, muss er *in Relation zu* ihren aktuellen, individuellen Lebensumständen und anderen ihr wichtigen Wohlergehensgütern gesetzt werden. Dies folgt aus den vorausgehenden Überlegungen. Somit ist der Wert der Gesundheit für unser Wohlergehen relational. Alternativ könnte man auch vom „konditionalen Wert" der Gesundheit sprechen, den Christine M. Korsgaard in Anlehnung an Kant wie folgt definiert: „Now a thing is conditionally valuable if it is good only when certain conditions are met; if it is good sometimes and not others."[251]

Ein besonders leistungsstarkes Herz ist wertvoll für das umfassende Wohlergehen einer Patientin, sofern sie an Marathonläufen teilnimmt und einen

---

249   Höffe 2002, 171f.

250   Vgl. Woopen 2014, 143, und Horn 2003, 136f.

251   Korsgaard 1983, 179. In diesem Kontext ist auch die Rede vom extrinsischen Wert einer Sache (vgl. Kagan 1998, 278). Ihm wird gewöhnlich der intrinsische Wert als Wert einer Sache „in virtue of its intrinsic, non-relational properties, that is, ,in itself'" (Pugh 2020, 235, Anm. 8) gegenübergestellt. Wie bereits angedeutet, wird das Begriffspaar „extrinsisch – intrinsisch" jedoch nicht einheitlich gebraucht (siehe Anm. 167, S. 48f.). Von manchen Philosophinnen wird außerdem angezweifelt, ob es überhaupt intrinsische Werte geben kann. Für einen ausführlichen Überblick über diese Debatte vgl. Zimmermann/Bradley 2019.

aktiven Lebensstil pflegt. Es ist hingegen nicht oder weniger wertvoll, wenn sie ihre Laufkarriere beendet und ihre Freizeit von da an ausschließlich mit Konzert- und Museumsbesuchen verbringt. Folglich besitzt ein besonders leistungsstarkes Herz keinen vollkommen unabhängigen und von anderen Lebensbedingungen isolierten Wert für das Wohlergehen eines Menschen.[252] Nun könnte man einwenden, dass dies nur für Gesundheitsgüter gelten kann, die wie ein leistungsstarkes Herz den „agent-specific functions" zuzuordnen sind. So habe auch ich in Abschnitt 2.4.1 dafür argumentiert, dass basale Gesundheitsgüter in nahezu jedem Lebensentwurf wertvoll sind.

Allerdings ist diese Annahme durchaus vereinbar mit jener, dass Gesundheitsgütern ein relationaler Wert mit Blick auf unser Wohlergehen zukommt; denn die Lebensumstände und Interessen der meisten Menschen sind so beschaffen, dass sie für einen hohen Wert basaler Gesundheitsgüter sprechen. So sind ein intaktes Herz-Kreislaufsystem und funktionsfähige Lungen unter Berücksichtigung der Lebensumstände und Präferenzen der meisten Menschen wertvoll für ihr umfassendes Wohlergehen.

In Abhängigkeit vom konkreten Lebensentwurf können einzelne basale Gesundheitsgüter jedoch an Wert gewinnen, während andere in den Hintergrund treten oder ganz an Bedeutung verlieren, wie das Beispiel Perlmans zeigt. Sein Gehör und die Beweglichkeit seiner Finger sind mit Blick auf seine Leidenschaft, das Geigenspiel, etwa von größerer Relevanz als die Fähigkeit, sich ohne Hilfe fortbewegen zu können.

Hinzu kommt, dass die Bedeutung basaler Gesundheitsgüter für das Wohlergehen eines Menschen nicht nur vermindert, sondern angesichts seiner Lebensumstände auch gar nicht mehr vorhanden sein kann.[253] Dies ist beispielsweise der Fall, wenn Patientinnen aufgrund einer chronischen Erkrankung das Sterben dem Weiterleben vorziehen. Wenn eine Patientin keine Aussicht auf Heilung besitzt und ihr Leben nur noch als Last empfindet, ist der Verzicht auf den Erhalt basaler Gesundheitsgüter auch aus ärztlicher Fürsorgeperspektive nachzuvollziehen. Doch wie ist damit umzugehen, wenn

---

252   Hier beziehe ich mich nicht auf die Unterscheidung in instrumentelle und finale Werte, wie ich es in Abschnitt 1.3.1 getan habe. Etwas, das konstitutiv oder relational wertvoll ist, kann zugleich instrumentell und/oder final wertvoll sein. „Relational" beschreibt, dass sich der konkrete Wert eines Gutes für eine Person in Relation zu ihren Lebensumständen sowie zu anderen Werten und Gütern in ihrem Leben bestimmt. Ob sie dieses Gut dabei final oder im Hinblick auf andere Dinge wertschätzt, ist davon unabhängig (vgl. Korsgaard 1983, 178f.). So kann es beispielsweise sein, dass Clara ihre Familie um ihrer selbst willen schätzt. In Relation zu ihren aktuellen Lebensumständen und ihrem Glauben erscheint der Wert dennoch verringert.

253   Siehe Anm. 231, S. 197.

der Wert basaler Gesundheitsgüter für das Wohlergehen einer Patientin aus anderen Gründen, die aus der Außenperspektive irrational erscheinen oder nicht nachvollziehbar sind, vermindert zu sein scheint?

Der Wohlergehenskonflikt in Claras Fall

Der Erhalt basaler Gesundheitsgüter kann dem Schutz anderer nicht gesundheitsbezogener Wohlergehensgüter einer Patientin entgegenstehen. Mit Blick auf das umfassende Wohlergehen der Patientin, ihre individuellen Lebensumstände und das, was ihr im Leben wichtig ist, können dies beispielsweise soziale Beziehungen, berufliche Ziele und Freizeitbeschäftigungen oder auch, wie in Claras Fall, der eigene Glaube sein.[254] In diesem Fall ist der Wert der basalen Gesundheitsgüter für das umfassende Wohlergehen der Patientin gegenüber dem Wert nicht gesundheitsbezogener Güter abzuwägen. Welche Bedeutung einzelnen Wohlergehensgütern für das umfassende Wohlergehen zukommt, ist natürlich auch von individuellen Vorstellungen des guten Lebens abhängig und kann daher nicht allgemein beantwortet werden. Die Gewichtung, die eine Patientin selbst vornimmt, kann dementsprechend von einer Gewichtung, die aus der Außenperspektive erfolgt, abweichen.

In Claras Fall sind durch den Wert, den sie dem Glauben in ihrem Leben beimisst, basale Gesundheitsgüter gefährdet. Nicht nur ihr gesundheitsbezogenes Wohlergehen, auch ihr Wohlergehen in anderen Lebensbereichen wäre von einem Verlust dieser Güter betroffen, etwa ihr familiäres oder berufliches Wohlergehen. Ist der Blutverlust so groß, dass er zu einer dauerhaften Behinderung führt, wird sie möglicherweise weder ihrer Rolle als Mutter noch als Physiotherapeutin nachgehen können – zwei Lebensbereiche, die ihr wichtig sind und vermutlich einen großen Anteil an ihrem Wohlergehen haben. Sowohl aus einer gesundheitsbezogenen als auch aus einer umfassenden Perspektive auf Claras Wohlergehen kann der Wert der Gesundheitsgüter für ihr Wohlergehen demnach als hoch gelten. Für Clara selbst relativiert sich jedoch der Wert der Gesundheit durch die Bedeutung, die sie ihrem Glauben beimisst. Man kann ihren Fall deshalb nicht nur als Konflikt zwischen ärztlicher Fürsorge und Patientenautonomie werten, sondern auch als ‚Intra-Wohlergehenskonflikt' beschreiben: einen Konflikt, der durch die unterschiedliche Gewichtung von Wohlergehensgütern aus der Innen- und Außenperspektive entsteht.

In Abschnitt 4.3 werde ich im Rahmen der ausführlicheren Falldiskussion die Wohlergehensperspektive in Claras Fall noch genauer beleuchten. Anhand ihres Beispiels zeigt sich deutlich, dass die Bestimmung des relationalen Wertes

---

254   Pellegrino etwa spricht dem „spiritual good" eine wichtige Bedeutung für unser „total good" zu (vgl. hierzu Pellegrino 2001, 569–571).

von Gesundheitsgütern für das Wohlergehen einer Patientin vielschichtig sein kann. Denn auch wenn der Wert angesichts Claras Lebenssituation (gesunde, junge Frau) und ihres Lebensentwurfs (Mutter, Physiotherapeutin) als hoch gelten kann, ist er in Beziehung zu einem anderen zentralen Wert in ihrem Leben zu setzen, der noch gewichtiger erscheint: ihr Glaube. Selbst wenn wir am Ende zu dem Schluss gelangen, dass Claras Entscheidung autonom ist und ihre Autonomierechte zu respektieren sind, ist in ihrem Fall ein ausführliches Gespräch sinnvoll – nicht nur zur Sicherstellung der Autonomie ihrer Entscheidung, sondern auch mit Blick auf ihr allgemeines und längerfristiges Wohlergehen. Es muss zumindest ausgeschlossen werden, dass Patientinnen übersehen, welche Bedeutung (basalen) Gesundheitsgütern für ihr umfassendes Wohlergehen zukommt und welche Folgen ihr Verlust haben kann, wenn sie ihren Fokus ausschließlich auf ein einzelnes Wohlergehensgut richten.

2.5   Fazit

Ausgehend von der These, dass ein ethisch gut begründeter Umgang mit Konflikten zwischen ärztlichen Autonomie- und Wohltunspflichten nicht nur ein differenziertes Verständnis von Autonomie, sondern ein ebenso differenziertes Verständnis von Wohlergehen voraussetzt, habe ich mich dem medizinethischen Wohltunsprinzip und dem Wohlergehen gewidmet. Ziel des Kapitels war es, Wohlergehen unter Rückgriff auf die philosophische Debatte für die Medizinethik zu explizieren.

Ein erster wichtiger Schritt bestand darin, für mehr begriffliche Klarheit im Hinblick auf Wohlergehen und Wohltun zu sorgen, da die Begriffe in der Debatte häufig ungenau oder synonym mit verwandten Begriffen gebraucht werden. „Wohlergehen" wird beispielsweise teils mit „Wohlbefinden" oder „dem guten Leben" gleichgesetzt. Wie sich gezeigt hat, kann dies dazu führen, dass relevante Unterschiede zwischen den Begriffen übersehen werden: Wohlbefinden etwa beschreibt den aktuellen Empfindungszustand einer Person, während sich Wohlergehen in der Regel auf das, was längerfristig *gut für* eine Person ist, bezieht. Wohlergehen und Wohlbefinden können folglich auseinanderlaufen, da es zur Förderung des Wohlergehens einer Patientin notwendig werden kann, ihr Wohlbefinden zeitweise einzuschränken. Deshalb habe ich mich dazu entschieden, ausschließlich von „Wohlergehen" und vom „Wohltunsprinzip" bzw. „Prinzip des Wohltuns" zu sprechen.[255]

---

255   Wie angemerkt, halte ich am Begriff der „ärztlichen Fürsorge" als einem Terminus technicus allerdings fest.

Der zweite wichtige Schritt bestand in einer kontextuellen Verortung der Auseinandersetzung mit Wohlergehen; denn im Gegensatz zu einer allgemeinen Beschäftigung setzt eine Explikation von Wohlergehen für die Medizinethik sowohl ein Verständnis für die spezifische Bedeutung des Begriffs im Rahmen der Patientenversorgung als auch für medizinethische Fragestellungen mit Blick auf Wohlergehen voraus. Anhand des medizinethischen Prinzips des Wohltuns, der spezifisch ärztlichen Fürsorgepflicht, der medizinischen Indikation sowie zentralen Wertvorstellungen und Zielen der Medizin habe ich die substantielle Bedeutung von Gesundheit für ein medizinisches Wohlergehensverständnis aufgezeigt. Im Rahmen einer Explikation von Wohlergehen für die Medizinethik ist diese Gewichtung zu berücksichtigen.

Doch auch wenn unser gesundheitsbezogenes Wohlergehen fraglos in den Vordergrund tritt, sobald wir uns in medizinische Behandlung begeben, verlieren andere Aspekte und Lebensbereiche, die zu unserem Wohlergehen beitragen, nicht unmittelbar an Bedeutung. Deshalb war es mein Ziel im zweiten Teil des Kapitels, den Blick auf Wohlergehen zu erweitern und eine Verhältnisbestimmung zwischen gesundheitsbezogenen und nicht gesundheitsbezogenen Aspekten des Wohlergehens vorzunehmen. Analog zum Autonomiekapitel hat sich hierfür der Rückgriff auf die philosophische Debatte als fruchtbar erwiesen. So habe ich aufgezeigt, dass alle drei philosophischen Standardtheorietypen des Wohlergehens (Hedonismus, OLT und WT) Aspekte beinhalten, die zu einer angemessenen Explikation von Wohlergehen für die Medizinethik beitragen. Das Erleben angenehmer Empfindungen, die Erfüllung persönlicher Wünsche und der Besitz objektiv wertvoller Wohlergehensgüter, die beispielsweise auf unsere natürlichen Bedürfnisse zurückführbar sind, tragen zu unserem Wohlergehen bei – auch im medizinischen Kontext. Eine besondere Rolle scheint jedoch der Festlegung objektiv wertvoller Wohlergehensgüter zuzukommen, da Wohlergehen im Rahmen der Patientenversorgung häufig aus der Außenperspektive beurteilt werden muss und so konkrete Anhaltspunkte notwendig sind – auch, um Beliebigkeit im ärztlichen Handeln zu begrenzen. Gleichzeitig lässt sich nicht ohne Bezugnahme auf die einzelne Patientin, ihre persönlichen Bedürfnisse und Präferenzen sowie ihre individuelle Lebenssituation bestimmen, was ihrem Wohlergehen zuträglich ist.

Eine Lösung für diesen (scheinbaren) Widerspruch konnte ich aus der eingehenden Beschäftigung mit den Kategorien der Subjektivität und der Objektivität im Kontext von Wohlergehen gewinnen. Es hat sich gezeigt, dass nicht nur Theorien, die Wohlergehen einstellungsabhängig definieren, wie es WT tun, die Subjekt-Relativität von Wohlergehen berücksichtigen können. Interpretieren wir sie in einem weiteren Sinne, so können ihr auch OLT gerecht werden, die die Individualität und die spezifische Lebenssituation des

Wohlergehenssubjekts nicht ausblenden. Zwar besteht die Grundidee von OLT gerade darin, Güter zu benennen, die einstellungsunabhängig zum Wohlergehen beitragen („Attitude Independence"), aber dies ist durchaus mit der Annahme vereinbar, dass sich der Wert der Güter für das Wohlergehen einer Person nicht allgemein, sondern nur *in Relation* zu ihren individuellen Lebensumständen, ihren spezifischen Eigenschaften usw. bestimmen lässt.

Diese Annahme habe ich am Ende des Kapitels im Zuge der Verhältnisbestimmung von Wohlergehen und Gesundheit weiter ausgeführt. Vor dem Hintergrund der spezifisch ärztlichen Fürsorgepflicht, den Werten sowie Zielen der Medizin und der Handlungsorientierung, die OLT im medizinischen Kontext bieten, habe ich zunächst die These aufgestellt, dass sich eine Reihe basaler Gesundheitsgüter benennen lässt, die das Kernstück eines medizinethischen Wohlergehensverständnisses bilden. Zur Bestimmung dieser Güter habe ich auf Brocks Unterscheidung in „primary" und „agent-specific functions" zurückgegriffen: Basale Gesundheitsgüter wie ein intaktes Herz-Kreislauf-System oder funktionsfähige Lungen sind den „primary functions" zuzuordnen. Sie können in jedem menschlichen Leben als wertvoll gelten, weil sie unsere Handlungsmöglichkeiten im Leben erhöhen bzw. uns überhaupt erst handlungsfähig machen. Somit kommt ihnen generell eine wesentliche Bedeutung für unser Wohlergehen zu. Allerdings können sie angesichts bestimmter Lebensumstände, etwa einer unheilbaren und leidvollen Erkrankung, ihren Wert für das Wohlergehen einer Patientin verlieren. Zudem kann sich der Wert basaler Gesundheitsgüter relativieren, wenn sie mit anderen (nicht gesundheitsbezogenen) Wohlergehensgütern in Konflikt geraten, wie der Fall von Clara gezeigt hat. Dennoch können Ärztinnen davon ausgehen, dass Patientinnen basale Gesundheitsgüter *in der Regel* zu schätzen wissen und an Wiederherstellung und Aufrechterhaltung auch interessiert sind.

Anders verhält es sich mit weiterführenden Gesundheitsgütern, die in die Kategorie der „agent-specifc functions" fallen, beispielsweise mit einem besonders leistungsstarken Herzen. An ihnen zeigt sich die Subjekt-Relativität von Gesundheit für unser Wohlergehen noch deutlicher, da der Wert der „agent-specific functions" für unser Wohlergehen ausschließlich von individuellen Lebensumständen, persönlichen Bedürfnissen, Lebenszielen usw. abhängt. Das Paradox, dass einerseits ein gewisses Maß an Gesundheit für eine autonome Lebensführung bzw. für Handlungsfähigkeit im Allgemeinen notwendig ist und wir uns andererseits gerade angesichts persönlicher Ziele und Lebenspläne dazu entscheiden können, andere Güter unserer Gesundheit überzuordnen, lässt sich letztlich nicht auflösen. Um die besondere Stellung der Gesundheit für unser Wohlergehen zu verdeutlichen, habe ich sie auch als „Wohlergehenschance" bezeichnet: Sie schafft Bedingungen und Voraussetzungen für Wohlergehen, muss jedoch zur Realisierung von Wohlergehen noch in persönliche Befriedigung umgesetzt werden.[256]

Die zu Beginn des Kapitels aufgeworfene Frage danach, worauf ärztliche Wohltunspflichten gerichtet sind, lässt sich nun beantworten: Ärztliche Wohltunspflichten sind in erster Linie auf das gesundheitsbezogene Wohlergehen von Patientinnen gerichtet, das in Form einer OLT ausformuliert werden kann. Ein besonderer Stellenwert kommt hierbei basalen Gesundheitsgütern zu, die besonders schützenswert sind. Allerdings ist stets die Subjekt-Relativität der gesundheitsbezogenen Wohlergehensgüter, also ihr Verhältnis zu den individuellen Lebensumständen einer Patientin und zu anderen nicht gesundheitsbezogenen Wohlergehensgütern, zu berücksichtigen. Hierdurch findet auch das umfassende Wohlergehen von Patientinnen Eingang in die ärztliche Fürsorgeperspektive.

Diese Antwort mag etwas vage erscheinen und kann fraglos weiter ausgearbeitet werden. Sie leistet jedoch für sich genommen einen wertvollen Beitrag zur Konkretisierung und Gewichtung ärztlicher Wohltunspflichten. Beispielsweise ist nun klarer, worauf in der Bestimmung des Patientenwohls besonders zu achten ist und wann ärztliche Wohltunspflichten besonders gewichtig erscheinen. Dies zeigt klar den Mehrwert einer differenzierten Auseinandersetzung mit Wohlergehen auf, die in den *Principles* nicht stattfindet.

Wie sich in den folgenden beiden Kapiteln noch deutlicher herausstellen wird, ist es auch mit Blick auf das übergeordnete Thema der Arbeit, den ethisch gut begründeten Umgang mit Konflikten zwischen Autonomie- und Wohltunspflichten, hilfreich, den besonderen Stellenwert basaler Gesundheitsgüter für das Patientenwohl im Rahmen der Wohltunsperspektive zu berücksichtigen. Gefährdet eine Patientin mit ihrer Entscheidung basale Gesundheitsgüter, gefährdet sie aller Wahrscheinlichkeit nach auch ihr Wohlergehen in anderen Lebensbereichen, möglicherweise sogar die Aussicht, in Zukunft weiterhin ein autonomes Leben nach persönlichen Vorstellungen führen zu können. Anhand basaler Gesundheitsgüter tritt der Zusammenhang zwischen Autonomie und Wohlergehen besonders deutlich hervor. Nicht nur aus einer gesundheitsbezogenen Perspektive, auch mit Blick auf das umfassende Wohlergehen der Patientin, kann es somit als Teil ärztlicher Fürsorge gesehen werden, ihr gewissenhaft die Konsequenzen ihrer Entscheidung aufzuzeigen – für

---

256 Vgl. Höffe 2002, 171f.

ihre Gesundheit sowie für ihr weiteres Leben im Allgemeinen.[257] Wie sich noch zeigen wird, muss dies nicht in ungerechtfertigten Paternalismus münden, sondern kann Konflikten vorbeugen und zu einer guten Arzt-Patienten-Kommunikation beitragen. Was unter Paternalismus im medizinethischen Kontext zu verstehen ist und unter welchen Umständen paternalistisches Eingreifen gerechtfertigt sein kann, möchte ich im nachfolgenden Kapitel klären.

---

257   Bei einer unmittelbaren Bedrohung des Lebens einer Patientin können unter Umständen drastischere Maßnahmen gerechtfertigt sein, beispielsweise eine Krisenintervention im Falle akuter Suizidalität.

Paternalismus

Ziel der beiden vorausgehenden Kapitel war es, Autonomie und Wohlergehen für die Medizinethik zu explizieren. Mithilfe philosophischer Theorien und Begriffe habe ich nicht nur ein differenzierteres Verständnis von Autonomie und Wohlergehen im medizinethischen Kontext ausgearbeitet, sondern auch konkretisiert, was es heißt, die Autonomie von Patientinnen zu respektieren und ihr Wohlergehen zu fördern. Bereits zu Beginn der Arbeit ist deutlich geworden, dass es nicht immer möglich ist, beiden Zielsetzungen – Patientenautonomie respektieren und Patientenwohl fördern – gleichermaßen nachzukommen. So habe ich im Einleitungskapitel auf die beiden paradigmatischen Varianten des Konflikts zwischen den Prinzipien des Respekts der Autonomie und des Wohltuns in der Patientenversorgung verwiesen: Eine Patientin lehnt eine Behandlung ab, die ihrem Wohlergehen aus ärztlicher Sicht zuträglich ist, während eine andere Patientin eine Behandlung fordert, die ihrer Ärztin zufolge einen zweifelhaften Nutzen für ihr Wohlergehen besitzt. Man könnte hier auch von den zwei ‚klassischen Konflikten‘ zwischen Patientenwillen und ärztlicher Fürsorge sprechen. Auch der Fall von Clara, der in den vorausgehenden Kapiteln eine zentrale Rolle gespielt hat, spiegelt diesen Konflikt eindrücklich wider. Löst man diesen zugunsten der ärztlichen Fürsorgeperspektive und entgegen dem Patientenwillen auf, so spricht man von (ärztlichem) Paternalismus.

In der medizinethischen Debatte wird in der Regel die Frage nach der Rechtfertigung paternalistischen Eingreifens diskutiert: Unter welchen Umständen ist es gerechtfertigt, das Recht von Patientinnen, Behandlungsentscheidungen selbst zu treffen, einzuschränken, um ihr Wohlergehen zu schützen und zu fördern? Diese Frage erscheint in der medizinethischen Literatur als *die* – wenn nicht sogar die einzige – relevante Frage mit Blick auf das Spannungsverhältnis zwischen Patientenautonomie und ärztlicher Fürsorge, das fast ausschließlich unter dem Stichwort des Paternalismus thematisiert wird.[1] Dieser Eindruck bestätigt sich durch einen Blick in die *Principles*: Gemäß Beauchamp und Childress konzentriert sich die Paternalismusdebatte auf die Frage, „how to specify

---

1   Vgl. unter anderem Schöne-Seifert 2009, Loewy 2005, Gert et al. 2006, Savulescu 1995, Kittay 2007, Agich 2007, Madder 1997, Ach 2013, Schramme 2013, Hildt 2006, Rehbock 2002, Sandman/Munthe 2010, Veatch 2009 und 2012, Pellegrino/Thomasma 1988, Brock 1988, Buchanan 1978, Groll 2014a und Beauchamp 2009.

© BRILL MENTIS, 2023 | DOI:10.30965/9783969752937_004

or balance these principles".[2] Sie selbst widmen der Paternalismusthematik zwar einen Großteil ihres Kapitels zur *Beneficence*,[3] doch davon unabhängig befassen sie sich kaum mit dem Konflikt zwischen Autonomie- und Wohltunsprinzip.[4] Angesichts der explizierten Auffassungen von Autonomie und Wohlergehen ist hingegen anzuzweifeln, ob die Frage nach der Rechtfertigung von Paternalismus in dieser einfachen Form überhaupt gestellt werden kann. Bezieht man sich nicht ausschließlich auf Autonomie im Sinne eines negativen Abwehrrechts und ein Verständnis von Patientenwohl, das nur oder vornehmlich auf objektive, gesundheitsbezogene Aspekte gerichtet ist, tauchen unmittelbar eine Reihe von Fragen auf, etwa die Frage, auf welches Wohlergehensverständnis ein paternalistischer Eingriff gerichtet ist.[5]

Eine gewisse Berechtigung erfährt die Schwerpunktsetzung der medizinethischen Literatur meines Erachtens durch die lange Tradition des ärztlichen Paternalismus und die bis heute bestehende hohe Vulnerabilität von Patientinnen, im Rahmen ihrer Behandlung paternalisiert zu werden.[6] Auch wenn es inzwischen einige Instrumente und Strategien zum besseren Schutz von Patientinnen gegenüber ärztlichem Paternalismus, wie den IC, gibt, besteht das Machtgefälle zwischen Ärztinnen und Patientinnen, wie ich in Abschnitt 1.2.1 aufgezeigt habe, weiterhin. Die Auseinandersetzung mit ärztlichem Paternalismus und seiner Rechtfertigung kann daher nach wie vor als zentrales Thema der Medizinethik gelten. Nicht zuletzt stellt sich die Frage nach einer gerechtfertigten ,Bevormundung' von Patientinnen auch unabhängig von der klassischen Zweierbeziehung zwischen Ärztin und Patientin, nämlich im Kontext von Präventionsmedizin und Public Health.[7] Zugleich führt die Schwerpunktsetzung der medizinethischen Debatte zu einem einseitigen Blick auf

---

2 Beauchamp/Childress 2019, 232. In älteren Versionen der *Principles* fällt diese Charakterisierung noch deutlicher aus, so beispielsweise in der vierten Edition: „The problem of medical paternalism is the problem of putting just the right specification and balance of physician beneficence and patient autonomy in the patient-physician relationship" (Beauchamp/Childress 1994, 284).

3 Vgl. Beauchamp/Childress 2019, 230–243.

4 Unabhängig von der Paternalismusthematik gehen Beauchamp und Childress auf den Konflikt – aktueller könnte es nicht sein – mit Blick auf Einschränkungen der Autonomie durch Quarantäne-Bestimmungen während einer Pandemie wie SARS ein (vgl. Beauchamp/Childress 2019, 23f.).

5 Vgl. Becker 2019, 89.

6 Vgl. Groll 2014a, 195.

7 Dass es auch in diesem Kontext eine Reihe ungeklärter Fragen gibt, führte die Covid-19-Pandemie eindrücklich vor Augen. Paternalistische Interventionen im Public-Health-Bereich richten sich in der Regel nicht gegen einzelne Personen, sondern gegen Personengruppen oder die Gesamtbevölkerung; so beispielsweise Besuchsverbote in Altenheimen oder die Impfpflicht für das Gesundheits- und Pflegepersonal.

das Verhältnis zwischen Autonomie- und Wohltunspflichten, den auch die *Principles* nahelegen („[M]orality requires that we treat persons autonomously and refrain from harming them, but morality *also* requires that we contribute to their welfare."[8]).[9] Wenn man sich den konzeptionellen Zusammenhängen von Autonomie und Wohlergehen widmet, die sich in den vorausgehenden Kapiteln bereits angedeutet haben und die ich im vierten Kapitel weiter ausführen werde (siehe Abschnitt 4.1.4), wird klar, dass die beiden Pflichten nicht grundsätzlich in unterschiedliche Richtungen weisen, d.h. unterschiedliche Handlungserfordernisse begründen, müssen. Zusätzlich befördert wird dieser Eindruck hingegen, indem das Spannungsverhältnis zwischen ärztlicher Fürsorge und Patientenautonomie *ausschließlich* unter dem Rubrum des Paternalismus thematisiert wird.

Auch wenn es mein Ziel ist, einen umfassenden Blick auf dieses Verhältnis zu vermitteln, möchte ich mich im Folgenden selbst mit der Paternalismusthematik befassen. Da in der Paternalismusdebatte diskutiert wird, wie paternalistisches Eingreifen gerechtfertigt werden kann, können aus ihr mögliche Strategien für den Umgang mit dem Konflikt gewonnen werden. Letztlich stellt Paternalismus eine Möglichkeit dar, mit dem Konflikt zwischen Autonomie- und Wohltunspflichten umzugehen, nämlich ihn zugunsten letzterer aufzulösen. Mein besonderes Interesse gilt der Frage, welche Formen und Rechtfertigungsstrategien von Paternalismus, die aktuell in der philosophischen Debatte im Allgemeinen und in der Medizinethik im Besonderen diskutiert werden, auch hinsichtlich der differenzierteren Auffassungen von Autonomie und Wohlergehen plausibel sind. Wie verändert es unseren Blick auf den ‚klassischen ärztlichen Paternalismus' (eine Ärztin übergeht das Recht einer Patientin, selbst über ihre Behandlung zu entscheiden, um ihr Wohlergehen aus medizinischer Perspektive zu schützen und zu fördern), wenn wir die Explikationen von Autonomie und Wohlergehen aus den vorausgehenden Kapiteln zugrunde legen?

Für die Beantwortung dieser Frage möchte ich in einem ersten Schritt klären, was unter Paternalismus in der Medizinethik zu verstehen ist. Anschließend werde ich diskutieren, welche Formen von Paternalismus, die in der Debatte unterschieden werden, auch im medizinethischen Kontext relevant sind. Im Anschluss daran möchte ich mich der Rechtfertigung von Paternalismus zuwenden. Hierbei wird sich zeigen, dass vor dem Hintergrund meiner inhaltlichen sowie methodischen Orientierung an der prinzipienorientierten Ethik

---

8 Beauchamp/Childress 2019, 217; Hervorhebung A.H.
9 Für Kritik an dieser Auffassung vgl. unter anderem Pugh 2020, 254, und SAMW/NEK 2020, 16.

nur ein Abwägungsmodell, der sogenannte *Balancing View*, infrage kommt. Allerdings werde ich mich deutlich von der rein wohlergehensbasierten Variante, die Beauchamp und Childress vertreten, distanzieren und für eine eigene Position, den *erweiterten Balancing View*, argumentieren.

3.1   Paternalismus: Definition und Spielarten

Ärztlicher Paternalismus richtet sich auf das Patientenwohl und stellt demnach eine Form des sogenannten „Welfare Paternalism" dar, der auch als „fürsorglicher" oder „benevolenter Paternalismus" bezeichnet wird.[10] Diese übergeordnete Paternalismuskategorie, der wohl die meisten Paternalismusformen zuzuordnen sind, unter anderem der „Legal Paternalism"[11], wird vom sogenannten „Moral Paternalism"[12] unterschieden, den ich im Folgenden nicht thematisieren werde. Durch die Einordnung des ärztlichen Paternalismus als „Welfare Paternalism" können darüber hinaus Definitionen von Paternalismus für die Medizinethik als ungeeignet verworfen werden, die die Beförderung des Wohls anderer nicht als notwendiges Motiv paternalistischen Handelns einstufen.[13]

Ärztlicher Paternalismus beruht somit auf einer grundsätzlich als positiv zu bewertenden Handlungsabsicht.[14] Dies sollte bei aller Kritik nicht übersehen werden. Folglich ist es naheliegend, Paternalismus im medizinischen Kontext wertfrei zu definieren, d.h. den Begriff von vornherein weder negativ noch positiv ‚aufzuladen' und paternalistische Maßnahmen somit weder als stets gerechtfertigt noch als stets ungerechtfertigt auszuweisen.[15] Die

---

10   Vgl. Dworkin 2020.

11   Der Begriff des „Legal Paternalism" wurde von Feinberg durch seinen gleichnamigen Aufsatz aus dem Jahre 1971 geprägt: „The principle of legal paternalism justifies state coercion to protect individuals from self-inflicted harm, or in its extreme version, to guide them, whether they like it or not, toward their own good" (Feinberg 1971, 105).

12   Der „Moral Paternalism" zielt entweder darauf ab, das ‚moralische Wohl' einer Person zu befördern, etwa durch Verbote moralisch fragwürdiger Handlungen, oder darauf, ihren moralischen Charakter zu verbessern (vgl. Dworkin 2020).

13   Vgl. Groll 2014b, 187f. Folgt man etwa der Paternalismusdefinition von Seana V. Shiffrin, so ist die Sorge um das Wohlergehen der Zielperson keine notwendige Bedingung paternalistischen Handelns (vgl. Shiffrin 2000, 214–218). Vgl. auch Coons/Weber 2013, 5.

14   Vgl. Grill 2013, 35.

15   Vgl. VanDeVeer 1986, 25f. Vgl. auch Grill 2013, 31f. Dadurch wird beispielsweise das Paternalismusverständnis von Bernard Gert und Charles M. Culver ausgeschlossen, denen zufolge Paternalismus *per definitionem* die Verletzung einer moralischen Regel darstellt (vgl. Gert/Culver 1976, 48, und Gert et al. 2006, 237–243).

Paternalismusdefinition, die Beauchamp und Childress in den *Principles* geben, erfüllt dieses Kriterium. Sie ist meines Erachtens aus mehreren Gründen für den medizinethischen Kontext geeignet, weshalb ich sie im Folgenden vorstellen und als Grundlage für weiterführende Überlegungen heranziehen möchte. Außerdem zeigt sie eine große Übereinstimmung mit anderen prominenten Paternalismusdefinitionen.[16]

3.1.1   *Die Paternalismusdefinition aus den* Principles

> [W]e define ‚paternalism' as ‚the intentional overriding of one person's preferences or actions by another person, where the person who overrides justifies the action by appeal to the goal of benefiting or of preventing or mitigating harm to the person whose preferences or actions are overridden.'[17]

Auch wenn Beauchamp und Childress „Paternalismus" hier als eine wohlwollende Handlung beschreiben, die der väterlichen Fürsorge gleicht, lassen sie offen, ob diese Handlung gerechtfertigt, unerlässlich, unangebracht oder falsch ist.[18] Wie soeben erwähnt, erfüllt ihre Definition somit das Kriterium der Wertfreiheit und Neutralität.

Darüber hinaus sprechen folgende Gründe für die Angemessenheit der Definition im medizinethischen Kontext: Erstens handelt es sich um ein weites Paternalismusverständnis, da vom Übergehen der Präferenzen und Handlungen anderer im Allgemeinen – nicht von autonomen Präferenzen und Handlungen im Speziellen – die Rede ist. Gemäß Vertreterinnen eines engen Paternalismusverständnisses sind am Wohlergehen orientierte Eingriffe in nicht autonome Handlungen und Entscheidungen hingegen nicht als paternalistisch einzustufen. Die Frage nach der Rechtfertigung sei in diesem Fall uninteressant, da keine Autonomierechte verletzt würden.[19] Im Kontext der Unterscheidung zwischen sanftem („soft") und hartem („hard") Paternalismus werde ich nicht nur erläutern, weshalb ein weites Paternalismusverständnis für die Medizinethik geeigneter ist als ein enges, sondern auch aufzeigen, dass Eingriffe in nicht autonomes Handeln und Entscheiden schwerer zu rechtfertigen sind, als man vielleicht annehmen möchte. Zweitens schließt der

---

16   Vgl. unter anderem Dworkin 2020, Christman 2014, 372, VanDeVeer 1986, 22, und Clarke 2002, 81.

17   Beauchamp/Childress 2019, 231f. Für einen allgemeinen Überblick über verschiedene Definitionen vgl. Garren 2006 und für einen Überblick mit medizinethischem Fokus vgl. Groll 2014b.

18   Vgl. Beauchamp/Childress 2019, 232.

19   Vgl. beispielsweise Quante 2009 und Sandman/Munthe 2010. Beauchamp selbst vertritt an anderer Stelle ein enges Paternalismusverständnis (vgl. Beauchamp 2009, 81).

Hinweis, dass sich Paternalismus auf ein absichtliches („intentional") Übergehen der Wünsche einer anderen Person bezieht, Fälle aus, in denen eine Person aus Unwissenheit gegen den Willen einer anderen handelt.[20] Und drittens
verdeutlicht die Definition der beiden Autoren, dass es die Gründe für eine
Handlung und nicht ihre Konsequenzen sind, die sie paternalistisch machen;
denn auch wenn das Ziel des benevolenten Paternalismus die Beförderung des
Wohls einer anderen Person ist, wird dieses nicht immer erreicht.

Kritikwürdig an der Definition der beiden Autoren ist lediglich, dass sie
Fälle ausschließt, in denen weder Präferenzen übergangen noch Handlungen
unterbunden werden, jedoch gehandelt oder entschieden wird, ohne die Zielperson[21] zu informieren oder einzubeziehen. Allerdings handelt es sich hierbei vermutlich um eine definitorische Nachlässigkeit, da Beauchamp und
Childress direkt im Anschluss an ihre Definition ein Fallbeispiel anbringen, in
dem der paternalistische Akt im Vorenthalten von Informationen besteht.[22]

Darüber hinaus nennen die beiden Autoren als typische Beispiele von
Paternalismus in der Medizin Zwangseinweisungen, Suizidinterventionen,
Bluttransfusionen und Wiederbelebungsmaßnahmen gegen den Patientenwillen, die Ablehnung von der Patientin geforderter innovativer Therapien
aus Wohltunsüberlegungen sowie gesetzliche Strategien zur Gesundheits-
förderung.[23] Auch anhand der Fälle von Laura und Clara lassen sich typische
Formen des ärztlichen Paternalismus veranschaulichen. So wäre es etwa paternalistisch, Clara eine Bluttransfusion zu verbreichen oder Laura mittels Zwang
zu ernähren. Worin der Unterschied zwischen diesen beiden Fällen besteht,
möchte ich im Folgenden aufzeigen.

3.1.2 Sanfter und harter Paternalismus

Geht man wie Beauchamp und Childress von einer weiten Paternalismusdefinition aus, so gelten sowohl am Wohlergehen orientierte Eingriffe in

---

20 So kann es sein, dass eine Ärztin in einer Notfallsituation nicht weiß, dass es sich bei einer
    bewusstlosen Patientin um eine Anhängerin der Zeugen Jehovas handelt, und, ohne es
    zu wissen, gegen ihren Willen, aber mit Blick auf ihr Wohlergehen, eine Bluttransfusion
    vornimmt.

21 Im Folgenden gebrauche ich die Bezeichnungen „die betroffene Person", „die Betroffene"
    oder „die Zielperson", um mich auf die Person zu beziehen, auf die der paternalistische
    Eingriff gerichtet ist.

22 Vgl. Beauchamp/Childress 2019, 230. An späterer Stelle schreiben sie auch: „Hard paterna-
    lism usurps autonomy by either *restricting the information* available to a person or over-
    riding the person's informed and voluntary choices" (ebd., 233; Hervorhebung A.H.). Vgl.
    auch ebd., 231.

23 Vgl. Beauchamp/Childress 2019, 231.

autonome Handlungen und Entscheidungen als auch in *nicht* autonome Handlungen und Entscheidungen als paternalistisch.[24]

Gert et al. machen auf eine Schwierigkeit dieser Auffassung aufmerksam: Sie führt dazu, dass Paternalismus nicht länger als Konflikt zwischen Autonomie- und Wohltunspflichten verstanden werden kann.[25] Von Vertreterinnen eines weiten Paternalismusverständnisses, so auch von Beauchamp und Childress, wird diesem Umstand in der Regel durch die Unterscheidung in harten und sanften Paternalismus begegnet. Während harter Paternalismus in autonome Handlungen und Entscheidungen eingreift und damit auch von einem engen Paternalismusverständnis erfasst wird, beschreibt sanfter Paternalismus das Eingreifen in *nicht* autonome Handlungen und Entscheidungen. Weil sanfter Paternalismus keine Autonomieverletzung darstellt, wird er gewöhnlich als leichter rechtfertigbar eingestuft. Auch Beauchamp und Childress sehen keinen tiefergehenden Konflikt zwischen Autonomie und Wohltun im Falle des sanften Paternalismus: „That we should protect persons from harm caused to them by conditions beyond their control is not controversial. Soft paternalism therefore does *not* involve a *deep conflict* between the principles of respect for autonomy and beneficence."[26]

Um auf die genannten Beispiele zurückzukommen: In Claras Fall hätten wir es mit hartem Paternalismus zu tun,[27] während das Handeln gegen Lauras Willen ‚lediglich' sanft paternalistisch wäre. Wie aufgezeigt, ist Laura hinsichtlich Fragen, die Nahrungsaufnahme und Gewichtszunahme und damit einen wesentlichen Bestandteil der Therapie betreffen, nur eingeschränkt autonom. Doch folgt hieraus zwangsläufig, dass das Handeln gegen Lauras Willen gerechtfertigt ist und das gegen Claras Willen nicht? Im Folgenden möchte ich ein paar Argumente dafür aufzeigen, dass sanfter Paternalismus einer genauso sorgfältigen Rechtfertigung bedarf wie harter Paternalismus. Dazu greife ich unter anderem auf die erarbeiteten konzeptionellen Differenzierungen von Autonomie und Wohlergehen zurück.

So ergibt sich ein Argument aus der im Autonomiekapitel aufgezeigten Differenz zwischen lokaler und globaler Autonomie: Laura ist vielleicht nicht hinsichtlich der aktuellen Therapieentscheidung autonom, aber wie herausgearbeitet kann sie in einem globalen Sinne als autonom gelten.[28] Sie führt ein selbstbestimmtes Leben, verfolgt selbstgesteckte Lebensziele und ist eine

---

24   Vgl. Dworkin 1988, 124f.

25   Vgl. Gert et al. 2006, 244.

26   Beauchamp/Childress 2019, 233; Hervorhebung A.H.

27   Dies setzt die Annahme voraus, dass Clara sich ihren Glauben autonom angeeignet und über die Konsequenzen ihres Verzichts ausreichend reflektiert hat.

28   Diese Einschätzung wird durch die Studie von Brunner et al. 2005 unterstützt.

autonome Person, der mit Respekt zu begegnen ist. Ein Handeln gegen ihren Willen würde zwar nicht ihre aktuelle Autonomie verletzen, aber möglicherweise ihrer globalen Autonomieausübung entgegenstehen. Sie bedarf deshalb einer sorgfältigen Rechtfertigung. Eine Zwangseinweisung in eine Klinik würde es Laura etwa erschweren, bestimmte Lebenspläne weiter zu verfolgen, unter anderem ihre Karriereziele als Juristin.

Aber auch Paternalismus gegenüber Personen, die nicht nur hinsichtlich einzelner Entscheidungen bzw. Lebensbereiche als nicht autonom gelten, sondern insgesamt ihre Autonomiefähigkeit verloren haben, bedarf einer Rechtfertigung. Wie Dana Howards aufzeigt, können paternalistische Eingriffe von nicht autonomen Personen ebenfalls als erhebliche Kränkung erlebt werden – insbesondere dann, wenn sie noch über eine gewisse Handlungskompetenz verfügen.[29] Dies entspricht der im Autonomiekapitel aufgezeigten Bedeutung von *Carings* (siehe Abschnitt 1.3.3.1): Verwehrte man Martha aus reinen Fürsorgeüberlegungen die Teilnahme an der Alzheimerforschung grundsätzlich, so würde ein zentrales Interesse, eine *Caring Attitude*, von ihr verletzt werden.[30] Dieses Eingreifen ist nur dann gerechtfertigt, wenn ihr *Caring*, an der Alzheimerforschung teilzunehmen, gewissenhaft gegenüber ihrem Wohlergehen abgewogen wurde – und zwar in jedem einzelnen Fall.

Hinzu kommt, dass Behandlungen gegen den Willen einer Patientin unabhängig davon, ob ihre Willensäußerung als autonom gelten kann oder nicht, eine Verletzung ihrer körperlichen Integrität darstellen. Diese Verletzung ist für sich genommen moralisch problematisch. Sie kann mit Schmerzen sowie mit Gefühlen des Kontrollverlusts, der Demütigung und der Ohnmacht einhergehen. Gerade von nicht autonomen Patientinnen kann eine solche Verletzung als bedrohlich erlebt werden, da sie dem Geschehen in besonderem Maße ausgeliefert sind, medizinische Abläufe und Informationen nicht verstehen und so nicht wissen, was mit ihnen geschieht. Auch wenn ein paternalistischer Eingriff nicht ihre Autonomie verletzt, so kann er ihnen in anderer Hinsicht schaden und großes Leid zufügen.[31]

Es ist festzuhalten, dass sowohl harter als auch sanfter Paternalismus einer sorgfältigen Abwägung bedürfen. Ob harter Paternalismus jemals gerechtfertigt sein kann, werde ich im Kontext der Rechtfertigungsstrategien diskutieren. Mit Blick auf sanften Paternalismus ist deutlich geworden, dass auch

---

29   Vgl. Howards 2018, 323f. Für Beispielfälle vgl. ebd., 329.
30   Der Respekt ihrer Autonomie gestaltet sich natürlich anders als bei einer eindeutig autonomen und entscheidungskompetenten Patientin (vgl. Groll 2012, 694, und siehe Abschnitt 1.3.3.1).
31   Vgl. Becker 2019, 105f.

er mit negativen Folgen für die betroffene Person verbunden sein kann. Auch wenn er keine Autonomierechte, wie den IC, verletzt, kann er dem Wert, der der Autonomie bereits in ihren Vorformen zukommt, entgegenstehen. *Prima facie* ist sanfter Paternalismus demnach als moralisch problematisch einzustufen. Vor diesem Hintergrund ist es meiner Ansicht nach gerechtfertigt, auch am Wohlergehen orientierte Eingriffe in *nicht* autonome Handlungen und Entscheidungen als „paternalistisch" zu bezeichnen: denn dies verdeutlicht, dass wir es ebenfalls mit einer *prima facie* moralisch problematischen Handlung zu tun haben, die nicht ohne eine sorgfältige Abwägung vollzogen werden sollte. Dies ginge durch die Bezeichnung als „wohlwollende" oder „fürsorgliche Handlung" möglicherweise unter. Hinzu kommt, dass die Haltung, die gewöhnlich mit paternalistischen Handlungen verbunden ist, nämlich jene, der Zielperson in der Einschätzung ihres Wohlergehens überlegen zu sein, auch hinter Eingriffen in nicht autonome Handlungen und Entscheidungen steht.

Die Differenz zwischen sanftem und hartem Paternalismus wird in der Literatur teilweise auch als Differenz zwischen schwachem („weak") und starkem („strong") Paternalismus bezeichnet.[32] Diese Begriffswahl ist jedoch insofern unglücklich, als die Kategorien des schwachen und des starken Paternalismus in der Paternalismusdebatte auch in anderer Bedeutung verwendet werden, um die es im Folgenden gehen soll.

3.1.3   *Schwacher und starker Paternalismus*

Paternalistische Handlungen werden nicht nur mit Blick auf die vorhandene oder nicht vorhandene Autonomie der Zielperson, sondern auch hinsichtlich ihrer Eingriffstiefe differenziert. Hieraus können ebenfalls unterschiedliche Anforderungen an die Rechtfertigung paternalistischen Eingreifens abgeleitet werden.

Während schwacher Paternalismus in die Mittel eingreift, die die Zielperson zur Erreichung ihrer Ziele gewählt hat, greift starker Paternalismus in die Ziele selbst ein.[33] Diese sehr knappe und damit wenig aussagekräftige Definition

---

32   Vgl. unter anderem VanDeVeer 1986, 81–87, Beauchamp 2009, 82f., Hildt 2006, 176, Veatch 2012, 57, Pellegrino/Thomasma 1988, 8f., und Sjöstrand et al. 2013a, 713f. Feinberg, der die beiden Kategorien des sanften und des harten Paternalismus eingeführt hat, hat sie ursprünglich selbst als schwachen bzw. starken Paternalismus bezeichnet (vgl. Feinberg 1971, 124). Allerdings hat er sich in späteren Arbeiten Gerald Dworkins Terminologie angeschlossen und von da an stets von sanftem bzw. hartem Paternalismus gesprochen (vgl. Feinberg 1989b, 377, Anm. 16).

33   Vgl. Dworkin 2020.

möchte ich anhand des Falls von Laura veranschaulichen.[34] Angenommen Laura beschlösse, gegen ihre Anorexie anzukämpfen und mit Blick auf Ihr Wohlergehen wieder ein gesundes Gewicht zu erreichen. Sie nimmt sich vor, jeden Tag einen Apfel mehr zu essen. Auch wenn ihre Therapeutin ebenfalls der Meinung ist, dass eine Gewichtszunahme (= Ziel) Lauras Wohlergehen zuträglich wäre, hält sie Lauras Plan (= Mittel) für nicht zielführend. Ohne Lauras Einverständnis lädt sie zur nächsten Therapiesitzung eine Ernährungs-beraterin ein, die mit ihr einen ausgewogenen Ernährungsplan erarbeitet (= paternalistisches Mittel), an den sich Laura, um weiterhin an der Therapie teil-nehmen zu können, halten muss. In diesem Fall handelt es sich um schwachen Paternalismus. Starker Paternalismus liegt hingegen vor, wenn die Therapeutin nicht die Mittel, sondern das von Laura angestrebte Ziel für verfehlt hält und mit Blick auf ihr Wohlergehen interveniert. Ist Laura etwa nach wie vor der Ansicht, dass eine weitere Gewichtsreduktion zu ihrem Wohlergehen beiträgt, während ihre Therapeutin die gegenteilige Sicht vertritt, handelt diese in einem starken Sinne paternalistisch, wenn sie eine Zwangsernährung anordnet.

Starker Paternalismus gilt in der Regel als schwerer zu rechtfertigen als schwacher Paternalismus, da die Ziele, die Menschen im Hinblick auf ihr Wohlergehen anstreben, sehr unterschiedlich sein können und auf individu-ellen Vorstellungen des guten Lebens beruhen.[35] Von ,richtigen' und ,falschen' Vorstellungen des guten Lebens zu sprechen scheint kaum möglich zu sein; denn die Frage, was ein gutes Leben auszeichnet, hängt von persönlichen Wer-ten, Erfahrungen, Präferenzen usw. ab.[36] Demgegenüber beruhen Uneinig-keiten hinsichtlich des Mittels zur Zielerreichung oftmals auf Unkenntnis oder Informationsmangel aufseiten der betroffenen Person, insbesondere im

---

34   Wie bereits erwähnt, haben wir Zweifel an Lauras Autonomie in Bereichen, die Bewegung, Nahrungsaufnahme und Gewicht betreffen. Demnach sind Eingriffe in ihr Handeln und Entscheiden in diesen Bereichen nur sanft paternalistisch. Dennoch können die Kate-gorien des schwachen und des starken Paternalismus auf ihren Fall angewendet werden, da sie unabhängig von den Kategorien des sanften und harten Paternalismus sind und mit beiden kombiniert werden können.

35   Heike Schmidt-Felzmann verweist auf die Besonderheiten der Paternalismus-Problematik im Kontext der Psychotherapie (vgl. hierzu Schmidt-Felzmann 2007). Manche Patientin-nen entscheiden sich gerade deshalb für eine Psychotherapie, weil sie mit ihren Zielen im Leben und der Art und Weise, wie sie Werte gewichten, unzufrieden sind und daran etwas ändern möchten. Fraglos würde es sich auch in diesem Fall um ungerechtfertigten Paternalismus handeln, drängten Psychotherapeutinnen den Patientinnen ihre eigenen Ziele und Werte auf. Dennoch ist die Einflussnahme auf Werte und Ziele mit Blick auf das Wohl von Patientinnen im Kontext der Psychotherapie anders zu bewerten.

36   Dieser Umstand wird eindrücklich von Sumner beschrieben: „[A]lthough your life may be going well in many respects, it is prudentially valuable only if it is going well for you" (Sumner 1996, 42).

medizinischen Kontext. Mit Blick auf die Wirksamkeit von Therapien scheint es hier zumindest ein Richtig und ein Falsch zu geben. Auch scheint die Eingriffstiefe im Falle des schwachen Paternalismus geringer zu sein, da der Zielperson ihre Ziele und Werte nicht streitig gemacht werden, sondern sie vielmehr bei deren Realisierung unterstützt wird.

Allerdings sind Ausnahmen möglich: Es kann gerechtfertigt sein, auch die Ziele, die Patientinnen hinsichtlich ihres Wohlergehens anstreben, infrage zu stellen und zu intervenieren. Mit Blick auf die Studie zum Authentizitätserleben von Anorexie-Patientinnen scheinen zumindest Zweifel daran gerechtfertigt, ob eine Gewichtsreduktion tatsächlich ein Lebensziel Lauras oder nur ein Ausdruck ihrer Erkrankung ist (siehe Abschnitt 1.3.2.1.5). Umgekehrt können Patientinnen gute Gründe haben, ein bestimmtes Mittel zur Zielerreichung zu bevorzugen – auch entgegen fachlichen Ratschlägen und wissenschaftlich fundierten Erkenntnissen. Wenn Laura beispielsweise in ihrer Vergangenheit schlechte Erfahrungen mit Verhaltenstherapie gemacht hat, hat sie guten Grund, selbst gegen ärztliche Empfehlung eine tiefenpsychologisch fundierte Psychotherapie zu bevorzugen.

Demnach gilt auch hier wieder, dass in jedem einzelnen Fall eine sorgfältige Abwägung zwischen Autonomie- und Wohltunspflichten vorzunehmen ist – unabhängig davon, ob die geplante paternalistische Handlung auf die von der betroffenen Person gewählten Mittel oder Ziele gerichtet ist. Grundsätzlich lohnt es sich im Falle einer Uneinigkeit zwischen Ärztin und Patientin, sorgfältig zu prüfen, worin die Uneinigkeit genau besteht. Betrifft diese weder Ziele noch Wertvorstellungen der beiden Parteien, sondern lediglich die Wahl der Mittel zur Erreichung eines bestimmten Ziels, so kann ein erneutes Aufklärungsgespräch Klarheit schaffen und paternalistisches Eingreifen überflüssig machen.[37] Die Schlussfolgerung, dass schwacher Paternalismus stets und starker Paternalismus niemals gerechtfertigt ist, kann hingegen nicht gezogen werden.[38]

Hinsichtlich der im zweiten Kapitel herausgearbeiteten Subjekt-Relativität von Wohlergehen zeichnet sich ab, dass sie eine größere Rolle spielt, wenn es um die Festlegung von Zielen im Rahmen von Therapien und Präventionsprogrammen geht. Mehr noch ist vorstellbar, dass eine Patientin die Wahl der Mittel vollständig ihrer Ärztin überlässt, um die Erreichung ihres Ziels nicht zu gefährden. So könnte Laura, nachdem sie sich für das Ziel, ein gesundes Gewicht zu erreichen, entschieden hat, ihre Therapeutin bitten, die Mittel für die Gewichtszunahme ohne ihr Einverständnis auszusuchen und auch gegen

---

37   Für eine weitere Diskussion und Beispiele vgl. Groll 2011.

38   Vgl. hierzu auch Groll 2014a, 199, und Groll 2011.

ihren Willen durchzusetzen, weil sie befürchtet, die falschen Mittel zu wählen oder doch noch von ihrem Ziel abzukommen.

Die Unterscheidung in starken und schwachen Paternalismus deutet bereits an, dass paternalistische Maßnahmen die subjektiven Wohlergehensvorstellungen der Zielperson entweder achten oder missachten können. Eine Unterscheidung, die diesen Umstand näher beleuchtet, ist Dany Scoccias Differenzierung in strikten („strict") und lockeren („loose") Paternalismus. Sie ist außerdem eine mögliche Antwort auf die Problematik, auf die Thomas Nys zu Recht aufmerksam macht, nämlich „that the paternalist act should[39] improve the welfare of its victim, but it leaves unspecified from *what perspective* this well-being should be perceived."[40]

3.1.4 *Strikter und lockerer Paternalismus*

Ist Paternalismus auf das Wohlergehen einer Person im Sinne ihres „prudential good" gerichtet, spricht Scoccia von „striktem Paternalismus". In diesem Fall orientiert sich die paternalistische Handlung daran, was für das Wohlergehen der Person in ihrer aktuellen Situation ‚vernünftigerweise', also in einem objektiven Sinne (siehe Abschnitt 2.3.1.3) zuträglich wäre. Demgegenüber handelt es sich Scoccia zufolge um „lockeren Paternalismus", wenn der Eingriff dazu dient, die Zielperson in der Realisierung ihrer eigenen Wohlergehensvorstellung zu unterstützen. Er versteht „objektiv" und „subjektiv" hier offenbar in einem evaluativen Sinn (subjektive vs. objektive Bewertungsperspektive, siehe Abschnitt 2.3.2), auch wenn er dies nicht expliziert.

Anhand des sogenannten ‚Versuchskaninchen-Beispiels' zeigt Scoccia auf, dass die beiden Paternalismusformen in unterschiedlichen Fällen für paternalistisches Eingreifen sprechen: „Suppose that Brother Francis believes that he should volunteer to be the guinea pig in a lethal biomedical experiment to test a new drug. Only if he volunteers will several lab rats be spared, and he believes that several rat lives have more value than his one human life."[41] Eine strikte Paternalistin[42], die von einem objektiven Wohlergehensverständnis, beispielsweise einer gesundheitsbezogenen Objektive-Listen-Theorie (OLT), ausgeht,

---

39 Den vorausgehenden Überlegungen zufolge müsste „should" hier durch „is meant to" ersetzt werden.

40 Nys 2007, 152; Hervorhebung A.H.

41 Scoccia 2013, 77. Der Beispielfall stammt ursprünglich von Donald VanDeVeer (vgl. VanDeVeer 1986, 126).

42 Mit „Paternalistin" meine ich im Folgenden eine Person, die in einer konkreten Situation paternalistisch handelt oder es erwägt. Hiermit beziehe ich mich also nicht auf eine Person, die sich dem Paternalismus verschrieben hat und andere Personen stets paternalistisch behandelt.

hätte gute Gründe, Bruder Franziskus von seinem Vorhaben abzuhalten: denn die Teilnahme wird ihn sein Leben kosten. Stellen wir uns alternativ vor, Bruder Franziskus zöge im entscheidenden Moment sein Angebot aufgrund von Willensschwäche zurück, so wäre dies laut Scoccia ein Grund für die lockere Paternalistin, einzugreifen.[43]

Auch wenn uns das ‚Versuchskaninchen'-Beispiel abwegig erscheinen mag (wer würde eine Person aus Wohlergehensüberlegungen zur Teilnahme an einem tödlichen Experiment zwingen?), veranschaulicht es, dass es für die Rechtfertigung von Paternalismus auch auf das zugrundeliegende Wohlergehensverständnis ankommt. Diese Ansicht wird von Kalle Grill geteilt. Ihm zufolge besteht zwar eine enge Verbindung zwischen Paternalismus und einem objektiven Wohlergehensverständnis; dennoch kann Paternalismus auch auf einem subjektiven Wohlergehensverständnis beruhen. Ein Eingreifen ist in diesem Fall dann gerechtfertigt, wenn es der Zielperson nicht gelingt, ihre subjektive Wohlergehensvorstellung zu realisieren. So kann es sein, dass eine Patientin der Meinung ist, dass eine bestimmte Behandlung das Beste für sie wäre, sie sich jedoch aus Angst oder aufgrund einer Suchterkrankung dagegen wehrt. Die lockere Paternalistin würde sie unter diesen Umständen zur Therapie zwingen.[44]

Paternalistische Handlungen können sich demnach sowohl an einem objektiven als auch an einem subjektiven Wohlergehensverständnis, zum Beispiel im Sinne der Wunscherfüllungstheorien (WT), orientieren. Da lockerer Paternalismus die subjektive Wohlergehensperspektive – ähnlich dem schwachen Paternalismus – honoriert, scheint er auf den ersten Blick leichter zu rechtfertigen. Allerdings muss dies nicht notwendigerweise so sein. So zeigt das ‚Versuchskaninchen-Beispiel', dass eine Begründung von lockerem Paternalismus sehr voraussetzungsreich sein kann, weil sie eine gute Kenntnis der Präferenzen und Wertvorstellungen der Zielperson bedingt. Ferner ist sie mit der Unsicherheit verbunden, dass Bruder Franziskus erst kurz vor dem Versuch realisiert, mit welchen Risiken dieser für ihn verbunden ist, und seine Meinung in letzter Sekunde autonom – nicht aus Willensschwäche – ändert. Allerdings kann auch die strikte Paternalistin an der Förderung des Wohlergehens von Bruder Franziskus scheitern. Wie die Auseinandersetzung mit Wohlergehen im zweiten Kapitel gezeigt hat, werden objektive Wohlergehensgüter nicht von allen gleichermaßen geschätzt. Wir können ihnen ganz bewusst andere

---

43   Vgl. Scoccia 2013, 77. Wie Scoccia anmerkt, besteht eine enge Verbindung zwischen schwachem und lockerem Paternalismus (vgl. ebd., 76f., Anm. 3).

44   Vgl. Grill 2012, 364.

Wohlergehensgüter überordnen[45] – auch wenn dies in manchen Fällen aus der Außenperspektive fraglos irrational erscheinen mag.[46]

Eine mögliche dritte Variante, die Orientierung an einem subjekt-relativen Wohlergehensverständnis, wird von Scoccia nicht thematisiert. Dies mag damit zusammenhängen, dass er die Kategorien von Objektivität und Subjektivität evaluativ versteht und die Unterscheidung am Kriterium der Einstellungsabhängigkeit bzw. -unabhängigkeit (siehe Abschnitt 2.3.2) festmacht – zumindest wird dies durch seine Diskussion des Beispiels von Bruder Franziskus nahegelegt. Statt sich auf ein rein subjektives oder objektives Verständnis von Wohlergehen zu beziehen, könnte eine Paternalistin auch ein subjekt-relatives Wohlergehensverständnis zum Motiv ihres Eingreifens machen. In diesem Fall orientiert sie sich zwar an objektiven Wohlergehensgütern, berücksichtigt jedoch auch individuelle Eigenschaften (möglicherweise sogar Präferenzen und Einstellungen) der Zielperson. So könnte sie sich mit Blick auf das ‚Versuchskaninchen-Beispiel' etwa auf eine gesundheitsbezogene OLT stützen, aber gleichzeitig die Tierliebe von Bruder Franziskus beachten. Ihr Eingreifen könnte dann darin bestehen, ihn durch ein Gespräch, in dem sie alternative Wege dafür aufzeigt, wie er sich für den Tierschutz einsetzen und vielleicht sogar mit anderen Mitteln Rattenleben retten kann, etwa mit Petitionen gegen Tierversuche, von der Teilnahme abzubringen. Mit Blick auf das umfassende Wohlergehen von Bruder Franziskus wäre dies meines Erachtens die aussichtsreichste Option. Hierdurch bestätigt sich erneut der Nutzen einer subjekt-relativen Konzeption von OLT.

3.1.5   *Fazit*

Ärztlicher Paternalismus ist dem „Welfare Paternalism" zuzuordnen. Ihm liegt somit grundsätzlich eine positive Handlungsabsicht zugrunde, auch wenn das Handeln gegen den Patientenwillen *prima facie* moralisch problematisch ist. Deshalb habe ich mich für ein wertfreies Paternalismusverständnis

---

45   Vgl. Pugh 2020, 255.

46   Eine weitere Unterscheidung, die ich hier nur kurz erwähnen möchte, ist die Unterscheidung in aktiven und passiven Paternalismus. Während mit aktivem Paternalismus ein aktives Eingreifen gegen den Willen der Zielperson gemeint ist, beispielsweise die Durchführung einer Behandlung, besteht passiver Paternalismus im Unterlassen einer Handlung mit Blick auf das Wohlergehen der Zielperson, beispielsweise im Vorenthalten einer von ihr geforderten Therapie. Folgt man Beauchamp und Childress, so ist passiver Paternalismus gewöhnlich leichter zu rechtfertigen als aktiver, da Ärztinnen nicht verpflichtet sind, Patientenwünschen nachzukommen (vgl. Beauchamp/Childress 2019, 242f.).

ausgesprochen, das ärztlichen Paternalismus weder als stets gerechtfertigt noch als prinzipiell ungerechtfertigt ausweist. In der Auseinandersetzung mit den unterschiedlichen Paternalismusformen (hart – sanft, stark – schwach, strikt – locker) ist deutlich geworden, dass paternalistische Handlungen 1. entweder in autonome oder nicht-autonome Handlungen und Entscheidungen eingreifen; 2. in die Mittel zur Erreichung eines Ziels oder das Ziel selbst intervenieren; und 3. auf die Förderung des objektiven, des subjektiven oder aber subjekt-relativen Wohlergehens der betroffenen Person gerichtet sein können. Grundsätzlich ist sanfter Paternalismus leichter zu rechtfertigen als harter, schwacher als starker und lockerer als strikter. Wie die Beispiele gezeigt haben, gibt es allerdings auch hier Ausnahmen, weshalb Paternalismus in jedem einzelnen Fall sorgfältig abzuwägen ist. Der Rückgriff auf etablierte Rechtfertigungsstrategien von Paternalismus ist eine Möglichkeit, um paternalistisches Eingreifen zu begründen. Im Folgenden möchte ich auf eine Auswahl an Strategien eingehen und mit Blick auf die explizierten Auffassungen von Autonomie und Wohlergehen diskutieren, inwieweit sie im medizinethischen Kontext überzeugen können.

3.2   Rechtfertigungsstrategien

Auf den ersten Blick scheint klar zu sein, wodurch ärztlicher Paternalismus gerechtfertigt ist: Die Durchführung der Bluttransfusion fördert Claras und die Zwangsernährung Lauras gesundheitsbezogenes Wohlergehen. Eine wohlergehensbasierte Rechtfertigung von ärztlichem Paternalismus ist nicht nur naheliegend, sie geht vielmehr aus seiner Einordnung als Form des benevolenten Paternalismus hervor. Das Wohlergehen der Zielperson ist jedoch nur ein möglicher Rechtfertigungsgrund paternalistischen Eingreifens. Als weitere Rechtfertigungsgründe werden die Förderung und der Schutz von Autonomie oder Authentizität oder die Bewahrung der Persönlichkeit der Zielperson angeführt. Argumentiert wird außerdem mit der Annahme der hypothetischen oder nachträglichen Zustimmung der Zielperson.

Bevor ich im Folgenden den *Balancing View* als wohlergehensbasierte Rechtfertigung vorstellen und aufzeigen werde, wie alternative Perspektiven der Rechtfertigung in einen *erweiterten Balancing View* integriert werden können, möchte ich kurz auf zwei Rechtfertigungsstrategien eingehen, die in der Paternalismusdebatte vertreten werden, und erläutern, weshalb ich sie in den folgenden Überlegungen *nicht* weiter berücksichtigen werde: die zustimmungsbasierte Rechtfertigung und die Position des Anti-Paternalismus.

Zustimmungsbasierte Rechtfertigung

Statt uns auf die Steigerung von Lauras Wohlergehen zu beziehen, um eine Zwangsernährung gegen ihren Willen zu rechtfertigen, könnten wir uns auch auf ihre nachträgliche Zustimmung berufen. Sobald sie zugenommen hat und die positiven Auswirkungen der Zunahme realisiert, wird sie unserem Tun vermutlich im Nachhinein zustimmen. Auf gleiche Weise könnte der Vater, der seinen Sohn zwingt, sein Gemüse aufzuessen, argumentieren: Sein Sohn wird das väterliche Handeln gutheißen, sobald er in der Lage ist, die Vorteile einer gesunden Ernährung zu verstehen. Gerald Dworkin, der für diese Rechtfertigungsstrategie argumentiert, spricht in diesem Zusammenhang vom „future-oriented consent" des Kindes.[47] Feinberg wiederum bezieht sich auf die „dispositionelle Zustimmung" („dispositional consent") der Zielperson: Ist sie aktuell nicht fähig, zu ihren Gunsten für sich zu entscheiden, machen wir uns Gedanken darüber, welche ‚Disposition' sie in einer solchen Situation besäße, wäre sie gerade fähig dazu.[48] Und Douglas N. Husak argumentiert auf ähnliche Weise mit der Vernünftigkeit des Eingriffs: Ein paternalistischer Eingriff ist dann gerechtfertigt, wenn *vernünftigerweise* angenommen werden kann, dass die Zielperson ihm zustimmen würde.[49]

Ob nachträgliche, dispositionelle, vernunftgemäße oder auch hypothetische Zustimmung: In keinem Fall liegt eine tatsächliche und aktuelle Zustimmung der Zielperson vor. Es ist daher irreführend, von einer *zustimmungsbasierten* Rechtfertigung zu sprechen.[50] Sich auf die nachträgliche oder hypothetische Zustimmung einer Person zu berufen, ist zudem stets mit einer gewissen Unsicherheit verbunden. Kommt Laura beispielsweise nie an den Punkt, an dem sie die Sinnhaftigkeit der Zwangsernährung sehen kann, oder stirbt sie, bevor sie überhaupt an diesen Punkt gelangen kann, so bleibt die Behandlung – der Rechtfertigungsstrategie der nachträglichen Zustimmung folgend – ungerechtfertigt.[51]

Gleichwohl ist es in der Patientenversorgung üblich, medizinische Eingriffe ohne die tatsächliche Zustimmung einer Patientin, aber in Erwartung ihrer

---

47   Vgl. Dworkin 1972, 76f.

48   Diese Überlegung erinnert fraglos an den „Substituted Judgment Standard" der stellvertretenden Entscheidungsfindung: Unter Berücksichtigung früherer schriftlicher wie mündlicher Äußerungen oder Eigenschaften einer Patientin soll ihre Stellvertreterin die Entscheidung treffen, die die Patientin selbst in dieser Situation getroffen hätte. Sofern die Stellvertreterin ihre eigenen Präferenzen tatsächlich ausblendet und sich ausschließlich der Frage widmet, was die Patientin unter diesen Umständen gewollt hätte, handelt es sich hier jedoch nicht um Paternalismus (vgl. Beauchamp/Childress 2019, 140).

49   Vgl. Husak 1981, 34, und Husak 2010, 115.

50   Vgl. Beauchamp/Childress 2019, 237, und Husak 1981, 32.

51   Vgl. Husak 1981, 29–33, und Feinberg 1989b, 182f.

nachträglichen Zustimmung durchzuführen, nämlich in Notfallsituationen, in denen nichts über den Willen einer aktuell nicht äußerungsfähigen Patientin bekannt oder keine Zeit ist, ihn mithilfe von Stellvertreterinnen, Familienangehörigen und Vorausverfügungen in Erfahrung zu bringen. In Notfallsituationen wird in der Regel vom Interesse der Patientin am Weiterleben ausgegangen und gemäß medizinischer Indikation gehandelt.[52] Es ist jedoch nicht die Erwartung der nachträglichen Zustimmung, die dieses Handeln rechtfertigt, sondern der Erhalt des Lebens als zentrales Gut, das letztlich Wohlergehen und Autonomie überhaupt erst ermöglicht.

Meines Erachtens verbergen sich hinter der zustimmungsbasierten Rechtfertigungsstrategie am Wohlergehen und an der Autonomie der Zielperson orientierte Gründe. Wir gehen davon aus, dass eine Patientin einer Behandlung nachträglich zustimmen wird, *weil* die Behandlung zu ihrem Wohlergehen beiträgt oder es ihr ermöglicht, weiterhin ein autonomes Leben zu führen. Es ist daher nicht nötig, sich in der Rechtfertigung auf die unsichere Grundlage der nachträglichen – oder einer anderen Form kontrafaktischer – Zustimmung zu beziehen. Sind wir überzeugt davon, dass ein Eingriff einen signifikanten Nutzen für das Wohlergehen oder die Autonomie der Zielperson besitzt, so können wir uns in unserer Argumentation direkt hierauf berufen.

Anti-Paternalismus

Die zweite Perspektive aus der Paternalismusdebatte, die ich hinsichtlich des Umgangs mit ärztlichem Paternalismus für ungeeignet erachte, ist der sogenannte Anti-Paternalismus. Folgt man Vertreterinnen dieser Position, ist ein Eingreifen in autonomes Handeln und Entscheiden und damit harter Paternalismus nur unter einer Bedingung zu rechtfertigen, nämlich zur Sicherstellung der Autonomie – nicht aber des Wohlergehens – der Zielperson.[53] Bestehen also Zweifel an der Autonomie einer Handlung oder Entscheidung, so ist temporäres Eingreifen gerechtfertigt – auch dann, wenn wir es mit einer Person zu tun haben, die gewöhnlich autonom handelt und entscheidet.[54] Hierdurch soll nämlich gewährleistet werden, dass sie es auch aktuell tut. Ist dies der Fall, so ist von weiteren Interventionen abzusehen – selbst wenn sich die Person durch ihr Handeln und Entscheiden selbst schadet. Die Position wird häufig durch Mills ‚Brückenbeispiel‘ veranschaulicht: Möchte eine Person eine baufällige Brücke überqueren und sind wir uns unsicher, ob sie vom maroden

---

52   Vgl. Trzeczak 2013.
53   Vgl. Grill 2012, 360, 366. Ausführlich zum Anti-Paternalismus vgl. Grill 2010, Grill 2012, 366f., und Grill 2015.
54   Vgl. Beauchamp/Childress 2019, 236f.

Zustand der Brücke weiß, so ist es gerechtfertigt, sie davon abzuhalten und zu warnen. Bleibt sie jedoch trotz der Warnung bei ihrem Vorhaben, so mussen wir sie die Brücke überqueren lassen, weil das Wohlergehen der Zielperson für Anti-Paternalistinnen keinen Eingriffsgrund darstellt.[55]

Der Anti-Paternalismus ist aus zwei Gründen nicht vereinbar mit meinen bisherigen Überlegungen zu Autonomie, Wohlergehen und den mit ihnen verbundenen Pflichten. Zum einen habe ich mich in Anlehnung an die prinzipienorientierte Ethik für die Konzeption von Autonomie- und Wohltunspflichten im Sinne von *Prima-facie*-Pflichten ausgesprochen, denen a priori dieselbe normative Bindungskraft zukommt. Konfligieren sie, ist ihr relatives Gewicht unter Berücksichtigung weiterer moralisch relevanter Aspekte des Einzelfalls zu bestimmen (siehe Einleitung, S. XV). Demgegenüber ordnet der Anti-Paternalismus Autonomie bzw. Autonomiepflichten grundsätzlich Wohlergehen bzw. Wohltunspflichten über. Dadurch wird von vornherein ausgeschlossen, das am Wohlergehen orientierte Gründe in einzelnen Fällen schwerer wiegen können.[56] Zum anderen vermittelt der Anti-Paternalismus den Eindruck, dass Eingriffe zugunsten der Autonomie der Zielperson nicht zugleich ihr Wohlergehen fördern können – und umgekehrt. In den vorausgehenden Kapiteln ist dagegen deutlich geworden, dass Wechselwirkungen zwischen Autonomie und Wohlergehen bestehen. Paternalistische Interventionen, die auf die Autonomie der Zielperson gerichtet sind, fördern demnach aller Wahrscheinlichkeit nach auch ihr Wohlergehen. Anti-Paternalistinnen können so zumindest nicht behaupten, dass das Wohlergehen der Zielperson von ihrem Eingreifen nicht berührt werde. War es tatsächlich nicht die Absicht der Person aus Mills Brückenbeispiel, die marode Brücke zu überqueren und sich dadurch zu verletzen oder gar Suizid zu begehen, so ermöglichen wir ihr durch unser Eingreifen nicht nur, angesichts der neuen Information eine autonome Entscheidung zu treffen, sondern tragen fraglos auch zu ihrem Wohlergehen bei.

3.2.1 *Wohlergehen und* Balancing View

In den von mir als paradigmatisch oder klassisch bezeichneten Konfliktsituationen (1. eine Patientin lehnt eine aus ärztlicher Sicht nützliche Behandlung ab; 2. eine Patientin fordert eine Behandlung mit einem aus ärztlicher Perspektive ungünstigen Nutzen-Schadens-Verhältnis) muss sich eine Ärztin entscheiden – denn es scheint nicht möglich, beiden Pflichten, Autonomie respektieren und Wohlergehen fördern, gleichermaßen

---

55 Vgl. Mill 2011, 116. Vgl. auch Scoccia 2013, 78f., Nys et al. 2007, 13f., und Conly 2013a, 45.
56 Vgl. Mill 2011, 26. Vgl. auch Scoccia 2018, 12.

nachzukommen. Wie kann sie in solchen Konfliktsituationen zu einer Entscheidung gelangen? Ist die Ärztin weder eine konsequente Paternalistin, die Patientinnen ausnahmslos bevormundet, noch eine Anti-Paternalistin, so ist die Antwort naheliegend: Sie muss zwischen beiden Pflichten abwägen. Diese Antwort entspricht der Methode der prinzipienorientierten Ethik: Konfligieren zwei (oder mehrere) medizinethische Prinzipien bzw. ihre Spezifikationen miteinander, so ist unter Berücksichtigung weiterer moralisch relevanter Aspekte zu bestimmen, welchem Prinzip in der konkreten Entscheidungssituation mehr Gewicht zukommt.

Die Frage, ob es gerechtfertigt ist, eine Patientin paternalistisch zu behandeln, setzt demnach eine Abwägung voraus, und wie der Name bereits vermuten lässt, ist sie auch die Grundidee des *Balancing View:* In Abhängigkeit der Umstände des Einzelfalls wiegt entweder der Patientenwille oder das Patientenwohl schwerer und paternalistisches Eingreifen ist nur gerechtfertigt, wenn die am Wohlergehen orientierten Gründe stärker sind als die Autonomieinteressen der Zielperson. Eine nur geringe Verbesserung des Wohlergehens einer Patientin zu Lasten einer deutlichen Verletzung ihrer Autonomie ist hingegen nicht gerechtfertigt.[57]

Natürlich stellt sich die Frage, was das Besondere am *Balancing View* ist und ob diese Position überhaupt einen eigenen Namen verdient: denn wie bereits erwähnt erscheint die Abwägung konkurrierender Pflichten intuitiv naheliegend – sofern man weder eine stark paternalistische noch eine anti-paternalistische Haltung einnimmt. Der *Balancing View*, so wie er von Beauchamp und Childress vertreten wird, kann jedoch aus zwei Gründen als genuine Position im Umgang mit Paternalismus und dem Konflikt zwischen Autonomie und Wohlergehen im Allgemeinen gelten. Zum einen ist die entscheidende Frage im Gegensatz zu einer rein wohlergehensbasierten Rechtfertigung von Paternalismus nicht jene, ob der Zugewinn für das Patientenwohl groß genug ist, sondern die Frage, ob er auch angesichts der Einschränkung der Autonomie der Zielperson noch groß genug ist, um paternalistisches Eingreifen rechtfertigen zu können. Zum anderen ist es im Unterschied zum Anti-Paternalismus unter Bezugnahme auf den *Balancing View* Beauchamp und Childress zufolge möglich, selbst harten Paternalismus mit Verweis auf das Wohlergehen der Zielperson zu rechtfertigen.[58] Die beiden Prinzipien werden als gleichberechtigt in die Waagschale gelegt, und die Waage kann auch im Falle autonomer Handlungen und Entscheidungen stärker in Richtung des

---

57   Vgl. Brock 1988, 551f., und Beauchamp/Childress 2019, 237f., 261, Anm. 40.

58   Beauchamp und Childress bezeichnen diese Position als „constrained-balancing approach" (vgl. Beauchamp/Childress 2019, 261, Anm. 40).

Wohltunsprinzips ausschlagen. Aufgrund der Schwere der Autonomieverletzung im Falle des harten Paternalismus stellen die beiden Autoren jedoch zusätzliche Kriterien auf, die für seine Rechtfertigung vorliegen müssen.[59] Sind sie erfüllt, ist der *Balancing View* offen dafür, dass auch autonome Personen so stark von einem paternalistischen Eingriff profitieren können, dass ein Übergehen ihrer Autonomie dadurch gerechtfertigt werden kann.

Der Rechtfertigungsgrund ist für Beauchamp und Childress jedoch ausschließlich das Wohlergehen der Zielperson: „Beneficence *alone* justifies truly paternalistic actions, exactly as it justifies parental actions that override children's preferences."[60] Der von ihnen vertretene *Balancing View* stellt damit eine Form der wohlergehensbasierten Rechtfertigung dar, die die Autonomie der Zielperson zwar berücksichtigt, aber lediglich als limitierenden Faktor, gegen den der Nutzen für das Wohlergehen abzuwägen ist – und nicht als eigenständigen Rechtfertigungsgrund. So sprechen sich die beiden Autoren deutlich gegen eine autonomiebasierte Rechtfertigung von Paternalismus aus: „It is best to keep autonomy-based justifications at arm's length from both paternalism and hypothetical, rational-persons arguments."[61]

Meines Erachtens eignet sich jedoch gerade der *Balancing View* dazu, autonomiebasierte Gründe für paternalistisches Eingreifen, die sich zum Teil aus den differenzierten Auffassungen von Autonomie und Wohlergehen sowie aus den Zusammenhängen zwischen den beiden Begriffen ergeben, in die Abwägung zu integrieren. Verstehen wir Autonomie beispielsweise nicht nur als negatives Abwehrrecht, sondern auch als förderungswürdigen Wert, so ist Autonomie auch als *Grund für* paternalistisches Eingreifen und nicht nur als limitierender Faktor in die Abwägung einzubeziehen. Diese und weitere Überlegungen können im Rahmen eines *erweiterten Balancing View*, den ich verteidigen möchte, erfasst werden.

---

59   Konkret sind es fünf Kriterien: „1. A patient is at risk of significant, preventable harm or failure to receive a benefit. 2. The paternalistic action will probably prevent the harm or secure the benefit. 3. The intervention to prevent harm to or to secure a benefit for the patient probably outweighs the risks to the patient of the action taken. 4. There is no morally better alternative to the limitation of autonomy that will occur. 5. The least autonomy-restricting alternative that will prevent the harm or secure the benefit is adopted" (Beauchamp/Childress 2019, 238). Dass diese Kriterien sehr allgemein gehalten sind und einer weiteren Spezifikation bedürfen, liegt auf der Hand. Ab wann handelt es sich etwa um einen signifikanten und abwendbaren Schaden?

60   Beauchamp/Childress 2019, 237; Hervorhebung A.H.

61   Beauchamp/Childress 2019, 237.

Wie ich zeigen werde, kann dieser außerdem Argumente von autonomie-, authentizitäts- oder persönlichkeitsbasierten Rechtfertigungsstrategien berücksichtigen. Aus einer klaren, zweigliedrigen Abwägung zwischen Autonomie- und Wohltunspflichten, wie sie durch die Charakterisierung des *Balancing View* in den *Principles* nahegelegt wird ("the justification of paternalistic actions that we recommend places benefit on a scale with autonomy and balances both"[62]), wird so ein dynamischer Abwägungsprozess, der der Komplexität medizinethischer Konflikte besser gerecht wird. Im Gegensatz zum einfachen *Balancing View* erfasst die erweiterte Variante, dass Autonomie sich positiv auf unser Wohlergehen auswirkt und es manchmal gerade mit Blick auf den Schutz und die Förderung der Autonomie einer Person gerechtfertigt sein kann, ihren Willen zu übergehen. Der *erweiterte Balancing View* berücksichtigt somit den Umstand, dass auch innerhalb der Autonomieperspektive eine Abwägung notwendig werden kann, wir also Autonomie gegenüber Autonomie abwägen müssen – auch wenn dies paradox erscheinen mag. Der Frage, inwiefern paternalistisches Eingreifen mit Blick auf die Autonomie der Zielperson zu begründen ist, möchte ich im Folgenden nachgehen.

3.2.2   *Autonomie, Authentizität und Persönlichkeit*

Als Ergebnis der Explikation von Autonomie im ersten Kapitel eröffnen sich neben der zustimmungsbasierten Rechtfertigung und der Position des Anti-Paternalismus weitere Möglichkeiten einer Rechtfertigung von Paternalismus durch Autonomie, die Beauchamp und Childress nicht thematisieren. Der Grund ist vermutlich ihr Fokus auf lokale Autonomie und Autonomie als Recht von Patientinnen, Behandlungen zuzustimmen oder sie abzulehnen. Die beiden Autoren sehen lediglich in der zustimmungsbasierten Rechtfertigung von Paternalismus eine Form des Paternalismus "that appeals to the principle of respect for autonomy."[63] Vor diesem Hintergrund mag es verständlich sein, dass sie eine Rechtfertigung von Paternalismus mit Autonomie ablehnen.[64] Denn die zustimmungsbasierte Rechtfertigung kann, wie in Abschnitt 3.2 aufgezeigt, im medizinethischen Kontext tatsächlich nicht überzeugen.

Im Folgenden möchte ich dagegen auf weitere Optionen einer autonomiebasierten Rechtfertigung von Paternalismus eingehen (Erhalt und Förderung von Autonomie – Authentizität und Persönlichkeit), die sich vor dem Hintergrund der Explikation von Autonomie im ersten Kapitel begreiflich machen und sinnvoll in einen *erweiterten Balancing View* integrieren lassen.

---

62   Beauchamp/Childress 2019, 238
63   Beauchamp/Childress 2019, 236.
64   Vgl. Beauchamp/Childress 2019, 237.

Erhalt und Förderung von Autonomie

Wird Autonomie genauso wie Wohlergehen als etwas Wertvolles im Leben von Menschen erachtet, das geschützt und gefördert werden soll, dann lässt sich auch in diesem Kontext die Frage stellen, wann es gerechtfertigt ist, zum Erhalt und zur Förderung dieses Wertes in das Handeln und Entscheiden anderer einzugreifen.[65] Wie das Beispiel von Laura gezeigt hat, können Patientinnen durch ihre Entscheidungen nicht nur ihr Wohlergehen, sondern auch ihre Autonomie gefährden. Sie können sich die Möglichkeit nehmen, bestimmte selbstgewählte Lebenspläne zu verfolgen, oder im Allgemeinen die Möglichkeit, ein autonomes Leben zu führen. Können wir Paternalismus in diesen Fällen mit Verweis auf den Erhalt oder die Förderung von Autonomie rechtfertigen?

Zunächst scheint es paradox, paternalistisches Eingreifen mit der Autonomie von Patientinnen begründen zu wollen. Schließlich soll Autonomie (im Sinne von Autonomierechten und IC) Patientinnen gerade vor ärztlichem Paternalismus schützen – oder wie Nys es ausdrückt: „[A]utonomy and paternalism are commonly perceived as enemy notions; they relate to each other only as opposite sides of a coin."[66] Diese Paradoxie löst sich jedoch auf, wenn wir uns von der einseitigen Betrachtung von Autonomie als einem (negativen) Recht und einer Fähigkeit, die wir nur situativ ausüben, lösen und Autonomie auch als Wert sowie längerfristige und diachrone Art und Weise, unser Leben zu führen, begreifen. Wie in Abschnitt 1.3.1 bereits angedeutet, offenbaren sich so Konflikte zwischen Autonomie als einem Recht und als einem Wert sowie zwischen lokaler und globaler Autonomie. Juth spricht in diesem Zusammenhang auch von intrapersonellen Autonomie-Konflikten: „That is, one may increase the autonomy realized by first decreasing it, and the value of the increase may well weigh in favour of it."[67]

Zum Erhalt oder zur Förderung der Autonomie in nicht oder nur rudimentär autonomes Handeln und Entscheiden einzugreifen, mag relativ unstrittig erscheinen. Wir handeln gegen den Willen von Kindern, um ihre Autonomiefähigkeit zu fördern, etwa indem wir sie auch gegen ihren Protest in die Schule schicken, oder hindern andere daran, aus Unwissenheit Dinge zu tun, die sie nicht intendieren, so wie in Mills Brückenbeispiel. Obwohl Beauchamp und Childress eine autonomiebasierte Rechtfertigung von Paternalismus ablehnen, scheinen auch sie in diesem Kontext ein Eingreifen als gerechtfertigt anzusehen. Allerdings sprechen sie hier nicht von einem „paternalistischen Eingriff". Scheitern Patientinnen aus Ignoranz oder Unkenntnis daran,

---

65   Vgl. Juth 2005, 101f.
66   Nys 2007, 148.
67   Juth 2005, 102.

eine informierte Entscheidung zu treffen, so ist es ihnen zufolge erlaubt, wenn nicht gar geboten, sie mit unliebsamen Informationen zu konfrontieren.[68] Sanfter Paternalismus zugunsten der Autonomie scheint – wie sanfter Paternalismus zugunsten des Wohlergehens – der Zielperson gut begründbar zu sein, insbesondere wenn dadurch Kompetenzen, wie Entscheidungsfähigkeit und Selbstständigkeit (wieder-)hergestellt werden, die allgemein als wertvoll gelten.[69]

Erinnern wir uns an Frankfurts Beispiel der beiden Drogensüchtigen (siehe Abschnitt 1.3.2.1.1) und stellen uns vor, es gäbe einen Wirkstoff, der ihre Autonomie wiederherstellen könnte. Dieser würde es dem Drogensüchtigen wider Willen etwa ermöglichen, seinen Wunsch, von der Sucht loszukommen, tatsächlich zu realisieren. Doch die beiden Drogensüchtigen weigerten sich, diesen Wirkstoff einzunehmen. Verabreichten wir ihnen den Wirkstoff dessen ungeachtet, so würden wir zwar kurzfristig gegen ihren Willen handeln, jedoch zugleich ihre Entscheidungsfähigkeit, ihre Selbstständigkeit und letztlich ihre Chance auf eine Rückkehr in ein autonomes Leben erhöhen. Da es sich bei einer Sucht um einen inneren Zwang handelt, der die Autonomiefähigkeit Betroffener deutlich mindert oder sogar komplett unterbindet, läge in diesem Fall sanfter Paternalismus vor.[70] Ob ein solcher Eingriff letztlich gerechtfertigt ist oder nicht, muss im Einzelfall entschieden werden. Wie aufgezeigt, bedarf sanfter Paternalismus ebenfalls einer sorgfältigen Abwägung. Dies gilt für sanften Paternalismus zugunsten der Autonomie gleichermaßen wie für sanften Paternalismus zugunsten des Wohlergehens. Im Falle temporärer Eingriffe in offenkundig nicht autonomes Handeln und Entscheiden, die zu einer deutlichen Autonomiesteigerung führen und keine einschneidenden Nebenwirkungen, etwa mit Blick auf das Wohlergehen der Zielperson, aufweisen, spricht allerdings vieles für die Rechtfertigung von Paternalismus.

Erachten wir Autonomie als wertvoll, so scheint es darüber hinaus denkbar, selbst Eingriffe in *autonomes* Handeln und Entscheiden und damit harten Paternalismus mit Verweis auf diesen Wert zu rechtfertigen. Wie in Abschnitt

---

68   Vgl. Beauchamp/Childress 2019, 134f. Vgl. auch ebd., 233. Eine nochmalige Aufklärung ist laut Beauchamp und Childress außerdem geboten, wenn eine Patientin an einer klinischen Studie teilnehmen möchte, jedoch nicht versteht oder nicht wahrhaben möchte, dass die Studie keine kurativen Zwecke verfolgt („therapeutic misconception"). Vgl. hierzu ebd., 132f., und ausführlich Appelbaum et al. 2004.

69   Vgl. Sjöstrand et al. 2013a, 714, und Betzler 2009b, 182f., 199.

70   Arthur Caplan etwa spricht sich klar für die temporäre Zwangsbehandlung drogenabhängiger Patientinnen aus: „If a drug can break the power of addiction sufficiently to restore or reestablish personal autonomy or to markedly increase the capacity for autonomy, then mandating its use might be justifiable. In other words you might force treatment in the name of autonomy" (Caplan 2006, 118). Vgl. auch Caplan 2008.

1.3.1 dargelegt, spricht insbesondere die Tatsache, dass wir Autonomie um ihrer selbst willen, unabhängig von ihrem Beitrag zu anderen Werten, schätzen, dafür, sie im Leben eines jeden Menschen zu schützen und zu fördern. Dass harter Paternalismus zugunsten des Wohlergehens der Zielperson gerechtfertigt sein kann, hat die Diskussion des *Balancing View* (Abschnitt 3.2.1) gezeigt. Doch kann harter Paternalismus auch mit Verweis auf die Förderung und den Schutz von Autonomie gerechtfertigt werden?

Unmittelbar nach einem Schlaganfall oder schweren Unfall äußern manche Patientinnen den Wunsch, lieber sterben zu wollen, als mit körperlichen Einschränkungen und Behinderungen zu leben. Sie lehnen lebenserhaltende und/oder rehabilitationsmedizinische Maßnahmen ab. Auch wenn die meisten Patientinnen kurzzeitig unter Schock stehen, kann dieser Wunsch in vielen Fällen als autonom gelten: Die Patientinnen entscheiden sich bewusst und frei von äußeren sowie inneren Zwängen gegen die Behandlungen und haben auch verstanden, mit welchen Konsequenzen dieser Verzicht für sie verbunden sein kann. Dennoch wird die Behandlungsverweigerung von Rehabilitationsmedizinerinnen in einigen Fällen nicht respektiert. Aus ihrer Erfahrung wissen sie, dass die meisten Betroffenen Zeit benötigen, um sich an die neuen, unerwarteten Lebensumstände zu gewöhnen. In solchen Fällen kann eine kurzzeitige Einschränkung von Autonomie zum Schutz der längerfristigen Autonomie der Patientinnen gerechtfertigt sein.[71] Durch den zeitlichen Aufschub wird ihnen die Möglichkeit gegeben, ihr Leben angesichts der neuen Lebensumstände neu auszurichten. Auch in praktischer Hinsicht können die Behandlungen zum Erhalt der Autonomie beitragen, indem sie bestimmte Fähigkeiten der Patientinnen, die sie durch den Unfall oder Schlaganfall verloren haben, verbessern oder wiederherstellen. Auch wenn ihr Alltag möglicherweise anders aussehen wird als zuvor, können die Patientinnen auf diese Weise Unabhängigkeit zurückgewinnen. Hält eine Patientin allerdings auch nach einer gewissen Behandlungsdauer an ihrem Sterbewunsch fest, so ist von weiteren Therapien gegen ihren Willen abzusehen.

Hier zeigt sich ein intrapersoneller Autonomie-Konflikt: Das Recht der Patientinnen, autonom über ihre Behandlung zu entscheiden, steht dem Erhalt ihrer Autonomie entgegen. Ob ein kurzzeitiger Eingriff in die Autonomie

---

71   Vgl. Caplan 2006, 119, Quante 2002, 329f., und Sjöstrand et al. 2013a, 719. Zu Fragen der Patientenautonomie im Kontext der Rehabilitationsmedizin vgl. auch Caplan 1992b. Hier argumentiert Caplan für ein „educational model" der Arzt-Patienten-Beziehung, in dessen Rahmen Ärztinnen in der Anfangsphase der Therapie, in der sich Patientinnen noch an die neuen Lebensumstände gewöhnen müssen, mehr Spielraum für paternalistisches Handeln gewährt wird. Allerdings muss die Förderung der Autonomie der Patientinnen hierbei stets ein zentrales Motiv sein.

einer Patientin in diesem Fall gerechtfertigt ist, kann meines Erachtens nur unter Berücksichtigung weiterer Aspekte des Einzelfalls beantwortet werden. In welchem Allgemeinzustand befindet sich die Patientin? Welche Lebenspläne hatte sie vor ihrem Unfall oder Schlaganfall? Wie lang muss gegen ihren Willen interveniert werden, um die Situation neu evaluieren zu können? Im Rahmen eines *erweiterten Balancing View*, in dem Autonomie nicht nur als limitierender Faktor, sondern auch als Wert, den es neben Wohlergehen zu fördern gilt, erachtet wird, sind solche und ähnliche Fragen zu berücksichtigen. Am Ende einer umfassenden Abwägung kann jedoch durchaus das Ergebnis stehen, dass harter Paternalismus zugunsten der Autonomie der Zielperson temporär gerechtfertigt sein kann. Für problematisch erachte ich es hingegen, generell und undifferenziert mit dem Erhalt autonomer Lebensjahre zu argumentieren – ohne dabei weitere Faktoren wie die noch zu erwartende Lebensqualität und -dauer oder die Gründe für den Therapieverzicht zu berücksichtigen. Auch die Frage, welchen Grad an Autonomie eine Patientin durch eine Therapie zurückgewinnen kann, spielt sicherlich eine Rolle. Dennoch gibt es Autorinnen, die im Wert der Autonomie ein grundsätzliches Argument gegen die Zulässigkeit von Sterbehilfe und assistierten Suizid sehen.[72]

In diesem Zusammenhang ist zu fragen, ob wir die Autonomie einer Patientin tatsächlich respektieren, indem wir ihrer Entscheidung, auf eine lebenserhaltende Therapie zu verzichten, nachkommen – selbst wenn sie diese Entscheidung autonom getroffen hat. Während der Therapieverzicht das Ende eines autonomen Lebens bedeutet, würde es nämlich die Behandlung der Patientin ermöglichen, ihre Existenz als autonome Akteurin fortzusetzen.[73] Im Kontext der Differenz zwischen Autonomie als einem Recht und einem Wert (Abschnitt 1.3.1) habe ich auf ähnliche Weise im Hinblick auf Lauras Fall argumentiert: Lauras Autonomie zu achten kann auch bedeuten, ihre Therapieverweigerung zu übergehen, weil dadurch der Wert ihrer zukünftigen (globalen) Autonomie erhalten bleibt. Im Unterschied zu den Patientinnen aus dem Rehabilitationsbeispiel haben wir jedoch Zweifel an Lauras lokaler Autonomie (hinsichtlich der Therapieentscheidung). Daher ist es fraglich, ob sie den Wert der Autonomie in dieser konkreten Entscheidung überhaupt aktualisiert. Laura zeigt außerdem ein Interesse daran, ihr bisheriges Leben,

---

72 Vgl. Materstvedt 2003, 391, Doerflinger 1989 und Gordijn/Janssens 2000, 44f. Manne Sjöstrand et al. setzen sich ausführlicher mit dem Argument auseinander, ärztlich assistierter Suizid und Sterbehilfe seien nicht mit dem Respekt der Autonomie vereinbar, und kommen zu dem Schluss, dass hier zumindest keine prinzipielle Unvereinbarkeit besteht – im Gegenteil, der Respekt der Autonomie könne es sogar fordern, diesen Patientenwünschen nachzukommen (vgl. hierzu Sjöstrand et al. 2013b).

73 Vgl. Varelius 2006, 117f.

insbesondere hinsichtlich ihrer Karriereziele, so weiterzuleben. Indem wir ihre
Behandlungsverweigerung übergehen, wollen wir den Erhalt dieses Lebens
gewährleisten – was im Falle einer erfolgreichen Therapie auch wahrscheinlich ist.[74] Im Rehabilitationsbeispiel ist dagegen unklar, ob die Patientinnen
ihr Leben in der Form, in der es mithilfe von Therapien erhalten werden kann,
weiterleben wollen. Welchen Wert hat ein Leben für eine Patientin, das sie so
nicht leben möchte, und wie autonom wäre ein solches Leben noch? Fraglos kann hier auf den objektiven Wert eines (autonomen) Lebens verwiesen
werden. Allerdings habe ich in Abschnitt 2.3.1.3 aufgezeigt, dass eine subjekt-
übersteigende Wohlergehenstheorie, die die Subjekt-Relativität objektiv
wertvoller Wohlergehensgüter verkennt, im medizinethischen Kontext nicht
überzeugen kann.

Gemeinhin erscheint die Rechtfertigung von Paternalismus mit dem *Erhalt*
von Autonomie voraussetzungsreich und macht die Beantwortung vieler
Fragen notwendig (‚Wie‘ autonom wird das Leben einer Patientin noch sein?
Welchen Wert misst sie selbst der Autonomie bei? Möchte sie das Leben, das
durch die Behandlung erhalten wird, überhaupt leben – selbst wenn es ein
autonomes ist? usw.). Harter Paternalismus zum Erhalt von Autonomie wird
folglich nur selten zu rechtfertigen sein – denn dafür müsste der Zugewinn an
zukünftiger (globaler) Autonomie für die Zielperson signifikant und der negative Wert, der durch die Verletzung ihrer aktuellen Autonomie erzeugt wird,
ausgesprochen gering sein.[75]

Wie aber sieht es mit der *Förderung* von Autonomie als Rechtfertigungsgrund von hartem Paternalismus aus? Hiermit meine ich nicht den Erhalt
autonomer Lebensjahre bzw. der zukünftigen Autonomie im Allgemeinen,
sondern die Steigerung der ‚Qualität‘ (im Sinne des Realisierungsgrades) der
Autonomie hinsichtlich einer bestimmten Entscheidung oder Handlung. Da
niemand in einem idealen Sinne als autonom gelten kann,[76] gibt es wohl kaum
eine Situation, in der wir ein Eingreifen nicht damit begründen könnten, einer
anderen Person zu einer *noch* autonomeren Entscheidung oder Handlung zu
verhelfen. So gibt es eine lange Liste kognitiver Verzerrungen, denen auch entscheidungskompetente, autonome Personen unterliegen, beispielsweise der

---

74   Auch wenn die Anorexia nervosa die höchste Mortalitätsrate unter den psychischen
     Erkrankungen aufweist (vgl. Arcelus et al. 2011), bestehen verhältnismäßig gute Heilungs-
     chancen. Gemäß einer Langzeitstudie, die am Massachusetts General Hospital über
     einen Zeitraum von 22 Jahren durchgeführt wurde, erholen sich ungefähr zwei Drittel
     der Anorexie-Patientinnen im Erwachsenenalter von ihrer Essstörung. Als genesen galten
     Patientinnen, die mindestens ein Jahr ohne Symptome lebten (vgl. Kamryn et al. 2017).
75   Vgl. Sjöstrand et al. 2013a, 720.
76   Vgl. Raz 1986, 156, 204, 387.

Selbstüberschätzung oder dem Katastrophisieren.[77] Es würde sich ein unendlich großer Spielraum für paternalistisches Eingreifen eröffnen, legten wir der
Rechtfertigung von Paternalismus ein unerreichbares Ideal von Autonomie
zugrunde. Fraglos ist diese Konsequenz einer autonomiebasierten Rechtfertigung von Paternalismus abzulehnen.

Die Frage, ob harter Paternalismus mit der Förderung von Autonomie zu
rechtfertigen ist, kann jedoch auch vor dem Hintergrund einer nicht-idealen
Theorie der Autonomie, wie sie die *three-condition theory* darstellt, aufkommen. So könnte eine Patientin, obwohl ihr bewusst ist, dass bestimme
Informationen zentral für ihre Behandlungsentscheidung sind, explizit darum
bitten, diese nicht zu erhalten,[78] vielleicht weil sie fürchtet, die Kenntnis
bestimmter Risiken könne sie verunsichern. Eine andere Patientin wiederum
verzichtet aus Desinteresse oder Zeitmangel darauf, sich Aufklärungsunterlagen, etwa vor einer Impfung, durchzulesen. Der Erhalt und das substantielle
Verstehen relevanter Informationen gilt nach dem Standardmodell jedoch
als eine Voraussetzung für das Treffen autonomer Entscheidungen. Wäre es
folglich gerechtfertigt, Patientinnen gegen ihren Willen Informationen aufzudrängen oder sie zur Lektüre der Aufklärungsunterlagen anzuhalten, um sie zu
einer autonomen bzw. ‚noch' autonomeren Entscheidung zu befähigen?

Auch wenn Patientinnen vor einer Behandlung aufgeklärt werden müssen,
haben sie sowohl das Recht, auf eine informierte Einwilligung zu verzichten,
als auch das Recht auf Nichtwissen. Die Inanspruchnahme dieser Rechte ist
nicht unproblematisch, weshalb sie in der medizinethischen Debatte kontrovers diskutiert werden. Beauchamp und Childress etwa fordern, dass

---

77   Der libertäre Paternalismus beruht auf einer ähnlichen Annahme: Kognitive Ver-
     zerrungen und mangelnde Selbstkontrolle führen dazu, dass wir häufig nicht so
     entscheiden, wie wir es eigentlich, unter idealen Bedingungen täten. „Nudging" und Ver-
     änderungen im Entscheidungsdesign („choice architecture") sollen helfen, diese Defizite
     auszugleichen. Obwohl viele Menschen etwa kein Problem damit hätten, Organspende-
     rinnen zu sein, sind sie es nicht, wenn eine Opt-in-Regelung gilt und sie so aktiv etwas
     dafür tun müssten. Um diesen Effekt auszuhebeln, bietet sich Vertreterinnen des libertä-
     ren Paternalismus zufolge eine Opt-out-Regelung an (vgl. Sunstein/Thaler 2003, 176f., vgl.
     auch Rebonato 2014, 259f., Dworkin 2020 und Beauchamp/Childress 2019, 111). Mit Blick
     auf den medizinischen Kontext ist außerdem Sarah Conlys Ansatz des „Coercive Paterna-
     lism" zu nennen: Ihr zufolge ist es gerechtfertigt, Menschen zu gesundheitsförderlichen
     Verhaltensweisen zu zwingen. Ohne Hilfe gelingt es vielen Menschen nicht, ihr Verhalten
     zu ändern, auch wenn sie sich dies wünschen und es zudem positive Auswirkungen auf
     andere Lebensbereiche hätte. Menschen zu dem zu verhelfen, was sie eigentlich wollen,
     so Conly, ist nicht verwerflich, sondern vielmehr ein Ausdruck des Respekts (vgl. Conly
     2013a und 2013b). Für eine kritische Auseinandersetzung mit dem libertären Paternalis-
     mus und Nudging-Methoden vgl. Dworkin 2020, Wilkinson 2012 und Rebonato 2012.

78   Vgl. Sjöstrand et al. 2013a, 715, und Juth 2005, 289f.

Verzichtserklärungen (engl. „waivers") nicht unkritisch akzeptiert und besten-
falls von einem klinischen Ethikkomitee überprüft werden sollten, weil sie ein
Einfallstor für ärztlichen Paternalismus darstellen.[79] Das Recht auf Nichtwissen
wird gewöhnlich im Kontext von Gendiagnostik und Gentests diskutiert.[80]
Patientinnen, die sich auf bestimmte genetisch bedingte Erkrankungen testen lassen, genauso wie schwangere Patientinnen, die eine Pränataldiagnostik
in Anspruch nehmen, können dieses Recht geltend machen und etwa den
Wunsch äußern, über bestimmte Nebenbefunde nicht informiert zu werden.
Wie ist damit umzugehen, wenn Familienangehörige auch von der Diagnose
betroffen sind? Können Nichtschadens- und Wohltunspflichten es rechtfertigen, das Recht auf Nichtwissen zu übergehen? Das Recht auf Nichtwissen
sowie Verzichtserklärungen werfen interessante Fragen im medizinethischen
Kontext auf, deren Thematisierung fraglos je ein eigenständiges Kapitel
erforderlich machen würde. Daher möchte ich meine Fragestellung nochmals
klar von diesen beiden Themenbereichen abgrenzen. Mich interessiert weder,
ob der Verzicht auf den IC mit dem Respekt der Patientenautonomie vereinbar
ist, noch welche Umstände es rechtfertigen können, Patientinnen gegen ihren
Willen Diagnoseergebnisse mitzuteilen. Vielmehr geht es – vor dem Hintergrund einer autonomiebasierten Rechtfertigung von Paternalismus – um die
Frage, ob wir einer entscheidungskompetenten Patientin gegen ihren Willen
oder entgegen ihrer Gleichgültigkeit Informationen aufdrängen sollten, um sie
zu einer autonomeren Entscheidung zu befähigen.

Entscheidungsrelevante[81] Informationen unterstützen in der Regel die
Autonomieausübung in Entscheidungssituationen. Kennen wir den Ablauf,
die Chancen und die Risiken einer Behandlung, so können wir eine Nutzen-
Risiko-Abwägung vornehmen, die unserer eigenen Risikobereitschaft, unseren
Wertvorstellungen und unseren Präferenzen entspricht. Wir können vor der

---

79   Vgl. Beauchamp/Childress 2019, 135f. Vgl. auch Andorno 2004, 437.

80   Das Recht auf Nichtwissen ist Teil des umfassenden Rechts auf informationelle Selbst-
      bestimmung (vgl. Boldt/Krause 2020) und wird im deutschen Gendiagnostikgesetz
      (§ 9 Abs. 5 GenDG) berücksichtigt. Ausführlich zum Recht auf Nichtwissen und seiner
      Bedeutung für die Patientenautonomie im Kontext der Gendiagnostik vgl. Juth 2005,
      289–330.

81   Was genau unter „relevanten" oder „entscheidungsrelevanten" Informationen zu ver-
      stehen ist, wird nur selten expliziert. In Abschnitt 1.2.3 habe ich erwähnt, welche Infor-
      mationen Patientinnen Beauchamp und Childress zufolge gewöhnlich für einen IC
      mitgeteilt werden sollte. Nicht alle Informationen sind jedoch für alle Patientinnen
      (gleichermaßen) relevant. Einem sehr allgemeinen Verständnis folgend, das für diesen
      Kontext jedoch ausreichend ist, handelt es sich bei (entscheidungs-)relevanten Informa-
      tionen um Informationen, die eine Patientin dazu veranlassen können, ihre Entscheidung
      zu revidieren oder zumindest zu überdenken (vgl. Juth 2005, 298f.)

Einwilligung in eine Therapie abwägen, ob ihre Nebenwirkungen mit unserem Lebensentwurf vereinbar sind. Der Verzicht auf entscheidungsrelevante Informationen kann unsere Autonomieausübung hingegen beeinträchtigen.[82] Stehen etwa mehrere Behandlungsoptionen zur Verfügung und verzichten wir auf eine Aufklärung über ihre Chancen und Risiken, so können wir keine autonome Entscheidung für oder gegen eine der Optionen treffen. Ein Mehr an Informationen steigert die Entscheidungsautonomie von Patientinnen jedoch nicht zwangsläufig – im Gegenteil, ein Zuviel an Informationen kann auch zu Überforderung führen.[83] Hinzu kommt, dass die Auswahl der Informationen und die Art ihrer Vermittlung entscheidend dafür sind, ob sie Patientinnen tatsächlich zu einer autonomen bzw. noch autonomeren Entscheidung befähigen können. Während bestimmte Informationen für manche Patientinnen höchst relevant sind, spielen sie in der Entscheidung anderer Patientinnen keine Rolle, etwa die Auskunft über die Notwendigkeit von Bluttransfusionen während einer Operation. Vermittelt eine Ärztin die Chancen und Risiken einer Therapie auf nicht patientengerechte Art, indem sie beispielsweise ausschließlich Fachterminologie gebraucht, so kann dies die Autonomie einer Patientin ebenfalls schmälern statt sie zu erhöhen.[84] Damit die Vermittlung von Informationen die Entscheidungsautonomie von Patientinnen steigern kann, muss sie demnach auf die individuelle Patientin, ihren Wissensstand, ihre Ängste, ihren kulturellen Hintergrund usw. Bezug nehmen. Es ist also eine patientengerechte und auf die einzelne Patientin zugeschnittene Aufklärung erforderlich.[85]

Von gerechtfertigtem Paternalismus zur Förderung der Entscheidungsautonomie kann also nur dann die Rede sein, wenn Informationen vermittelt werden, die für die Zielperson im Hinblick auf die Entscheidung persönlich relevant sind – und nicht, wenn aus der Überzeugung heraus, dass ein Mehr an Informationen stets zu mehr Autonomie beiträgt, schlichtweg beliebige weitere Informationen mitgeteilt werden. Geht eine Ärztin aufgrund der Vorerkrankung einer Patientin davon aus, dass sie mit erhöhter Wahrscheinlichkeit schwere

---

82   Vgl. Harris/Keywood 2001, 421, und Rhodes 1998, 18.

83   Vgl. Pugh 2020, 167.

84   Zu häufigen Fehlern bei der Informationsvermittlung vgl. auch Ubel et al. 2017, 33f.

85   Beauchamp und Childress beschreiben diese Art der Aufklärung als „subjective standard". Auch sie sind der Ansicht, dass eine Aufklärung, die auf die individuellen Bedürfnisse von Patientinnen eingeht, dem Respekt der Patientenautonomie am besten gerecht wird. Aus pragmatischen Gründen sehen sie jedoch die Notwendigkeit, dass der „subjective standard" durch den „reasonable person standard" ergänzt wird, der sich daran orientiert, was eine hypothetische vernünftige Person vor einer Behandlung wissen wollen würde (vgl. Beauchamp/Childress 2019, 124f.).

Nebenwirkungen nach der Einnahme eines Medikamentes zeigen könnte, so sind diese Informationen für das Treffen einer autonomen Entscheidung zentral. Auch wenn die Aufklärung über Nebenwirkungen in diesem Fall allein aus Nichtschadens- und Wohltunsüberlegungen geboten ist, spricht der Respekt der Patientenautonomie dafür, der Patientin diese Informationen – auch gegen ihren Willen – mitzuteilen. Hierdurch erhält sie nämlich die Möglichkeit, selbst eine Evaluation des Nutzen-Risiko-Verhältnisses vorzunehmen und zu entscheiden, ob sie das Medikament trotz der sehr wahrscheinlich auftretenden Nebenwirkungen einnehmen möchte.[86]

Weniger klar ist die Rechtfertigung hingegen im folgenden Fall: Nehmen wir an, nach ihrem Unfall bäte Clara die Ärztin in der Notaufnahme darum, sie über alles, jedoch nicht darüber aufzuklären, ob während der anstehenden Operationen Bluttransfusionen notwendig werden könnten. Sie erklärt, auch im Nachhinein nicht darüber informiert werden zu wollen. In diesem Fall ist nicht nur fraglich, welchen Mehrwert eine Auskunft aus ärztlicher Wohltunsperspektive,[87] sondern auch mit Blick auf Claras Autonomie hätte.[88] Die Information kann als entscheidungsrelevant gelten, da Clara den Glaubensregeln der Zeugen Jehovas folgt und sich daher möglicherweise gegen eine Bluttransfusion entschiede. Gleichwohl stellt sich die Frage, ob die Information ihre Autonomie tatsächlich fördern würde. So hat Clara bereits die autonome Entscheidung getroffen, keine weitere Entscheidung in dieser Hinsicht treffen zu wollen und, da ihr – anders als im Beispiel mit den Nebenwirkungen – durchaus bewusst zu sein scheint, dass Bluttransfusionen notwendig werden könnten,[89] hat sie ihnen indirekt auch bereits zugestimmt.

Es zeigt sich, dass Fälle, in denen Patientinnen explizit auf den Erhalt bestimmter Informationen verzichten, sehr unterschiedlich sein können. Somit gibt es keine klare Antwort auf die Frage, ob harter Paternalismus zugunsten der Förderung von Autonomie gerechtfertigt ist oder nicht. Vielmehr muss dies von Fall zu Fall und unter Berücksichtigung weiterer entscheidungsrelevanter Informationen entschieden werden. Selbst wenn man stets mit dem finalen Wert der Autonomie argumentieren könnte, leitet sich daraus keine generelle Rechtfertigung ab, da dieser Wert ebenfalls gegenüber anderen Werten abgewogen werden muss. Letztlich können Menschen auch daraus, etwas nicht zu wissen, einen Mehrwert ziehen.

---

86   Für ein ähnliches Beispiel vgl. Sjöstrand et al. 2013a, 715.

87   Wir tragen weder zu Claras Wohlergehen bei noch schaden wir ihr, wenn wir ihr diese Information nicht mitteilen – im Gegenteil, wir bieten ihr die aus medizinischer Sicht bestmögliche Behandlung und schützen sie zugleich vor Schuldgefühlen.

88   Vgl. Beauchamp/Childress 2019, 135f.

89   Dies lässt sich zumindest aus ihrer Aussage in der Notaufnahme schließen.

Dennoch ist festzuhalten, dass „Paternalismus im Namen der Autonomie", um die Terminologie von Manne Sjöstrand et al. aufzugreifen,[90] auch im medizinischen Kontext gerechtfertigt sein kann, insbesondere dann, wenn wir ohnehin Zweifel an der Autonomie der Zielperson haben. Ist die Entscheidung oder Handlung der Zielperson jedoch eindeutig autonom und ist nicht ersichtlich, inwieweit sie vom Erhalt oder der Förderung ihrer Autonomie profitiert, so erscheint eine Rechtfertigung mit Autonomie dagegen problematisch.

Authentizität und Persönlichkeit
Dass ich im Folgenden auf eine authentizitäts- oder persönlichkeitsbasierte Rechtfertigung von Paternalismus eingehe, mag erstaunen – denn Authentizität und Persönlichkeit werden oftmals mit einem Ideal von Autonomie sowie anspruchsvolleren philosophischen Begriffen und Theorien in Verbindung gebracht. Wie bereits erwähnt, ist eine autonomiebasierte Rechtfertigung von Paternalismus, die sich an einem Ideal von Autonomie orientiert, zudem angesichts des großen Spielraums, der sich dadurch für paternalistisches Eingreifen eröffnet, abzulehnen. Da ich mich jedoch für einen *erweiterten Balancing View* ausgesprochen habe, möchte ich weitere Aspekte in den Blick nehmen, die diese Abwägungsstrategie sinnvoll ergänzen könnten und hierzu zählen auch Authentizität und Persönlichkeit. Da Persönlichkeit bzw. personale Identität bisher nur am Rande (im Kontext der prospektiven Autonomie, siehe Abschnitt 1.3.3.2) eine Rolle gespielt hat, gilt mein Interesse im Folgenden einer authentizitätsbasierten Rechtfertigung von Paternalismus. Allerdings ähnelt die persönlichkeitsbasierte Rechtfertigung in ihrer Argumentation der authentizitätsbasierten, sodass eine eigenständige Beschäftigung ohnedies keinen Mehrwert bietet.[91]

Analog zur autonomiebasierten Rechtfertigung von Paternalismus setzt eine authentizitätsbasierte Rechtfertigung voraus, dass wir Authentizität als wertvoll und erstrebenswert erachten. Im Folgenden gehe ich daher von der Annahme aus, dass Authentizität sowohl instrumentellen als auch finalen Wert besitzt. Auch wenn ich an dieser Stelle nicht ausführlicher für diese Annahme argumentieren kann, lassen sich aus meiner Beschäftigung mit Authentizität im Autonomiekapitel Gründe für den Wert der Authentizität ableiten, etwa dass es mit Blick auf das eigene Wohlergehen wertvoll ist, frei von inneren

---

90 Vgl. Sjöstrand et al. 2013a.
91 Die Rechtfertigung von Paternalismus durch Bezugnahme auf die Persönlichkeit der Zielperson wird von John Kleinig und Michael Quante hingegen als genuine Rechtfertigungsstrategie verstanden. Quante spricht von der „persönlichkeitsbasierten Rechtfertigung paternalistischen Handelns" (vgl. Quante 2002, 320) und Kleinig vom „Argument from Personal Integrity" (vgl. Kleinig 1983, 67–73, und Kleinig 2009).

Konflikten zu sein. Zudem lassen sich aufgrund der großen Nähe und teilweise bestehenden Kongruenz der beiden Begriffe von Autonomie und Authentizität Annahmen zum Wert der Autonomie (siehe Abschnitt 1.3.1) direkt auf den Wert der Authentizität übertragen.

Gehen wir also davon aus, dass es wertvoll ist, authentisch zu entscheiden, zu handeln und zu leben, so haben wir einen Grund, diesen Wert in unserem eigenen Leben ebenso wie im Leben unserer Mitmenschen zu befördern – aber auch gegen ihren Willen? Folgende Beispiele, die gewissermaßen jenem aus der Rehabilitationsmedizin (siehe S. 234) ähneln, veranschaulichen, wann wir geneigt sein könnten, mit Blick auf den Erhalt der Authentizität oder der Persönlichkeit einer Patientin einzugreifen:

> Carmen war stets eine Kämpferin, die sich von Lebenskrisen nicht unterkriegen ließ. Als sie einen Schlaganfall erleidet, möchte sie unerwartet aufgeben und lehnt sämtliche lebenserhaltende Maßnahmen ab.

> Felicitas war ihr gesamtes Leben lang sportlich und nahm an mehreren Triathlons im Jahr teil. Nach einem schweren Sturz beim letzten Wettkampf verweigert sie notwendige Rehabilitationsmaßnahmen, unter anderem Physio- und Ergotherapie. Dies schmälert ihre Chance, in der Zukunft an ihre sportlichen Leistungen anknüpfen und weiterhin an Wettbewerben teilnehmen zu können.[92]

Selbst wenn die Entscheidungen der beiden Patientinnen den Prüfkriterien der Intentionalität, des Verstehens und der Freiwilligkeit gerecht werden, könnte die behandelnde Ärztin zögern, sie zu akzeptieren. Sie könnte sich fragen, ob es das ist, was Carmen und Felicitas ‚wirklich' wollen, weil es ihnen doch ‚eigentlich' gar nicht entspricht, so schnell aufzugeben. Sollte sie daher eingreifen und den Patientinnen die Chance geben, eine authentische Entscheidung zu treffen?

Mit Blick auf das Verständnis von Authentizität, das ich im Exkurs des Autonomiekapitels zugrunde gelegt habe, erscheint es zweifelhaft, ob sich paternalistisches Handeln, das ja immer ein Eingreifen von Außenstehenden (die Möglichkeit des Selbst-Paternalismus ausgenommen)[93] ist, je mit Authentizität rechtfertigen lässt. So ist Authentizität nur schwer aus der Außenperspektive zu erschließen, um auf Charles Taylors Aussage zurückzukommen: „Being true to myself means being true to *my own originality*, and that is something *only I* can articulate and discover."[94] Wenn *ich* allein herausfinden kann, was für *mich* authentisch ist, wie kann eine außenstehende

---

92   Für ähnliche Fallbeispiele vgl. Miller 1981, 23f., und Ahlin Marceta 2019, 390.
93   Vgl. hierzu Grill 2012a, 363, und Husak 1981, 43–45.
94   Taylor 1992, 29; Hervorhebung A.H.

Person dann ein Urteil über mein Authentizitätserleben fällen? Und selbst
wenn wir von vertrauten Personen sagen können, wie sie sich gewöhnlich verhalten, wie sie auf bestimmte Situationen reagieren und nach welchen Prinzipien, Überzeugungen und Wertvorstellungen sie ihr Leben führen, können
wir uns in unserer Einschätzung täuschen: denn wie ich in Abschnitt 1.3.2.1.5
herausgearbeitet habe, schließt Authentizität nicht aus, sich neu zu definieren
und sich gerade angesichts neuer Lebensumstände und Veränderungen auch
selbst zu verändern.[95] Wenn wir uns bereits bei vertrauten Personen nicht
sicher sein können, dass sie sich in bestimmten Situationen stets auf dieselbe
Art und Weise verhalten, wie sollen dann Ärztinnen, die Patientinnen oftmals
erst seit kurzer Zeit kennen (und noch dazu häufig in Ausnahmesituationen
erleben), einschätzen, ob eine Entscheidung für eine Patientin authentisch
ist oder nicht?[96] Mithilfe welcher Kriterien könnten sie herausfinden, ob eine
Patientin sich ,echt' oder ,unverstellt' verhält? Torbjörn Tännsjö und Sjöstrand
et al. sehen in der schweren Überprüfbarkeit von Authentizität die Gefahr, dass
sie als Rechtfertigungsgrund für ärztlichen Paternalismus missbraucht werden könnte: Entspricht die Entscheidung einer Patientin nicht der ärztlichen
Meinung, könnte sie schlichtweg als nicht authentisch eingestuft und übergangen werden.[97] Diese Bedenken sind meines Erachtens begründet. Selbst
wenn es klare Kriterien zur Überprüfung der Authentizität einer Patientenentscheidung gäbe, wäre Authentizität nicht geeignet, um in jeder beliebigen
Entscheidungssituation ein Eingreifen zu rechtfertigen. Authentizität scheint
nicht in allen Entscheidungen in der Patientenversorgung eine Rolle zu spielen.[98] Einer Patientin, die eine professionelle Zahnreinigung ablehnt, diese
mit der Begründung aufzudrängen, dass ihre Ablehnung „doch gar nicht zu ihr
passe" und nicht authentisch sei, erscheint fraglos unverhältnismäßig – wenn
nicht gar unsinnig.

In der Regel stellt Authentizität demnach eine zu unsichere und somit
unbrauchbare Grundlage für die Rechtfertigung paternalistischen Eingreifens
dar. Dies schließt meiner Meinung nach allerdings nicht aus, dass besondere
Umstände dafür sprechen können, Authentizität zumindest als zusätzlichen
Rechtfertigungsgrund heranzuziehen. Darauf deuten sowohl die Beispiele
von Carmen und Felicitas als auch die Beschäftigung mit dem Authentizitätserleben von Anorexie-Patientinnen in Abschnitt 1.3.2.1.5 hin. Während in den
Fällen von Carmen und Felicitas einschneidende äußere Umstände vorliegen,

---

95   Vgl. hierzu Betzler 2009a.
96   Vgl. Sjöstrand et al. 2013a, 718, und Miller 1981, 27.
97   Vgl. Tännsjö 1999, 14, und Sjöstrand et al. 2013a, 718.
98   Vgl. Miller 1981, 27.

in deren Folge Patientinnen sich in einem Ausnahmezustand befinden können,[99] sind es bei Anorexie-Patientinnen ‚innere Umstände‘, konkret innere
Konflikte, die ihr Authentizitätserleben beeinträchtigen. In beiden Fällen
sind konkrete, aus der Außenperspektive wahrnehmbare Faktoren[100] auszu-
machen, die das Verhalten und Entscheiden der Patientinnen beeinflussen.[101]
Die Patientinnen haben sich außerdem nicht freiwillig dazu entschieden, sich
diesen Faktoren auszusetzen. Und in beiden Fällen haben wir es letztlich mit
deutlichen Abweichungen vom ‚gewöhnlichen‘ Verhalten der Patientinnen zu
tun – also von dem Verhalten, das Carmen und Felicitas vor dem Schlaganfall bzw. Unfall und das Anorexie-Patientinnen vor Beginn ihrer Erkrankung
gezeigt haben.[102]

Ist offensichtlich, dass eine Patientin äußeren oder inneren Faktoren unterliegt, die sich deutlich auf ihre Selbstwahrnehmung auswirken, beispielsweise
einer persönlichkeitsverändernden Krankheit oder einer akuten Krisensituation, so kann paternalistisches Eingreifen durchaus mit Verweis auf ihre
Authentizität gerechtfertigt werden. Die Wiederherstellung oder der Erhalt
der Authentizität ist in diesen Fällen jedoch nicht der einzige Rechtfertigungsgrund. Nicht unter einem inneren Konflikt zu leiden, wie einige der Probandinnen aus der Studie von Hope et al., sondern im Einklang mit sich selbst
zu sein, wirkt sich gewöhnlich positiv auf das eigene Wohlergehen aus. Daniel
Groll zufolge handelt es sich bei Überlegungen, die die Authentizität einer
Patientin betreffen, sogar um eine Unterkategorie von Wohlergehensüberlegungen.[103] Wie im Autonomiekapitel aufgezeigt, kann eine Konfrontation mit
dem inneren Konflikt Anorexie-Patientinnen außerdem dabei unterstützen,
klarer zwischen dem anorektischen und dem nicht anorektischen Teil zu differenzieren. Dies kann sich wiederum positiv auf ihre Autonomieausübung auswirken, weil sie nun deutlicher sehen, was sie selbst wollen und was vielleicht
nur Ausdruck ihrer Krankheit ist.

---

99   Dies gilt auch für das diskutierte Beispiel aus der Rehabilitationsmedizin (siehe S. 234, vgl.
     Caplan 2006, 119, und Quante 2002, 329f.).
100 Selbst wenn eine Anorexie-Patientin nicht stark untergewichtig ist, könnten wir als
     Außenstehende an ihrem symptomatischen Verhalten erkennen, dass sie unter einer Ess-
     störung leidet.
101 Vgl. Ahlin Marceta 2019, 391.
102 Patientinnen mit Anorexie mögen manche Wünsche und Verhaltensweisen bereits vor
     ihrer Krankheit verfolgt bzw. gezeigt haben, etwa den Wunsch nach einem schlanken
     Körper oder ein hohes Maß an Perfektionismus und Selbstkontrolle (vgl. Biedert 2008,
     21f., und Fairburn et al. 1999). Allerdings wird keine Patientin einem niedrigen Gewicht
     einen so hohen Stellenwert zugeschrieben haben, dass sie hierfür eine Bedrohung ihres
     Lebens in Kauf genommen hätte.
103 Vgl. Groll 2016, 507, 509.

Authentizität kann folglich sowohl zum Wohlergehen als auch zur Autonomie von Patientinnen beitragen. Da sie jedoch in theoretischer sowie praktischer Hinsicht unterbestimmt ist und aus der Außenperspektive schwer zu ermitteln bleibt, kann sie selbst in Fällen, in denen eine Patientin durch innere oder externe Faktoren in ihrem Authentizitätserleben beeinträchtigt ist, nicht als Rechtfertigungsgrundlage für so drastische Maßnahmen wie eine Zwangsernährung oder -medikation gelten.[104] Für die Rechtfertigung solch drastischer Eingriffe müssen weitere, starke Gründe vorliegen, in Lauras Fall etwa die akute Gefährdung ihrer Gesundheit durch drohendes Organversagen. Ihre Behandlungsverweigerung nicht ohne Weiteres zu akzeptieren und sie in einem Gespräch mit ihrem inneren Erleben und möglicherweise bestehenden Konflikten zu konfrontieren, kann hingegen mit Verweis auf ihre Authentizität begründet und durchaus als ärztliche Pflicht gesehen werden.

Bei Patientinnen, die weder unter einer psychischen Erkrankung leiden noch anderen unkontrollierbaren persönlichkeitsverändernden Einflüssen unterliegen, ist die authentizitätsbasierte Rechtfertigung hingegen mit einem deutlichen Risiko des ungerechtfertigten Paternalismus verbunden. Menschen können ihre Ansichten, Wertvorstellungen und Präferenzen unerwartet ändern oder sich ganz bewusst anders verhalten, als man es eigentlich von ihnen gewohnt ist. Für sich genommen ist Authentizität demnach eine zu unsichere und somit unbrauchbare Rechtfertigungsgrundlage für so einschneidende Eingriffe, wie sie der ärztliche Paternalismus darstellt, und kann daher nur in Ausnahmefällen als *zusätzlicher* Rechtfertigungsgrund gelten.[105]

3.2.3 *Fazit*

Während ich mich im ersten Teil dieses Kapitels mit der Definition und unterschiedlichen Formen von Paternalismus befasst habe, galt der zweite Teil der Frage nach der Rechtfertigung von Paternalismus. Begonnen habe ich mit der naheliegenden Annahme, dass ärztlicher Paternalismus – als eine Form des benevolenten Paternalismus – durch die Förderung des Wohlergehens von Patientinnen gerechtfertigt werden kann.

---

104 Vgl. Hope et al. 2011, 28.

105 Es ist nicht leicht, ein Beispiel zu finden, bei dem ein paternalistischer Eingriff ausschließlich der Authentizität einer Patientin dienen würde, da in vielen Fällen ein Eingreifen auch dem Wohlergehen und/oder der Autonomie zuträglich ist. Denkbar wäre folgender Fall: Eine Patientin, die zur Behandlung einer bei ihr regelmäßig auftretenden Zystitis seit Jahren auf Methoden der Naturheilkunde vertraut und damit stets gute Erfahrungen gemacht hat, nimmt plötzlich, ohne weitere Begründung, Maßnahmen der Schulmedizin in Anspruch. Paternalistisches Eingreifen wäre hier nicht gerechtfertigt.

Im Anschluss daran habe ich zwei Rechtfertigungsstrategien aus der philosophischen Paternalismusdebatte, die zustimmungsbasierte Rechtfertigung
und die anti-paternalistische Position, für die Medizinethik als ungeeignet
verworfen. Vor dem Hintergrund der prinzipienorientierten Ethik und der
Idee der prinzipiellen Gleichrangigkeit von Autonomie- und Wohltunspflichten habe ich mich dann in Übereinstimmung mit Beauchamp und Childress
für ein Abwägungsmodell, den sogenannten *Balancing View*, ausgesprochen,
demzufolge paternalistisches Eingreifen immer dann gerechtfertigt ist, wenn
der Nutzen für das Patientenwohl groß und die Verletzung der Patientenautonomie hingegen gering ist. Der von Beauchamp und Childress vertretenen
Variante zufolge ist der Rechtfertigungsgrund für paternalistisches Eingreifen
nach wie vor das Wohlergehen der Zielperson, während ihre Autonomie lediglich als limitierender Faktor berücksichtigt wird. Entscheidend für die Rechtfertigung von Paternalismus ist dann, dass der Nutzen eines Eingriffs für das
Wohlergehen der Zielperson auch noch groß genug ist, wenn wir beachten,
in welchem Ausmaß unser Eingreifen ihre Autonomie verletzen würde. Autonomie wird folglich als negatives Abwehrrecht in die Abwägung einbezogen.[106]
Angesichts der im ersten Kapitel explizierten Auffassung von Autonomie ist
offensichtlich, dass der Autonomie der Zielperson in der Abwägung auch eine
andere Funktion zukommen kann. Sie kann nicht nur als limitierender Faktor,
sondern auch als Wert angesehen werden, der geschützt und befördert werden
soll – auch gegen den aktuellen Willen der Zielperson. Das Motiv kann hierbei der Erhalt ihrer längerfristigen, globalen Autonomie, aber auch die Steigerung ihrer Autonomiefähigkeit in einer konkreten Entscheidungssituation
sein. Letzteres wird sogar von Beauchamp und Childress thematisiert,[107]
obwohl diese sich an anderer Stelle deutlich gegen eine autonomiebasierte
Rechtfertigung von Paternalismus aussprechen.[108] Demgegenüber vertrete
ich die Ansicht, dass sowohl der Erhalt als auch die Förderung von Autonomie und unter bestimmten Umständen auch von Authentizität für ärztlichen Paternalismus sprechen können. Wie ich aufgezeigt habe, können diese
Aspekte im Rahmen des von mir vertretenen *erweiterten Balancing View* als
zusätzliche Rechtfertigungsgründe in die Abwägung einfließen. Im Gegenteil
zur rein wohlergehensbasierten Variante wird dieser der Bedeutung von Autonomie als einem schützenswerten und förderungswürdigen Wert gerecht.

---

106   Beauchamp und Childress sprechen in diesem Kontext von „negatively affecting (or ‚dis-
       respecting‘) autonomy" (Beauchamp/Childress 2019, 237f.).
107   Vgl. Beauchamp/Childress 2019, 134f. Vgl. auch ebd., 233.
108   Vgl. Beauchamp/Childress 2019, 237.

Die Grundidee einer einzelfallbezogenen Abwägung bleibt im *erweiterten Balancing View* erhalten. Analog zu den Abwägungstendenzen mit Blick auf unterschiedliche Paternalismusformen (Abschnitt 3.1.5) zeigen sich jedoch auch hinsichtlich einer autonomie- und authentizitätsbasierten Rechtfertigung von Paternalismus gewisse Tendenzen: So ist sanfter Paternalismus zum Erhalt und zur Förderung der Autonomie gewöhnlich gerechtfertigt, während harter Paternalismus auf dieser Grundlage nur schwer begründbar ist. Beispielsweise macht es einen Unterschied für die Rechtfertigung, ob eine Patientin aus Ahnungslosigkeit eine Aufklärung ablehnt, oder ob sie sich bewusst und autonom gegen den Erhalt bestimmter Informationen entscheidet. Wie ich anhand von Fallbeispielen gezeigt habe, müssen im letztgenannten Fall noch weitere, starke Gründe für paternalistisches Eingreifen sprechen. Eine authentizitätsbasierte Rechtfertigung wiederum ist überhaupt erst in Erwägung zu ziehen, wenn eine Patientin einschneidenden äußeren oder inneren Faktoren unterliegt, die sich deutlich auf ihre Selbstwahrnehmung auswirken.

Was ist nun der Mehrwert einer Erweiterung des *Balancing View?* Nicht ohne Grund mag der Eindruck entstehen, dass daraus ein komplizierter und langwieriger Abwägungsprozess resultiert. Um die Frage beantworten zu können, ob paternalistisches Handeln in einer bestimmten Situation gerechtfertigt ist oder nicht, scheint es nicht länger auszureichen, die Schwere der Autonomierechtsverletzung gegen den Nutzen für das (gesundheitsbezogene) Wohlergehen der Zielperson abzuwägen. Auch innerhalb der beiden Perspektiven, Autonomie und Wohlergehen, sind eine konzeptionelle Konkretisierung und eine Gewichtung vorzunehmen.

Der Mehrwert einer umfassenden Abwägung zeigt sich deutlich in Fällen, in denen Zweifel daran bestehen, ob paternalistisches Eingreifen aus am Wohlergehen orientierten Gründen gerechtfertigt ist – insbesondere dann, wenn zugleich Hinweise darauf vorliegen, dass die Zielperson durch ihr Handeln ihre zukünftige (globale) Autonomie gefährdet. Der *erweiterte Balancing View* ist in diesen Fällen dem einfachen *Balancing View* überlegen. Die Beantwortung der Frage, ob ein paternalistischer Eingriff die Autonomie oder Authentizität der Zielperson fördern würde, kann dann ein zusätzliches Argument für oder gegen paternalistisches Eingreifen liefern. Hinzu kommt, dass Autonomie und Authentizität nicht nur für sich genommen zentrale Werte im menschlichen Leben sind (finaler Wert), sondern darüber hinaus zu unserem Wohlergehen beitragen (instrumenteller Wert). Indem wir berücksichtigen, inwieweit ein Eingriff das (gesundheitsbezogene) Wohlergehen einer Patientin fördert, und zugleich beachten, ob er ihre Autonomie oder Authentizität schützt und welche Auswirkungen dies wiederum auf ihr umfassendes Wohlergehen hat, erhalten wir eine differenzierte Abwägungsgrundlage. Diese ist überdies hilfreich für die Entscheidung darüber, *welche* paternalistische Maßnahme in einer konkreten Situation gerechtfertigt ist. Eine Maßnahme, die nicht nur Lauras (gesundheitsbezogenes) Wohlergehen, sondern auch ihre Autonomiefähigkeit fördert, ist eher gerechtfertigt als ein Eingriff, der ausschließlich ihrem gesundheitsbezogenen Wohlergehen dient. Sowohl durch eine Zwangsernährung als auch eine Zwangsernährung *mit* begleitender Gesprächstherapie würden wir Lauras Entscheidung gegen eine Therapie und Gewichtszunahme übergehen. Weil mit letztgenannter Option die Aussicht auf eine zusätzliche Förderung ihrer Autonomie größer erscheint, wäre sie demnach eher gerechtfertigt. Dass sowohl Wohlergehen als auch Autonomie gefördert werden, mag auch der Grund sein, weshalb im Rehabilitationsbeispiel zumindest temporärer Paternalismus zu rechtfertigen ist. Hinzu kommt die soeben erwähnte Korrelation zwischen der Förderung von Wohlergehen und der Förderung von Autonomie, auf die ich im nachfolgenden Kapitel (in Abschnitt 4.1.4) eingehen werde. Auch sie findet im Rahmen des *erweiterten Balancing View* Berücksichtigung.

Beziehen wir uns auf die explizierten Auffassungen von Autonomie und Wohlergehen, so verändert sich der Blick auf ärztlichen Paternalismus – um auf die eingangs aufgeworfene Fragestellung zurückzukommen. Es zeichnet sich ab, dass sich die Frage nach der Rechtfertigung von Paternalismus nur selten durch eine Beschäftigung mit dem vordergründigen Konflikt zwischen Patientenwillen und ärztlicher Fürsorge beantworten lässt. Vielmehr entsteht der Eindruck, dass ein vielschichtiger und komplexer Abwägungsprozess notwendig ist, der konzeptionelle Differenzierungen und Zusammenhänge berücksichtigt. Dieser Eindruck wird sich durch das folgende Kapitel, das der Zusammenführung der Ergebnisse aus den vorangegangenen Kapiteln und ihrer Fruchtbarmachung für die ethische Entscheidungsfindung in der medizinischen Praxis dient, bestätigen.

KAPITEL 4

Synthese

Ziel des ersten Kapitels war es, besser zu verstehen, was Patientenautonomie ausmacht und was es heißt, sie zu respektieren. Im zweiten Kapitel ging es um die Frage nach dem Gegenstand des Wohltunsprinzips und um ärztliche Wohltunspflichten. In diesem Kapitel möchte ich fortsetzen und weiter ausführen, was ich im Paternalismuskapitel bereits begonnen habe: die Erkenntnisse aus den vorausgehenden Kapiteln zusammenführen und davon ausgehend Konsequenzen für den Umgang mit Konflikten zwischen Autonomie- und Wohltunspflichten aufzeigen. Leitend sind für mich hierbei folgende Fragestellungen: Welche Ergebnisse aus der Auseinandersetzung mit Autonomie, Wohlergehen und Paternalismus tragen zu einem differenzierteren Verständnis von Konfliktsituationen im Klinikalltag bei? Können aus den konzeptionellen Differenzierungen von Autonomie und Wohlergehen hilfreiche Argumente für die erforderliche Abwägung bei Konflikten zwischen dem Respekt der Autonomie und des Wohltuns gewonnen werden?

Im Folgenden werde ich mich der Beantwortung dieser Fragen in zwei Schritten annähern. Angesichts der Komplexität der konzeptionellen Differenzierungen möchte ich zunächst jeweils wesentliche Ergebnisse aus den Kapiteln zu Autonomie, Wohlergehen und Paternalismus zusammenfassen (Abschnitt 4.1). Indem ich nochmals getrennt voneinander auf Autonomie und auf Wohlergehen eingehe, möchte ich die Notwendigkeit hervorheben, bereits im Rahmen der beiden Perspektiven konzeptionelle Differenzierungen und Spezifikationen, etwa zwischen Autonomie als einem Recht und einem Wert, vorzunehmen. Anschließend werde ich auf Zusammenhänge zwischen Autonomie und Wohlergehen eingehen, die sich auf die Interpretation und die Gewichtung ärztlicher Autonomie- und Wohltunspflichten auswirken. Die zusammenfassende Darstellung der wichtigsten Ergebnisse soll zudem ihre Ausarbeitung für die praktische Implementierung vereinfachen.

Im zweiten Teil des Kapitels (Abschnitt 4.2) werde ich dann aufzeigen, welche Implikationen sich aus den explizierten Auffassungen von Autonomie und Wohlergehen für die Abwägung zwischen Autonomie- und Wohltunspflichten in paradigmatischen Konfliktsituationen ergeben. Hierdurch wird der praktische Nutzen der Ergebnisse in ihrer Gesamtheit nochmals deutlich hervortreten. Ihn werde ich anschließend durch eine umfassende Diskussion von Claras Fall (Abschnitt 4.3) zusätzlich erläutern.

© BRILL MENTIS, 2023 | DOI:10.30965/9783969752937_005

4.1   Konzeptionelle Ergebnisse: Zusammenfassung

Im Folgenden werde ich mich auf die Ergebnisse beschränken, die mir hinsichtlich medizinethischer Fragestellungen und Herausforderungen als besonders
hilfreich erscheinen, und sie gemäß dem Aufbau der Arbeit und der einzelnen
Kapitel zusammenfassend darstellen.

4.1.1   *Autonomie*

Das Standardmodell der Autonomie in der Medizinethik blickt ausschließlich auf die lokale Autonomie von Patientinnen und konzentriert sich vor
allem auf die normative Bedeutung von Autonomie im Sinne eines negativen
Abwehrrechts. Dass es sich hierbei nur um einen Teilbereich dessen handelt,
was Patientenautonomie und den Respekt davon ausmacht, hat meine Auseinandersetzung mit der philosophischen Autonomiedebatte fraglos gezeigt.
Im Folgenden werde ich zusammenfassen, welche Aspekte philosophischer
Autonomietheorien zu einem sinnvollen Verständnis von Autonomie in der
Patientenversorgung beitragen können. Mit „sinnvoll" meine ich hier, dass
die Aspekte die Autonomiebewertung, insbesondere in Zweifelsfällen, unterstützen, zur Spezifikation und Gewichtung von Autonomiepflichten beitragen
und Ansatzpunkte für eine Stärkung der Patientenautonomie bieten können.

4.1.1.1   Lokale und globale Autonomie

Auch wenn das Treffen einzelner Therapieentscheidungen in der Patientenversorgung im Vordergrund stehen mag, üben Patientinnen ihre Autonomie nicht
nur in lokaler, sondern auch in globaler Hinsicht aus. Sie führen ein selbstbestimmtes Leben nach eigenen Wertvorstellungen und Präferenzen. Nehmen
wir neben der lokalen Autonomie, die Patientinnen im Rahmen ihrer Therapie ausüben, zusätzlich ihre globale Autonomie in den Blick, so kann bereits
innerhalb der Autonomieperspektive eine Abwägung notwendig werden. Dass
diese überhaupt möglich ist, hängt damit zusammen, dass ich mich für ein Verständnis globaler Autonomie ausgesprochen habe, demzufolge diese über eine
bloße Aneinanderreihung lokaler Autonomieausübungen hinausgeht. Globale
Autonomie ist im Gegensatz zur lokalen Autonomie nicht auf einen einzelnen
Moment beschränkt, sondern erstreckt sich über einen längeren Zeitraum –
im Sinne einer kontinuierlichen autonomen Lebensgestaltung nach selbstgewählten Zielen und persönlichen Wertvorstellungen. Eine Abwägung wird
dann notwendig, wenn die lokale Autonomie einer Patientin ihren persönlichen Lebenszielen oder ganz allgemein der Möglichkeit, auch in Zukunft

ein autonomes Leben zu führen, entgegensteht, wie ich anhand des Falls von Laura gezeigt habe.[1]

Unabhängig davon ist es im medizinethischen Kontext prinzipiell wichtig anzuerkennen, dass Patientinnen ihre Autonomie nicht nur in Einzelentscheidungen, sondern auch im umfassenderen Sinne der autonomen Lebensführung und -gestaltung ausüben. Da auch dies ein zentraler und wertvoller Anteil unserer Autonomie ist, gilt es, globale Autonomie ebenfalls unter dem Prinzip des Respekts der Autonomie zu berücksichtigen. Eine Beschränkung des Respekts der Autonomie auf lokale Autonomie, wie Beauchamp und Childress sie vornehmen, ist nicht gerechtfertigt. Sie führt dazu, dass andere Weisen, auf die Patientinnen ihre Autonomie ausüben, unberücksichtigt bleiben – und somit die Frage, wie auch diese bestmöglich respektiert und gefördert werden können. Hierzu zählt unter anderem das Selbstmanagement von Patientinnen, das von ihnen im Rahmen längerfristiger Therapien und Vorsorgemaßnahmen gewöhnlich erwartet wird (siehe Abschnitt 1.2.4).

4.1.1.2   Autonomie als Recht und als Wert

Die Unterscheidung zwischen der lokalen und der globalen Autonomieperspektive steht in einem engen Zusammenhang mit den beiden normativen Bedeutungsweisen von Autonomie als Recht und Wert. So wird Autonomie als Recht gewöhnlich als Recht von Patientinnen verstanden, Behandlungsentscheidungen selbst zu treffen, und somit im Wesentlichen als ein Recht auf lokale Autonomieausübung. Autonomie als einen Wert zu fördern ist eine längerfristige Aufgabe, die sich auch auf den Erhalt eines autonomen Lebens und damit auf globale Autonomie beziehen kann.

Autonomie nicht nur als ein negatives Abwehrrecht, sondern auch als einen Wert zu verstehen, der positive Pflichten begründet, hat verschiedene Implikationen für den Umgang mit Patientenautonomie. Zum einen lässt sich mit dem Wert der Autonomie *begründen*, weshalb Autonomie respektieren mehr heißt, als nur das Recht von Patientinnen zu achten, Behandlungen abzulehnen oder

---

1   Ich möchte nicht unerwähnt lassen, dass Einzelentscheidungen natürlich auch wesentlich zur eigenen Lebensgestaltung beitragen können, und ich mich bewusst dazu entscheiden kann, mein Leben in Zukunft an anderen Zielen und Wertvorstellungen auszurichten. Es ist daher nicht immer möglich, trennscharf zwischen der lokalen und der globalen Autonomieausübung zu differenzieren. In jedem Fall wird eine sorgfältige Abwägung stattfinden müssen, wenn wir erwägen, zugunsten der globalen Autonomie in die lokale Autonomie einer Person einzugreifen.

in sie einzuwilligen. Erkennen wir Autonomie als einen Wert an, den es zu fördern gilt, so resultiert daraus die Pflicht, andere in der Wahrnehmung ihrer Autonomiefähigkeit zu unterstützen. Diese Pflicht wird in manchen Fällen nicht oder nur unzureichend durch die Bereitstellung von Informationen und die Gewährleistung des Verstehens dieser Informationen erfüllt, sondern kann darüber hinaus weitere Hilfestellungen, etwa ein unterstützendes Gespräch, erforderlich machen.

Wenn wir Autonomie als einen Wert anerkennen, der nicht nur instrumentell, also im Hinblick auf andere Dinge, etwa unser Wohlergehen, wertvoll ist, sondern um seiner selbst willen wertgeschätzt wird, so wird außerdem deutlich, dass das Prinzip des Respekts der Autonomie seine normative Bindungskraft nicht verliert, wenn eine Patientin eine autonome Entscheidung trifft, durch die sie ihr Wohlergehen gefährdet, wie sich am Beispiel Claras gezeigt hat. Außerdem ist über den finalen Wert der Autonomie zu begründen, dass diese auch dann achtenswert ist, wenn wir es mit nur eingeschränkt autonomen Patientinnen zu tun haben. Wenn wir Autonomie um ihrer selbst willen wertschätzen, heißt dies, der Autonomie diese Wertschätzung auch bereits in ihren Anfängen und rudimentären Ausprägungen zukommen zu lassen. In diesen Fällen tritt der Respekt der Autonomie im Sinne positiver Befähigungspflichten gegenüber der Autonomie im Sinne eines negativen Abwehrrechtes in den Vordergrund.

Die Anerkennung von Autonomie als Wert verdeutlicht darüber hinaus, dass bereits im Rahmen der Autonomieperspektive eine Abwägung erforderlich werden kann, die auf die unterschiedliche Wertschätzung, die wir verschiedenen Formen der Ausübung von Autonomie beimessen, rückführbar ist. In der Regel schätzen wir es nämlich mehr, zentrale Lebensentscheidungen autonom treffen und unser Leben selbst gestalten zu können, als Entscheidungen mit geringer Tragweite autonom zu treffen. Für den medizinischen Kontext bedeutet das, dass besondere Vorsicht gelten muss, wenn Patientinnen einen lang gehegten Lebensplan oder die Möglichkeit einer autonomen Lebensgestaltung im Allgemeinen aufs Spiel setzen.

4.1.1.3   Die Bedeutung des Reflexionsprozesses

Beauchamp und Childress haben uns mit den Bedingungen der Intentionalität, des Verstehens und der Freiwilligkeit drei Bedingungen an die Hand gegeben, die in der Einschätzung von Patientenautonomie fraglos hilfreich sind. Allerdings hat sich gezeigt, dass diese zum einen nur in relativ eindeutigen Fällen eine angemessene Bewertung der Patientenautonomie gewährleisten können, die Frage nach der Patientenautonomie sich jedoch meistens in „hard cases" stellt. Zum anderen vertreten die beiden Autoren ein graduelles Verständnis der Verstehens- und der Freiwilligkeitsbedingung (und damit von Autonomie im Allgemeinen), versäumen es jedoch, Abwägungskriterien oder Schwellenwerte vorzugeben.

Bestehen nun Zweifel an der Freiwilligkeit oder dem Verstehen einer Entscheidung, so haben wir weder Kriterien, anhand derer wir den Grad der Freiwilligkeit bzw. des Verstehens festlegen können, noch ist klar, welche normativen Konsequenzen aus einer nur graduell autonomen Entscheidung oder Handlung folgen. Als aufschlussreich hinsichtlich der Bestimmung weiterer Kriterien hat sich die Auseinandersetzung mit internalistischen Autonomietheorien (siehe Abschnitt 1.3.2.1) erwiesen. Sie versuchen nicht nur, eine Antwort darauf zu geben, inwieweit innere Zwänge unsere Autonomieausübung beeinträchtigen können, sondern liefern allgemein hilfreiche Kriterien zu einer genaueren Bestimmung von Autonomie.

Internalistische Autonomietheorien definieren Kriterien, die der interne Reflexionsprozess, der einer Entscheidung vorausgeht, erfüllen muss, damit sie als autonom gelten kann. Im Wesentlichen sprechen sie dafür, dass Entscheidungen und Überzeugungen, zu denen eine Patientin durch einen aktiven Reflexionsprozess gelangt ist, *in der Regel* autonomer sind als Entscheidungen und Überzeugungen, die sie passiv, etwa von ihrem sozialen Umfeld, übernommen hat oder die das Ergebnis innerer Zwänge sind.[2] Mit einer aktiven Reflexion kann beispielsweise gemeint sein, dass eine Patientin ihre Wünsche und Überzeugungen auf höherer Ebene reflektiert und sie mit ihrem Wertesystem oder ihren Selbstbestimmungsgrundsätzen abgeglichen hat.

Besteht der Verdacht, dass eine Patientin eine Überzeugung lediglich passiv übernommen hat oder eine Überzeugung das Resultat eines inneren Zwanges ist, so ist es in jedem Fall gerechtfertigt, nochmals nachzufragen. Bringt eine Patientin hingegen ein hohes Maß an Reflektiertheit zum Ausdruck, so kann ihre Entscheidung ceteris paribus in hohem Maße als autonom gelten.

4.1.1.4   Authentizität

Anhand des Kriteriums der Authentizität habe ich exemplarisch aufgezeigt, dass auch anspruchsvollere Begriffe aus der philosophischen Autonomiedebatte im medizinethischen Kontext Relevanz besitzen (siehe Abschnitt 1.3.2.1.5). Authentisch sein bedeutet, sehr allgemein formuliert, ‚im Einklang mit sich selbst', ‚unverstellt' und ‚echt' zu sein. Demnach heißt authentisch zu entscheiden, zu handeln und zu leben, dies in Übereinstimmung mit

---

2   Dass dies „in der Regel" und nicht notwendigerweise so ist, habe ich in Anmerkung 221 (siehe S. 69) erläutert.

selbstgewählten Lebensplänen sowie persönlichen Wertvorstellungen und Überzeugungen zu tun.[3]

Für Autonomie relevant ist gewöhnlich eine reflexive Form der Authentizität: Damit eine Einstellung als authentisch gelten kann, reicht es nicht aus, dass man sie sich durch Gewöhnung oder Anpassung an das soziale Umfeld angeeignet hat (vorreflexive Authentizität). Vielmehr muss man sie sich durch einen aktiven Reflexionsprozess zu eigen gemacht haben.[4] Internalistische Theorien formulieren Bedingungen, die dieser Reflexionsprozess erfüllen muss.[5]

Beauchamp, Faden und Childress lehnen eine Berücksichtigung des Authentizitätskriteriums im Rahmen des Standardmodells – meines Erachtens zu Unrecht – ab; denn dieses kann einen wichtigen Beitrag zur Einschätzung der Patientenautonomie in Zweifelsfällen leisten und nochmaliges Nachfragen rechtfertigen. Dennoch kann Authentizität nicht als notwendige Autonomiebedingung gelten. Zum einen ist Authentizität konzeptionell unterbestimmt und zum anderen in der Praxis nicht leicht aus der Außenperspektive überprüfbar. Hinzu kommt, dass die Frage, inwieweit eine Patientin authentisch handelt und entscheidet, in vielen Patientenentscheidungen – insbesondere solchen mit geringer Tragweite – keine Rolle spielt, etwa im Hinblick auf die Frage, ob eine Patientin täglich ein niedrigdosiertes Vitamin-D-Präparat oder nur einmal wöchentlich ein hochdosiertes einnehmen möchte. Doch gerade wenn es um zentrale Entscheidungen geht, kann es hilfreich sein, das Authentizitätskriterium in die Autonomiebewertung einzubringen. Dies gilt insbesondere für Fälle wie jene von Felicitas, Carmen und Laura, in denen Zweifel an der Autonomie einer Entscheidung bestehen und diese darin gründen, dass sich die Patientin in einer Krisensituation befindet oder von einem inneren Konflikt berichtet. In solchen Fällen sollten Patientinnen im Rahmen eines Gesprächs zur Reflexion über ihr Authentizitätserleben angeregt werden. Wie ich anhand Lauras Beispiel und der Anorexie-Studie von Hope et al. aufgezeigt, habe,[6] kann diese Auseinandersetzung auch von der Patientin selbst als hilfreich erlebt werden und sie zu mehr Autonomie befähigen.

4.1.1.5   Die Bedeutung externer Einflussfaktoren

Die philosophische Autonomiedebatte liefert jedoch nicht nur Kriterien zu einer genaueren Bestimmung der Patientenautonomie, die im Selbstverhältnis

---

3   Vgl. Sneddon 2013, 59, Christman 2005, 279, und Friedrich/Heinrichs 2014, 325f.
4   Vgl. Quante 2002, 192f.
5   Zum Verhältnis von Autonomie und Authentizität siehe Anm. 229, S. 73.
6   Siehe Abschnitt 1.3.2.1.5 und vgl. Hope et al. 2011.

einer Patientin liegen, sondern auch solche, die aus ihrem Weltverhältnis hervorgehen, also aus ihrem Verhältnis zu der sie umgebenden Welt.[7] Auch wenn das Standardmodell äußere Einflussfaktoren auf unsere Autonomieausübung nicht unberücksichtigt lässt, übersieht es die Vielfalt der Einflüsse, denen Patientinnen im Treffen von Therapieentscheidungen ausgesetzt sind. So konzentriert es sich ausschließlich auf offensichtliche Formen äußerer Einflussnahme wie direkten Zwang und deutlich erkennbare Manipulation.

Beauchamp und Childress begründen ihre Eingrenzung damit, dass wir in unserem Handeln und Entscheiden stets diversen äußeren Einflüssen ausgesetzt sind und man deren Bedeutung nicht überbewerten sollte. Natürlich ist es richtig, dass nicht sämtliche äußere Einflussfaktoren unsere Autonomieausübung beeinträchtigen – im Gegenteil, wie sozial-relationale Theorien herausstellen, können sie uns sogar in unserer Autonomie unterstützen. Wenn es darum geht, die Autonomie einer Patientenentscheidung genauer zu bestimmen und zu gewichten oder eine Patientin bestmöglich in ihrer Autonomieausübung zu unterstützen, müssen wir jedoch über die Beachtung offensichtlicher Formen des Zwangs und der Manipulation hinausgehen. Auch subtilere Formen der Einflussnahme können die Autonomie einer Patientin beeinträchtigen, etwa gesellschaftlich oder kulturell bedingte Zwänge oder das Festhalten an überkommenen Rollenbildern. Wie aufgezeigt, sprechen für einen verminderten Grad an Autonomie darüber hinaus eine ablehnende Haltung der Patientin gegenüber der Aneignungsgeschichte einer Überzeugung; ein geringes Selbstwertgefühl, mangelndes Selbstvertrauen und nicht vorhandene Selbstachtung; ein oppressives soziales Umfeld; sowie Überzeugungen und Einstellungen, die zum Beispiel durch internalisierte Unterdrückung beeinflusst sind.

Eine Möglichkeit, Zweifeln an der Autonomie einer Patientin weiter nachzugehen, besteht darin, sie im Sinne von Westlunds „dialogischer Disposition" herauszufordern.[8] Fällt es einer Patientin schwer, ihre Überzeugungen und Entscheidungen gegenüber anderen im Gespräch zu begründen, so kann diese Erkenntnis auch für sie selbst hilfreich sein. Möglicherweise wird ihr dadurch bewusst, dass sie diese Überzeugungen unhinterfragt von anderen übernommen hat. Wenn sich die Zweifel an der Autonomie einer Patientenentscheidung aufgrund äußerer Einflussfaktoren manifestieren, folgt daraus natürlich nicht, dass man die Entscheidung einer Patientin einfach ignorieren möge. Vielmehr sollte sie darin unterstützt werden, zu einer ‚noch autonomeren' Entscheidung zu gelangen. Ein erster Schritt auf diesem Weg ist, ihr

7 Vgl. Seidel 2016, 5, 43f.
8 Vgl. Westlund 2009.

dabei zu helfen, sich von autonomiehemmenden äußeren Einflüssen zu lösen. Fraglos kann die notwendige Unterstützung den ärztlichen Aufgabenbereich im engeren Sinne übersteigen, etwa wenn es darum geht, das Selbstwertgefühl einer Patientin zu stärken. Der Respekt der Autonomie erfordert es in einem solchen Fall jedoch, die Patientin zumindest an entsprechende Fachpersonen, beispielsweise an eine Psychotherapeutin, zu verweisen.

Was das Lebensumfeld einer Person oder den Inhalt von Überzeugungen, Wünschen und Einstellungen betrifft, hat sich gezeigt, dass es nicht mit dem liberalen Paradigma moderner Gesellschaften vereinbar ist, substantielle Kriterien aufzustellen, die für Autonomie notwendigerweise vorliegen müssen. Fraglos lässt ein selbstbestimmtes Leben nach eigenen Vorstellungen mehr Raum für Autonomieausübung, doch handelt es sich hierbei um ein Ideal, das nicht von jeder Person gleichermaßen angestrebt werden muss. So können Menschen andere Werte in ihrem Leben stärker gewichten als Autonomie. Dennoch können Einstellungen, Entscheidungen und Lebensweisen, die dem Wert der Autonomie deutlich entgegenstehen, etwa ein Leben in Unterdrückung, ein Hinweis auf mangelnde Autonomie sein. Sie rechtfertigen es, genauer nachzufragen und einer Patientin die Möglichkeit zu geben, ihre Entscheidung oder ihren Lebensentwurf zu überdenken und gegebenenfalls zu modifizieren.

4.1.1.6   *Caring Attitudes* und prospektive Autonomie

Beauchamp und Childress setzen sich vor allem mit autonomen und mit nicht autonomen Patientenentscheidungen auseinander. Unberücksichtigt bleibt, wie mit Entscheidungen und Handlungen, die in den Bereich zwischen diesen beiden Extrempunkten fallen, und somit mit sogenannten „marginal agents"[9] umzugehen ist. Doch auch die Wünsche von Patientinnen, die noch nicht einwilligungsfähig sind, etwa kleinere Kinder, oder die es nur noch sehr eingeschränkt sind, beispielsweise aufgrund einer demenziellen Erkrankung, verdienen Respekt. Hier gilt es genauer hinzusehen, zu welcher ,Art' der Autonomie bzw. Willensbekundung diese Patientinnen bereits bzw. noch fähig sind und wie sie bestmöglich in der Ausübung ihrer Autonomie unterstützt werden können.

Eine Vorform der Autonomie stellen beispielsweise die in Abschnitt 1.3.3.1 diskutierten *Caring Attitudes* (auch *Carings*) dar.[10] Sie verdeutlichen, dass auch „marginal agents" Wünsche und Überzeugungen zum Ausdruck bringen, die mehr sind als alltägliche Bedürfnisäußerungen. *Carings* sind ein wichtiger

---

9   Siehe Anm. 155, S. 45.
10   Vgl. Jaworska 1999 und 2009.

Anhaltspunkt dafür, was diesen Patientinnen wirklich wichtig ist und womit sie sich identifizieren.

Mit dem finalen Wert der Autonomie kann ferner begründet werden, dass auch dieser Vorform von Autonomie Respekt gebührt und sie in Abwägungen berücksichtigt werden sollte; denn schätzen wir Autonomie auch um ihrer selbst willen, so ist sie bereits in ihren Vorformen wertvoll und sollte geschützt sowie gefördert werden. Patientinnen, die noch (oder bereits) *Caring Attitudes* oder vergleichbare Formen der Autonomie zum Ausdruck bringen, sollten daher nicht ausschließlich dem Wohltunsprinzip folgend im Sinne des BIS behandelt werden. Das Prinzip des Respekts der Autonomie besitzt gegenüber diesen Patientinnen ebenfalls Gültigkeit, auch wenn die daraus resultierenden Verpflichtungen viel stärker im Sinne eines positiven Rechts auf Autonomiebefähigung zu verstehen sind, wie der Fall von Martha gezeigt hat.[11]

Nicht zuletzt kann die Tatsache, dass eine Patientin noch zur Ausbildung von *Caring Attitudes* in der Lage ist, in einem Konflikt mit ihrer prospektiven Autonomie, die beispielsweise in Form einer PV vorliegt, den Ausschlag geben, ihre aktuelle Willensäußerung zu berücksichtigen – selbst wenn sie nicht mehr einwilligungsfähig ist. So können *Carings* auch als Fortsetzung zentraler, identitätsstiftender Interessen, sogenannter „critical interests" in der Terminologie Ronald Dworkins, gewertet werden.

4.1.2   *Wohlergehen*

Im Wohlergehenskapitel hat sich gezeigt, dass bereits im Rahmen der Wohlergehensperspektive Differenzierungen vorzunehmen sind, etwa zwischen einem subjektiven und einem objektiven Wohlergehensverständnis oder zwischen gesundheitsbezogenen und nicht gesundheitsbezogenen Wohlergehensgütern. Bevor ich die Aspekte zusammenfasse, die im Rahmen der Wohlergehensperspektive zu berücksichtigen sind, möchte ich nochmals auf die spezifische, professionsbedingte Ausrichtung ärztlicher Wohltunspflichten verweisen.

4.1.2.1   Die spezifisch ärztliche Fürsorge

Was in der medizinischen Praxis unter Patientenwohl verstanden wird, lässt sich anhand der medizinischen Indikation sowie ärztlicher Kodizes, Wertvorstellungen, Aufgaben und Maximen ableiten. Hieraus ergibt sich ein gesundheitsbezogener Blick auf das Patientenwohl, der, wie aufgezeigt, auch berechtigt ist. Zu den Hauptzielen der Medizin als einer praktischen Wissenschaft zählen unter anderem die Aufrechterhaltung und Wiederherstellung

---

11   Vgl. auch Rehbock 2002, 149.

von Gesundheit sowie die Beseitigung von Krankheit und Leid. Ärztinnen kommt eine professionsspezifische Fürsorgepflicht zu, die explizit auf dieses Wohlergehensverständnis gerichtet ist. Patientinnen müssen darauf vertrauen können, dass Ärztinnen stets im Sinne ihres (gesundheitsbezogenen) Wohlergehens handeln. Sie wenden sich explizit an Ärztinnen als Expertinnen für ihr gesundheitsspezifisches Wohlergehen – und dies in einer besonders vulnerablen Situation. Vor diesem Hintergrund ist es gerechtfertigt, dass Ärztinnen aus einer spezifisch medizinischen und an der Gesundheit orientierten Perspektive auf das Patientenwohl blicken.

4.1.2.2   Die Differenz zwischen Wohlbefinden und Wohlergehen

Mit Wohlbefinden ist der aktuell und subjektiv wahrgenommene Empfindungszustand einer Patientin gemeint, also im Wesentlichen das, worauf hedonistische Theorien ihren Fokus legen. In der Regel richtet sich die ärztliche Fürsorge jedoch auf unser längerfristiges Wohlergehen, das mehr umfasst als unser aktuelles Wohlbefinden. Zur Förderung unseres Wohlergehens kann eine vorübergehende Einschränkung unseres Wohlbefindens erforderlich sein. Dies ist etwa bei Behandlungen der Fall, die mit Nebenwirkungen, körperlichen Einschränkungen und Schmerzen einhergehen. Es muss daher genau geprüft werden, ob eine Patientin eine Behandlung ablehnt, weil sie Angst vor einer Einschränkung ihres Wohlbefindens hat, oder weil sie die Wohlergehensperspektive der Ärztin nicht teilt. Ist Ersteres der Fall, so kann ein Konflikt möglicherweise durch eine erneute Aufklärung über Nebenwirkungen und Chancen der Behandlung vermieden werden. Schwieriger aufzulösen ist ein Konflikt zwischen Wohlbefinden und längerfristigem Wohlergehen im Falle langwieriger, chronischer Erkrankungen, deren Therapie mit gravierenden Nebenwirkungen einhergeht. Mit Blick auf terminale Erkrankungen und das Lebensende, wenn die Beseitigung von Symptomen und die Wiederherstellung von Funktionsfähigkeiten ausgeschlossen ist, kann es wiederum sein, dass die Kontrolle von Schmerzen und die Minderung von Leid in den Vordergrund tritt, während das längerfristige Wohlergehen für die Patientin keine Bedeutung mehr besitzt. Auch dies ist im Rahmen der Wohlergehensperspektive zu berücksichtigen.

4.1.2.3   Ausgangspunkt: gesundheitsbezogene Objektive-Listen-Theorien

Angesichts der Ziele, Aufgaben und Wertvorstellungen der Medizin und der spezifisch ärztlichen Fürsorgepflicht ist es demnach gerechtfertigt, dass sich die ärztliche Fürsorge in erster Linie auf das gesundheitsbezogene Wohlergehen von Patientinnen richtet. Sie kann im Sinne einer Objektive-Listen-Theorie (OLT) verstanden werden, die sich an *allgemeinen* Wertvorstellungen und Zielen der Medizin – nicht an individuellen Werten der einzelnen Ärztin – orientiert.

Im medizinischen Kontext bietet ein Wohlergehensverständnis im Sinne einer OLT den Vorteil, dass es in Situationen, in denen nichts über die Präferenzen einer Patientin bekannt ist, verbindliche und allgemeine Anhaltspunkte vermittelt und Handlungsorientierung bietet. Auf diese Weise kann außerdem Beliebigkeit im ärztlichen Handeln begrenzt werden. Eine OLT ermöglicht darüber hinaus, Abwägungen zwischen unterschiedlichen Wohlergehensgütern vorzunehmen. So können im Rahmen einer OLT eine Reihe von Wohlergehensgütern bestimmt werden, denen besonderes Gewicht zukommt – im medizinischen Kontext sind dies gesundheitsbezogene Wohlergehensgüter, die den „primary functions" zuzurechnen sind. Sie sind im Rahmen eines jeden Lebensentwurfes als wertvoll anzusehen, weil sie es überhaupt erst ermöglichen, ein selbstbestimmtes Leben nach eigenen Vorstellungen zu führen. Sie eröffnen Möglichkeiten und Freiheiten in der Lebensgestaltung, weshalb ihnen eine Art Freiheitsfunktionalität zukommt.[12] Man kann auch wie Johan C. Bester davon sprechen, dass sie eine „normal range of opportunities" bewahren.[13] Zu den „primary functions" auf biologisch-funktionaler Ebene zählen beispielsweise ein intaktes Herz-Kreislauf-System oder funktionsfähige Lungen. Wie ich aufgezeigt habe, können Ärztinnen davon ausgehen, dass jede Patientin diese Güter schätzt und sich ihren Schutz, ihre Förderung und Wiederherstellung in der Regel auch wünscht. Wenn eine Patientin eine Entscheidung trifft, die diese Funktionen gefährdet, ist demnach besondere ‚Vorsicht' geboten, und es ist zu fragen, welche Gründe sie dazu bringen.

4.1.2.4   Die Subjekt-Relativität von Wohlergehen

Auch wenn „primary functions" in der Regel von allen Patientinnen geschätzt werden, werden sie nicht von allen gleichermaßen geschätzt; denn unser Wohlergehen erschöpft sich nicht in „primary functions". So können Patientinnen anderen Gütern einen höheren Wert für ihr allgemeines Wohlergehen beimessen.

Der Wert bestimmter Wohlergehensgüter ist subjekt-relativ. Die Subjekt-Relativität von Wohlergehen zeigt sich noch deutlicher anhand der „agent-specific functions". Hierbei handelt es sich um Wohlergehensgüter, deren Wert nur vor dem Hintergrund eines bestimmten Lebensplanes erklärbar ist. Auf gesundheitsbezogener Ebene wäre dies beispielsweise ein besonders leistungsstarkes Herz, das von einer Marathonläuferin hinsichtlich der Realisierung

---

12   Vgl. Horn 2003, 141f.
13   Vgl. Bester 2020a, 54.

sportlicher Ziele als wertvoll erachtet wird. Der Beitrag bestimmter Wohlergehensgüter für das Wohlergehen einer Patientin ist damit stets unter
Berücksichtigung ihrer individuellen Lebenssituation, persönlichen Ziele und
Präferenzen zu bestimmten. Diese individuelle Bewertung stellt daher einen
wichtigen Aspekt in Wohlergehensüberlegungen dar.

4.1.2.5   Subjekt-Relativität und Objektive-Listen-Theorien

Aus den vorausgehenden Überlegungen ergibt sich, dass eine gesundheitsbezogene OLT zwar den Kern der ärztlichen Wohltunsperspektive bildet, sich
die konkreten Wohltunsverpflichtungen gegenüber einer einzelnen Patientin
allerdings nur unter Berücksichtigung ihrer individuellen Situation bestimmen
lassen. Ein Wohlergehensgut trägt nur dann zum Wohlergehen einer Patientin
bei, wenn es auch für sie persönlich zu einer positiven Veränderung führt, ob
auf körperlicher, emotionaler oder kognitiver Ebene.

Subjekt-Relativität von Wohlergehensgütern meint nicht, dass Wohlergehen
von subjektiven Einstellungen abhängig gemacht wird, sondern lediglich, dass
in der Bestimmung des Wohlergehens und der Wohltunsverpflichtungen auf
individuelle Eigenschaften Bezug genommen wird. Ärztinnen müssen demnach nicht nur zwischen den Prinzipien des Wohltuns und des Respekts der
Autonomie eine Abwägung vornehmen, sondern bereits in der Festlegung
ihrer Wohltunsverpflichtungen. Dies kann beispielsweise notwendig werden,
wenn es zwei Behandlungsoptionen gibt, von denen die erste mit Blick auf das
gesundheitsbezogene Wohlergehen der Patientin den größten Nutzen besitzt,
wobei sie dafür andere nicht gesundheitsbezogene Wohlergehensgüter aufgeben muss, während die zweite einen geringeren gesundheitsbezogenen
Nutzen hat, jedoch mit Blick auf das umfassendere Wohlergehen der Patientin
gewinnbringender ist. Außerdem müssen Nichtschadens-Überlegungen ebenfalls in der Festlegung der ärztlichen Wohltunsverpflichtungen berücksichtigt
werden. Im Fall von Laura könnte man aus reinen Wohltunsüberlegungen
sonst durchaus zu dem Schluss kommen, dass es sowohl für ihr gesundheitsbezogenes als auch für ihr allgemeines Wohlergehen das Beste wäre, eine
Zwangsernährung durchzuführen. Hierbei ist jedoch das Risiko abzuwägen,
dass diese von ihr als traumatisierend erlebt werden kann. In der Folge könnte
sich ihre *Compliance* und ihr Vertrauen in das Behandlungsteam verringern,
was sich voraussichtlich negativ auf den Therapieerfolg auswirken würde.[14]

Auch bei Präventionsmaßnahmen ist es gerechtfertigt, dass Ärztinnen ihren
Fokus primär auf das gesundheitsbezogene Wohlergehen ihrer Patientinnen
richten – dies fordert ihr Standesethos. Sie müssen ihren Patientinnen vom

---

14   Dass dies nicht notwendigerweise so sein muss, zeigt die Studie von Brunner et al. 2005.

Rauchen ab- und ihnen zu einer gesünderen Ernährung bei Übergewicht raten. Dennoch gilt auch hier wieder, dass die objektiv wertvollen Gesundheitsgüter einer gesunden Lunge und eines gesunden Körpergewichts von Patientinnen unterschiedlich bewertet werden. Inwieweit Ärztinnen ihre Patientinnen zu gesundheitsfördernden Verhaltensweisen drängen sollten, ist eine Frage nach der Rechtfertigung von ärztlichem Paternalismus, die nach der Methode des *erweiterten Balancing View* abzuwägen ist. In jedem Fall sollten Ärztinnen in ihren Empfehlungen explizit auf individuelle Eigenschaften der Patientin Bezug nehmen. So kann die Antwort auf die Frage, wie sich eine gesunde Ernährung in den stressigen Berufsalltag einer jungen Chirurgin integrieren lässt, im Gegensatz zur Beantwortung der Frage, wie sie sich in das Leben einer Rentnerin integrieren lässt, die viel Zeit zum Einkaufen hat, unterschiedlich ausfallen.

Ärztinnen besitzen berufsbedingt eine gesundheitsbezogene Perspektive auf das Patientenwohl, die wir als Patientinnen gewissermaßen auch von ihnen erwarten. Es kann jedoch auch dann zum Konflikt mit der Patientenautonomie kommen, wenn sie das umfassende Wohlergehen einer Patientin in den Blick nehmen. Dies zeigt unter anderem der Fall von Laura. Aus ärztlicher Perspektive wäre es nicht nur im Hinblick auf Lauras Gesundheit das Beste, wenn sie wieder ein gesundes Gewicht erreichte, sondern auch hinsichtlich ihres allgemeinen Wohlergehens; sie könnte wieder ein freieres Leben führen, sich vom belastenden inneren Konflikt lösen, eines Tages eine Familie gründen, ihren Hobbies und ihrem Beruf wieder mit mehr Kraft nachgehen usw. Laura verweigert jedoch die Therapie. Kämen die Ärztinnen ihrer Wohltunspflicht nach, würden sie demnach Lauras (zweifelhafte) Autonomie verletzen.

Stellen wir uns vor, Laura änderte nach einem ausführlichen Gespräch mit einer Psychotherapeutin ihre Meinung und wäre offen für eine Therapie. Auch wenn eine vollstationäre Therapie mit Blick auf ihr gesundheitsbezogenes Wohlergehen den größten Erfolg verspricht, ist es mit Blick auf ihr *umfassendes* Wohlergehen angebracht, ihr auch die teilstationäre Therapie anzubieten. Die Therapeutin weiß, dass Laura ihr gewohntes Umfeld wichtig ist und die Tagesklinik es ihr ermöglichen würde, weiterhin an ihrer Karriere zu arbeiten. Angesichts der individuellen Eigenschaften und Lebensumstände Lauras ist die teilstationäre Therapie auch aus ärztlicher Fürsorgeperspektive eine akzeptable Option.[15] So sind ärztliche Wohltunspflichten nicht einfach auf unser gesundheitsbezogenes Wohlergehen gerichtet, sondern auf Gesundheit oder gesundheitsbezogenes Wohlergehen *mit Blick auf* oder *unter Berücksichtigung* unseres umfassenden Wohlergehens.

---

15   Vgl. SAMW/NEK 2020, 8.

4.1.2.6   Der relationale Wert von Gesundheit

Gesundheit kommt folglich nur ein relationaler Wert für unser Wohlergehen zu, der sich *in Relation zu* anderen Wohlergehensgütern, unseren individuellen Eigenschaften und Lebensumständen bemisst. Dies gilt auch für basale Gesundheitsgüter im Sinne der „primary functions". Ärztinnen können demnach nicht davon ausgehen, dass ein Gesundheitsgut von allen Patientinnen gleichermaßen wertgeschätzt wird und denselben Beitrag zu ihrem Wohlergehen leistet. Selbst ein so basales Gesundheitsgut wie ein funktionierendes Herz-Kreislauf-System kann am Lebensende für Patientinnen an Wert verlieren.

Damit Ärztinnen ihrer Wohltunspflicht nachkommen können, die ja auf das Patientenwohl ausgerichtet ist, müssen sie diese mit Blick auf die individuelle Patientin betrachten. Ihr Fokus bleibt dabei weiterhin das gesundheitsbezogene Wohlergehen, aber eben *unter Berücksichtigung* individueller Eigenschaften der Patientin und ihres umfassenden Wohlergehens. Dass Ärztinnen diese umfassendere Perspektive einnehmen sollten, um ihre Wohltunsverpflichtungen zu bestimmen, heißt nicht, dass ihnen zwangsläufig Dinge abverlangt werden, die den ärztlichen Aufgabenbereich übersteigen. Sie sind nicht dafür verantwortlich, dass eine Patientin ihr umfassendes Wohlergehen bestmöglich realisiert, aber sie können zumindest Hilfestellung geben, indem sie etwa an andere Spezialistinnen verweisen, zum Beispiel eine Psychotherapie verschreiben, zu einem Yoga-Kurs oder einer Reittherapie raten, eine Patientin auf Kur schicken oder ihr eine berufliche Veränderung nahelegen. Dies kann auch das Eingeständnis bedeuten, einer Patientin mit medizinischen Mitteln nicht weiterhelfen zu können: denn ärztliche Fürsorge beinhaltet auch, einer Patientin nicht unnötig Therapien und Medikamente aufzudrängen, die ihr Wohlergehen nicht fördern. Auch in diesem Fall kann es zu Konflikten kommen, wenn eine Patientin etwa nicht einsehen möchte, dass ihr mit Medikamenten nicht mehr geholfen werden kann.

In Wohltunsüberlegungen ist auch die Bedeutung zu berücksichtigen, die ein bestimmtes Gesundheitsgut im Leben einer Patientin einnimmt. Möchte eine Patientin nach einer Knieverletzung etwa so schnell wie möglich wieder zu ihren Sportroutinen zurückkehren, die ihr viel bedeuten und ihr Struktur im Alltag geben, sollte sie die Meniskus-Operation durchführen lassen. Falls sie sich gegen eine Operation entscheidet, wäre ihr vor Augen zu führen, dass die Operation nicht nur hinsichtlich ihrer Gesundheit, sondern auch mit Blick auf ihre Ziele und Präferenzen und somit hinsichtlich ihres umfassenden Wohlergehens das Beste wäre. Damit wird die Hauptverantwortung für das umfassende Wohlergehen an die Patientin selbst abgegeben; sie liegt nicht mehr im ärztlichen Aufgabenbereich. Allerdings entbindet dies Ärztinnen nicht davon, ihren Patientinnen Ratschläge zu ihrem gesundheitsbezogenen Wohlergehen stets unter Berücksichtigung des umfassenden Wohlergehens zu geben.

4.1.3   *Paternalismus*

Im dritten Kapitel habe ich den Paternalismus einer genaueren Betrachtung unterzogen. Paternalistisch einzugreifen bedeutet allgemein gesprochen, gegen den Willen, aber mit Blick auf die Förderung des Wohlergehens einer anderen Person zu handeln. Im medizinischen Kontext stellt ärztlicher Paternalismus eine Möglichkeit dar, mit dem Konflikt zwischen Patienten-autonomie und Patientenwohl umzugehen, nämlich ihn zugunsten des Patientenwohls aufzulösen. Dass es sich hierbei um eine simplifizierende Dar-stellung des Konflikts handelt, habe ich durch die Diskussion verschiedener Formen und unterschiedlicher Rechtfertigungsstrategien von Paternalismus im dritten Kapitel deutlich gemacht – insbesondere durch die Einbeziehung der explizierten Auffassungen von Autonomie und Wohlergehen.

4.1.3.1   Paternalismusformen

Mein Interesse an der Paternalismusdebatte galt ausschließlich dem bene-volenten Paternalismus, da ärztlicher Paternalismus in der Regel auf das Patientenwohl gerichtet ist. Der benevolente Paternalismus lässt sich wiederum in weitere Unterkategorien gliedern. So habe ich mich in Übereinstimmung mit Beauchamp und Childress für ein weites Paternalismusverständnis aus-gesprochen, dem zufolge sowohl ein Eingreifen in autonome Handlungen und Entscheidungen (harter Paternalismus) als auch in nicht autonome Hand-lungen und Entscheidungen (sanfter Paternalismus) zur Förderung des Wohl-ergehens der Zielperson als paternalistisch einzustufen ist. Darüber hinaus kann zwischen einem Eingriff in die Mittel, die eine Person zur Erreichung ihres Wohlergehens gewählt hat (schwacher Paternalismus), und einem Eingriff in die Ziele, die sie mit Blick auf ihr Wohlergehen verfolgt (starker Paternalismus), unterschieden werden. Eine weitere Unterscheidung, die im medizinethischen Kontext relevant ist, betrifft die Wohlergehensperspektive, auf die ein paternalistischer Eingriff gerichtet ist. Eine Paternalistin kann mit Blick auf ein objektives (strikter Paternalismus) oder ein subjektives Wohler-gehensverständnis (lockerer Paternalismus) intervenieren. Darüber hinaus ist denkbar, dass sie ihrem Eingreifen ein subjekt-relatives Verständnis zugrunde legt.

In der Regel ist sanfter Paternalismus leichter zu rechtfertigen als harter, schwacher leichter als starker und lockerer leichter als strikter. Hierbei han-delt es sich allerdings nur um Tendenzen. So ist in jedem einzelnen Fall eine sorgfältige Abwägung vorzunehmen. Im Folgenden möchte ich den Mittel-Ziel-Konflikt, der der Unterscheidung zwischen schwachem und starkem Paternalismus zugrunde liegt, nochmals aufgreifen: denn die Erkenntnis, *worin* die Uneinigkeit zwischen Ärztin und Patientin besteht, trägt zu einem besseren Verständnis des Konflikts bei und kann im besten Fall paternalistisches Eingreifen überflüssig machen.

4.1.3.2   Mittel- vs. Zielkonflikt

Ein Eingreifen in das Handeln und Entscheiden einer Patientin zur Förderung ihres Wohlergehens ist gewöhnlich einfacher zu rechtfertigen, wenn sich der Eingriff gegen die Mittel oder den Weg richtet, für den sich eine Patientin entschieden hat, hinsichtlich des Ziels jedoch Einigkeit zwischen Ärztin und Patientin besteht. In diesem Fall kann die Unstimmigkeit zwischen beiden Parteien möglicherweise durch eine erneute Aufklärung behoben werden. Schwieriger wird es, wenn sich Ärztin und Patientin bezüglich des Ziels uneinig sind. Das Ziel, das sich eine Patientin mit Blick auf ihr Wohlergehen setzt, ist nämlich nicht von Faktoren abhängig, die wir als richtig oder falsch bewerten können, sondern von ihren eigenen Wertvorstellungen, persönlichen Lebenszielen und individuellen Präferenzen. Auch wenn die Ärztin die Perspektive der Patientin nicht nachvollziehen kann, kann sie sich nicht anmaßen, ihr das Verfolgen der ‚falschen‘ Ziele zu unterstellen.[16] In dieser Hinsicht kann sie sich nicht auf ihr medizinisches Wissen oder empirische Fakten beziehen, da es sich hier um persönliche Fragen des guten Lebens handelt.[17]

Dennoch gibt es Situationen, in denen ein Hinterfragen der Ziele, die eine Patientin hinsichtlich ihres Wohlergehens verfolgt, berechtigt ist, beispielsweise, wenn ihr Blick auf das eigene Wohlergehen aufgrund einer psychischen Krankheit, wie im Falle Lauras, verstellt ist. Bestehen begründete Zweifel daran, dass die Ziele einer Patientin nicht das Ergebnis autonomer Deliberation sind, ist es die Aufgabe von Ärztinnen, nachzufragen und beispielsweise auf die Konsequenzen dieser Ziele zu verweisen.

In Lauras Fall bedroht das Ziel der weiteren Gewichtsreduktion nicht nur ihre „primary functions", sondern auch ihre sonstigen persönlichen Ziele, beispielsweise ihre Karriere als Juristin. Paternalistisches Handeln muss also nicht

---

16   Eine Ausnahme bilden Ziele, die Patientinnen mit Blick auf ihr gesundheitsbezogenes Wohlergehen verfolgen. In diesem Kontext kann durchaus von ‚falschen‘ Zielen die Rede sein – in dem Sinne, dass die Ziele der Gesundheit der Patientin nicht zuträglich sind. Eine Patientin mit angeborenem Herzfehler könnte etwa irrtümlicherweise davon ausgehen, dass es auch für sie ein gesundheitsförderndes Ziel wäre, für einen Marathon zu trainieren.

17   Vgl. Groll 2011, 30.

von einem rein objektiven Wohlergehensverständnis ausgehen. So könnte die Ärztin ein Handeln gegen Lauras Willen mit Verweis auf ihre Gesundheit begründen. Sie könnte aber auch darauf verweisen, dass sie Laura schon lange kennt und weiß, dass ihr ihre Karrierepläne sehr viel bedeuten – so viel, dass sie nicht weiterhin durch krankheitsbedingte Ziele und Wünsche beeinträchtigt werden sollten. Fördert ein Eingriff nicht nur das objektive Wohlergehen einer Patientin, sondern trägt darüber hinaus zur Realisierung persönlicher Lebensziele, Präferenzen und Wertvorstellungen einer Patientin bei, ist er zweifellos leichter zu rechtfertigen.

Ob in einem solchen Fall nur ein Hinauszögern der Entscheidung und ein nochmaliges Nachfragen oder drastischere paternalistische Maßnahmen gerechtfertigt sind, etwa eine Zwangseinweisung in eine psychiatrische Klinik, kann nur im Rahmen einer umfassenden Abwägung beantwortet werden, wie sie die Methode des *erweiterten Balancing View* darstellt.

4.1.3.3   Der *erweiterte Balancing View*

Die Grundidee des *Balancing View*, wie er von Beauchamp und Childress vertreten wird, entspricht der Methode der prinzipienorientierten Ethik: Um die Frage beantworten zu können, ob paternalistisches Eingreifen gerechtfertigt ist oder nicht, sind Autonomie- und Wohltunspflichten gegeneinander abzuwägen. Ist der erwartbare Nutzen für das Wohlergehen einer Patientin groß, während die Verletzung ihrer Autonomie gering ist, so ist ein Eingreifen eher gerechtfertigt.

Auch ich habe mich für den *Balancing View* als geeignete Strategie für den Umgang mit Konflikten zwischen Autonomie- und Wohltunspflichten ausgesprochen, nicht nur, weil er methodisch dem Principlism entspricht, sondern auch, weil Autonomie und Wohlergehen als zwei zentrale Werte in der Patientenversorgung in der Abwägung gleichermaßen Berücksichtigung finden. Dies ist bei alternativen Rechtfertigungsstrategien von Paternalismus oft nicht der Fall. Die anti-paternalistische Position etwa ordnet den Wert der Autonomie bzw. die Bedeutung des Respekts der Autonomie grundsätzlich dem Wert des Wohlergehens bzw. den Wohltunspflichten über.

Ein weiterer Vorteil des *Balancing View* ist, dass er mit einem weiten und wertfreien Paternalismusverständnis vereinbar ist. Es wird von vornherein weder ausgeschlossen, dass Paternalismus niemals gerechtfertigt sein, noch, dass man auch gegenüber nicht autonomen Personen paternalistisch handeln könne. Demnach können sowohl sanfter als auch harter Paternalismus dem *Balancing View* zufolge gerechtfertigt (oder ungerechtfertigt) sein. So können wir im Rahmen einer Abwägung auch bei einer völlig autonomen Person zu dem Schluss gelangen, dass der Nutzen des paternalistischen Eingriffs für ihr Wohlergehen so groß wäre, dass er eine Verletzung ihrer Autonomie rechtfertigt.

Hinzu kommt, dass sich in ein Abwägungsmodell wie den *Balancing View* die konzeptionellen Differenzierungen aus dem ersten und zweiten Kapitel sowie Aspekte weiterer Rechtfertigungsstrategien, etwa einer authentizitäts- oder persönlichkeitsbasierten Rechtfertigung, integrieren lassen. In diesem Kontext habe ich meine eigene Position, den *erweiterten Balancing View* – in Abgrenzung zur rein wohlergehensbasierten Konzeption des *Balancing View* in den *Principles* – eingeführt. Im Rahmen des *erweiterten Balancing View* kann Autonomie nicht nur als limitierender Faktor, sondern auch als beförderungs- würdiger Wert in die Abwägung einfließen. Ziel kann hierbei der Schutz oder der Erhalt der längerfristigen Autonomie der Zielperson, aber auch die För- derung ihrer Autonomie in einer konkreten Entscheidungssituation sein. Ist eine Patientin in ihrer Selbstwahrnehmung deutlich beeinträchtigt, etwa auf- grund einer akuten Krisensituation oder einer persönlichkeitsverändernden Erkrankung, so können der Schutz ihrer Authentizität oder der Erhalt ihrer Persönlichkeit ebenfalls als Gründe für paternalistisches Eingreifen in die Abwägung einfließen. Da sowohl die Förderung der Autonomie als auch der Schutz der Authentizität bzw. Persönlichkeit zusätzlich das Wohlergehen der Zielperson fördern können, werden im Rahmen einer Abwägung im Sinne des *erweiterten Balancing View* Zusammenhänge und Wechselwirkungen zwi- schen Autonomie und Wohlergehen berücksichtigt, die im Rahmen einer rein wohlergehensbasierten Variante keine Beachtung erfahren. Um entscheiden zu können, ob paternalistisches Eingreifen gerechtfertigt ist oder nicht, bietet der *erweiterte Balancing View* alles in allem eine differenziertere Abwägungs- grundlage als die ausschließlich am Wohlergehen orientierte Position. Die Zusammenhänge und Wechselwirkungen zwischen Autonomie und Wohl- ergehen möchte ich im Folgenden genauer erläutern.

4.1.4   *Zusammenhang Autonomie und Wohlergehen*

Dass ein Zusammenhang zwischen der Autonomie und dem Wohlergehen einer Patientin besteht, der ebenfalls in der Abwägung zu berücksichtigen ist, ist bereits an mehreren Stellen angeklungen. Beispielsweise habe ich auf den instrumentellen Wert der Autonomie im Hinblick auf unser Wohlergehen, auf die Freiheitsfunktionalität der „primary functions" und auf Autonomie als Element von OLT verwiesen. Berücksichtigt man die Wechselwirkungen zwi- schen Autonomie und Wohlergehen, so wird man feststellen, dass Wohltuns- und Autonomiepflichten auf Ebene der Handlungserfordernisse häufiger in dieselbe Richtung weisen können, als man dies vielleicht erwarten würde.[18]

---

18   Vgl. SAMW/NEK 2020, 16.

So ist es etwa sowohl aus ärztlicher Wohltunsperspektive als auch aus einer erweiterten Autonomieperspektive, die Autonomie als förderungswürdigen Wert anerkennt, geboten, Lauras Behandlungsverweigerung nicht unhinterfragt zu akzeptieren.

Im Folgenden möchte ich aufzeigen, dass der Zusammenhang zwischen Autonomie und Wohlergehen in beide Richtungen besteht. Ferner werde ich darauf eingehen, inwieweit diese gegenseitige Bedingtheit in schwierigen Konfliktsituationen den Ausschlag geben kann, sich für oder gegen paternalistisches Eingreifen zu entscheiden.

4.1.4.1   Wohlergehen als Voraussetzung von Autonomie

Im Leben eines Menschen, der dauerhaft mit der Sorge darum beschäftigt ist, wie er seine grundlegenden Bedürfnisse stillen kann, ist nur wenig Raum für die Ausübung von Autonomie. Sind hingegen sämtliche Grundbedürfnisse gestillt und Grundfähigkeiten ausgebildet, besitzt ein Mensch gute Voraussetzungen, ein freies Leben nach eigenen Vorstellungen zu führen. Ein gewisses Maß an Wohlergehen bildet fraglos die Grundlage für ein autonomes Leben. Gesundheitsbezogene Wohlergehensgüter im Sinne der „primary functions" spielen hierbei, wie aufgezeigt, eine besonders wichtige Rolle. Um persönliche Lebenspläne, Ziele und Wünsche verfolgen und umsetzen zu können, sind wir auf basale Gesundheitsgüter wie ein intaktes Herz-Kreislauf-System angewiesen. Ein Grund für die Förderung basaler Fähigkeiten und die Wiederherstellung grundlegender Funktionsfähigkeiten liegt demnach darin, Patientinnen wieder zu einem selbstbestimmten Leben zu befähigen und sie in die Lage zur Realisierung persönlicher Lebenspläne zu versetzen. Gesund zu sein und keine Schmerzen ertragen zu müssen, kann bereits für sich genommen als wertvoll gelten. Wir erachten es aber vor allem deshalb als wertvoll, weil wir ohne Leid und Schmerz, ohne körperliche und geistige Einschränkungen in einer besseren Ausgangssituation sind, das eigene Leben selbstbestimmt zu führen und persönliche Pläne und Ziele zu realisieren.

In die Wohlergehensperspektive muss demnach auch das Interesse von Patientinnen an einem autonomen Leben einfließen. Autonomie ist in diesem Zusammenhang in erster Linie als Wert relevant, den es im Hinblick auf unser Wohlergehen zu achten und zu fördern gilt. Doch auch wenn der Wert der Autonomie im Rahmen der Wohlergehensperspektive Berücksichtigung erfährt, ersetzt dies nicht die Pflicht, Autonomie zugleich im Sinne eines negativen Abwehrrechts zu respektieren. Eine fürsorgliche Handlung, die nicht nur das Wohlergehen, sondern auch die Autonomie einer Patientin fördert, kann ihrer autonomen Willensäußerung gleichermaßen entgegenstehen. In diesem Fall muss der negative Wert, der durch das Übergehen der Willensäußerung einer Patientin entsteht, gegenüber dem positiven Wert der

Autonomieförderung abgewogen werden.[19] Weder die Berücksichtigung individueller Lebensumstände und Präferenzen noch die Einbeziehung der Autonomie als ein instrumenteller Wert ist demnach mit Autonomie als ein Recht gleichzusetzen.[20] Zwingt eine Ärztin Laura etwa zu einer Therapie, verletzt sie auch dann ihr Recht, die Behandlungsentscheidung selbst zu treffen, wenn sie ihr im Rahmen der Therapie das Verfolgen ihrer juristischen Karriere ermöglicht und somit auf ihre persönlichen Lebenspläne Rücksicht nimmt.

Setzt eine Patientin durch eine Entscheidung basale Gesundheitsgüter aufs Spiel, so sollte ihr in jedem Fall vor Augen geführt werden, dass es hierdurch nicht nur zu einer deutlichen Beeinträchtigung ihres Wohlergehens, sondern auch zu einer Einschränkung ihrer zukünftigen Autonomie und ihres Handlungsspielraumes kommen kann. Hierfür ist es gerechtfertigt, die Akzeptanz einer Patientenentscheidung aufzuschieben, um der Patientin durch ein Gespräch nochmals die Möglichkeit zu geben, ihre Entscheidung vor dem Hintergrund dieser Information zu reflektieren – dies ist sowohl im Sinne der Autonomie als auch des Wohlergehens der Patientin. Ob drastischere Maßnahmen gerechtfertigt sind, kann nur im Rahmen einer Gesamtabwägung entschieden werden.

Wohltunsverpflichtungen können demgemäß als besonders gewichtig gelten, wenn eine Patientin durch ihre Entscheidung nicht nur ihr Wohlergehen, sondern auch ihre zukünftige (globale) Autonomie gefährdet. In Fällen, in denen wir ohnehin Zweifel an der aktuellen (lokalen) Autonomie einer Patientin haben, wie im Falle Lauras, kann dies den Ausschlag geben, sich für paternalistisches Eingreifen zu entscheiden. Zusätzlich bestärkt wird diese Schlussfolgerung durch den entgegengesetzten Zusammenhang, der zwischen Autonomie und Wohlergehen besteht, und auf den ich nun eingehen möchte.

4.1.4.2 Autonomie als Voraussetzung von Wohlergehen
Autonom zu entscheiden, zu handeln und zu leben wirkt sich in der Regel positiv auf unser Wohlergehen aus, da wir gewöhnlich selbst am besten wissen, was unserem Wohlergehen zuträglich ist. Ich selbst weiß besser als meine Mitmenschen, dass ich aktuell müde bin und ein Mittagsschlaf sich wahrscheinlich positiv auf mein Wohlergehen auswirken würde. Dies schließt nicht aus, dass wir uns sowohl hinsichtlich der Mittel als auch der Ziele, die wir mit Blick auf unser Wohlergehen wählen, täuschen können. So ist meine Müdigkeit möglicherweise nicht Folge eines Schlafdefizits, sondern die eines Eisenmangels. Wir schätzen es jedoch auch unabhängig von den Konsequenzen, autonom zu entscheiden, zu handeln und zu leben, wie Walls Gedankenbeispiel der

---

19   Vgl. Sjöstrand et al. 2013a, 718, 720f.
20   Vgl. Groll 2016, 508.

wohlmeinenden Ratgeberin (siehe S. 50) gezeigt hat. Selbst wenn ich mich nach dem Mittagsschlaf nur wenig erholt fühle, bin ich zufrieden, dass ich es war, die diese Entscheidung getroffen hat.

Trifft eine Patientin eine autonome Behandlungsentscheidung, so kann sich dies folglich aus zwei Gründen positiv auf ihr Wohlergehen auswirken: zum einen aufgrund der Tatsache, dass sie die Entscheidung selbst getroffen hat und nicht von Außenstehenden dazu gedrängt wurde, und zum anderen aufgrund der Konsequenzen der Handlung, da sie selbst gewöhnlich am besten weiß, was ihrem Wohlergehen zuträglich ist. Die beiden Pflichten, die Autonomie einer Patientin zu respektieren und ihr Wohlergehen zu fördern, sind folglich nicht vollkommen isoliert voneinander zu betrachten. Dies ist ein Grund dafür, weshalb harter Paternalismus nur sehr selten und ausschließlich als kurzzeitige Intervention (siehe das Beispiel aus der Rehabilitationsmedizin, S. 234) zu rechtfertigen ist. Ein Eingriff in autonome Entscheidungen und Handlungen verletzt nämlich nicht nur die Autonomierechte der Zielperson, sondern kann auch ihrem umfassenden Wohlergehen entgegenstehen – selbst wenn er aus einer rein gesundheitsbezogenen Perspektive das Beste für das Wohlergehen der Zielperson wäre. Dieser Umstand wird auch in der Falldiskussion in Abschnitt 4.3 deutlich hervortreten.

Anzuerkennen, dass das Treffen autonomer Entscheidungen und das Leben nach persönlichen Vorstellungen in der Regel das eigene Wohlergehen vergrößert, bestärkt zudem die Bedeutung der positiven Pflicht zur Autonomiebefähigung. Patientinnen in der Wahrnehmung ihrer Autonomiefähigkeit zu unterstützen, kann demnach nicht nur aus der Autonomie-, sondern auch aus der Wohltunsperspektive geboten sein. Wird es Martha ermöglicht, gemäß ihren *Carings* zu handeln, so zeigt dies nicht nur Respekt gegenüber dem, was ihr wichtig ist, sondern wirkt sich aller Wahrscheinlichkeit nach auch positiv auf ihr Wohlergehen aus.

Patientinnen das Treffen autonomer Entscheidungen zu ermöglichen, kann als besonders relevant gelten, wenn es um zentrale Lebensentscheidungen oder die eigene Lebensgestaltung im Sinne der globalen Autonomie geht. Nicht nur der Wert der Autonomie ist in zentralen Lebensentscheidungen offensichtlicher als in alltäglichen Entscheidungen mit geringer Tragweite (siehe Abschnitt 1.3.1); erstere haben gewöhnlich auch einen stärkeren Einfluss auf das eigene Wohlergehen. Einer Patientin eine geschlechtsangleichende Hormontherapie zu verwehren, würde sich fraglos deutlicher auf ihr Wohlergehen auswirken, als ihr die Entscheidung zu nehmen, ob sie die Therapie heute oder in einer Woche beginnen möchte.

Der Mehrwert einer differenzierten Auseinandersetzung mit Autonomie, Wohlergehen und Paternalismus ist durch die Zusammenfassung der Ergebnisse der vorangehenden Kapitel nochmals deutlich hervorgetreten: Die explizierten Auffassungen von Autonomie und Wohlergehen eröffnen einen differenzierteren Blick auf das Spannungsverhältnis zwischen Autonomie und Wohlergehen und können darüber hinaus die Interpretation und Gewichtung von Autonomie- und Wohltunspflichten im Konfliktfall unterstützen. Durch die anfänglich getrennte Betrachtung der Ergebnisse aus dem Autonomie- und dem Wohlergehenskapitel ist deutlich geworden, welche Präzisierungen mit Blick auf Autonomie und Wohlergehen jeweils vorzunehmen sind. Indessen verweisen die Ergebnisse der Auseinandersetzung mit Paternalismus, dem *erweiterten Balancing View* und dem Zusammenhang zwischen Autonomie und Wohlergehen auf Überschneidungen und Wechselwirkungen, die zwischen beiden Begriffen bzw. den mit ihnen verbundenen Pflichten bestehen. Welche Implikationen die Zusammenführung dieser Ergebnisse für das Abwägen konfligierender Verpflichtungen hat, möchte ich nun konkreter darlegen.

4.2   Konzeptionelle Ergebnisse: Implikationen für die Abwägung

Im Paternalismuskapitel, insbesondere in der Ausarbeitung des *erweiterten Balancing View*, ist deutlich geworden, dass eine Beschäftigung mit dem vordergründigen Konflikt zwischen Patientenwillen und ärztlicher Fürsorge der Komplexität des Verhältnisses zwischen Autonomie und Wohlergehen nicht gerecht wird. Da zwischen Autonomie und Wohlergehen Zusammenhänge bestehen und sich die Handlungserfordernisse auf Ebene der Autonomie- und der Wohltunspflichten auch ergänzen oder gegenseitig bedingen können, haben wir es mit einem vielschichtigen und dynamischen Abwägungsprozess zu tun. Dieser kann durch die Synthese der konzeptionellen Ergebnisse argumentativ unterstützt werden.

Um für möglichst viele Fälle eine Abwägungshilfe und Entscheidungsorientierung bieten zu können, beziehe ich mich nachfolgend auf die beiden paradigmatischen Konfliktkonstellationen, denen eine große Zahl an Konfliktfällen zugeordnet werden kann: 1. Eine Patientin lehnt eine Behandlung mit einem aus ärztlicher Perspektive günstigen Nutzen-Schadens-Verhältnis ab. 2. Eine Patientin fordert eine Behandlung mit einem aus ärztlicher Perspektive ungünstigen Nutzen-Schadens-Verhältnis. Der ersten Variante entsprechen unter anderem die Fälle der an Krebs leidenden Frau H. (siehe S. 84), der Zeugen-Jehovas-Anhängerin Clara (siehe S. 56) und der Anorexie-Patientin Laura (siehe S. XXV). Ein Beispiel für die zweite Variante werde ich im Anschluss an die Darstellung des Entscheidungsbaumes vorstellen und diskutieren.

Vor der eigentlichen Abwägung ist eine sorgfältige Prüfung der Patientenautonomie und des Patientenwohls anhand der explizierten Auffassungen

von Autonomie und Wohlergehen erforderlich – unter Umständen zudem
ein erneutes Gespräch mit der Patientin, etwa um Zweifeln an der Autonomie
ihrer Entscheidung nachzugehen oder ihr die Bedeutung basaler Gesundheitsgüter nochmals bewusst zu machen. Auf dieser Grundlage kann dann die
Abwägungskonstellation klar herausgearbeitet werden: Wie stark sind die an
der Autonomie orientierten Argumente und wie stark die am Wohlergehen
orientierten Argumente im vorliegenden Fall? Die an der Autonomie orientierten Argumente sind besonders stark, wenn die Patientenentscheidung
sowohl den Bedingungen der *three-condition theory* gerecht wird als auch
der Prüfung anspruchsvollerer Autonomiekriterien standhält. Die am Wohlergehen orientierten Argumente sind wiederum dann besonders stark, wenn
durch die Patientenentscheidung basale Gesundheitsgüter und somit auch
die zukünftige Autonomie der Patientin wesentlich bedroht sind. Aus der
Abwägungskonstellation lässt sich dann eine Entscheidungsorientierung
ableiten: Spricht die Konstellation dafür, den Patientenwillen zu respektieren
oder ihn zu übergehen?

Um diese Frage beantworten zu können, sind mehrere Schritte nötig, die ich
mit einem Entscheidungsbaum veranschaulichen möchte. Hierdurch wird die
Beziehung der einzelnen Abwägungsschritte zueinander und zur Abwägungskonstellation klar ersichtlich. Zudem kann die grafische Darstellung die Implementierung der Ergebnisse in der Praxis der Patientenversorgung erleichtern.
So könnte der Entscheidungsbaum bereits vorhandene Methoden der ethischen Fallbesprechung in der klinischen Ethikberatung ergänzen und auf
diese Weise die ethische Entscheidungsfindung in Konfliktfällen sinnvoll
unterstützen.[21]

Unabhängig davon, ob es sich um einen Konflikt handelt, der dem ersten
oder dem zweiten Szenario entspricht, ist in einem ersten Schritt zu prüfen,
ob es sich um eine autonome oder nicht autonome Patientenentscheidung
handelt. Wenn Zweifel an der Autonomie der Entscheidung bestehen, ist zu
prüfen, worauf sie zurückzuführen sind. Scheitert die Patientin bereits an
den Bedingungen der *three-condition theory* (Intentionalität, Verstehen, Freiwilligkeit) und des IC? Stellt sich etwa heraus, dass sie die Verstehens- oder
die Freiwilligkeitsbedingung nicht erfüllt, ist ihre Entscheidung als nicht autonom einzustufen. Bleiben die Zweifel bestehen, obwohl die Entscheidung
der Patientin den Kriterien der *three-condition theory* gerecht wird, kann dies

---

21   Neben der prinzipienorientierten Falldiskussion (siehe Anm. 6, S. XIII) gibt es noch eine
        Reihe weiterer alternativer Methoden der ethischen Fallbesprechung, unter anderem
        die Nimwegener Methode (vgl. unter anderem Richter/Büscher 2021) und die Dilemma-
        Methode, auch „Moral Case Deliberation" (vgl. unter anderem Molewijk et al. 2008).

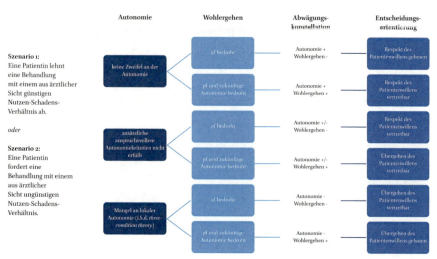

Abb. 1   Darstellung der Abwägungsschritte bei den beiden paradigmatischen Konflikten
          zwischen Autonomie und Wohlergehen (af = agent-specific functions, pf = primary
          functions). In der Abwägungskonstellation wird ersichtlich, ob die jeweils an der
          Autonomie und am Wohlergehen orientierten Gründe stark (+) oder weniger stark
          (−) sind. Hieraus leitet sich dann die Entscheidungsorientierung ab.

durch einen Mangel weiterer anspruchsvollerer Autonomiekriterien, etwa
einen Mangel an Authentizität, bedingt sein.[22]

      In jedem Fall ist auf zweiter Ebene, der Ebene des Wohlergehens, zu prüfen,
ob durch die Akzeptanz der Patientenentscheidung nur „agent-specific functions" oder auch „primary functions" bedroht sind. Die Unterscheidung Brocks
verwende ich hier, um mich auf die Differenz zwischen basalen Gesundheitsgütern, die den „primary functions" zuzurechnen sind, und weiterführenden
Gesundheitsgütern, die zu den „agent-specific functions" zählen, zu beziehen
(siehe Abschnitt 2.4.1).[23] Der Verlust basaler Gesundheitsgüter kann nicht nur
dazu führen, dass eine Patientin einem spezifischen Lebensplan wie jenem,

---

22   Mit „anspruchsvolleren Autonomiekriterien" beziehe ich mich hier allgemein auf Krite-
      rien, die über jene der *three-condition theory* hinausgehen und die sich im Autonomie-
      kapitel mit Blick auf ein medizinethisches Autonomieverständnis als sinnvoll erwiesen
      haben, beispielsweise eine autonomieunterstützende selbstbezogene Haltung, die refle-
      xive Annahme der Entstehungsgeschichte eigener Überzeugungen und Wünsche sowie
      die Bereitschaft und Fähigkeit, das eigene Handeln und Entscheiden anderen gegenüber
      rechtfertigen zu können.

23   Sind „primary functions" gefährdet, sind „agent-specific functions" in den meisten Fällen
      gleichermaßen bedroht. Schließlich ist ein funktionierendes Herz-Kreislauf-System die
      Voraussetzung für ein leistungsstarkes Herz.

einen Marathon zu laufen, nicht mehr nachgehen kann, sondern er kann ihre autonome Lebensgestaltung insgesamt gefährden – bis hin zu einem Verlust der Handlungsfähigkeit im Allgemeinen.[24] Hieraus ergeben sich auf dritter Ebene, der Ebene der Abwägungskonstellation, starke Gründe, mit Blick auf das (gesundheitsbezogene) Wohlergehen der Patientin zu handeln. Ist die Entscheidung einer Patientin eindeutig autonom, haben wir zugleich starke Gründe, ihre Autonomie zu respektieren.

Die Abwägung endet im Falle einer eindeutig autonomen Entscheidung nicht auf erster Ebene, weil ich nicht ausgeschlossen habe, dass auch harter Paternalismus in Ausnahmefällen gerechtfertigt sein kann. Allerdings muss dafür der Zugewinn an Wohlergehen erheblich sein und es müssen zusätzliche an der Autonomie orientierte Gründe vorliegen, beispielsweise der Schutz der zukünftigen (globalen) Autonomie einer Patientin, ihrer Authentizität oder ihrer Persönlichkeit. Nur unter diesen Umständen kann *temporäres* Eingreifen, wie anhand des Beispiels aus der Rehabilitationsmedizin (siehe S. 234) dargestellt, gerechtfertigt sein. Grundsätzlich ist die Akzeptanz des Patientenwillens im Falle einer zweifelsfrei autonomen Entscheidung jedoch auch dann vertretbar, wenn basale Gesundheitsgüter bedroht sind. Die Gründe hierfür werden im Rahmen der Diskussion von Claras Fall nochmals deutlich werden.

Sind von der Patientenentscheidung ausschließlich „agent-specific functions" bedroht, so sind die am Wohlergehen orientierten Argumente, gegen den Patientenwillen zu handeln, in aller Regel schwächer. Der Verlust von Fähigkeiten, die der Patientin in ihrem bisherigen Lebensentwurf persönlich wichtig waren, kann sich natürlich ebenfalls auf ihr Wohlergehen und auf ihre zukünftige Autonomie auswirken. Im Vergleich zu einer Gefährdung der „primary functions", die als Voraussetzung für jeglichen Lebensentwurf, ja für Handlungsfähigkeit im Allgemeinen gelten, ist die Bedrohung des Wohlergehens allerdings geringer. Ist die Entscheidung eindeutig autonom und haben wir im Dialog sichergestellt, dass sich die Patientin des Risikos bewusst ist, ihr bisher wichtige Fähigkeiten zu verlieren, bzw. dass sie dieses Risiko möglicherweise sogar bewusst eingeht, so ist der Respekt des Patientenwillens geboten. Vielleicht wollte Felicitas (siehe Beispiel, S. 242) schon immer dem Druck entgehen, ständig sportliche Höchstleistungen erbringen zu müssen.

---

24 Es schränkt fraglos auch die eigene Autonomie ein, spezifischen Lebensplänen, etwa dem Marathontraining, nicht mehr nachgehen zu können. Folglich könnten die Felder mit dem Inhalt „af bedroht" ebenfalls durch die Bedrohung der zukünftigen Autonomie ergänzt werden. Jedoch habe ich mich bewusst dazu entschieden, diesen Zusatz nur bei einer Bedrohung der „primary functions" anzuführen, da die Bedrohung der zukünftigen Autonomie hier drastischer ist.

Wird die Entscheidung einer Patientin den Bedingungen der *three-condition theory* gerecht, zeigen sich jedoch klare Defizite mit Blick auf anspruchsvollere Autonomiekriterien, so ist es im Falle einer Gefährdung von „primary functions" unter Umständen vertretbar, den Patientenwillen zu übergehen – zumindest so lange, bis die Patientin zu einer wirklich autonomen Entscheidung befähigt wurde. Denn während es aufgrund der Bedrohung von „primary functions" und zukünftiger Autonomie wieder starke Gründe gibt, im Sinne des Patientenwohls zu entscheiden, ist im Vergleich zum vorausgehenden Fall unklar, ob wir die Patientenautonomie tatsächlich respektieren, indem wir eine nur bedingt autonome Entscheidung erfüllen. Dies gilt natürlich auch dann, wenn lediglich „agent-specific functions" bedroht sind. Allerdings ist es in diesem Fall vertretbar, die Patientenentscheidung auch dann zu respektieren, wenn sie anspruchsvolleren Autonomiekriterien nicht gerecht wird. Die Bedrohung für das Wohlergehen und die zukünftige Autonomie ist hier nämlich geringer. So oder so müssen im Rahmen einer Gesamtabwägung selbstverständlich weitere Aspekte berücksichtigt werden, etwa die negativen Auswirkungen, die ein Übergehen der Entscheidung für die Patientin haben kann.

Ist die Entscheidung einer Patientin eindeutig nicht autonom und bedroht basale Gesundheitsgüter, so ist es *geboten*, den Patientenwillen zu übergehen. Sind lediglich „agent-specific functions" gefährdet, muss der Patientenwille nicht notwendigerweise übergangen werden. Allerdings kann dies vertretbar sein. Um hier zu einer Entscheidung zu gelangen, müssen wiederum weitere relevante Aspekte des Einzelfalls sowie Nichtschadensüberlegungen in den Blick genommen werden.

Da ich die erste Variante des Konflikts in Abschnitt 4.3 ausführlich anhand von Claras Fall diskutieren werde, möchte ich die Ebenen des Entscheidungsbaumes nun Schritt für Schritt auf die zweite Variante anwenden. Ein eindrückliches Beispiel hierfür stellt folgender Fall dar, der von Marckmann und Vanessa Heinrich im Kontext der prinzipienorientierten Falldiskussion vorgestellt wird:

> Bei einem 39-jährigen Patienten wird ein Tumor im Brustkorb, der die Lungengrenzen bereits überschritten hat und in den Rückenmarkskanal eingewachsen ist, entdeckt. Es handelt sich um ein aggressiv wachsendes Bronchialkarzinom, das nicht mehr vollständig entfernt werden kann. Zunächst schlägt die intensive Radiochemotherapie gut an und die Ausdehnung des Tumors kann lokal deutlich reduziert werden. Nach Abschluss der fünfwöchigen Radiochemotherapie finden sich bei der computertomografischen Kontrolle jedoch Tumorabsiedlungen in Nebenniere, Bauchspeicheldrüse, Lymphknoten und Leber. Daraufhin wird die Behandlung mit einer niedrig dosierten Mehrfachchemotherapie fortgesetzt. Leider verschlechtert sich der Allgemeinzustand des Patienten zunehmend. Er entwickelt Flüssigkeitsansammlungen im Bauchraum, eine

Störung der Darmmotorik sowie eine zunehmende Einschränkung der Nieren-
funktion. Dennoch gibt der Patient die Hoffnung nicht auf und glaubt nach
wie vor an seine Heilung. Er sagt, er wolle unbedingt wieder gesund werden,
schließlich sei er ja für seine Frau und seine minderjährigen Kinder verantwortlich und müsse zudem seine Schulden abbezahlen. Obwohl versucht wurde,
dem Patienten die ungünstige Prognose klarzumachen, bittet er in der Hoffnung
auf Heilung weiterhin nachdrücklich um die Fortsetzung der Chemotherapie.
Gespräche mit dem Patienten lassen vermuten, dass sein Therapiewunsch auf
einer unrealistischen Einschätzung seiner Heilungschancen beruht.[25] Dem
Behandlungsteam stellt sich die Frage, ob man dem Wunsch des Patienten
dennoch folgen und eine weitere Mehrfachchemotherapie anbieten soll. Diese
kann das Leben des Patienten möglicherweise um wenige Monate verlängern,
eine Heilung ist jedoch eigentlich nicht mehr zu erwarten. Durch belastende
Nebenwirkungen wie Übelkeit und Erbrechen würde sich zudem der Allgemeinzustand des Patienten weiter verschlechtern. Ein tödliches Leberversagen ist
nicht ausgeschlossen.[26]

Auf Ebene der Autonomiebewertung gibt es einen Hinweis dafür, dass die
Patientenentscheidung der Verstehensbedingung der *three-condition theory*
nicht gerecht wird und somit nicht als autonom gelten kann. Laut Aussage des
Behandlungsteams beruht der Wunsch des Patienten auf einer unrealistischen
Einschätzung seiner Heilungschancen, von der er auch nach einer ausführlichen Aufklärung über die ungünstige Prognose nicht abrückt. Es ist davon
auszugehen, dass ihm nicht klar ist oder er bewusst verdrängt, wie gering
seine Heilungschancen auch mit einer Mehrfachchemotherapie sind. Auf
zweiter Ebene, jener des Wohlergehens, ist die untere Zeile zutreffend: Die
Mehrfachchemotherapie stellt durch ihre gravierenden Nebenwirkungen
eine Gefährdung der „primary functions" sowie der zukünftigen Autonomie des Patienten dar. Neben Übelkeit, Erbrechen und einer allgemeinen

---

25   Es handelt sich hierbei um eine gekürzte Version des Fallbeispiels. Für weitere Details
     und eine Diskussion des Fallbeispiels auf Grundlage der prinzipienorientierten Falldis-
     kussion vgl. Marckmann/Heinrich 2001, 17–20.

26   Der Umstand, dass durch die Mehrfachchemotherapie die Chance besteht, das Leben des
     Patienten zu verlängern, ist entscheidend. Hätte die Mehrfachchemotherapie keinerlei
     Nutzen, sondern würde dem Patienten durch die starken Nebenwirkungen ausschließlich
     schaden, so wäre sie nicht indiziert und würde vom Behandlungsteam nicht angeboten
     werden (zur medizinischen Indikation siehe Abschnitt 2.2.2).
         Marckmann und Heinrich zufolge gibt es drei weitere Behandlungsoptionen: 1. die
     Durchführung einer weniger toxischen Monochemotherapie mit geringeren Neben-
     wirkungen, jedoch ohne Heilungschancen; 2. die Beschränkung auf symptomatische
     Therapiemaßnahmen (symptomorientierte Leidenslinderung, effektive Schmerz-
     therapie, Flüssigkeitszufuhr, Ernährung und psychologische Betreuung) ohne Heilungs-
     absicht, aber zum Erhalt der Lebensqualität des Patienten; und 3. der vollständige
     Abbruch der Behandlung (vgl. Marckmann/Heinrich 2001, 18).

Verschlechterung seines Zustandes ist ein tödliches Leberversagen nicht ausgeschlossen. Weil die Heilungschancen auch mit einer Mehrfachchemotherapie sehr gering sind, nähme ihm diese Option außerdem die Möglichkeit einer selbstgestalteten letzten Lebensphase und einer Vorbereitung auf den Tod – vorausgesetzt, er hielte an der Überzeugung, mit hoher Wahrscheinlichkeit geheilt zu werden, fest.[27] Im Ergebnis haben wir ein *starkes Argument*, gegen den Patientenwillen zu handeln, ihm den Wunsch nach einer weiteren Mehrfachchemotherapie also nicht zu erfüllen.

Nehmen wir nun an, die Situation wäre anders: Die Patientenentscheidung wird den drei Bedingungen der *three-condition theory*, auch der Verstehensbedingung, gerecht. Jedoch gibt es klare Hinweise, dass die Entscheidung anspruchsvollere Autonomiekriterien nicht erfüllt. Der Patient wirkt verzweifelt und verunsichert. In einem erneuten Gespräch stellt sich heraus, dass er sich verpflichtet fühlt, die Strapazen einer nochmaligen Chemotherapie auf sich zu nehmen. Er möchte die Chance erhöhen, zumindest noch ein paar Jahre für seine Frau und seine Kinder da sein und seine Schulden abbezahlen zu können. Obwohl er keine Kraft mehr hat, möchte er dem Bild des starken Ehemannes entsprechen, der für seine Familie sorgt und sich von einer Krankheit nicht „unterkriegen" lässt. Dies erwarte sein Umfeld von ihm. Auch durch eine gemeinsame Reflexion lässt er sich nicht vom Gedanken, dieses Bild aufrechterhalten zu müssen, abbringen. In diesem Fall ist es *vertretbar*, ihm mit Blick auf sein Wohlergehen die erneute Mehrfachchemotherapie vorzuenthalten. Der äußere Druck, den der Patient empfindet, scheint so groß zu sein, dass es ihm – zumindest aktuell und ohne weitere Gespräche – nicht möglich ist, eine wirklich autonome Entscheidung für sich zu treffen.

Stellen wir uns nun vor, der Patient hätte eine realistische Sicht auf seine Situation und erfüllte nicht nur die Bedingungen der *three-condition theory*, sondern würde auch anspruchsvolleren Autonomiekriterien gerecht. So verweist er etwa darauf, stets nach dem Grundsatz gelebt zu haben, bis zum Schluss zu kämpfen und nichts unversucht zu lassen.[28] In seiner Jugend habe er beispielsweise bereits eine schwere Krankheit überstanden. Er zeigt sich kämpferisch und zuversichtlich. Unter diesen Umständen hätten wir ein *starkes Argument*, den Patientenwillen zu akzeptieren und eine weitere Mehrfachchemotherapie anzubieten. Allerdings wäre auch in diesem Fall einige Tage nach Behandlungsbeginn das Nutzen-Schadens-Verhältnis der Behandlung erneut zu prüfen.[29]

---

27   Vgl. Marckmann/Heinrich 2001, 19f.
28   Vgl. Synofzik/Marckmann 2008, 285.
29   Siehe Anm. 26, S. 275.

Schlussfolgerungen

Aus der Synthese der konzeptionellen Ergebnisse lassen sich hilfreiche Argumente für die Abwägung bei Konflikten zwischen den Prinzipien des Respekts der Autonomie und des Wohltuns gewinnen. Dies habe ich mit Blick auf paradigmatische Varianten des Konflikts in der Patientenversorgung aufgezeigt.

Die Bezugnahme auf die von mir erarbeitete differenzierte Sichtweise, die ich im Entscheidungsbaum grafisch dargestellt habe, kann in ethischen Konfliktsituationen im Rahmen der Patientenversorgung zu ethisch gut begründeten Entscheidungen beitragen. Sie regt zum einen dazu an, genauer darauf zu achten, in welcher Hinsicht die Autonomie einer Patientin eingeschränkt ist und welche Wohlergehensgüter von der Entscheidung jeweils konkret bedroht sind. Zum anderen werden der Zusammenhang zwischen den einzelnen Abwägungsschritten und die Abwägungskonstellation klar ersichtlich, woraus sich wiederum eine Entscheidungsorientierung gewinnen lässt.

Darüber hinaus deutet der Entscheidungsbaum an, auf welche Weise die Ergebnisse aus den vorangehenden Kapiteln konkret in der medizinischen Praxis implementiert werden könnten. Ergänzende Möglichkeiten einer konkreten Umsetzung werde ich im Schlusskapitel der Arbeit aufzeigen. Fraglos kann der Entscheidungsbaum selbst auch weiter ergänzt werden. Im Rahmen der nachfolgenden Diskussion von Claras Fall werde ich auf weitere Aspekte eingehen, die auf den ersten Blick durch den Entscheidungsbaum nicht abgedeckt werden, beispielsweise der Zusammenhang zwischen Autonomie und Wohlergehen oder die Subjekt-Relativität von Wohlergehen. Diese Aspekte können auf der zweiten Ebene des Entscheidungsbaumes, der Ebene des Wohlergehens, zusätzlich mit eingebracht werden. Legt man hier ein differenziertes Wohlergehensverständnis zugrunde, wie ich es im zweiten Kapitel erarbeitet habe, so fließen diese und weiterführende Aspekte unwillkürlich in die Überlegungen ein.

4.3   Falldiskussion: Die überzeugte Zeugin Jehovas

Ein Fall, der uns durch die Arbeit begleitet hat, ist jener der 40-jährigen Clara, die im Alter von 18 Jahren der Glaubensgemeinschaft der Zeugen Jehovas beigetreten ist und nun nach einem schweren Autounfall aus Glaubensgründen eine Bluttransfusion ablehnt.[30] Sie tut dies in dem Wissen, dass schwere

---

30   Für das Fallbeispiel siehe S. 56. Anhängerinnen der Zeugen Jehovas stützen sich in
      ihrer Ablehnung von Bluttransfusionen auf Bibelstellen, aus denen ihnen zufolge klar
      hervorgeht, dass wir uns von Blut enthalten sollten. Außerdem muss Blut, das den Körper

körperliche Beeinträchtigungen oder ihr Tod die Folge sein können. Ihr ist ebenfalls bewusst, dass sie möglicherweise weder ihrem Beruf als Physiotherapeutin nachgehen noch für ihre beiden Kinder so da sein kann, wie ihr das bis vor dem Unfall möglich war, sollte sie durch den Verzicht auf die Bluttransfusion Langzeitschäden erleiden.

Wie sieht nun eine Gesamtabwägung in Claras Fall unter Berücksichtigung der Ergebnisse der vorausgehenden Kapitel aus? Im Folgenden werde ich zentrale Aspekte Schritt für Schritt durchgehen und am Ende eine Synthese formulieren. Analog zu Abschnitt 4.1 greife ich die Aspekte zunächst getrennt nach den beiden Perspektiven von Autonomie und Wohlergehen auf und gehe dann auf die aufgezeigten Zusammenhänge ein. In der Gesamtabwägung beziehe ich mich auf den *erweiterten Balancing View* und somit auf ein kohärentistisches Begründungsmodell. Dies bedeutet auch, dass die Abwägung für die Integration weiterer moralisch relevanter Aspekte sowie die Berücksichtigung der Wechselwirkungen zwischen Autonomie und Wohlergehen offen ist. Es bedeutet außerdem, dass es sich bei der Synthese um keine endgültige Lösung des Konflikts handelt. Im Sinne des reflexiven Gleichgewichts kann sie durch weitere Überlegungen, die zum Beispiel aus Entwicklungen der medizinischen oder der persönlichen Situation resultieren, ergänzt werden.

Autonomie

Kann ausgeschlossen werden, dass Clara aufgrund des Unfalls verwirrt ist oder unter Schock steht, so ist grundsätzlich davon auszugehen, dass sie entscheidungskompetent und einwilligungsfähig ist. Orientiert man sich in der Autonomiebewertung am Standardmodell, so ist ihre Entscheidung zu einem Therapieverzicht als autonom einzustufen. Erstens verzichtet sie *absichtlich* auf die Bluttransfusion. Da sie aufgeklärt ist und alle Informationen zu den Behandlungsmöglichkeiten und den Folgen eines Behandlungsverzichts verstanden hat, erfüllt sie zweitens auch die *Verstehensbedingung*. Weil sie außerdem weder direktem Zwang noch offensichtlicher Manipulation unterliegt, beispielsweise durch Mitglieder ihrer Glaubensgemeinschaft oder ihrer Familie, kann ihre Entscheidung drittens als *freiwillig* gelten. Folglich ist die Entscheidung autonom und ihre Autonomie damit im Sinne eines negativen Abwehrrechts zu respektieren.

---

einmal verlassen hat, gemäß der Lehre der Zeugen Jehovas vernichtet werden (vgl. Röttgers/ Nedjat 2002). Diese Sichtweise wird unter anderem von der Wachturm-Gesellschaft vertreten (https://www.jw.org/de/jehovas-zeugen/oft-gefragt/jehovas-zeugen-warum-keine-bluttransfusion/ [01.02.2023]).

Allerdings gibt es auch Gegenstimmen innerhalb der Gemeinde (siehe Anm. 34, S. 284f., und vgl. z.B. Elder 2000).

Wir können an dieser Stelle berechtigterweise zögern, diese Einschätzung ohne Prüfung weiterer Kriterien zu akzeptieren: denn es handelt sich um eine zentrale Entscheidung mit weitreichenden Konsequenzen für Claras Leben. Da Clara weiterleben möchte, sollte dieser Wunsch nicht durch eine möglicherweise nicht autonome Verzichtserklärung gefährdet werden. Die Bezugnahme auf ein differenzierteres Autonomieverständnis bietet einerseits mehr Sicherheit hinsichtlich der Autonomiebewertung als das Standardmodell und liefert andererseits Hinweise darauf, welche Maßnahmen im Rahmen eines Arzt-Patienten-Gesprächs ergriffen werden können, sollte die Entscheidung einer Patientin tatsächlich nicht autonom sein.

Lokale und globale Autonomie: Gehen wir davon aus, dass Claras Leben insgesamt von ihren Glaubensregeln geprägt ist, so steht ihre aktuelle Behandlungsentscheidung (lokale Autonomie) im Einklang mit ihrer autonomen Lebensführung und -gestaltung (globale Autonomie). In dieser Hinsicht liegt demnach kein Konflikt vor. Allerdings setzt sie durch ihre Entscheidung ihre zukünftige globale (sowie lokale) Autonomie aufs Spiel. So würde sie in Folge schwerer körperlicher oder geistiger Einschränkungen in Zukunft voraussichtlich ein weniger selbstbestimmtes Leben führen und vermutlich einigen Tätigkeiten, die ihr aktuell wichtig sind (Engagement in der Gemeinde, Physiotherapie, Mutterrolle), nicht mehr oder nur noch bedingt nachgehen können. Ihre zukünftige lokale Autonomie wäre ebenfalls betroffen, da ihr in der Folge körperlicher Einschränkungen weniger Handlungsoptionen und damit Entscheidungsmöglichkeiten in einzelnen Situationen offen stünden. Diese Konsequenzen sollten Clara bewusst sein. Bei Zweifeln an ihrer lokalen Autonomie wäre der Schutz ihrer globalen Autonomie außerdem ein Grund, ihre Entscheidung für einen Therapieverzicht nochmals zu hinterfragen oder sogar zu übergehen.

Recht und Wert: Folgt man dem Standardmodell, so spielt in Claras Fall Autonomie insbesondere im Sinne eines negativen Abwehrrechtes eine Rolle. Als autonome Akteurin hat sie das Recht, eine empfohlene Therapie, in ihrem Fall die Bluttransfusion, abzulehnen. Autonomie als Wert, aus dem positive Befähigungspflichten folgen, ist in Claras Fall vor allem in der Hinsicht relevant, dass sie bestmöglich zu einer autonomen Entscheidung befähigt werden sollte. Da es sich um eine lebensbedrohliche Situation handelt, ist ihr Verstehen sorgfältig sicherzustellen und ihr muss die Möglichkeit für nochmaliges Nachfragen gegeben werden, beispielsweise bezüglich möglicher fremdblutfreier oder fremdblutsparender Transfusionsalternativen.[31]

---

31   Hierzu zählt beispielsweise die maschinelle Autotransfusion, bei der während oder nach einer Operation Eigenblut für die Retransfusion aufbereitet wird (vgl. hierzu Hansen/

Reflexionsprozess: Bei Zweifeln an der Autonomie einer Patientenent-scheidung, die durch das Prüfen der Bedingungen der *three-condition theory* nicht zu beseitigen sind, hat sich, wie aufgezeigt, der Rückgriff auf Kriterien internalistischer Autonomietheorien als hilfreich erwiesen. Obwohl Claras Entscheidung der Intentionalitäts-, der Verstehens- und der Freiwilligkeits-bedingung des Standardmodells gerecht wird, können wir ihre Autonomie aufgrund der Vermutung anzweifeln, dass sie unreflektiert Glaubensregeln folgt. Ausgehend von der Annahme, dass Entscheidungen, die aus einem akti-ven Reflexionsprozess resultieren, *in der Regel* autonomer sind als solche, die lediglich passiv übernommen wurden, kann man demnach folgende Fragen aufwerfen: Ist Clara fähig, den Wert, den sie ihrem Glauben zuspricht, gegen-über anderen Werten in ihrem Leben abzuwägen (Familie, Beruf ...)? Aus welchen Gründen hat sie sich damals für den Beitritt zu den Zeugen Jeho-vas entschieden? Ihre Entscheidung könnte auch im Sinne der dialogischen Disposition nach Westlund ‚herausgefordert' werden. Im Dialog mit anderen könnte sie nochmals prüfen, ob sie den Wert ihres Glaubens beispielsweise dem Wert, weiterhin eine Mutter zu sein, die für ihre Kinder vollumfänglich da ist, überordnet. Natürlich mag für diese Fragen keine Zeit sein, aber wenn doch, dann sollte bei einer so zentralen Entscheidung, wie Clara sie treffen muss, hierauf nicht verzichtet werden. In diesem Dialog könnte sich auch herausstellen, dass Clara unfähig ist, ihre Einstellungen zu reflektieren, da ihr diese auf manipulative Weise aufoktroyiert wurden, was zum nächsten Punkt, den externen Einflussfaktoren, führt.

Externe Einflussfaktoren: Im Entscheidungsmoment scheint Clara weder offensichtlicher Manipulation noch direktem Zwang ausgesetzt zu sein. Exter-nalistische Autonomietheorien gehen in der Betrachtung äußerer Einfluss-faktoren jedoch über diese direkten Formen der Beeinflussung sowie über den Moment der Entscheidung hinaus. Vor dem Hintergrund einer erweiterten Perspektive auf externe Einflüsse kann die Freiwilligkeit von Claras Ent-scheidung durchaus hinterfragt werden. So ist etwa die Frage zu stellen, wie sie zur Aneignungsgeschichte ihrer Glaubensregeln steht. Um subtilen Druck auszuschließen, ist ferner zu fragen, ob sie sich zu der Entscheidung gedrängt fühlt, weil sie etwa einen Ausschluss aus ihrer Gemeinde fürchtet. In diesem Fall besteht fraglos das Risiko, dass Clara es nicht wagt, hierüber offen zu

---

Seyfried 2011). Könnte Clara eine vergleichbar effektive Alternative zur homologen Blut-transfusion, der Transfusion von Fremdblut, angeboten werden, die sie auch akzeptiert, läge kein Konflikt vor. Sie möchte leben und würde folglich aller Wahrscheinlichkeit nach dieser Alternative zustimmen. Im vorliegenden Fall können ihr jedoch keine Alternativen angeboten werden, die mit Blick auf den Lebenserhalt und ihre Gesundheit gleicher-maßen effektiv sind.

sprechen, oder den Druck, dem sie ausgesetzt ist, gar nicht mehr als solchen erkennen kann. Wie eine sensible Arzt-Patienten-Kommunikation Patientinnen dabei helfen kann, Distanz zu eigenen Einstellungen und Überzeugungen zu gewinnen, ist zweifellos eine dringliche Frage, auf die ich an dieser Stelle jedoch nicht weiter eingehen kann.

Allein aufgrund des Inhalts einer Entscheidung bzw. der Überzeugungen, die hinter der Entscheidung stehen, ist es jedenfalls nicht gerechtfertigt, Patientenentscheidungen für nicht autonom zu erklären, so auch in Claras Fall. Es spielt keine Rolle für die Autonomiebewertung, ob die behandelnde Ärztin die Glaubensregeln der Zeugen Jehovas nachvollziehen kann, sie für abwegig hält oder gar der Überzeugung ist, dass Mitglieder einer Art Gehirnwäsche unterzogen werden und demnach überhaupt nicht autonom sein *können*. In einer liberalen und pluralistischen Gesellschaft sind sämtliche Wertvorstellungen zu respektieren, auch solche, die unkonventionell erscheinen oder dem Wert der Autonomie entgegenstehen. So ist zu akzeptieren, dass Menschen ihr Handeln und Entscheiden den Regeln bestimmter Autoritäten unterwerfen, etwa einer Glaubenslehre, einem spirituellen Kult oder einem klar definierten Lifestyle.[32] Von Interesse für die Autonomiebewertung ist, ob sich eine Person autonom dazu entschieden hat, gemäß diesen Regeln zu leben, und ob sie die Freiheit besitzt, sich auch wieder von ihnen zu lösen.[33]

Mitglieder der Zeugen Jehovas, die bereits als Kinder durch Veranlassung ihrer Eltern zu dieser Gemeinschaft gekommen sind, haben sich aller Wahrscheinlichkeit nach nicht autonom für den Beitritt entschieden, ihn im Nachhinein möglicherweise nie reflektiert oder vielleicht sogar Angst, aus der Gemeinde auszutreten. Daraus kann man jedoch nicht schließen, dass es keine Mitglieder gebe, die freiwillig eingetreten sind. Und weil Clara sich erst im Alter von 18 Jahren und aus Glaubensgründen – nicht aus elterlichem Druck – für diesen Schritt entschieden hat, kann man gerade in ihrem Fall nicht ohne Weiteres von Zwang ausgehen. Fraglos ist es im Nachhinein schwer, ein Urteil über die Freiwilligkeit von Claras Beitrittsentscheidung zu fällen. Deshalb sollte der Schwerpunkt auf ihrer aktuellen Entscheidung liegen. Gibt sie Glaubensregeln lediglich formelhaft wieder, legt sie sogar nur eine allgemeine Verzichtserklärung vor oder kann sie auch begründen, warum sie hinter diesen Glaubensregeln steht?

---

32   Siehe hierzu die Diskussion der sozial-relationalen Autonomietheorie Oshanas (Abschnitt 1.3.2.2.2.2). Vgl. auch Beauchamp/Childress 2019, 103f., und Pellegrino/Thomasma 1988, 152.

33   Vgl. Pugh 2020, 221.

Wohlergehen

Im Wohlergehenskapitel ist deutlich geworden, warum in Claras Fall aus der ärztlichen Fürsorgeperspektive die Durchführung einer Bluttransfusion geboten ist. Ebenfalls deutlich geworden ist jedoch, dass dies nicht automatisch auch für Claras umfassendes Wohlergehen das Beste sein muss. Es muss demnach bereits im Rahmen der Wohlergehensperspektive eine Abwägung getroffen werden. Welche Aspekte hierbei zu berücksichtigen sind, möchte ich im Folgenden aufzeigen.

Die spezifisch ärztliche Fürsorge: Auch wenn die behandelnden Ärztinnen wissen, dass Clara Zeugin Jehovas ist und die Bluttransfusion aller Wahrscheinlichkeit nach ablehnt, sind sie verpflichtet, sie über Nutzen und Risiken einer Bluttransfusion sowie die Folgen eines Verzichts aufzuklären. Aufgrund der spezifisch ärztlichen Fürsorgepflicht und ihrer professionellen Werte sind sie außerdem verpflichtet, ihr die Bluttransfusion nahezulegen. Denn Clara möchte am Leben bleiben, und mit Blick auf dieses Therapieziel ist eine Bluttransfusion medizinisch indiziert. Da sie noch jung ist und unter keinerlei Vorerkrankungen leidet, ist die Aussicht auf eine vollständige Genesung in Claras Fall hoch; und um den Erfolg der Operation nicht zu gefährden, ist eine Bluttransfusion notwendig. Mit Blick auf das Therapieziel der Lebenserhaltung, das von Clara und ihren Ärztinnen geteilt wird, besitzt eine Operation *mit* Bluttransfusion den größten Nutzen. Rieten die behandelnden Ärztinnen Clara unter diesen Umständen von der Bluttransfusion ab, weil sie beispielsweise mit ihrem Glauben sympathisieren oder keine Lust auf Diskussionen haben, so handelten sie entgegen der professionellen Werte, Ziele und Aufgaben der Medizin.

Ausgangspunkt gesundheitsbezogene Objektive-Listen-Theorie (OLT): Ärztliche Wohltunspflichten sind in erster Linie auf das gesundheitsbezogene Patientenwohl gerichtet. Da in Claras Fall basale Gesundheitsgüter durch einen Behandlungsverzicht bedroht sind, wiegen die Wohltunsverpflichtungen ihr gegenüber aus ärztlicher Sicht besonders schwer. Der Verzicht auf eine Transfusion kann in ihrem Fall schwere gesundheitliche Schäden und sogar ihren Tod zur Folge haben. Hinzu kommt, dass ein Verlust basaler Gesundheitsgüter nicht nur gesundheitliche Einschränkungen, sondern in der Folge auch Abstriche in anderen Lebensbereichen bedeuten kann. Deshalb ist die Bluttransfusion auch mit Blick auf Claras umfassendes Wohlergehen, das andere Lebensbereiche berücksichtigt – etwa ihre Mutterrolle, ihren Beruf oder ihre Aktivitäten in der Gemeinde – geboten.

Die Subjekt-Relativität (gesundheitsbezogener) Wohlergehensgüter: In Claras Fall sind basale Gesundheitsgüter bedroht (unter anderem durch Organversagen als Folge des Blutverlusts) und somit Güter, die in jedem menschlichen

Leben als wertvoll gelten (funktionierende Organe). Allerdings kann sich durch besondere Lebensumstände der Wert dieser Güter für das Wohlergehen einer Patientin relativeren. Erfassen lässt sich dies durch ein subjekt-relatives Verständnis von Wohlergehen. Wie sich gezeigt hat, ist damit nicht notwendigerweise eine Berücksichtigung der Einstellungen einer Person, etwa im Sinne der Wunscherfüllungstheorien (WT), gemeint. Die Subjekt-Relativität von Wohlergehen anzuerkennen kann auch heißen, Wohlergehensgüter einer OLT in Relation zu den spezifischen Lebensumständen, der persönlichen Vorgeschichte und den individuellen Eigenschaften einer Person zu sehen. Was bedeutet dies mit Blick auf Claras Fall?

Die Antwort auf diese Frage hängt davon ab, welche Bedeutung wir Claras Glauben für ihr Wohlergehen beimessen. Lassen wir ihn zunächst unberücksichtigt und beurteilen den Wert basaler Gesundheitsgüter für ihr Wohlergehen in Relation zu anderen individuellen Eigenschaften und Lebensumständen, so ist der Wert dieser Güter für ihr Wohlergehen fraglos als hoch zu bewerten: denn sie ist jung, zweifache Mutter, hat keine Vorerkrankungen und somit gute Heilungschancen. Ihr Beruf als Physiotherapeutin, das Zusammensein mit ihren Kindern sowie Aktivitäten in der Gemeinde erfüllen sie. Sie hat voraussichtlich noch ein langes und gesundes Leben vor sich. Erachten wir Claras Glaubenszugehörigkeit jedoch ebenfalls als Teil ihrer persönlichen Lebensumstände, was angesichts ihres aktiven Engagements in der Gemeinde naheliegend ist, fällt die Bewertung weniger eindeutig aus. Einerseits relativiert sich der Wert der basalen Gesundheitsgüter für Claras Wohlergehen durch den Schaden, den wir ihr durch das Brechen ihrer Glaubensregeln zufügten. Andererseits ermöglichen wir ihr durch den Erhalt basaler Gesundheitsgüter, ihrem Glauben weiterhin aktiv nachzugehen. Ob ihr dies auch möglich sein wird, sollte sie schwere Schädigungen durch einen Blutverlust erleiden, ist hingegen ungewiss. Hierauf sollte in einem Gespräch in jedem Fall verwiesen werden.

Wir müssen demnach keine WT vertreten, die Claras Einstellungen und Wünsche als zentral für ihr Wohlergehen erachtet, um die Bedeutung ihres Glaubens für ihr Wohlergehen anerkennen zu können. Im Rahmen einer OLT, die die Subjekt-Relativität von Wohlergehen berücksichtigt, ist dies ebenfalls möglich. Der Unterschied zu einer subjektiven (i.S.v. einstellungsabhängigen) Wohlergehenstheorie ist, dass die Subjekt-Relativität nicht durch die subjektiven Einstellungen erfasst wird, sondern durch das In-Beziehung-Setzen der Wohlergehensgüter zu Clara und ihren individuellen Lebensumständen, hier insbesondere zur Bedeutung ihres Glaubens.

Durch diese Bezugnahme können wir nicht mehr ohne Weiteres sagen, dass die Wohlergehensgüter, die durch die Bluttransfusion geschützt werden (unter anderem Organfunktionen), dieselbe Bedeutung für Claras Wohlergehen haben wie für jede andere Patientin auch. Beschränken wir uns ausschließlich auf Claras gesundheitsbezogenes Wohlergehen, mag dies stimmen. Mit Blick auf ihr umfassendes Wohlergehen ist die Bedeutung der Bluttransfusion jedoch verringert – zumindest im Vergleich zu einer Patientin, die weder Mitglied der Zeugen Jehovas ist noch einen anderen Grund hat, eine Bluttransfusion abzulehnen. Dieser Umstand spricht meines Erachtens dafür, in Claras Fall Alternativen zur Bluttransfusion stärker in den Blick zu nehmen, als wir es bei einer anderen Patientin täten.

Zusammenhang Autonomie und Wohlergehen

Der Zusammenhang zwischen Autonomie und Wohlergehen besteht in Claras Fall in beide Richtungen. Verzichtet sie auf eine Bluttransfusion, gefährdet sie basale Gesundheitsgüter, die, wie aufgezeigt, nicht nur zentraler Bestandteil des gesundheitsbezogenen Wohlergehens sind, sondern auch Voraussetzung für die Umsetzung persönlicher Lebenspläne und Ziele, mehr noch für Handlungsfähigkeit im Allgemeinen (*Wohlergehen als Voraussetzung von Autonomie*). Wer im Koma liegt, ist nicht in der Lage, autonom zu handeln, zu entscheiden und ein autonomes Leben zu führen. Wenn Clara mit schweren körperlichen oder geistigen Beeinträchtigungen überlebt, wird es zu einer deutlichen Begrenzung ihres Handlungs- und Gestaltungsspielraumes kommen. In der Folge muss sie Einschränkungen sowohl mit Blick auf einzelne Entscheidungen und damit ihre lokale Autonomie als auch mit Blick auf ihre Lebensführung insgesamt und somit ihre globale Autonomie hinnehmen. Folglich kann die Bluttransfusion nicht nur hinsichtlich ihres gesundheitsbezogenen Wohlergehens, sondern auch im Hinblick auf den Erhalt ihrer zukünftigen Autonomie als geboten gelten.

Der umgekehrte Zusammenhang (*Autonomie als Voraussetzung von Wohlergehen*) gestaltet sich hingegen vielschichtiger. Auf der einen Seite wirkt es sich aller Wahrscheinlichkeit nach positiv auf Claras Wohlergehen aus, auch in Zukunft ein autonomes Leben führen zu können, etwa ihren Glauben weiterhin aktiv auszuüben, ihrem Beruf nachzugehen und für ihre Kinder zu sorgen. Auf der anderen Seite besteht ein guter Grund zur Annahme, dass Clara selbst am besten weiß, was ihrem Wohlergehen zuträglich ist. Sie ist womöglich überzeugt, dass ein Leben im Wissen, ihre Glaubensregeln gebrochen zu haben, kein lebenswertes Leben wäre, da sie in Folge von Schuldgefühlen deutliche Einschränkungen hinsichtlich ihres Wohlergehens hinnehmen müsste. Sie könnte darüber hinaus von ihrer Gemeinde verstoßen werden.[34] Außerdem ist

---

34 Ein Verstoß gegen das Verbot, Fremdblut zu erhalten, kann als Abkehr vom Glauben ausgelegt werden und daher zum Ausschluss aus der Gemeinde führen. Da privates

zu bedenken, dass sich auch die Autonomierechtsverletzung als solche negativ auf Claras Wohlergehen auswirken kann. So kann zu den Schuldgefühlen die Entrüstung darüber hinzukommen, dass die eigene Entscheidung übergangen wurde. Autonomie kann in Claras Fall demnach in unterschiedlicher Hinsicht für ihr Wohlergehen eine Rolle spielen.

Unabhängig davon ist es – sowohl aus Respekt vor ihrer Autonomie als auch mit Blick auf ihr Wohlergehen – angezeigt, Clara darüber aufzuklären, dass der Verzicht auf eine Bluttransfusion nicht nur eine deutliche Minderung ihres (gesundheitsbezogenen) Wohlergehens, sondern auch ihrer zukünftigen Autonomie bedeuten kann. So ist nicht auszuschließen, dass sie angesichts des Ausnahmezustandes und der Festigkeit ihrer religiösen Überzeugungen diesen Umstand ausblendet.

Paternalismus und Balancing View

Claras Fall konfrontiert uns mit dem klassischen Konflikt zwischen ärztlichen Wohltuns- und Autonomiepflichten und folglich mit der Frage nach der Rechtfertigung von ärztlichem Paternalismus. Auf den ersten Blick sprechen sowohl gute Gründe für als auch gegen paternalistisches Eingreifen: Ein Eingriff würde einerseits dem Erhalt basaler Gesundheitsgüter dienen, andererseits jedoch eine schwere Autonomierechtsverletzung darstellen – angenommen, Claras Entscheidung wäre tatsächlich autonom. In diesem Fall würde es sich um harten und somit um nur schwer zu rechtfertigenden Paternalismus handeln.[35]

Unter Bezugnahme auf die Abwägungsstrategie des *erweiterten Balancing View* ist dies jedoch kein Grund, paternalistisches Eingreifen von vornherein auszuschließen und auf eine umfassende Abwägung zu verzichten. Dem *Balancing View* zufolge kann selbst harter Paternalismus gerechtfertigt

---

und religiöses Leben der Zeuginnen Jehovas eng verbunden sind, kann ein Ausschluss dramatische Folgen für das Sozialleben von Mitgliedern haben. Teilweise kommt es vor, dass Zeuginnen Jehovas im Krankenhaus 24-Stunden-Sitzwachen abhalten, um sicherzugehen, dass kranke Mitglieder keine Bluttransfusionen gegen ihren Willen erhalten. Es gibt jedoch auch Vereinigungen von Zeuginnen Jehovas, die sich kritisch mit dem Bluttransfusions-Verbot auseinandersetzen, unter anderem die *Advocates for Jehovah's Witness Reform on Blood* (AJWRB) (vgl. Stiftung kreuznacher diakonie 2017).

35   Ob ein Eingriff zusätzlich eine Form des starken Paternalismus darstellen würde, ist hingegen nicht eindeutig zu beantworten. Clara und die behandelnden Ärztinnen sind sich mit Blick auf das Ziel nämlich durchaus einig (Lebenserhaltung). Somit scheint der Konflikt auf Ebene der Mittel zur Zielerreichung (Operation ohne Bluttransfusion vs. Operation mit Bluttransfusion) zu bestehen. Der Hintergrund des Konflikts ist jedoch dem eines Zielkonflikts ähnlich; er scheint auf unterschiedlichen Wertvorstellungen bzw. einer unterschiedlichen Gewichtung verschiedener Wohlergehensgüter (Gesundheit vs. Glauben) und nicht auf einem Missverständnis oder einer mangelhaften Aufklärung zu beruhen.

sein – vorausgesetzt, der Mehrwert des Eingriffs für das Wohlergehen der Zielperson ist signifikant, während die Schwere der Autonomierechtsverletzung gering ist. Im Rahmen des von mir eingeführten *erweiterten Balancing View* kann zusätzlich der Nutzen eines Eingriffs für die Förderung oder den Erhalt der Autonomie der Zielperson berücksichtigt werden. Insgesamt ermöglicht es die Bezugnahme auf den *erweiterten Balancing View*, hinter den klassischen Konflikt zu blicken und die erarbeiteten Spezifikationen von Autonomie und Wohlergehen sowie Zusammenhänge und Wechselwirkungen zwischen den beiden Begriffen in die Abwägung zu integrieren.

Synthese

Aus ärztlicher Wohltunsperspektive sprechen zunächst starke Gründe dafür, Claras Entscheidung nicht zu berücksichtigen. Die Durchführung von Bluttransfusionen dient nicht nur dem Schutz basaler Gesundheitsgüter, die wesentlicher Bestandteil des gesundheitsbezogenen Wohlergehens sind, sondern auch dem Erhalt zukünftiger Autonomie. Damit kann der Nutzen einer Bluttransfusion für Clara aus ärztlicher Perspektive als hoch gelten. Er relativiert sich jedoch, blickt man auf ihr umfassendes Wohlergehen und auf die Autonomierechtsverletzung, die mit dem Übergehen ihrer Entscheidung verbunden ist.

Um feststellen zu können, ob wir es in Claras Fall tatsächlich mit einer Autonomierechtsverletzung zu tun haben, ist die Autonomie ihrer Entscheidung einer sorgfältigen Prüfung zu unterziehen, die über die Kriterien der *three-condition theory* und des IC hinausgeht. Da es sich hier um keine alltägliche Entscheidung von geringer Tragweite, sondern im Gegenteil um eine Entscheidung handelt, die Claras weiteres Leben nachhaltig beeinflussen kann und basale Gesundheitsgüter sowie ihre zukünftige Autonomie betrifft, erscheint eine eingehende Prüfung der Autonomie gerechtfertigt. Es gilt, wie oben aufgezeigt, Clara in Form eines Dialogs zur Reflexion ihrer zentralen Wertvorstellungen, deren Aneignungsgeschichte und Gewichtung anzuregen. Der bloße Umstand, dass Clara den Glaubensregeln der Zeugen Jehovas folgt, darf in der Autonomiebewertung hingegen keine Rolle spielen.

In die Abwägung ist ferner Claras umfassendes Wohlergehen einzubeziehen. Welche Konsequenzen hätte ein Verlust basaler Gesundheitsgüter für ihr Wohlergehen in anderen Lebensbereichen? Aber auch: Welche Bedeutung schreibt Clara ihrem Glauben und dem Befolgen der Glaubensregeln mit Blick auf ihr umfassendes Wohlergehen zu? Einerseits sichert der Erhalt basaler Gesundheitsgüter Claras Wohlergehen in ihr wichtigen Lebensbereichen (Familie, Beruf usw.). Andererseits relativiert sich der Wert der Gesundheitsgüter für ihr Wohlergehen, weil der Schutz der Güter das Brechen einer Glaubensregel erfordert und damit einem zentralen Wert in Claras Leben, ihrem Glauben, entgegensteht. Mit dem Wissen zu leben, eine Glaubensregel gebrochen zu haben, widerspricht womöglich Claras subjektiver Wohlergehensvorstellung. Hinzu kommt die Angst davor, aus ihrer Gemeinde ausgeschlossen zu werden, die einen wichtigen Teil ihres Lebens darstellt.

Ergibt eine sorgfältige Prüfung, dass es eine autonome Entscheidung Claras ist, den Wert ihres Glaubens dem Wert ihrer Gesundheit in der vorliegenden Situation überzuordnen, so sprechen ebenso starke Gründe dafür, ihre Verzichtserklärung zu respektieren. Es ist nicht gerechtfertigt, die Bluttransfusion gegen die autonome Willenserklärung Claras durchzuführen – selbst wenn hierdurch mit deutlich höherer Wahrscheinlichkeit ihr gesundheitsbezogenes Wohlergehen und ihre zukünftige Autonomie bewahrt werden können; denn es ist deutlich geworden, dass ein Übergehen ihrer Entscheidung zentrale Wertvorstellungen verletzen würde.[36] Die Bedeutung ihres Glaubens relativiert außerdem den Wert gesundheitsbezogener Güter für ihr Wohlergehen. Und zu guter Letzt sind der finale und der instrumentelle Wert der Autonomie zu beachten: Es ist an sich wertvoll, eine so wichtige Entscheidung selbst zu treffen, und es ist vermutlich auch im Hinblick auf Claras umfassendes Wohlergehen wertvoll, weil sie als autonome Akteurin in der Regel am besten weiß, was ihrem Wohlergehen zuträglich ist.

Mit Blick auf Claras Fall kann man berechtigterweise nach dem Nutzen einer umfassenderen Abwägung im Sinne des *erweiterten Balancing View* fragen. Sowohl geltende Rechtsnormen[37] als auch die Bezugnahme auf die *three-condition theory* hätten – auf einfacherem Wege – zu dieser Schlussfolgerung geführt. Durch die differenzierte Auseinandersetzung können wir die Synthese jedoch auf ein ethisch gut begründetes Fundament stützen – statt uns schlichtweg auf geltende Rechtsnormen oder eine Minimalkonzeption von Autonomie zu beziehen. Zudem geben wir Clara nochmals die Chance, die Entscheidung für sich selbst zu reflektieren. In Entscheidungssituationen von dieser Tragweite ist es gerechtfertigt, die Entscheidung einen Moment aufzuschieben und in den Dialog mit der Patientin zu treten – sofern es die Dringlichkeit der Behandlung zulässt.[38] Schließlich stehen zwei zentrale Werte der Medizin bzw. des menschlichen Lebens im Allgemeinen, Autonomie und

---

36 Vgl. Beauchamp 2003, 270.

37 Die Durchführung einer Bluttransfusion gegen Claras Willen verletzt zum einen die im Grundgesetz festgehaltenen Rechte auf freie Entfaltung der Persönlichkeit und auf körperliche Unversehrtheit (Art. 3 Abs. 2 und 3 GG) und widerspricht zum anderen dem Recht auf Religionsfreiheit (Art. 4 Abs. 1 und 2 GG).

38 Auf diese Weise zu intervenieren und Unterstützung durch eine gemeinsame Reflexion anzubieten, entspricht ferner dem Begriff relationaler Autonomie (siehe Abschnitt

Wohlergehen, auf dem Spiel; und wie das Rehabilitationsbeispiel gezeigt hat, gibt es durchaus Umstände, unter denen harter Paternalismus – zumindest temporär – gerechtfertigt sein kann.

Die Frage nach dem Nutzen des *erweiterten Balancing View* betrifft auch seine praktische Umsetzung. Bereits mehrfach habe ich auf den Überforderungseinwand und den Mangel an zeitlichen, finanziellen und personellen Ressourcen in der Patientenversorgung verwiesen, der eine Implementierung der konzeptionellen Ergebnisse in der Praxis erschweren kann. Dieser Einwand könnte auch gegen den *erweiterten Balancing View* hervorgebracht werden. Doch wie ich ebenfalls bereits angemerkt habe, sind eine umfassende Prüfung sämtlicher Autonomie- und Wohlergehenskriterien und ein nochmaliges Gespräch mit der Patientin nicht bei allen Behandlungsentscheidungen erforderlich. Das gilt auch für die Abwägung im Sinne des *erweiterten Balancing View*. Anhand welcher Kriterien eine Ärztin erkennen kann, wann eine umfassende Prüfung und Abwägung sowie ein nochmaliges Gespräch angebracht sind, habe ich bisher nicht explizit erläutert. Allerdings weisen die diskutierten Fälle von Clara, Laura und Frau H. darauf hin, dass das Ausmaß und die Schwere der Auswirkungen einer Entscheidung auf das weitere Leben einer Patientin wesentliche Anhaltspunkte sind.[39] Auch sind es solche Fälle, die gewöhnlich in ethischen Fallbesprechungen im Rahmen der klinischen Ethikberatung besprochen werden. Hier wäre durchaus Raum für eine umfassende Abwägung im Sinne des *erweiterten Balancing View*. Da eine Fallbesprechung in der Regel von einer ausgebildeten klinischen Ethikberaterin angeleitet und moderiert wird, ist der Überforderungseinwand ebenfalls zurückzuweisen. Inwiefern die konzeptionellen Ergebnisse meiner Arbeit auf sinnvolle Weise in die klinische Ethikberatung eingebracht werden können, wird nochmals Thema im folgenden Kapitel, dem Schlusskapitel der Arbeit, sein.

1.3.2.2): In manchen Situationen ist es uns überhaupt erst mithilfe anderer möglich, unsere Autonomie auszuüben (vgl. auch Specker Sullivan/Niker 2018, 652f.).

39   Auch ärztliche Intuitionen und Erfahrungen sind in diesem Zusammenhang sicherlich hilfreich. Dennoch erachte ich die Erarbeitung konkreter Anhaltspunkte für eine interessante und wichtige Aufgabe, die in weiterführenden Arbeiten thematisiert werden sollte.

Resümee und Ausblick

Die übergeordnete Zielsetzung dieser Arbeit bestand darin, einen Beitrag zu ethisch gut begründeten Entscheidungen in der Patientenversorgung und zur Stärkung zweier zentraler Patienteninteressen, Autonomie und Wohlergehen, zu leisten. Vor diesem Hintergrund bin ich der Frage nachgegangen, inwiefern eine differenzierte Auseinandersetzung mit den Begriffen der Autonomie und des Wohlergehens zu einem besseren Verständnis von und Umgang mit medizinethischen Konflikten zwischen Autonomie- und Wohltunspflichten in der Patientenversorgung beitragen kann.

Als inhaltlichen und methodischen Ausgangspunkt sowie kritischen Bezugspunkt meiner eigenen Überlegungen zu Autonomie und Wohlergehen habe ich mich für die prinzipienorientierte Ethik nach Beauchamp und Childress entschieden, da Autonomie- und Wohltunspflichten im Rahmen dieses Ansatzes eine zentrale Stellung zukommt. Eine ausführliche Beschäftigung mit dem Autonomie- und dem Wohlergehensverständnis, das in den *Principles* vermittelt wird, hat gezeigt, dass es den beiden Autoren zwar gelingt, einige praxisrelevante Kriterien von Autonomie und Wohlergehen zu benennen, die von ihnen vermittelten Auffassungen jedoch ergänzt und konkretisiert werden müssen, um nicht nur in einfachen, klaren Fällen Handlungsorientierung bieten zu können. So stellt das Standardmodell lediglich eine Minimalkonzeption von Autonomie dar, die außer in Standardsituationen, in denen wir es mit rationalen, entscheidungskompetenten Patientinnen zu tun haben, nur wenig hilfreich ist. Eine tiefergehende Analyse von Wohlergehen, dem Gegenstand des Wohltunsprinzips, fehlt in den *Principles* – ohne Angabe von Gründen – sogar vollständig. Folglich diente das in den *Principles* vermittelte Autonomie- und Wohlergehensverständnis in erster Linie der Verankerung weiterführender Überlegungen zu Autonomie und Wohlergehen in einer praktisch orientierten Medizinethik. Darüber hinaus fungierte es als Anhaltspunkt dafür, welche inhaltlichen und konzeptionellen Lücken mit Blick auf die Erarbeitung differenzierter und konzeptionell angemessener Auffassungen von Autonomie und Wohlergehen zu füllen sind.

Um zu differenzierten, konzeptionell angemessenen und zugleich praktisch nützlichen Auffassungen zu gelangen, hat sich der Rückgriff auf anspruchsvollere philosophische Begriffe, Konzeptionen und Theorien der Autonomie und des Wohlergehens als fruchtbar erwiesen. Durch die Explikation von Autonomie und Wohlergehen vor dem Hintergrund medizinethischer Fragestellungen und Herausforderungen konnte ich die Aspekte herausstellen, die im medizinethischen Kontext moralisch relevant und berücksichtigenswert

© BRILL MENTIS, 2023 | DOI:10.30965/9783969752937_006

sind. Anhand von Fallbeispielen aus der medizinischen Praxis ist deutlich geworden, dass es nicht nur eine Stärke philosophischer Untersuchungen ist, zu konzeptioneller Adäquatheit und begrifflicher Genauigkeit beizutragen. Sie können darüber hinaus – oder vielmehr dadurch – auch einen praktischen Mehrwert liefern, also zu ethisch gut begründeten Entscheidungen in der medizinischen Praxis beitragen.

So zeigen die Ergebnisse der Kapitel zu Autonomie und Wohlergehen, dass mithilfe der explizierten Auffassungen inhaltliche und konzeptionelle Lücken der medizinethischen Standardauffassung gefüllt, Autonomie- und Wohltunspflichten – selbst in „hard cases" – konkretisiert und Argumente gewonnen werden können, die eine Abwägung zwischen Autonomie- und Wohltunspflichten unterstützen. Darüber hinaus lassen sich aus den explizierten Auffassungen Hinweise darauf ableiten, wie die Autonomie von Patientinnen bestmöglich gefördert, ihr Wohlergehen geschützt und eine autonomieförderliche Arzt-Patienten-Kommunikation gestaltet werden kann. Wir wissen nun, dass wir dem Respekt der Autonomie in Marthas Fall am besten gerecht werden, wenn wir auf ihre *Carings* Rücksicht nehmen. Wir haben gute Gründe, Wohltunspflichten starkes Gewicht zuzuschreiben, wenn basale Gesundheitsgüter einer Patientin bedroht sind. Wir wissen um die Bedeutung des Authentizitätskriteriums für die Autonomieförderung von Patientinnen wie Laura. Und wir haben ein Bewusstsein dafür, dass nicht nur direkte Formen äußerer Einflussnahme, sondern auch subtile (externe wie interne) Einflüsse die Autonomie von Patientinnen signifikant beeinträchtigen können.

Zu Beginn der Arbeit habe ich auf die teilweise herrschende Skepsis gegenüber dem Mehrwert philosophischer Analysen für die Lösung praktischer Problemstellungen verwiesen. Sie würden sich häufig in Randdebatten verstricken und vor konkreten Handlungsanweisungen für die Praxis zurückschrecken.[1] Mit der Frage, inwieweit die Explikation von Begriffen und die Analyse philosophischer Theorien dem Praxisanspruch der Medizinethik gerecht werden kann, habe ich mich selbst kritisch auseinandergesetzt. Durch eine praxisorientierte und problembewusste Auseinandersetzung mit philosophischen Begriffen und Theorien konnte ich zeigen, dass diese Bedenken zurückzuweisen sind, und dass konzeptionelle Adäquatheit und praktische Nützlichkeit – um nochmals auf das von Walker konstatierte Dilemma zurückzukommen[2] – im Rahmen einer Konzeption von Autonomie bzw. Wohlergehen gleichermaßen realisierbar sind. Wie einmal mehr deutlich geworden ist, können medizinethische Fragestellungen, die im medizinischen Kontext

---

1   Vgl. Schramme 2016, 263f.
2   Vgl. Walker 2008, 605.

auftreten, nur unter Bezugnahme auf diesen Kontext beantwortet werden. Neben der Diskussion medizinischer Fallbeispiele haben sich in diesem Zusammenhang unter anderem die Auseinandersetzung mit der besonderen Entscheidungssituation von Patientinnen, dem medizinischen Wohlergehensverständnis, der medizinischen Indikation und ärztlichen Wertvorstellungen als hilfreich erwiesen.

Ob konzeptionelle Adäquatheit und praktische Nützlichkeit miteinander vereinbar sind, hängt auch davon ab, welche Bedeutung wir anspruchsvolleren Kriterien für ein medizinethisches Autonomie- und Wohlergehensverständnis beimessen. Die unter anderem von Beauchamp und Childress geäußerte Kritik, philosophische Autonomietheorien stellten unverhältnismäßige Anforderungen an die Autonomiefähigkeit von Patientinnen und begünstigten ungerechtfertigten Paternalismus, trifft zum Beispiel nur zu, wenn die Kriterien dieser Theorien als notwendige Bedingungen von Autonomie ausgewiesen werden. Es ist richtig, dass Patientinnen sich oftmals in einer Ausnahmesituation befinden, in der ein Ideal von Autonomie für sie als noch unerreichbarer scheint; und es ist auch richtig, dass einige Kriterien philosophischer Autonomietheorien in der Praxis nur schwer überprüfbar sind. Dies rechtfertigt jedoch nicht, den Nutzen dieser Theorien für ein medizinethisches Autonomieverständnis gar nicht in Erwägung zu ziehen. So besitzen die diskutierten Theorien mit Blick auf den Schutz und die Förderung von Patientenautonomie durchaus einen Mehrwert: Ihre Kriterien können bei Zweifeln an der Patientenautonomie oder in Fällen, in denen es um Entscheidungen von großer Tragweite geht, als zusätzliche Anhaltspunkte für die Einschätzung von Autonomie herangezogen werden. Sie geben Hinweise darauf, wie wir Patientinnen (wieder) zu (mehr) Autonomie befähigen, in der Ausübung ihrer Autonomie unterstützen und zu einer autonomieförderlichen Reflexion anregen können. Zudem geben sie Aufschluss darüber, wann es gerechtfertigt ist, nochmals nachzufragen und den Respekt der Autonomie stärker im Sinne autonomiebefähigender Pflichten zu verstehen. Auf diese Weise kann vermieden werden, Patientinnen, die in der Ausübung ihrer Autonomie eigentlich auf unsere Hilfe angewiesen wären, mit schwierigen Entscheidungen alleine zu lassen.

Genauso, wie es mein Anliegen war, ein differenziertes und zugleich praktisch nützliches Verständnis von Autonomie für die Medizinethik zu explizieren, war es mein Ziel, ein differenziertes und zugleich praktisch nützliches Verständnis von Wohlergehen für die Medizinethik zu explizieren. Weil Wohlergehen in den *Principles* sowie in der medizinethischen Literatur im Allgemeinen – im Vergleich zur Autonomie – nur wenig Beachtung erfährt, galt es zunächst, überhaupt ein angemessenes Verständnis für diesen Begriff im medizinethischen Kontext zu entwickeln. Ärztliche Wohltunspflichten sind auf das Wohlergehen von Patientinnen gerichtet. Um ihren Inhalt spezifizieren und sie im Konfliktfall gewichten zu können, muss demnach hinreichend klar sein, was mit Wohlergehen gemeint ist. Auch hier bestand die Herausforderung darin, eine Balance zwischen einer medizinischen und – teils gerechtfertigt – gesundheitsbezogenen Sichtweise auf Wohlergehen einerseits und einem umfassenderen Blick auf diesen Begriff andererseits zu finden. Auch hier konnte ich zeigen, dass eine Auseinandersetzung mit der philosophischen Debatte fruchtbar ist. Wie die Diskussion philosophischer Wohlergehenstheorien offenbart hat, kann keine der Theorien für sich genommen als für die Medizinethik geeignete Wohlergehenstheorie gelten. Doch auch wenn anhand medizinischer Fallbeispiele die Grenzen der drei Standardkategorien philosophischer Wohlergehenstheorien (Hedonismus, Wunscherfüllungstheorien, Objektive-Listen-Theorien) im medizinischen Kontext deutlich geworden sind, konnte ich zeigen, dass einzelne Elemente aus allen drei Theorietypen zusammengenommen die Explikation von Wohlergehen für die Medizinethik sinnvoll unterstützen.

Einer Frage, der ich im Wohlergehenskapitel besondere Beachtung geschenkt habe, war jene nach dem Verhältnis zwischen Wohlergehen und Gesundheit: Ist Gesundheit ein Teil oder eine Voraussetzung unseres allgemeinen Wohlergehens? Unter Bezugnahme auf die Subjekt-Relativität von Wohlergehen und die Unterscheidung in „agent-specific" und „primary functions" in Anlehnung an Brock hat sich herausgestellt, dass die Antwort „weder noch" lauten muss: Gesundheit ist weder ein beliebiger Teilbereich neben anderen Bereichen unseres Wohlergehens noch eine notwendige Voraussetzung von Wohlergehen. Zwar kommt basalen Gesundheitsgütern ein besonderer Stellenwert zu, da sie eine Voraussetzung für eine autonome Lebensgestaltung, ja für Handlungsfähigkeit im Allgemeinen, bilden, doch auch sie können unter bestimmten Umständen an Wert für das Wohlergehen eines Menschen verlieren. Insgesamt besitzt Gesundheit einen relationalen Wert für unser Wohlergehen, der sich *in Relation* zu anderen Wohlergehensgütern, auch unserer Autonomie, bestimmt. Selbst wenn wir vor dem Hintergrund ärztlicher Aufgaben, Ziele und Wertvorstellungen daran festhalten, dass ärztliche Wohltunspflichten in erster Linie auf unser gesundheitsbezogenes Wohlergehen gerichtet sind, ist daher zu ergänzen „mit Blick auf" oder „unter Berücksichtigung unseres umfassenden Wohlergehens".

Sowohl das Autonomie- als auch das Wohlergehenskapitel sind demnach einem wichtigen Anliegen der vorliegenden Arbeit nachgekommen: Sie haben aufgezeigt, dass sich Autonomie und Wohlergehen mithilfe philosophischer Theorien und Begriffe sinnvoll für die Medizinethik explizieren lassen und dass konzeptionelle Adäquatheit und praktische Nützlichkeit nicht nur miteinander vereinbar sind, sondern sich vielmehr gegenseitig befruchten können. Während differenziertere Auffassungen von Autonomie und Wohlergehen in Fällen Handlungsorientierung bieten können, in denen die medizinethische Standardauffassung an ihre Grenzen gerät, zeigen medizinische Fallbeispiele wiederum die Grenzen der praktischen Anwendbarkeit anspruchsvollerer Theorien der Autonomie und des Wohlergehens auf. Die beiden Desiderate stehen folglich nicht in einem Widerspruch, sondern in einem konstruktiven und wechselseitigen Verhältnis zueinander.

Der Mehrwert der explizierten Auffassungen von Autonomie und Wohlergehen mit Blick auf das Verhältnis zwischen Autonomie und Wohlergehen sowie auf Konflikte zwischen Autonomie- und Wohltunspflichten ist im Paternalismuskapitel und im anschließenden zusammenführenden Kapitel deutlich hervorgetreten. Es hat sich gezeigt, dass die differenzierten Auffassungen von Autonomie und Wohlergehen sowohl zu einem besseren Verständnis von als auch einem ethischen Umgang mit Konflikten zwischen Autonomie- und Wohltunspflichten beitragen können. Sie erlauben es, hinter den vordergründigen Konflikt zwischen Patientenwillen und ärztlicher Fürsorge zu blicken, der in der Regel unter dem Stichwort des Paternalismus diskutiert wird. Zum einen lenken sie die Aufmerksamkeit auf die Zusammenhänge, die zwischen den beiden Begriffen bestehen. Zum anderen verdeutlichen sie die Notwendigkeit, bereits innerhalb der beiden Perspektiven (Autonomie und Wohlergehen) Spezifikationen und Abwägungen vorzunehmen. In der Folge erscheint der Konflikt zwischen Autonomie- und Wohltunspflichten nicht länger als Gegenüberstellung zweier strikt voneinander getrennter Erfordernisse, sondern als Abwägungsprozess, in dessen Rahmen sich diese Erfordernisse auch ergänzen und gegenseitig bedingen können. Berücksichtigen wir etwa die Unterscheidung zwischen Autonomie als Recht und Wert, kann sich ein Konflikt als Spannungsverhältnis zwischen der Pflicht, die Entscheidung der Patientin zu akzeptieren, und den Pflichten, ihr Wohlergehen zu fördern *und* ihre zukünftige Autonomie zu schützen, darstellen. Dies zu erkennen ist wiederum mit Blick auf die Abwägung hilfreich. Auch ein differenzierterer Blick auf Paternalismus fördert ein besseres Verständnis von Konfliktsituationen, beispielsweise die Differenzierung in starken und schwachen Paternalismus. Sie regt dazu an, genauer zu prüfen, worin sich Ärztin und Patientin uneinig sind – in ihren Wohlergehensvorstellungen oder hinsichtlich der Umsetzung dieser Vorstellungen.

Ein weiteres Anliegen ist somit erfüllt: Die differenzierten Auffassungen von Autonomie, Wohlergehen und auch Paternalismus erweitern den Blick auf das (Spannungs-)Verhältnis zwischen Autonomie und Wohlergehen und sensibilisieren für unterschiedliche Spielarten des Konflikts zwischen Autonomie- und Wohltunspflichten. Doch wie steht es um das (für die Praxis) zentrale Bestreben der vorliegenden Arbeit, zu ethisch gut begründeten Entscheidungen im medizinischen Alltag beizutragen? Ein differenziertes Verständnis der Begriffe von Autonomie und Wohlergehen, der korrespondierenden Pflichten sowie des Verhältnisses zwischen ihnen erfordert im Konfliktfall natürlich eine ebenso differenzierte Abwägung. Die Möglichkeit, die konzeptionellen Ergebnisse zu integrieren und eine umfassende Abwägung vorzunehmen, die über die Gegenüberstellung von negativem Autonomierecht der Patientin und ärztlichem Wohlergehensverständnis hinausgeht, bietet der *Balancing View* – allerdings nicht in der wohlergehensbasierten Interpretation von Beauchamp und Childress, sondern nur in einer *erweiterten* Variante, die Zusammenhänge zwischen Autonomie und Wohlergehen sowie autonomiebasierte Argumente berücksichtigt. Die Auffassung von Autonomie als Wert spricht etwa dafür, sie nicht nur als Limitation von Paternalismus in die Abwägung einzubeziehen, sondern auch als beförderungswürdigen Wert, der möglicherweise einen (zusätzlichen) Grund für paternalistisches Eingreifen darstellt. Bedroht die Entscheidung einer Patientin beispielsweise nicht nur ihr Wohlergehen, sondern auch ihre zukünftige (globale) Autonomie, so kann dies im Konfliktfall die Gewichtung der Verpflichtungen ihr gegenüber unterstützen. Bei Zweifeln daran, ob gegen den Patientenwillen gehandelt oder zumindest erneut das Gespräch mit der Patientin gesucht werden sollte, kann außerdem die Frage nach der Gefährdung basaler Gesundheitsgüter aufschlussreich sein – um ein weiteres Beispiel zu nennen. Diese Aspekte werden durch die von mir vertretene Position des *erweiterten Balancing View* erfasst, die der rein wohlergehensbasierten Variante folglich überlegen ist. Eine umfassende Abwägungsstrategie im Sinne des *erweiterten Balancing View* wird außerdem der Realität des medizinischen Alltags besser gerecht, in dem Konflikte zwischen Autonomie- und Wohltunspflichten – wie die unterschiedlichen Fallbeispiele gezeigt haben – vielschichtig und komplex sind.

Der Nutzen einer umfassenden Abwägungsstrategie und einer Verbindung der erarbeiteten Differenzierungen für die ethische Entscheidungsfindung hat sich im vierten Kapitel durch die Synthese der konzeptionellen Ergebnisse, ihre grafische Darstellung und ihre Anwendung auf Fallbeispiele zusätzlich bestätigt. So habe ich aufgezeigt, dass sich durch eine Synthese der konzeptionellen Ergebnisse der vorangehenden Kapitel hilfreiche Argumente für die Abwägung bei Konflikten zwischen den Prinzipien des Respekts der Autonomie und des Wohltuns gewinnen lassen. In Form eines Entscheidungsbaumes habe ich dargelegt, dass sowohl die einzelnen Schritte der Abwägung als auch die Abwägungskonstellation durch die Synthese klar ersichtlich werden und sich

ausgehend hiervon eine Entscheidungsorientierung ableiten lässt. Der Mehrwert einer Berücksichtigung anspruchsvollerer Autonomiekriterien und der
Unterscheidung zwischen „primary functions" und „agent-specific functions"
im Rahmen der Abwägung ist hierbei nochmals deutlich geworden. Das von
mir im Entscheidungsbaum dargestellte Vorgehen setzt eine sorgfältige Prüfung sowohl von Autonomie als auch von Wohlergehen voraus. Bestehen
etwa Zweifel an der Autonomie einer Patientenentscheidung, ist zu prüfen,
ob die Entscheidung bereits an Minimalbedingungen der Autonomie scheitert oder lediglich anspruchsvolleren Autonomiekriterien nicht gerecht wird.
Ist Letzteres der Fall, so muss geprüft werden, worauf diese Zweifel zurückzuführen sind. Gegebenenfalls ist erneut das Gespräch mit der Patientin zu
suchen, um entscheiden zu können, ob der Respekt ihrer Entscheidung dennoch vertretbar ist. Auf diese Weise können Patientinnen darin unterstützt
werden, autonome bzw. noch autonomere Entscheidungen zu treffen. Durch
die Berücksichtigung der Unterscheidung in „primary functions" und „agent-
specific functions" kann wiederum vermieden werden, gegen den Patientenwillen zu handeln, obwohl die am Wohlergehen orientierten Gründe schwach
sind, beispielsweise lediglich Gesundheitsgüter bedroht sind, die für das
umfassende Wohlergehen der Patientin keine oder kaum Relevanz besitzen.
Demgegenüber soll einer Patientin im Falle der Bedrohung basaler Gesundheitsgüter nochmals die Chance gegeben werden, über die Bedeutung dieser
Güter für ihr Wohlergehen zu reflektieren.

Dies war auch eine Folgerung, die ich am Ende der ausführlichen Diskussion von Claras Fall gezogen habe. Auch wenn ich mich abschließend
dafür ausgesprochen habe, Claras Entscheidung zu respektieren, und somit zu
dem Ergebnis gelangt bin, das auch durch eine Orientierung an der medizinethischen Standardauffassung oder gesetzlichen Regelungen nahegelegt wird,
steht diese Entscheidung erst durch die von mir durchgeführte umfassende
und differenzierte Abwägung auf einem ethisch gut begründeten Fundament.
Angesichts der Tragweite der Entscheidung sind sowohl ein differenziertes
und sorgfältiges Vorgehen als auch ein nochmaliges Gespräch mit der Patientin gerechtfertigt.

Welche Voraussetzungen geschaffen werden müssen, um ausführliche
Gespräche zur Ermittlung der Patientenautonomie und ein umfassendes
Abwägungsmodell im Sinne des *erweiterten Balancing View* in der Praxis der
Patientenversorgung implementieren zu können, ist noch zu prüfen. Herr-
schende Strukturen des Gesundheitssystems und eine damit einhergehende
Gewichtung und Wertschätzung verschiedener ärztlicher Tätigkeiten stel-
len jedenfalls kein grundsätzliches Hindernis dar. Umstrukturierungen und
Neubewertungen in diesem Zusammenhang sind fraglos möglich. Bereits

implementierte Praktiken wie das „Advance Care Planning"[3] zeigen, dass es
nicht außerhalb des Bereichs des Möglichen liegt, dem Arzt-Patienten Gespräch
einen höheren Stellenwert beizumessen und die Stärkung der Patientenautonomie klarer als ärztliche Aufgabe auszuweisen. Dies gilt auch mit Blick auf
die Schulung der moralischen Urteilskompetenz im Medizinstudium.

Wie nicht häufig genug erwähnt werden kann, stellen Autonomie und Wohlergehen zwei zentrale Werte im Rahmen der Patientenversorgung – wie im
menschlichen Leben im Allgemeinen – dar. Anstrengungen, sie bestmöglich
zu schützen und zu fördern, sind folglich nicht nur angebracht, sondern moralisch geboten. Neben dem Beitrag, den ich mit meiner Arbeit hierzu geleistet
habe, sind weitere Bemühungen sinnvoll, insbesondere was die konkrete
Implementierung meiner Ergebnisse in der Praxis der Patientenversorgung
sowie die Schaffung autonomieförderlicher Strukturen im Gesundheitssystem betrifft. Da klinische Ethikberaterinnen, Ärztinnen und Pflegerinnen
diejenigen sind, die in ihrem Berufsalltag tatsächlich mit dem Konflikt zwischen Autonomie- und Wohltunspflichten konfrontiert sind, wäre eine Einbeziehung ihrer Erfahrungen hier sicherlich hilfreich. Zwei mögliche Bereiche
der Patientenversorgung, in denen die Ergebnisse der vorangehenden Kapitel
praktisch implementiert werden könnten, sind im Laufe der Arbeit besonders
hervorgetreten: zum einen das Arzt-Patienten-Gespräch bzw. die Arzt-
Patienten-Kommunikation im Allgemeinen; zum anderen die ethische Entscheidungsfindung, beispielsweise im Rahmen der klinischen Ethikberatung.

Eine Form der Arzt-Patienten-Kommunikation ist das sogenannte
„Shared Decision-Making" (SDM; im Deutschen auch Partizipative Entscheidungsfindung), das von Beginn des Entscheidungsprozesses an auf eine
gemeinsame Entscheidungsfindung von Ärztin und Patientin als zwei gleich-
berechtigten Partnerinnen zielt.[4] In Gegenüberstellung zum paternalistischen
Arzt-Patienten-Modell[5] wird SDM als ein wichtiges Mittel zur Stärkung von
Patienteninteressen, zur Förderung von Patientenautonomie und zu mehr
„Patient Empowerment" im Allgemeinen gesehen.[6] Während es vergleichsweise klare Empfehlungen dazu gibt, welche Phasen oder Schritte ein SDM-
Prozess umfassen sollte,[7] herrscht weniger Klarheit dahingehend, wie die

---

3   Siehe hierzu S. 135.
4   Vgl. Bieber et al. 2016, 195, und Krones 2015, 45.
5   Zu den unterschiedlichen Arzt-Patienten-Modellen vgl. Emanuel/Emanuel 1992.
6   Vgl. Ubel et al. 2017 und Kambhampati et. al. 2016. Sehr allgemein formuliert stellt „Patient
    Empowerment" den Versuch dar, „die Stellung des Patienten durch Information, Mitwirkung
    und Mitentscheidung zu verbessern" (Reichardt/Gastmeier 2013, 157).
7   Der SDM-Prozess wird gewöhnlich in verschiedene Phasen und Schritte unterteilt. Chris-
    tiane Bieber et al. schlagen beispielsweise folgendes Vorgehen vor, das sich in ähnlicher

einzelnen Schritte inhaltlich zu füllen, beispielsweise welche Fragen konkret zu stellen sind.[8] Hier eröffnet sich ein Anwendungsbereich, der fraglos von den explizierten Auffassungen von Autonomie und Wohlergehen profitieren würde. Diese können nämlich eine inhaltliche Ausgestaltung des Arzt-Patienten-Gesprächs nach dem Modell des SDM unterstützen. Für die Phasen des SDM-Prozesses, in denen es um die Ermittlung der Patientenpräferenzen geht, können etwa unter Rückgriff auf anspruchsvollere Autonomiekriterien Fragen formuliert werden, die zur Sicherstellung der Patientenautonomie beitragen. Ein Beispiel wäre die Frage nach der Aneignungsgeschichte bestimmter Überzeugungen. Auch das differenzierte Wohlergehensverständnis eröffnet Möglichkeiten einer weiteren inhaltlichen Ausgestaltung. So können zum einen Anhaltspunkte formuliert werden, anhand derer die Ärztin die Wohlergehensperspektive der Patientin ermitteln kann. Zum anderen kann durch Bezugnahme auf das differenzierte Wohlergehensverständnis konkreter herausgearbeitet werden, was von ärztlicher Seite mit Blick auf Wohlergehensüberlegungen in einen solchen Prozess eingebracht werden sollte. Hinsichtlich der letzten Phase des Gesprächs (Entscheidungsfindung und Gesprächsabschluss) lassen sich außerdem Fragen ausarbeiten, die bei Zweifeln am Beteiligungs- oder Behandlungswunsch der Patientin gestellt werden können.

Auch wenn ich eine inhaltliche Ausarbeitung hier nur skizzenhaft andeuten konnte, ist die Grundidee klar: Für jeden einzelnen Schritt des SDM-Prozesses ist zu prüfen, inwieweit er von einem differenzierten Autonomie- und Wohlergehensverständnis profitieren kann. Hiervon ausgehend ließe sich ein inhaltlicher Leitfaden für das Arzt-Patienten-Gespräch erarbeiten. Im

---

Weise auch bei anderen Autorinnen findet: Zu Beginn des Entscheidungsprozesses steht die „Anfangsphase" (auch „Team Talk"), die die Problemdefinition und die Erklärung der Gleichwertigkeit der Behandlungsoptionen sowie Gesprächspartnerinnen umfasst. Die Informationsphase (auch „Option Talk") stellt den zweiten Prozessschritt dar, in dem es zunächst um die Beschreibung der Behandlungsmöglichkeiten sowie ihrer Vor- und Nachteile geht, anschließend um die Klärung der Erwartungen, Befürchtungen, Wünsche etc. der Patientin. Am Ende stehen dann die „Entscheidungsfindung und der Gesprächsabschluss" (auch „Decision Talk"). In dieser Phase gilt es erstens die Rollenpräferenzen, unter anderem den Beteiligungswunsch der Patientin, und die Behandlungspräferenzen beider Parteien zu ermitteln und zweitens eine Vereinbarung zur Umsetzung der Entscheidung zu treffen (vgl. Bieber et al. 2016, 199f.). Vgl. auch Elwyn et al. 2000, 894–896, und Towle/Godolphin 1999, 767.

8 So kritisieren Veronika Wirtz et al. das Fehlen „of any detailed account of how doctor and patient should embark on a deliberation that involves a discussion about values, preferences and beliefs and the making of a (sometimes) joint decision" (Wirtz et al. 2006, 121). Vgl. auch Sandman/Munthe 2010, 62f.

besten Fall können durch einen so gestalteten SDM-Prozess Konflikte zwischen Autonomie- und Wohltunspflichten präventiv verhindert oder ihnen zumindest in ihren Anfängen entgegengewirkt werden. Eine umfangreiche und sorgfältige Kommunikation kann außerdem sowohl auf Seiten der Ärztin als auch der Patientin zu mehr Zufriedenheit mit dem Ergebnis des gemeinsamen Gesprächs beitragen. Deshalb lohnt sich der zeitliche Mehraufwand, den ein ausführlicheres Gespräch – zumindest in komplexen Fällen – bedeuten würde, sowie der zusätzliche Aufwand einer Schulung des Gesundheitspersonals in den erforderlichen Kommunikationstechniken. Wie Veronika Wirtz et al. richtig feststellen, ist die Arzt-Patienten-Kommunikation *Teil* der Behandlung und dient nicht lediglich ihrer Unterstützung.[9] Für eine Ausweitung der Arzt-Patienten-Kommunikation im Sinne des SDM spricht außerdem der Respekt der Patientenautonomie. Vor dem Hintergrund der positiven Pflichten, die aus dem Autonomieprinzip folgen, ist Autonomiebefähigung als eine wichtige ärztliche Aufgabe einzuordnen. Und eine Kommunikation, die Patientinnen darin unterstützt, autonome Entscheidungen zu treffen, ist ein zentrales Mittel zur Autonomiebefähigung.[10]

Doch nicht jeder ethische Konflikt kann durch eine gute Arzt-Patienten-Kommunikation vermieden werden. In diesem Fall kommt der zweite mögliche Bereich einer praktischen Implementierung meiner Ergebnisse in der Patientenversorgung zum Tragen: die ethische Entscheidungsfindung. Wie ich unter anderem anhand des Entscheidungsbaumes aufgezeigt habe, lassen sich unter Bezugnahme auf die differenzierten Auffassungen von Autonomie und Wohlergehen, den Zusammenhang zwischen den beiden Begriffen sowie den Paternalismus zusätzliche Argumente gewinnen. Diese können beispielsweise vorhandene Methoden der ethischen Falldiskussion, die im Rahmen der klinischen Ethikberatung Anwendung finden, unterstützen.[11] Besonders naheliegend erscheint eine Integration der Ergebnisse in die Methode der prinzipienorientierten Falldiskussion, da diese – wie meine eigenen Überlegungen auch – am Vier-Prinzipien-Modell ausgerichtet ist.

---

9   Vgl. Wirtz et al. 2006, 122.

10   Beauchamp und Childress sehen hingegen im SDM keinen Ausdruck des Respekts der Autonomie (vgl. Beauchamp/Childress 2019, 120). Möglicherweise ist dies darauf zurückzuführen, dass sie SDM in der aktuellen Ausarbeitung kritisieren (vgl. hierzu auch Childress 2017) und nicht darauf eingehen, inwieweit es zu einer autonomieförderlichen Arzt-Patienten-Kommunikation weiterentwickelt werden könnte. Dies hängt wiederum damit zusammen, dass die beiden Autoren sich in der Beschäftigung mit dem Prinzip des Respekts der Autonomie vor allem auf negative Autonomiepflichten konzentrieren (siehe hierzu Abschnitt 1.2.4).

11   Siehe Anm. 49, S. XIXf.

Gemäß der prinzipienorientierten Falldiskussion nach Marckmann in Anlehnung an Laurence B. McCullough und Carol M. Ashton sind in ethischen Fallbesprechungen systematisch die ethischen Verpflichtungen gegenüber der betroffenen Patientin (Nichtschadens-, Wohltuns- und Autonomieverpflichtungen) sowie gegenüber involvierten Dritten (Gerechtigkeitsverpflichtungen), beispielsweise gegenüber Familienangehörigen, zu prüfen. Die einzelnen Bewertungsschritte sind dann zu einer übergreifenden Situationsbeurteilung zusammenzuführen. Zeigt sich hierbei ein Konflikt ethischer Verpflichtungen, so ist eine begründete Abwägung vorzunehmen.[12] Im Rahmen einer prinzipienorientierten Falldiskussion können die Ergebnisse aus den vorangehenden Kapiteln sowohl die Konkretisierung der Autonomie- und Wohltunsverpflichtungen als auch die begründete Abwägung unterstützen. Anhand der Diskussion von Claras Fall (siehe Abschnitt 4.3) hat sich bereits gezeigt, welche Aspekte der differenzierten Auffassungen von Autonomie und Wohlergehen in die Konkretisierung von Autonomie- und Wohltunspflichten sowie in die Synthese einfließen können. Eine konkrete Ausarbeitung dieser Idee für die praktische Implementierung ist eine wichtige Aufgabe, die ich an dieser Stelle jedoch nicht mehr leisten kann.

Bei der Frage nach einem ethisch gut begründeten Umgang mit dem Konflikt zwischen ärztlichen Autonomie- und Wohltunspflichten handelt es sich um eine Grundsatzfrage der Medizinethik – nicht zuletzt, weil der Konflikt im Rahmen der Patientenversorgung tagtäglich in unterschiedlichen Ausprägungen und Situationen auftritt und das Klinikpersonal mit schwierigen ethischen Fragestellungen konfrontiert. Da Autonomie und Wohlergehen zwei zentrale Werte in der Medizin – wie im menschlichen Leben im Allgemeinen – darstellen, sollte ein ethisch gut begründeter Umgang mit diesem Konflikt nicht an einer unzureichenden Auseinandersetzung mit beiden Begriffen sowie den Zusammenhängen und dem Spannungsverhältnis zwischen ihnen scheitern. Mit meiner Arbeit habe ich aufgezeigt, dass sich aus philosophischen Debatten und Theorien eine Vielzahl inhaltlicher Aspekte und konzeptioneller Überlegungen gewinnen lassen, die ein Verständnis medizinethischer Grundbegriffe sinnvoll unterstützen und letztlich hierdurch zu ethisch gut begründeten Entscheidungen in der Praxis beitragen können. Zugleich ist deutlich geworden, dass dies nur durch eine praxisnahe Auseinandersetzung mit philosophischen Theorien und Begriffen, etwa durch die Einbeziehung medizinischer Fallbeispiele, möglich ist. Gelingt es jedoch, den Praxisbezug und das Bewusstsein für medizinethische Fragestellungen und

---

12   Vgl. Marckmann 2015a, 20f. Für eine ausführliche Darstellung der einzelnen Schritte der
      prinzipienorientierten Falldiskussion vgl. ebd., 16–22.

Herausforderungen aufrechtzuerhalten, so können hieraus eine Verbindung und ein fruchtbarer Austausch zwischen praktischer Nützlichkeit und konzeptioneller Differenziertheit entstehen.

Auch eine praxisorientierte Ethik sollte sich mit den Begriffen und Konzeptionen, auf die sie sich bezieht und mit denen sie argumentiert, auseinandersetzen. Andernfalls besteht die Gefahr, konzeptionelle Unterschiede und Differenzierungen zu übersehen, die zur Konfliktlösung beitragen und Entscheidungs- sowie Handlungsorientierung in der Praxis bieten können. Meine Arbeit verdeutlicht den Mehrwert philosophischer Analysen, Begriffe und Theorien für den Umgang mit medizinethischen Herausforderungen und Fragestellungen. Sie kann als Anregung dienen, in der Medizinethik vermehrt auf philosophische Untersuchungen zurückzugreifen. Wenn wir ‚genauer hinsehen', ist die Chance höher, nichts zu übersehen. Wenn wir uns auf differenzierte Weise mit zentralen Begriffen befassen, gewinnen wir Aspekte und Argumente, die sonst unbeachtet geblieben wären. Sie bereichern das Fundament, auf das wir unsere ethische Entscheidungsfindung aufbauen. Das von mir erarbeitete Fundament bietet vielfältige Ansatzpunkte für ethisch gut begründete Entscheidungen im Spannungsverhältnis zwischen Autonomie und Wohlergehen. Auf diese Weise hoffe ich, mit meiner Arbeit einen Beitrag zum Schutz und zur Stärkung zweier zentraler Patienteninteressen geleistet zu haben.

Literaturverzeichnis

Abrams, N. (1982): Scope of beneficence in health care. In: Shelp, E. E. (Hg.): *Beneficence and health care*. Dordrecht u.a., 183–198.

Ach, J. S. (2013): Der konsequentialistische Wert der Autonomie. In: Ach, J. S. (Hg.): *Grenzen der Selbstbestimmung in der Medizin*. Münster, 45–62.

Ach, J. S., Rutenberg, C. (2002): *Bioethik: Disziplin und Diskurs. Zur Selbstaufklärung angewandter Ethik*. Frankfurt am Main.

Ach, J. S., Schöne-Seifert, B. (2013): Relationale Autonomie. Eine kritische Analyse. In: Wieseman, C., Simon, A. (Hg.): *Patientenautonomie. Theoretische Grundlagen – Praktische Anwendungen*. Münster, 42–60.

Adams, R. M. (1999): *Finite and infinite goods. A framework for ethics*. New York.

Agich, G. J. (1993): *Autonomy and long-term care*. New York.

Agich, G. J. (2007): Autonomy as a problem for clinical ethics. In: Nys, T., Denier, Y., Vandevelde, T. (Hg.): *Autonomy and paternalism. Reflections on the theory and practice of health care*. Leuven, 71–91.

Ahlin Marceta, J. (2019): A non-ideal authenticity-based conceptualization of personal autonomy. In: *Medicine, Health Care and Philosophy*, 22 (3), 387–395.

Ahr, N. (2019): Weibliche Genitalverstümmelung. „Ganz viel Danke". In: *Zeit Magazin*, Nr. 30. Online unter: https://www.zeit.de/zeit-magazin/2019/30/weibliche-genitalverstuemmelung-beschneidung-frauen-klinik [01.02.2023].

Alt-Epping, B. (2021): Was leistet klinische Ethikberatung? In: *Forum*, 36 (2), 145–149.

Anderson, J., Honneth, A. (2005): Autonomy, vulnerability, recognition, and justice. In: Anderson, J., Christman, J. (Hg.): *Autonomy and the challenges to liberalism. New essays*. Cambridge, 127–149.

Andorno, R. (2004): The right not to know: An autonomy based approach. In: *Journal of Medical Ethics*, 30 (5), 435–440.

Appelbaum, P. S., Lidz, C. W., Grisso, T. (2004): Therapeutic misconception in clinical research: Frequency and risk factors. In: *IRB: Ethics and Human Research*, 26 (2), 1–8.

Arcelus, J., Mitchell, A. J., Wales, J., Nielsen, S. (2011): Mortality rates in patients with anorexia nervosa and other eating disorders: A meta-analysis of 36 studies. In: *Archives of General Psychiatry*, 68 (7), 724–731.

Archard, D. (2008): Informed consent: Autonomy and self-ownership. In: *Journal of Applied Philosophy*, 25 (1), 19–34.

Arneson, R. J. (1999): Human flourishing versus desire satisfaction. In: *Social Philosophy and Policy*, 16 (1), 113–142.

Arpaly, N. (2003): *Unprincipled virtue. An inquiry into moral agency*. Oxford.

Arpaly, N. (2005): Responsibility, applied ethics, and complex autonomy theories. In: Taylor, J. S. (Hg.): *Personal autonomy. New essays on personal autonomy and its role in contemporary moral philosophy.* Cambridge, 162–180.

Arras, J. D. (2007): The way we reason now: Reflective equilibrium in bioethics. In: Steinbock, B. (Hg.): *The Oxford handbook of bioethics.* Oxford, 46–71.

Arras, J. D. (2017): *Methods in bioethics: The way we reason now.* New York.

Badura, J. (2011): Kohärentismus. In: Düwell, M., Hübenthal, C., Werner, M. H. (Hg.): *Handbuch Ethik.* Stuttgart, Weimar, 194–205.

BÄK (2015): Stellungnahme zur medizinischen Indikationsstellung und Ökonomisierung. Online unter: https://www.bundesaerztekammer.de/fileadmin/user_upload/downloads/pdf-Ordner/Stellungnahmen/Stn_Medizinische_Indikationsstellung_und_OEkonomisierung.pdf [01.02.2023].

BÄK (2021): (Muster-)Berufsordnung für die in Deutschland tätigen Ärztinnen und Ärzte (Stand 2021). Online unter: https://www.bundesaerztekammer.de/fileadmin/user_upload/downloads/pdf-Ordner/Recht/_Bek_BAEK_MBO-AE_Online_final.pdf [01.02.2023].

Baumann, H. (2008): Reconsidering relational autonomy. Personal autonomy for socially embedded and temporally extended selves. In: *Analyse & Kritik*, 30 (2), 445–468.

Baumann, H., Bleisch, B. (2015): Respecting children and children's dignity. In: Bagattini, A., Macleod, C. (Hg.): *The nature of children's well-being. Theory and practice.* Dordrecht u.a., 141–156.

Beauchamp, T. L. (2003): Methods and principles in biomedical ethics. In: *Journal of Medical Ethics*, 29 (5), 269–274.

Beauchamp, T. L. (2005): Prinzipien und andere aufkommende Paradigmen der Bioethik. In: Rauprich, O., Steger, F. (Hg.): *Prinzipienethik in der Biomedizin: Moralphilosophie und medizinische Praxis.* Frankfurt am Main, New York, 48–73.

Beauchamp, T. L. (2009): The concept of paternalism in biomedical ethics. In: *Jahrbuch für Wissenschaft und Ethik*, 14 (1), 77–92.

Beauchamp, T. L. (2010a): Informed consent: Its history and meaning. In: Beauchamp, T. L. (Hg.): *Standing on principles: Collected essays.* Oxford, New York, 50–78.

Beauchamp, T. L. (2010b): Who deserves autonomy and whose autonomy deserves respect? In: Beauchamp, T. L. (Hg.): *Standing on principles: Collected essays.* Oxford, New York, 79–100.

Beauchamp, T. L. (2017): The idea of a „standard view" of informed consent. In: *The American Journal of Bioethics*, 17 (12), 1–2.

Beauchamp, T. L. (2019): The principle of beneficence in applied ethics. In: Zalta, E. N. (Hg.): *The Stanford Encyclopedia of Philosophy* (Spring 2019 Edition). Online unter: https://plato.stanford.edu/archives/spr2019/entries/principle-beneficence/ [01.02.2023].

Beauchamp, T. L., Childress, J. F. (1994): *Principles of biomedical ethics*. New York.

Beauchamp, T. L., Childress, J. F. (2019): *Principles of biomedical ethics*. New York.

Beauchamp, T. L., Rauprich, O. (2016): Principlism. In: Ten Have, H. (Hg.): *Encyclopedia of global bioethics*. Cham ZG, 2282–2293.

Becker, P. (2019): *Patientenautonomie und informierte Einwilligung. Schlüssel und Barriere medizinischer Behandlungen*. Berlin.

Belnap, N. (1993): On rigorous definitions. In: *Philosophical Studies*, 72 (2), 115–146.

Benson, P. (1991): Autonomy and oppressive socialization. In: *Social Theory and Practice*, 17 (3), 385–408.

Benson, P. (1994): Autonomy and self-worth. In: *Journal of Philosophy*, 91 (12), 650–668.

Bentham, J. (1999): *An introduction to the principles of morals and legislation*. Kitchener.

Berlin, I. (1975): *Four essays on liberty*. London u.a.

Berofsky, B. (1995). *Liberation from self*. Cambridge.

Berofsky, B. (2005): Autonomy without free will. In: Taylor, J. S. (Hg.): *Personal autonomy. New essays on personal autonomy and its role in contemporary moral philosophy*. Cambridge, 58–86.

Besser-Jones, L. (2016): Eudaimonism. In: Fletcher, G. (Hg.): *The Routledge handbook of philosophy of well-being*. London, New York, 187–196.

Bester, J. C. (2020a): Beneficence, interests, and wellbeing in medicine: What it means to provide benefit to patients. In: *The American Journal of Bioethics*, 20 (3), 53–62.

Bester, J. C. (2020b): The two components of beneficence and wellbeing in medicine: A restatement and defense of the argument. *The American Journal of Bioethics*, 20 (5), W4–W11.

Betzler, M. (2009a): Authenticity and self-governance. In: Salmela, M., Mayer, V. (Hg.): *Emotions, ethics, and authenticity*. Amsterdam, Philadelphia, 51–67.

Betzler, M. (2009b): Macht uns die Veränderung unserer selbst autonom? Überlegungen zur Rechtfertigung von Neuro-Enhancement der Emotionen. In: *Philosophia naturalis*, 46 (2), 167–212.

Betzler, M. (2011): Erziehung zur Autonomie als Elternpflicht. In: *Deutsche Zeitschrift für Philosophie*, 59 (6), 937–953.

Betzler, M. (2013): Einleitung: Begriff, Konzeptionen und Kontexte der Autonomie. In: Betzler, M. (Hg.): *Autonomie der Person*. Münster, 7–36.

Betzler, M. (2014): Bedingungen der Autonomie. In: Betzler, M., Guckes, M. (Hg.): *Harry G. Frankfurt. Freiheit und Selbstbestimmung. Ausgewählte Texte*. Berlin, 17–46.

Betzler, M. (2015): Enhancing the capacity for autonomy: What parents owe their children to make their lives go well. In: Bagattini, A., Macleod, C. (Hg.): *The nature of children's well-being. Theory and practice*. Dordrecht u.a., 65–84.

Betzler, M. (2016): Autonomie. In: Kühler, M., Rüther, M. (Hg.): *Handbuch Handlungstheorie. Grundlagen, Kontexte, Perspektiven*. Stuttgart, 258–279.

Betzler, M. (2019): Autonomie und Kindheit. In: Schweiger, G., Derup, J. (Hg.): *Handbuch Philosophie der Kindheit.* Stuttgart, 61 69.

Betzler, M., Scherrer, N. (2017): Verantwortung und Kontrolle. In: Heidbrink, L., Langbehn, C., Loh, J. (Hg.): *Handbuch Verantwortung.* Wiesbaden, 337–352.

Bieber, C., Gschwendtner, K., Müller, N., Eich, W. (2016): Partizipative Entscheidungsfindung (PEF) – Patient und Arzt als Team. In: *PPmP – Psychotherapie · Psychosomatik · Medizinische Psychologie,* 66 (5), 195–207.

Biedert, E. (2008): *Essstörungen.* München.

Binder, M. (2014): Subjective well-being capabilities: Bridging the gap between the capability approach and subjective well-being research. In: *Journal of Happiness Studies,* 15 (5), 1197–1217.

Birnbacher, D. (1999): Quality of life: Evaluation or description? In: *Ethical Theory and Moral Practice,* 2 (1), 25–36.

Birnbacher, D. (2016): Patientenverfügungen und Advance Care Planning bei Demenz und anderen kognitiven Beeinträchtigungen. In: *Ethik in der Medizin,* 28 (4), 283–294.

Boldt, J., Krause, F. (2020): Das Recht auf Nichtwissen in der Medizin. In: *Praefaktisch. Ein Philosophieblog.* Online unter: https://www.praefaktisch.de/nichtwissen/das-recht-auf-nichtwissen-in-der-medizin/ [01.02.2023].

Bradford, G. (2016): Perfectionism. In: Fletcher, G. (Hg.): *The Routledge handbook of philosophy of well-being.* London, New York, 124–134.

Bratman, M. E. (1987): *Intention, plans, and practical reason.* Cambridge u.a.

Bratman, M. E. (1996): Identification, decision, and treating as a reason. In: *Philosophical Topics,* 24 (2), 1–18.

Bratman, M. E. (2005): Planning agency, autonomous agency. In: Taylor, J. S. (Hg.): *Personal autonomy. New essays on personal autonomy and its role in contemporary moral philosophy.* Cambridge, 33–57.

Bratman, M. E. (2013): Drei Theorien der Selbstbestimmung. In: Betzler, M. (Hg.): *Autonomie der Person.* Münster, 81–108.

Brison, S. J. (2000): Relational autonomy and freedom of expression. In: Mackenzie, C., Stoljar, N. (Hg.): *Relational autonomy. Feminist perspectives on autonomy, agency, and the social self.* New York, 280–300.

Brock, D. W. (1988): Paternalism and autonomy. In: *Ethics,* 98 (3), 550–565.

Brock, D. W. (1993): Quality of life measures in health care and medical ethics. In: Nussbaum, M. C., Sen, A. (Hg.): *The quality of life.* Oxford, 95–132.

Brock, D. W. (2007): Patient competence and surrogate decision-making. In: Rhodes, R., Leslie, P. F., Silvers, A. (Hg.): *The Blackwell guide to medical ethics.* Malden, Mass., 128–141.

Brock, D. W. (2008): Philosophical justifications of informed consent in research. In: Emanuel, E. J., Grady, C., Crouch, R. A., Lie, R. K., Miller, F. G., Wendler, D. (Hg.): *The Oxford textbook of clinical research ethics*. Oxford, New York, 606–612.

Brülde, B. (1998): *The human good* (Dissertation). Göteborg.

Brun, G. (2014): Reflective equilibrium without intuitions? In: *Ethical Theory and Moral Practice*, 17 (2), 237–252.

Brun, G. (2017): Conceptual re-engineering: From explication to reflective equilibrium. In: *Synthese*, 197 (3), 925–954.

Brunner, R., Parzer, P., Resch, F. (2005): Unfreiwillige Hospitalisierung von Patienten mit Anorexia nervosa: Klinische Aspekte und empirische Befunde. In: *Fortschritte der Neurologie · Psychiatrie*, 73 (1), 9–15.

Buchanan, A. E. (1978): Medical paternalism. In: *Philosophy & Public Affairs*, 7 (4), 370–390.

Buchanan, A. E. (1982): Philosophical foundations of beneficence. In: Shelp, E. E. (Hg.): *Beneficence and health care*. Dordrecht u.a., 33–62.

Buchanan, A. E. (1991): The physician's knowledge and the patient's best interest. In: Pellegrino, E., Veatch, R., Langan, J. (Hg.): *Ethics, trust, and the professions: Philosophical and cultural aspects*. Washington, D.C., 93–112.

Buchanan, A. E., Brock, D. W. (1989): *Deciding for others: The ethics of surrogate decision making*. Cambridge.

Bullinger, M. (2014): Das Konzept der Lebensqualität in der Medizin – Entwicklung und heutiger Stellenwert. In: *Zeitschrift für Evidenz, Fortbildung und Qualität im Gesundheitswesen*, 108 (2), 97–103.

Bullinger, M. (2016): Zur Messbarkeit von Lebensqualität. In: Kovács, L., Kipke, R., Lutz, R. (Hg.): *Lebensqualität in der Medizin*. Wiesbaden, 175–188.

Bundesinstitut für Arzneimittel und Medizinprodukte (BfArM) im Auftrag des Bundesministeriums für Gesundheit (BMG) unter Beteiligung der Arbeitsgruppe ICD des Kuratoriums für Fragen der Klassifikation im Gesundheitswesen (KKG): ICD-10-GM Version 2021, Systematisches Verzeichnis, Internationale statistische Klassifikation der Krankheiten und verwandter Gesundheitsprobleme, 10. Revision, Stand: 18. September 2020. Köln. Online unter: https://www.dimdi.de/static/de/klassifikationen/icd/icd-10-gm/kode-suche/htmlgm2022/ [01.02.2023].

Buss, S., Westlund, A. (2018): Personal autonomy. In: Zalta, E. N. (Hg.): *The Stanford Encyclopedia of Philosophy* (Spring 2018 Edition). Online unter: https://plato.stanford.edu/archives/spr2018/entries/personal-autonomy/ [01.02.2023].

Callahan, D. (1996): Can the moral commons survive autonomy? In: *The Hastings Center Report*, 26 (6), 41–42.

Campbell, S. M. (2016): The concept of well-being. In: Fletcher, G. (Hg.): *The Routledge handbook of philosophy of well-being*. London, New York, 402–413.

Caplan, A. (1992a): Can autonomy be saved? In: Caplan, A. (Hg.): *If I were a rich man could I buy a pancreas? And other essays on the ethics of health care.* Bloomington, Ind., 256–281.

Caplan, A. (1992b): Informed consent and provider-patient relationships in rehabilitation medicine. In: Caplan, A. (Hg.): *If I were a rich man could I buy a pancreas? And other essays on the ethics of health care.* Blomington, Ind., 240–255.

Caplan, A. (2006): Ethical issues surrounding forced, mandated, or coerced treatment. In: *Journal of Substance Abuse Treatment,* 31 (2), 117–120.

Caplan, A. (2008): Denying autonomy in order to create it: The paradox of forcing treatment upon addicts. In: *Addiction,* 103 (12), 1919–1921.

Capron, A. M. (2008): Legal and regulatory standards of informed consent in research. In: Emanuel, E. J., Grady, C., Crouch, R. A., Lie, R. K., Miller, F. G., Wendler, D. (Hg.): *The Oxford textbook of clinical research ethics.* Oxford, New York, 613–632.

Carnap, R. (1959): *Induktive Logik und Wahrscheinlichkeit.* Wien.

Charles, S. (2010): How should feminist autonomy theorists respond to the problem of internalized oppression? In: *Social Theory and Practice,* 36 (3), 409–428.

Childress, J. (1982): *Who should decide? Paternalism in health care.* New York.

Childress, J. (2017): Needed: A more rigorous analysis of models of decision making and a richer account of respect for autonomy. In: *The American Journal of Bioethics,* 17 (11), 52–54.

Christman, J. (1988): Constructing the inner citadel: Recent work on the concept of autonomy. In: *Ethics,* 99 (1), 109–124.

Christman, J. (1991): Autonomy and personal history. In: *Canadian Journal of Philosophy,* 21 (1), 1–24.

Christman, J. (2004): Relational autonomy, liberal individualism, and the social constitution of selves. In: *Philosophical Studies,* 117 (1), 143–164.

Christman, J. (2005): Procedural autonomy and liberal legitimacy. In: Taylor, J. S. (Hg.): *Personal autonomy. New essays on personal autonomy and its role in contemporary moral philosophy.* Cambridge, 277–289.

Christman, J. (2009): *The politics of persons. Individual autonomy and socio-historical selves.* Cambridge.

Christman, J. (2014): Relational autonomy and the social dynamics of paternalism. In: *Ethical Theory and Moral Practice,* 17 (3), 369–382.

Christman, J. (2020): Autonomy in moral and political philosophy. In: Zalta, E. N. (Hg.): *The Stanford Encyclopedia of Philosophy* (Fall 2020 Edition). Online unter: https://plato.stanford.edu/archives/fall2020/entries/autonomy-moral/ [01.02.2023].

Clarke, S. (2002): A definition of paternalism. In: *Critical Review of International Social and Political Philosophy,* 5 (1), 81–91.

Conly, S. (2013a): *Against autonomy. Justifying coercive paternalism.* Cambridge.

Conly, S. (2013b): Coercive paternalism in health care: Against freedom of choice. In: *Public Health Ethics*, 6 (3), 241–245.

Coors, M., Jox, R. J., in der Schmitten, J. (Hg.) (2015): *Advance Care Planning*. Stuttgart.

Coors, M., Jox, R. J., in der Schmitten, J. (2015): Advance Care Planning: eine Einführung. In: Coors, M., Jox, R. J., in der Schmitten, J. (Hg.): *Advance Care Planning*. Stuttgart, 11–22.

Crisp, R. (2006a): Hedonism reconsidered. In: *Philosophy and Phenomenological Research*, 73 (3), 619–645.

Crisp, R. (2006b): *Reasons and the good*. Oxford.

Crisp, R. (2021): Well-being. In: Zalta, E. N. (Hg.): *The Stanford Encyclopedia of Philosophy* (Winter 2021 Edition). Online unter: https://plato.stanford.edu/archives/win2021/entries/well-being/ [01.02.2023].

Daniels, N. (1979): Wide reflective equilibrium and theory acceptance in ethics. In: *The Journal of Philosophy*, 76 (5), 256–282.

Daniels, N. (2005): Das weite Überlegungsgleichgewicht in der Praxis. In: Rauprich, O., Steger, F. (Hg.): *Prinzipienethik in der Biomedizin: Moralphilosophie und medizinische Praxis*. Frankfurt am Main, New York, 340–365.

Daniels, N. (2020): Reflective equilibrium. In: Zalta, E. N. (Hg.): *The Stanford Encyclopedia of Philosophy* (Summer 2020 Edition). Online unter: https://plato.stanford.edu/archives/sum2020/entries/reflective-equilibrium/ [01.02.2023].

DeGrazia, D. (1992): Moving forward in bioethical theory: Theories, cases, and specified principlism. In: *The Journal of Medicine & Philosophy*, 17 (5), 511–539.

DePaul, M., Hicks, A. (2021): A priorism in moral epistemology. In: Zalta, E. N. (Hg.): *The Stanford Encyclopedia of Philosophy* (Summer 2021 Edition). Online unter: https://plato.stanford.edu/archives/sum2021/entries/moral-epistemology-a-priori/ [01.02.2023].

Deutscher Ethikrat (2012): *Demenz und Selbstbestimmung. Stellungnahme*. Berlin.

De Zwaan, M., Herzog, W. (2011): Diagnostik der Essstörungen. In: *Der Nervenarzt*, 82 (9), 1100–1106.

Dickert, N. W., Eyal, N., Goldkind, S. F., Grady, C., Joffe, S., Lo, B., Miller, F. G., Pentz, R. D., Silbergleit, R., Weinfurt, K. P., Wendler, D., Kim, S. Y. H. (2017): Reframing consent for clinical research: A function-based approach. In: *The American Journal of Bioethics*, 17 (12), 3–11.

Dillon, R. S. (1992): Toward a feminist conception of self-respect. In: *Hypatia*, 7 (1), 52–69.

Dodds, S. (2000): Choice and control in feminist bioethics. In: Mackenzie, C., Stoljar, N. (Hg.): *Relational autonomy. Feminist perspectives on autonomy, agency, and the social self*. New York, 213–235.

Dodds, S., Jones, K. (1989): Surrogacy and autonomy. In: *Bioethics*, 3 (1), 1–17.

Doerflinger, R. (1989): Assisted suicide: Pro-choice or anti-life. In: *The Hastings Center Report*, 19 (1), 16–19.

Donchin, A. (2000): Autonomy, interdependence, and assisted suicide: Respecting boundaries/crossing lines. In: *Bioethics*, 14 (3), 187–204.

Dorsey, D. (2015): Welfare, autonomy, and the autonomy fallacy. In: *Pacific Philosophical Quarterly*, 96 (2), 141–164.

Dresser, R. (1995): Dworkin on dementia: Elegant theory, questionable policy. In: *The Hastings Center Report*, 25 (6), 32–38.

Dreßing, H., Salize, H. J. (2004): *Zwangsunterbringung und Zwangsbehandlung psychisch Kranker. Gesetzgebung und Praxis in den Mitgliedsländern der Europäischen Union*. Bonn.

Dworkin, G. (1972): Paternalism. In: *The Monist*, 56 (1), 64–84.

Dworkin, G. (1976): Autonomy and behavior control. In: *The Hastings Center Report*, 6 (1), 23–28.

Dworkin, G. (1988): *The theory and practice of autonomy*. Cambridge.

Dworkin, G. (2020): Paternalism. In: Zalta, E. N. (Hg.): *The Stanford Encyclopedia of Philosophy* (Fall 2020 Edition). Online unter: https://plato.stanford.edu/archives/fall2020/entries/paternalism/ [01.02.2023].

Dworkin, R. (1993): *Life's dominion: An argument about abortion and euthanasia*. London.

Ekstrom, L. W. (1993): A coherence theory of autonomy. In: *Philosophy and Phenomenological Research*, 53 (3), 599–616.

Elder, L. (2000): Why some Jehovah's Witnesses accept blood and conscientiously reject official Watchtower Society blood policy. In: *Journal of Medical Ethics*, 26 (5), 375–380.

Elwyn, G., Edwards, A., Kinnersley, P., Grol, R. (2000): Shared decision making and the concept of equipoise: The competences of involving patients in healthcare choices. In: *British Journal of General Practice*, 50 (460), 892–899.

Emanuel, E. J., Emanuel, L. L. (1992): Four models of the physician-patient relationship. In: *Jama*, 267 (16), 2221–2226.

Engelhardt Jr., H. T. (1986): *The foundations of bioethics*. New York.

EuroQol Research Foundation (2021): About EQ-5D-5L. Online unter: https://euroqol.org/eq-5d-instruments/eq-5d-5l-about/ [01.02.2023].

Evers, L. (2020): „Klang ist, was man fühlt". Fast sieben Jahrzehnte ist es her, das Itzhak Perlman seine Liebe zur Geige entdeckte. ARTE widmet dem Violinisten ein Filmporträt. Ein Gespräch über Chancen, Töne und Genuss. In: *arte Magazin*, Juni 2020. Online unter: https://www.arte-magazin.de/perlman-interview/ [01.02.2023].

Eyal, N. (2019): Informed consent. In: Zalta, E. N. (Hg.): *The Stanford Encyclopedia of Philosophy* (Spring 2019 Edition). Online unter: https://plato.stanford.edu/archives/spr2019/entries/informed-consent [01.02.2023].

Faden, R. R., Beauchamp, T. L. (1986): *A history and theory of informed consent*. New York.

Fairburn, C. G., Shafran, R., Cooper, Z. (1999): A cognitive behavioural theory of anorexia nervosa. In: *Behaviour Research and Therapy*, 37 (1), 1–13.

Feinberg, J. (1971): Legal paternalism. In: *Canadian Journal of Philosophy*, 1 (1), 105–124.

Feinberg, J. (1987). *Harm to others*. Oxford.

Feinberg, J. (1989a): Autonomy. In: Christman, J. (Hg.): *The inner citadel: Essays on individual autonomy*. New York, Oxford, 27–53.

Feinberg, J. (1989b): *Harm to Self*. Oxford.

Feldman, F. (2002): The good life: A defense of attitudinal hedonism. In: *Philosophy and Phenomenological Research*, 65 (3), 604–628.

First, M. B. (2017): *Handbuch der Differenzialdiagnosen – DSM-5®*. Göttingen.

Fischer, S. (2008): *Entscheidungsmacht und Handlungskontrolle am Lebensende. Eine Untersuchung bei Schweizer Ärztinnen und Ärzten zum Informations- und Sterbehilfeverhalten* (Dissertation). Wiesbaden.

Fletcher, G. (2013): A fresh start for the objective-list theory of well-being. In: *Utilitas*, 25 (2), 206–220.

Fletcher, G. (2016a): *The philosophy of well-being. An introduction*. New York.

Fletcher, G. (2016b): Introduction. In: Fletcher, G. (Hg.): *The Routledge handbook of philosophy of well-being*. London, New York, 1–6.

Flynn, J. (2022): Theory and bioethics. In: Zalta, E. N., Nodelman, U. (Hg.): *The Stanford Encyclopedia of Philosophy* (Winter 2022 Edition). Online unter: https://plato.stanford.edu/archives/win2022/entries/theory-bioethics/ [10.02.2023].

Fox, N., Ward, K., O'Rourke, A. (2005): Pro-anorexia, weight-loss drugs and the internet: An ‚anti-recovery' explanatory model of anorexia. In: *Sociology of Health and Illness*, 27 (7), 944–971.

Frankena, W. K. (1973): *Ethics*. Englewood Cliffs, N. J.

Frankena, W. K. (1994): *Analytische Ethik*. München.

Frankfurt, H. G. (1988a): Freedom of the will and the concept of a person. In: Frankfurt, H. G. (Hg.): *The importance of what we care about: Philosophical essays*. Cambridge, 11–25.

Frankfurt, H. G. (1988b): Identification and wholeheartedness. In: Frankfurt, H. G. (Hg.): *The importance of what we care about: Philosophical essays*. Cambridge, 159–176.

Frankfurt, H. G. (1999a): The faintest passion. In: Frankfurt, H. G. (Hg.): *Necessity, volition, and love*. Cambridge, 95–107.

Frankfurt, H. G. (1999b): On caring. In: Frankfurt, H. G. (Hg.): *Necessity, volition, and love*. Cambridge, 155–180.

Frankfurt, H. G. (1999c): Autonomy, necessity and love. In: Frankfurt, H. G. (Hg.): *Necessity, volition, and love*. Cambridge, 129–141.

Frankfurt, H. G. (2013): Willensfreiheit und der Begriff der Person. In: Betzler, M. (Hg.): *Autonomie der Person.* Münster, 37–51.

Friedman, M. (2003): *Autonomy, gender, politics.* Oxford, New York.

Friedman, M. (2004): *Autonomy and male dominance.* In: *Soundings: An Interdisciplinary Journal,* 87 (1/2), 175–200.

Friedrich, O., Heinrichs, J.-H. (2014): Autonomie als Rechtfertigungsgrund psychiatrischer Therapien. In: *Ethik in der Medizin,* 26 (4), 317–330.

Friedrich, O., Pömsl, J. (2017): Autonomieverbesserung durch kognitives Neuro-Enhancement. In: *Zeitschrift für medizinische Ethik,* 2 (63), 123–134.

Gabl, C., Jox, R. J. (2008): Fürsorge und Autonomie – kein Widerspruch. In: *Wiener Medizinische Wochenschrift,* 158 (23), 642–649.

Garren, D. J. (2006): Paternalism, part I. In: *Philosophical Books,* 47 (4), 334–341.

Gatterer, G., Croy, A. (2005): *Leben mit Demenz. Praxisbezogener Ratgeber für Pflege und Betreuung.* Wien.

Gert, B. (2005): *Morality. Its nature and justification.* New York.

Gert, B., Clouser, D. K. (2005): Eine Kritik der Prinzipienethik. In: Rauprich, O., Steger, F. (Hg.): *Prinzipienethik in der Biomedizin: Moralphilosophie und medizinische Praxis.* Frankfurt am Main, New York, 88–108.

Gert, B., Culver, C. M. (1976): Paternalistic behavior. In: *Philosophy & Public Affairs,* 6 (1), 45–57.

Gert, B., Culver, C. M., Clouser, D. K. (2006): *Bioethics. A systematic approach.* Oxford, New York.

Gillon, R. (1986): *Philosophical medical ethics.* Chichester u.a.

Giordano, S. (2003): Anorexia nervosa and refusal of naso-gastric treatment: A response to Heather Draper. In: *Bioethics,* 17 (3), 261–278.

Gordijn, B., Janssens, R. (2000): The prevention of euthanasia through palliative care: New developments in the Netherlands. In: *Patient Education and Counselling,* 41 (1), 35–46.

Govier, T. (1993): Self-trust, autonomy, and self-esteem. In: *Hypatia,* 8 (1), 99–120.

Gregory, A. (2016): Hedonism. In: Fletcher, G. (Hg.): *The Routledge handbook of philosophy of well-being.* London, New York, 113–123.

Griffin, J. T. (1986): *Well-being. Its meaning, measurement, and moral importance.* Oxford.

Griffin, J. T. (1996): *Value judgement: Improving our ethical beliefs.* Oxford.

Grill, K. (2010): Anti-paternalism and invalidation of reasons. In: *Public Reason,* 2 (2), 3–20.

Grill, K. (2012): Paternalism. In: Chadwick, R. (Hg.): *Encyclopedia of applied ethics.* San Diego, 359–369.

Grill, K. (2013): Normative and non-normative concepts: Paternalism and libertarian paternalism. In: Strech, D., Hirschberg, I., Marckmann, G. (Hg.): *Ethics in public health and health policy. Concepts, methods, case studies.* Dordrecht u.a., 27–46.

Grill, K. (2015): Antipaternalism as a filter on reasons. In: Schramme, T. (Hg.): *New perspectives on paternalism and health care*. Cham ZG u.a.

Grill, K. (2020): Respecting children's choices. In: *Moral Philosophy and Politics*, 7 (2), 199–218.

Grisso, T., Appelbaum, P. S. (1995a): The MacArthur treatment competence study. I. In: *Law and Human Behavior*, 19 (2), 105–126.

Grisso, T., Appelbaum, P. S. (1995b): The MacArthur treatment competence study. III. In: *Law and human behavior*, 19 (2), 149–174.

Grisso, T., Appelbaum, P. S. (1998): *MacArthur competence assessment tool for treatment (MacCAT-T)*. Sarasota, Fla.

Grisso, T., Appelbaum, P. S., Mulvey, E. P., Fletcher, K. (1995): The MacArthur treatment competence study. II. In: *Law and Human Behavior*, 19 (2), 127–148.

Groll, D. (2011): What health care providers know: A taxonomy of clinical disagreements. In: *Hastings Center Report*, 41 (5), 27–36.

Groll, D. (2012): Paternalism, respect, and the will. In: *Ethics*, 122 (4), 692–720.

Groll, D. (2014a): Medical Paternalism – Part 2. In: *Philosophy Compass*, 9 (3), 194–203.

Groll, D. (2014b): Medical Paternalism – Part 1. In: *Philosophy Compass*, 9 (3), 186–193.

Groll, D. (2016): Medicine and well-being. In: Fletcher, G. (Hg.): *The Routledge handbook of philosophy of well-being*. London, New York, 504–516.

Gupta, A. (2021): Definitions. In: Zalta, E. N. (Hg.): *The Stanford Encyclopedia of Philosophy* (Winter 2021 Edition). Online unter: https://plato.stanford.edu/archives/win2021/entries/definitions/ [10.02.2023].

Hall, A., Tiberius, V. (2016): Well-being and subject dependence. In: Fletcher, G. (Hg.): *The Routledge handbook of philosophy of well-being*. London, New York, 175–186.

Hansen, E., Seyfried, T. (2011): Maschinelle Autotransfusion. In: *Anaesthesist*, 60 (4), 381–390.

Harris, J., Keywood, K. (2001): Ignorance, information and autonomy. In: *Theoretical Medicine and Bioethics*, 22 (5), 415–436.

Hart, L. A. (2012): *The concept of law*. Oxford.

Harvey, M. (2006): Advance directives and the severely demented. In: *The Journal of Medicine & Philosophy*, 31 (1), 47–64.

Hausman, D. M. (2015): The value of health. In: Iwao, H., Jonas, O. (Hg.): *The Oxford handbook of value theory*. New York, 338–355.

Hawkins, J. (2014): Well-being, time, and dementia. In: *Ethics*, 124 (3), 507–542.

Hawkins, J., Charland, L. C. (2020): Decision-making capacity. In: Zalta, E. N. (Hg.): *The Stanford Encyclopedia of Philosophy* (Fall 2020 Edition). Online unter: https://plato.stanford.edu/archives/fall2020/entries/decision-capacity/ [01.02.2023].

Haybron, D. M. (2008): *The pursuit of unhappiness. The elusive psychology of well-being*. Oxford, New York.

Heathwood, C. (2010): Welfare. In: Skorupski, J. (Hg.): *Routledge companion to ethics*. London, 645–655.

Heathwood, C. (2016): Desire-fulfillment theory. In: Fletcher, G. (Hg.): *The Routledge handbook of philosophy of well-being*. London, New York, 135–147.

Hibbeler, B., Barnikol, U. B., Maier, W. (2013): Der Zustand einer Demenz ist im Vorfeld kaum vorstellbar. In: *Deutsches Ärzteblatt*. Online unter: http://www.aerzteblatt.de/nachrichten/54956 [01.02.2023].

Hildt, E. (2006): *Autonomie in der biomedizinischen Ethik. Genetische Diagnostik und selbstbestimmte Lebensgestaltung*. Frankfurt am Main.

Hill, T. (1991): *Autonomy and self-respect*. Cambridge.

Hirsch, A. (2021): Wohlergehen – mehr als nur Gesundheit? In: *Ethik in der Medizin*, 33 (1), 71–88.

Ho, A. (2008): The individualist model of autonomy and the challenge of disability. In: *Journal of Bioethical Inquiry*, 5 (2–3), 193–207.

Höffe, O. (2002): *Medizin ohne Ethik?* Frankfurt am Main.

Honnefelder, L. (2013): Hauptsache gesund! Hauptsache gesund? In: Bieneck, A., Hagedorn, H., Koll, W. (Hg.): *An den Grenzen des Lebens. Theologische, medizinethische und spirituelle Zugänge*. Neukirchen-Vluyn, 11–22.

Hope, T., Tan, J. O. A., Stewart, A., Fitzpatrick, R. (2011): Anorexia nervosa and the language of authenticity. In: *Hastings Center Report*, 41 (6), 19–29.

Horn, C. (2003): Gerechtigkeit bei der Verteilung medizinischer Güter: Überlegungen zum Prinzip der Freiheitsfunktionalität. In: *Jahrbuch für Wissenschaft und Ethik*, 8 (1), 127–147.

Howards, D. (2018): Deciding for the incompetent. In: Grill, K., Hanna, J. (Hg.): *The Routledge handbook of the philosophy of paternalism*. London, 323–335.

Hume, D. (2000): *Essays on suicide and the immortality of the soul*. South Bend, Ind.

Hurka, T. (1987): Why value autonomy? In: *Social Theory and Practice*, 13 (3), 361–382.

Hurst, S. A., Mauron, A. (2006): The ethics of palliative care and euthanasia: Exploring common values. In: *Palliative Medicine*, 20 (2), 107–112.

Husak, D. N. (1981): Paternalism and autonomy. In: *Philosophy & Public Affairs*, 10 (1), 27–46.

Husak, D. N. (2010): Paternalism and consent. In: Miller, F. G., Wertheimer, A. (Hg.): *The ethics of consent. Theory and practice*. New York, Oxford, 107–131.

In der Schmitten, J. (2014): Autonomie gewähren genügt nicht – Patienten-Selbstbestimmung bedarf aktiver Förderung durch Ärzte. In: *Zeitschrift für Allgemeinmedizin*, 90 (6), 246–250.

In der Schmitten, J., Marckmann, G. (2015): Vorausschauende Behandlungsplanung. In: Marckmann, G. (Hg.): *Praxisbuch Ethik in der Medizin*. Berlin, 53–66.

In der Schmitten, J., Nauck, F., Marckmann, G. (2019): Behandlung im Voraus Planen. In: *MMW Fortschritte der Medizin*, 161 (11), 38–42.

Jaworska, A. (1999): Respecting the margins of agency: Alzheimer's patients and the capacity to value. In: *Philosophy & Public Affairs*, 28 (2), 105–138.

Jaworska, A. (2007): Caring and internality. In: *Philosophy and Phenomenological Research*, 74 (3), 529–568.

Jaworska, A. (2009): Caring, minimal autonomy, and the limits of liberalism. In: Lindemann, H., Verkerk, M., Walker, M. U. (Hg.): *Naturalized bioethics. Toward responsible knowing and practice*. Cambridge u.a., 80–105.

Jaworska, A. (2017): Advance directives and substitute decision-making. In: Zalta, E. N. (Hg.): *The Stanford Encyclopedia of Philosophy* (Summer 2017 Edition). Online unter: https://plato.stanford.edu/archives/sum2017/entries/advance-directives/ [01.02.2023].

Jox, R. J. (2004): Bewusstlos, aber autonom? Ethische Analyse stellvertretender Entscheidungen für einwilligungsunfähige Patienten. In: *Ethik in der Medizin*, 16 (4), 401–414.

Jox, R. J. (2011): Autonomie und Stellvertretung bei Wachkomapatienten. In: Breitsameter, Christof (Hg.): *Autonomie und Stellvertretung in der Medizin. Entscheidungsfindung bei nichteinwilligungsfähigen Patienten*. Stuttgart, 112–139.

Jox, R. J. (2013): Die Patientenverfügung und ihre praktische Umsetzung in Deutschland. In: *Zeitschrift für medizinische Ethik*, 59 (4), 269–281.

Jox, R. J. (2015): Entscheidungen bei einwilligungsunfähigen Patienten. In: Marckmann, G. (Hg.): *Praxisbuch Ethik in der Medizin*. Berlin, 125–140.

Juth, N. (2005): *Genetic information – values and rights. The morality of presymptomatic genetic testing* (Dissertation). Göteborg.

Kagan, S. (1992): The limits of well-being. In: *Social Philosophy and Policy*, 9 (2), 169–189.

Kagan, S. (1998): Rethinking Intrinsic Value. In: *The Journal of Ethics*, 2 (4), 277–297.

Kagan, S. (2009): Well-being as enjoying the good. In: *Philosophical Perspectives*, 23 (1), 253–272.

Kambhampati, S., Ashvetiya, T., Stone, N. J., Blumenthal, R. S., Martin, S. S. (2016): Shared decision-making and patient empowerment in preventive cardiology. In: *Current Cardiology Reports*, 18 (5), 1–7.

Kamryn, T. E., Tabri, N., Thomas, J. J., Murray, H. B., Keshaviah, A., Hastings, E., Edkins, K., Krishna, M., Herzog, D. B., Keel, P. K., Franko, D. L. (2017): Recovery from anorexia nervosa and bulimia nervosa at 22-year follow-up. In: *The Journal of Clinical Psychiatry*, 78 (2), 184–189.

Kant, I. (1956): Kritik der reinen Vernunft. In: *Immanuel Kant Werkausgabe. Bd. IV*, hg. von W. Weischedel. Frankfurt am Main [=Kant IV].

Kassenärztliche Bundesvereinigung (2022): Altersgruppen, Stand 2022/1. Berlin. Online unter: https://www.kbv.de/tools/ebm/html/4.3.5_162395004446927562274884.html [01.02.2023].

Keller, S. (2009): Welfare as success. In: *Noûs*, 43 (4), 656–683.

Kersting, W. (1997): *Recht, Gerechtigkeit und demokratische Tugend. Abhandlungen zur praktischen Philosophie der Gegenwart*. Frankfurt am Main.

Kipke, R. (2014): Der Sinn des Lebens und das gute Leben. In: *Zeitschrift für philosophische Forschung*, 68 (2), 180–202.

Kipke, R. (2021): Sinnverneinung. Warum der assistierte Suizid uns alle angeht. In: *Ethik in der Medizin*, 33 (4), 521–538.

Kittay, E. F. (2007): Beyond autonomy and paternalism: The transparent caring self. In: Nys, T., Denier, Y., Vandevelde, T. (Hg.): *Autonomy and paternalism. Reflections on the theory and practice of health care*. Leuven, 23–70.

Kleinig, J. (1983): *Paternalism*. Totowa, N.J.

Kleinig, J. (2009): Paternalism and personal identity. In: *Jahrbuch für Wissenschaft und Ethik*, 14 (1), 93–106.

Klemperer, D. (2006): Vom Paternalismus zur Partnerschaft: Der Arztberuf im Wandel. In: Pundt, J. (Hg.): *Professionalisierung im Gesundheitswesen*. Bern, 61–75.

Koch, R. (1920): *Die ärztliche Diagnose. Beitrag zur Kenntnis des ärztlichen Denkens*. Wiesbaden.

Konstan, D. (2022): Epicurus. In: Zalta, E. N., Nodelman, U. (Hg.): *The Stanford Encyclopedia of Philosophy* (Fall 2022 Edition). Online unter: https://plato.stanford.edu/archives/fall2022/entries/epicurus/ [10.02.2023].

Korsgaard, C. M. (1983): Two distinctions in goodness. In: *The Philosophical Review*, 92 (2), 169–195.

Korsgaard, C. M. (1996): *The sources of normativity*. Cambridge.

Kovàcs, L., Kipke, R., Lutz, R. (2016): Einleitung. In: Kovàcs, L., Kipke, R., Lutz, R. (Hg.): *Lebensqualität in der Medizin*. Wiesbaden, 1–7.

Kraut, R. (2007): *What is good and why. The ethics of well-being*. Cambridge.

Kraut, R. (2016): Aristotle on well-being. In: Fletcher, G. (Hg.): *The Routledge handbook of philosophy of well-being*. London, New York, 20–29.

Krones, T. (2015): Beziehungen zwischen Patienten und Behandlungs-/Betreuungsteams und gemeinsame Entscheidungsfindung. In: Marckmann, G. (Hg.): *Praxisbuch Ethik in der Medizin*. Berlin, 43–51.

Kühler, M., Jelinek, N. (2013): Introduction. In: Kühler, M., Jelinek, N. (Hg.): *Autonomy and the self*. Heidelberg u.a., ix–xxxvi.

Kukla, R. (2005): Conscientious autonomy: Displacing decisions in health care. In: *Hastings Center Report*, 35 (2), 34–44.

Levy, N. (2011): Enhancing authenticity. In: *Journal of Applied Philosophy*, 28 (3), 308–318.

Lipp, V. (2015): Die medizinische Indikation aus medizinrechtlicher Sicht. In: Dörries, A., Lipp, V. (Hg.): *Medizinische Indikation. Ärztliche, ethische und rechtliche Perspektiven. Grundlagen und Praxis*. Stuttgart, 36–46.

Loewy, E. H. (2005): In defense of paternalism. In: *Theoretical Medicine and Bioethics*, 26 (6), 445–468.

Mackenzie, C. (2008): Relational autonomy, normative authority and perfectionism. In: *Journal of Social Philosophy*, 39 (4), 512–533.

Mackenzie, C., Stoljar, N. (2000): Introduction: Autonomy refigured. In: Mackenzie, C., Stoljar, N. (Hg.): *Relational autonomy. Feminist perspectives on autonomy, agency, and the social self.* New York, 3–31.

Madder, H. (1997): Existential autonomy: Why patients should make their own choices. In: *Journal of Medical Ethics*, 23 (4), 221–225.

Maio, G. (2015): Wunscherfüllende Medizin. In: Marckmann, G. (Hg.): *Praxisbuch Ethik in der Medizin.* Berlin, 377–386.

Marckmann, G. (2005): Prinzipienorientierte Medizinethik im Praxistest. In: Rauprich, O., Steger, F. (Hg.): *Prinzipienethik in der Biomedizin: Moralphilosophie und medizinische Praxis.* Frankfurt am Main, New York, 398–415.

Marckmann, G. (2015a): Im Einzelfall ethisch gut begründet entscheiden: Das Modell der prinzipienorientierten Falldiskussion. In: Marckmann, G. (Hg.): *Praxisbuch Ethik in der Medizin.* Berlin, 15–22.

Marckmann, G. (2015b): Wirksamkeit und Nutzen als alternative Konzepte zur medizinischen Indikation. In: Dörries, A., Lipp, V. (Hg.): *Medizinische Indikation. Ärztliche, ethische und rechtliche Perspektiven. Grundlagen und Praxis.* Stuttgart, 113–124.

Marckmann, G., Heinrich, V. (2001): In sieben Schritten zur Problemlösung: Die strukturierte Falldiskussion im Ethikunterricht. In: *Ethik & Unterricht*, 4, 16–20.

Materstvedt, L. J. (2003): Palliative care on the ‚slippery slope‘ towards euthanasia? In: *Palliative Medicine*, 17 (5), 387–392.

McCullough, L. B., Ashton, C. M. (1994): A methodology for teaching ethics in the clinical setting: A clinical handbook for medical ethics. In: *Theoretical Medicine*, 15 (1), 39–52.

McLeod, C. (2002): *Self-trust and reproductive autonomy.* Cambridge.

McLeod, C., Sherwin, S. (2000): Relational autonomy, self-trust, and health care for patients who are oppressed. In: Mackenzie, C., Stoljar, N. (Hg.): *Relational autonomy. Feminist perspectives on autonomy, agency, and the social self.* New York, 259–279.

McMahan, J.: *The ethics of killing: Problems at the margins of life.* New York, 2002.

Mele, A. (1993): History and personal autonomy. In: *Canadian Journal of Philosophy*, 23 (2), 271–280.

Meyer, G., Boczek, U., Bojunga, J. (2020): Geschlechtsangleichende Hormontherapie bei Geschlechtsinkongruenz. In: *Deutsches Ärzteblatt*, 117 (43), 725–732.

Meyers, D. T. (1989): *Self, society, and personal choice.* New York.

Meyers, D. T. (2000a): Feminism and women's autonomy: The challenge of female genital cutting. In: *Metaphilosophy*, 31 (5), 469–491.

Meyers, D. T. (2000b): Intersectional identity and the authentic self? Opposites attract! In: Mackenzie, C., Stoljar, N. (Hg.): *Relational autonomy. Feminist perspectives on autonomy, agency, and the social self.* New York, 151–180.

Meyers, D. T. (2005): Decentralizing autonomy: Five faces of selfhood. In: Anderson, J., Christman, J. (Hg.): *Autonomy and the challenges to liberalism. New essays*. Cambridge, 27–55.

Miller, B. L. (1981): Autonomy and the refusal of lifesaving treatment. In: *Hastings Center Report*, 11 (4), 22–28.

Mill, J. S. (2009): *Utilitarianism*. Auckland.

Mill, J. S. (2011): *On liberty*. Luton.

Molewijk, A. C., Abma, T., Stolper, M., Widdershoven, G. (2008): Teaching ethics in the clinic. The theory and practice of moral case deliberation. In: *Journal of Medical Ethics*, 34 (2), 120–124.

Montgomery, F. U., Parsa-Parsi, R. W., Wiesing, U. (2018): Das Genfer Gelöbnis des Weltärztebunds. In: *Ethik in der Medizin*, 30 (1), 67–69.

Moore, A. (1994): Well-being: A philosophical basis for health services. In: *Health Care Analysis*, 2 (3), 207–216.

Mullin, A. (2007): Children, autonomy, and care. In: *Journal of Social Philosophy*, 38 (4), 536–553.

Mullin, A. (2014): Children, paternalism and the development of autonomy. In: *Ethical Theory and Moral Practice*, 17 (3), 413–426.

Murphy, M. C. (1999): The simple desire-fulfillment theory. In: *Noûs*, 33 (2), 247–272.

National Commission for the Protection of Human Subjects of Biomedical Behavioral Research (1978): *The Belmont report. Ethical principles and guidelines for the protection of human subjects of research*. Washington, D.C. Online unter: https://www.hhs.gov/ohrp/regulations-and-policy/belmont-report/read-the-belmont-report/index.html [01.02.2023].

Neitzke, G. (2014): Indikation: fachliche und ethische Basis ärztlichen Handelns. In: *Medizinische Klinik – Intensivmedizin und Notfallmedizin*, 109 (1), 8–12.

Neitzke, G. (2015): Medizinische und ärztliche Indikation – zum Prozess der Indikationsstellung. In: Dörries, A., Lipp, V. (Hg.): *Medizinische Indikation. Ärztliche, ethische und rechtliche Perspektiven. Grundlagen und Praxis*. Stuttgart, 83–93.

Nichols, P. (2012): Wide reflective equilibrium as a method of justification in bioethics. In: *Theoretical Medicine and Bioethics*, 33 (5), 325–341.

Nida-Rümelin, J. (2005): *Angewandte Ethik: Die Bereichsethiken und ihre theoretische Fundierung. Ein Handbuch*. Stuttgart.

Niet, M. (2016): Schmerz hat viele Dimensionen. Unser Denken und Fühlen kann das Schmerzempfinden verstärken oder schwächen. Wer dem Schmerz eine positive Bedeutung gibt, leidet weniger. In: *dasGehirn.info*. Online unter: https://www.dasgehirn.info/krankheiten/schmerz/wie-gedanken-den-schmerz-steuern [01.02.2023].

Nozick, R. (1974): *Anarchy, state, and utopia*. Oxford.

Nussbaum, M. C. (1999): *Gerechtigkeit oder Das gute Leben*. Frankfurt am Main.

Nussbaum, M. C. (2011): *Creating capabilities: The human development approach.* Cumberland.

Nys, T. (2007): A bridge over troubled water. Paternalism as the expression of autonomy. In: Nys, T., Denier, Y., Vandevelde, T. (Hg.): *Autonomy and paternalism. Reflections on the theory and practice of health care.* Leuven, 147–165.

Nys, T., Denier, Y., Vandevelde, T. (2007): Introduction. In: Nys, T., Denier, Y., Vandevelde, T. (Hg.): *Autonomy and paternalism. Reflections on the theory and practice of health care.* Leuven, 1–21.

Olson, E. T. (2022): Personal identity. In: Zalta, E. N. (Hg.): *The Stanford Encyclopedia of Philosophy* (Summer 2022 Edition). Online unter: https://plato.stanford.edu/archives/sum2022/entries/identity-personal/ [10.02.23].

O'Neill, O. (2002): *Autonomy and trust in bioethics.* Cambridge.

Oshana, M. (1998): Personal autonomy and society. In: *Journal of Social Philosophy*, 29 (1), 81–102.

Oshana, M. (2005): Autonomy and free agency. In: Taylor, J. S. (Hg.): *Personal autonomy. New essays on personal autonomy and its role in contemporary moral philosophy.* Cambridge, 183–204.

Oshana, M. (2006): *Personal Autonomy in Society.* Aldershot.

Parfit, D. (1986): *Reasons and persons.* Oxford.

Pellegrino, E. D. (2001): The internal morality of clinical medicine: A paradigm for the ethics of the helping and healing professions. In: *The Journal of Medicine & Philosophy*, 26 (6), 559–579.

Pellegrino, E. D., Thomasma, D. C. (1987): The conflict between autonomy and beneficence in medical ethics: Proposal for a resolution. In: *Journal of Contemporary Health Law & Policy*, 3 (1), 23–46.

Pellegrino, E. D., Thomasma, D. C. (1988): *For the patient's good. The restoration of beneficence in health care.* New York u.a.

Pichère, P. (2018): *Die Bedürfnispyramide: Menschliche Bedürfnisse verstehen und einordnen.* Cork.

Platon (2004): Protagoras, in: *Platon. Sämtliche Werke, Bd. 1, Apologie, Kriton, Ion, Hippias II, Theages, Alkibiades I, Laches, Charmides, Euthyphron, Protagoras, Gorgias, Menon, Hippias I, Euthydemos, Menexenos.* Neu hg. von Ursula Wolf, übers. von Friedrich Schleiermacher, 29. Auflage. Hamburg [= Prot.].

Pugh, J. (2020): *Autonomy, rationality, and contemporary bioethics.* Oxford.

Quante, M. (2002): *Personales Leben und menschlicher Tod. Personale Identität als Prinzip der biomedizinischen Ethik.* Frankfurt am Main.

Quante, M. (2009): Reichweite und Grenzen des Anti-Paternalismus. In: *Jahrbuch für Wissenschaft und Ethik*, 14 (1), 73–76.

Raibley, J. R. (2010): Well-being and the priority of values. In: *Social Theory and Practice*, 36 (4), 593–620.

Raibley, J. R. (2012): Happiness is not well-being. In: *Journal of Happiness Studies*, 13 (6), 1105–1129.

Railton, P. (1986): Moral realism. In: *The Philosophical Review*, 95 (2), 163–207.

Rauprich, O. (2005a): Prinzipienethik in der Biomedizin – Zur Einführung. In: Rauprich, O., Steger, F. (Hg.): *Prinzipienethik in der Biomedizin: Moralphilosophie und medizinische Praxis*. Frankfurt am Main, New York, 11–47.

Rauprich, O. (2005b): Was ist und wozu dient die Prinzipienethik? Versuch einer Konturenschärfung. In: Rauprich, O., Steger, F. (Hg.): *Prinzipienethik in der Biomedizin: Moralphilosophie und medizinische Praxis*. Frankfurt am Main, New York, 226–250.

Rauprich, O. (2008): Common morality: Comment on Beauchamp and Childress. In: *Theoretical Medicine and Bioethics*, 29 (1), 43–71.

Rauprich, O. (2012): Principlism. In: Chadwick, R. (Hg.): *Encyclopedia of applied ethics*. San Diego, Calif., 590–598.

Rawls, J. (1974): The independence of moral theory. In: *Proceedings and Addresses of the American Philosophical Association*, 48, 5–22.

Rawls, J. (2003): *A theory of justice*. Cambridge.

Raz, J. (1986): *The morality of freedom*. Oxford.

Rebonato, R. (2012): *Taking liberties. A critical examination of libertarian paternalism*. Basingstoke.

Rebonato, R. (2014): A critical assessment of libertarian paternalism. In: *Journal of Consumer Policy*, 37 (3), 357–396.

Rehbock, T. (2002): Autonomie – Fürsorge – Paternalismus. In: *Ethik in der Medizin*, 14 (3), 131–150.

Rehmann-Sutter, C. (2011): Bioethik. In: Düwell, M., Hübenthal, C., Werner, M. H. (Hg.): *Handbuch Ethik*. Stuttgart, Weimar, 247–253.

Reichardt, C., Gastmeier, P. (2013): Patienten-Empowerment. In: *Radiopraxis*, 6 (4), 223–230.

Rhodes, R. (1998): Genetic links, family ties, and social bonds: Rights and responsibilities in the face of genetic knowledge. In: *The Journal of Medicine & Philosophy*, 23 (1), 10–30.

Richardson, H. S. (1990): Specifying norms as a way to resolve concrete ethical problems. In: *Philosophy & Public Affairs*, 19 (4), 279–310.

Richardson, H. S. (2000): Specifying, balancing, and interpreting bioethical principles. In: *The Journal of Medicine & Philosophy*, 25 (3), 285–307.

Richardson, H. S. (2018): Moral reasoning. In: Zalta, E. N. (Hg.): *The Stanford Encyclopedia of Philosophy* (Fall 2018 Edition). Online unter: https://plato.stanford.edu/archives/fall2018/entries/reasoning-moral/ [01.02.2023].

Richter, V., Büscher, A. (2021): Mit Ethikberatungen Ressourcen sparen. In: *Pflegezeitschrift*, 74 (7), 30–33.

Ross, D. (2002): *The right and the good*. New York.

Rössler, B. (2002): Problems with autonomy. In: *Hypatia*, 17 (4), 143–162.

Röttgers, H. R., Nedjat, S. (2002): Kritik am Transfusionsverbot nimmt zu. In: *Deutsches Ärzteblatt*, 99 (3), A102–A105.

Ryan, R. M., Deci, E. L. (2001): On happiness and human potentials: A review of research on hedonic and eudaimonic well-being. In: *Annual Review of Psychology*, 52 (1), 141–166.

Sabat, S. R. (1998): Voices of Alzheimer's disease sufferers: A call for treatment based on personhood. In: *The Journal of Clinical Ethics*, 9 (1), 35–48.

SAMW (2016): Autonomie und Beziehung. Bericht zur Tagung vom 7. Juli 2016 des Veranstaltungszyklus „Autonomie in der Medizin". In: *Swiss Academies Communications*, 11 (12).

SAMW (2018): Autonomie und Fürsorge. Urteilsunfähigkeit verlangt Entscheide – von wem und nach welchen Kriterien? Bericht zur Tagung vom 30. Juni 2017 des Veranstaltungszyklus „Autonomie in der Medizin". In: *Swiss Academies Communications*, 13 (2).

SAMW, NEK (2020): Autonomie in der Medizin: 7 Thesen. In: *Swiss Academies Communications*, 15 (11).

Sandman, L., Munthe, C. (2010): Shared decision making, paternalism and patient choice. In: *Health Care Analysis*, 18 (1), 60–84.

Sandøe, P. (1999): Quality of life – three competing views. In: *Ethical Theory and Moral Practice*, 2 (1), 11–23.

Sarch, A. F. (2012): Multi-component theories of well-being and their structure. In: *Pacific Philosophical Quarterly*, 93 (4), 439–471.

Savulescu, J. (1995): Rational non-interventional paternalism: Why doctors ought to make judgements of what is best for their patients. In: *Journal of Medical Ethics*, 21 (6), 327–331.

Savulescu, J. (2007): Autonomy, the good life, and controversial choices. In: Rhodes, R., Leslie, P. F., Silvers, A. (Hg.): *The Blackwell guide to medical ethics*. Malden, Mass., 17–37.

Scanlon, T. (1993): Value, desire, and quality of life. In: Nussbaum, M. C., Sen, A. (Hg.): *The quality of life: A study prepared for the World Institute for Development Economics Research (WIDER) of the United Nations University*. Oxford, 185–200.

Schaber, P. (1998): Gründe für eine objektive Theorie des menschlichen Wohls. In: Steinfath, H. (Hg.): *Was ist ein gutes Leben? Philosophische Reflexionen*. Frankfurt am Main, 149–166.

Schefczyk, M., Schramme, T. (2015): *John Stuart Mill: Über die Freiheit*. Berlin u.a.

Schmidhuber, M. (2013): Verlieren Demenzbetroffene ihre personale Identität? In: Gasser, G., Schmidhuber, M. (Hg.): *Personale Identität, Narrativität und Praktische Rationalität. Die Einheit der Person aus metaphysischer und praktischer Perspektive*. Münster, 295–311.

Schmidt-Felzmann, H. (2007): Authority and influence in the psychotherapeutic relationship. In: Nys, T., Denier, Y., Vandevelde, T. (Hg.). *Autonomy and paternalism. Reflections on the theory and practice of health care*. Leuven, 167–183.

Scholten, M., Vollmann, J. (2017): Patientenselbstbestimmung und Selbstbestimmungsfähigkeit. In: Vollmann, J. (Hg.): *Ethik in der Psychiatrie. Ein Praxisbuch*. Köln, 26–34.

Schöne-Seifert, B. (2009): Paternalismus. Zu seiner ethischen Rechtfertigung in Medizin und Psychiatrie. In: *Jahrbuch für Wissenschaft und Ethik*, 14 (1), 107–128.

Schramme, T. (2013): Paternalismus, Zwang und Manipulation in der Psychiatrie. In: Ach, J. S. (Hg.): *Grenzen der Selbstbestimmung in der Medizin*. Münster, 263–281.

Schramme, T. (2016): Philosophie und Medizinethik. In: *Ethik in der Medizin*, 28 (4), 263–266.

Schramme, T. (2017a): Autonomie und Paternalismus. In: Vollmann, J. (Hg.): *Ethik in der Psychiatrie*. Ein Praxisbuch. Köln, 18–25.

Schramme, T. (2017b): Subjective and objective accounts of well-being and quality of life. In: Schramme, T., Edwards, S. (Hg.): *Handbook of the philosophy of medicine*. Dordrecht, 159–168.

Scoccia, D. (2013): The right to autonomy and the justification of hard paternalism. In: Coons, C., Weber, M. (Hg.): *Paternalism. Theory and Practice*. Cambridge, 74–92.

Scoccia, D. (2018): The concept of paternalism. In: Grill, K., Hanna, J. (Hg.): *The Routledge handbook of the philosophy of paternalism*. London, 11–23.

Seidel, C. (2016): *Selbst bestimmen. Eine philosophische Untersuchung personaler Autonomie*. Berlin, Boston.

Sen, A. (1980): Plural utility. In: *Proceedings of the Aristotelian Society*, 81 (1), 193–215.

Shelp, E. E. (1982): To benefit and respect persons: A challenge for beneficence in health care. In: Shelp, E. E. (Hg.): *Beneficence and health care*. Dordrecht u.a., 199–222.

Sherwin, S. (1998): A relational approach to autonomy in health care. In: Sherwin, S. (Hg.): *The politics of women's health. Exploring agency and autonomy*. Philadelphia, 19–47.

Shiffrin, S. V. (2000): Paternalism, unconscionability doctrine, and accommodation. In: *Philosophy & Public Affairs*, 29 (3), 205–250.

Shoemaker, D. (2019): Personal identity and ethics. In: Zalta, E. N. (Hg.): *The Stanford Encyclopedia of Philosophy* (Winter 2019 Edition). Online unter: https://plato.stanford.edu/archives/win2019/entries/identity-ethics/ [01.02.2023].

Sidgwick, H. (1981): *The methods of ethics*. Indianapolis.

Simon, A. (2017): Vorausverfügungen in der Psychiatrie. In: *Jahrbuch für Wissenschaft und Ethik*, 22 (1), 205–220.

Sjöstrand, M., Juth, N. (2014): Authenticity and psychiatric disorder: Does autonomy of personal preferences matter? In: *Medicine, Health Care and Philosophy*, 17 (1), 115–122.

Sjöstrand, M., Eriksson, S., Juth, N., Helgesson, G. (2013a): Paternalism in the name of autonomy. In: *The Journal of Medicine & Philosophy*, 38 (6), 710–724.

Sjöstrand, M., Helgesson, G., Eriksson, S., Juth, N. (2013b): Autonomy-based arguments against physician-assisted suicide and euthanasia: A critique. In: *Medicine, Health Care and Philosophy*, 16 (2), 225–230.

Sneddon, A. (2013): *Autonomy*. London u.a.

Sommer, S., Marckmann, G., Pentzek, M., Wegscheider, K., Abholz, H. H., in der Schmitten, J. (2012): Advance directives in nursing homes: Prevalence, validity, significance, and nursing staff adherence. In: *Deutsches Ärzteblatt International*, 109 (37), 577–583.

Sonnenmoser, M. (2010): Pro-Anorexie- und Pro-Bulimie-Websites. Anstiftung zu Essstörungen. In: *Deutsches Ärzteblatt*, 1, 18–19.

Specker Sullivan, L. (2016): Medical maternalism: Beyond paternalism and antipaternalism. In: *Journal of Medical Ethics*, 42 (7), 439–444.

Specker Sullivan, L., Niker, F. (2018): Relational autonomy, paternalism, and maternalism. In: *Ethical Theory and Moral Practice*, 21 (3), 649–667.

Steger, F. (2008): *Das Erbe des Hippokrates. Medizinethische Konflikte und ihre Wurzeln.* Göttingen.

Steinfath, H., Pindur, A.-M. (2013): Patientenautonomie im Spannungsfeld philosophischer Konzeptionen von Autonomie. In: Wiesemann, C., Simon, A. (Hg.): *Patientenautonomie. Theoretische Grundlagen – Praktische Anwendungen.* Münster, 27–41.

Stiftung kreuznacher diakonie (2017): Grundsätze zur Behandlung von Zeugen Jehovas vor dem Hintergrund der Gabe von Blut und Blutprodukten im Geschäftsfeld Krankenhäuser und Hospize der Stiftung kreuznacher diakonie. Stand August 2017. Online unter: https://ethikkomitee.de/downloads/leitlinie-kd-zeugen-jehovas.pdf [01.02.2023].

Stoecker, R. (2019): *Theorie und Praxis der Menschenwürde.* Paderborn.

Stoljar, N. (2000): Autonomy and the feminist intuition. In: Mackenzie, C., Stoljar, N. (Hg.) (2000): *Relational autonomy. Feminist perspectives on autonomy, agency, and the social self.* New York, 94–111.

Stoljar, N. (2022): Feminist perspectives on autonomy. In: Zalta, E. N., Nodelman, U. (Hg.): *The Stanford Encyclopedia of Philosophy* (Winter 2022 Edition). Online unter: https://plato.stanford.edu/archives/win2022/entries/feminism-autonomy/ [10.02.23].

Strong, C. (2005): Spezifizierte Prinzipienethik: Was ist sie und löst sie Fälle wirklich besser als die Kasuistik? In: Rauprich, O., Steger, F. (Hg.): *Prinzipienethik in der Biomedizin: Moralphilosophie und medizinische Praxis.* Frankfurt am Main, New York, 291–314.

Sturma, D. (2015): Lebensqualität. In: Sturma, D., Heinrichs, B. (Hg.): *Handbuch Bioethik*. Stuttgart, 98–101.

Sumner, L. W. (1995): The subjectivity of welfare. In: *Ethics*, 105 (4), 764–790.

Sumner, L. W. (1996): *Welfare, happiness and ethics*. Oxford.

Sunstein, C. R., Thaler, R. H. (2003): Libertarian paternalism is not an oxymoron. In: *The University of Chicago Law Review*, 70 (4), 1159–1202.

Swindell, J. (2009): Two types of autonomy. In: *The American Journal of Bioethics*, 9 (1), 52–53.

Synofzik, M., Marckmann, G. (2008): Dein Wille geschehe? Die Pluralität evaluativer Vorstellungen eines gelingenden Lebens und die Fürsorgepflichten des Arztes. In: Michl, S. (Hg.): *Pluralität in der Medizin. Werte – Methoden – Theorien*. München, 271–290.

Tan, J. O. A., Hope, T., Stewart, A., Fitzpatrick, R. (2006): Competence to make treatment decisions in anorexia nervosa: Thinking processes and values. In: *Philosophy, Psychiatry, & Psychology*, 13 (4), 267–282.

Tännsjö, T (1999): *Coercive care: Ethics of choice in health and medicine*. London, New York.

Taylor, C. (1992): *The ethics of authenticity*. Cambridge, London.

Taylor, J. S. (2005): Introduction. In: Taylor, J. S. (Hg.): *Personal autonomy. New essays on personal autonomy and its role in contemporary moral philosophy*. Cambridge, 1–29.

Taylor, J. S. (2009): *Practical autonomy and bioethics*. New York u.a.

Ten Have, H. (2001): Euthanasia: Moral paradoxes. In: *Palliative Medicine*, 15 (6), 505–511.

Tiberius, V. (2015): Prudential value. In: Hirose, I., Olson, J. (Hg.): *The Oxford handbook of value theory*. Oxford, 158–174.

Tinsel, I., Siegel, A., Schmoor, C., Poguntke, I., Maun, A., Niebling, W. (2018): Encouraging self-management in cardiovascular disease prevention. A randomized controlled study of a structured advice and patient activation intervention in primary care. In: *Deutsches Ärzteblatt International*, 115 (27–28), 469–476.

Towle, A., Godolphin, W. (1999): Framework for teaching and learning informed shared decision making. In: *British Medical Journal*, 319 (7212), 766–769.

Trzeczak, S. (2013): Notfallmedizin: Ethische Kompetenz und praktische Erfahrung. In: *Deutsches Ärzteblatt*, 110 (15), A706–A707.

Ubel, P. A., Scherr, K. A., Fagerlin, A. (2017): Empowerment failure: How shortcomings in physician communication unwittingly undermine patient autonomy. In: *The American Journal of Bioethics*, 17 (11), 31–39.

VanDeVeer, D. (1986): *Paternalistic intervention. The moral bounds on benevolence*. Princeton, N. J.

Varelius, J. (2003): Autonomy, subject-relativity, and subjective and objective theories of well-being in bioethics. In: *Theoretical Medicine and Bioethics*, 24 (5), 363–379.

Varelius, J. (2006): Autonomy, wellbeing, and the case of the refusing patient. In: *Medicine, Health Care and Philosophy*, 9 (1), 117–125.

Varga, S., Guignon, C. (2020): Authenticity. In: Zalta, E. N. (Hg.): The Stanford Encyclopedia of Philosophy (Spring 2020 Edition). Online unter: https://plato.stanford.edu/archives/spr2020/entries/authenticity/ [01.02.2023].

Veatch, R. M. (2009): Patient, heal thyself. How the new medicine puts the patient in charge. Oxford, New York.

Veatch, R. M. (2012): The basics of bioethics. Boston u.a.

Velleman, J. D. (1992): What happens when someone acts? In: Mind, 101 (403), 461–48l.

Velleman, J. D. (1993): Well-being and time. In: Fischer, J. M. (Hg.): The metaphysics of death. Stanford, 329–357

Vetter, P., Marckmann, G. (2009): Gesetzliche Regelung der Patientenverfügung: Was ändert sich für die Praxis. In: Ärzteblatt Baden-Württemberg, 64 (9), 370–374.

Vollmann, J. (2000): Aufklärung und Einwilligung in der Psychiatrie. Darmstadt.

Walker, R. L. (2008): Medical ethics needs a new view of autonomy. In: The Journal of Medicine & Philosophy, 33 (6), 594–608.

Wall, S. (1998): Liberalism, perfection, and restraint. Cambridge.

Watson, G. (1975): Free agency. In: The Journal of Philosophy, 72 (8), 205–220.

Wear, S. (1993): Informed consent. Patient autonomy and physician beneficence within clinical medicine. Dordrecht u.a.

Westlund, A. C. (2009): Rethinking relational autonomy. In: Hypatia, 24 (4), 26–49.

White, B. C. (1994): Competence to consent. Washington, D.C.

Wieland, W. (2004): Diagnose. Überlegungen zur Medizintheorie. Warendorf.

Wiesemann, C., Simon, A. (Hg.) (2013): Patientenautonomie. Theoretische Grundlagen – Praktische Anwendungen. Münster.

Wiesing, U. (2005): Vom Nutzen und Nachteil der Prinzipienethik für die Medizin. In: Rauprich, O., Steger, F. (Hg.): Prinzipienethik in der Biomedizin. Moralphilosophie und medizinische Praxis. Frankfurt am Main, New York, 77–86.

Wiesing, U. (2017): Indikation. Theoretische Grundlagen und Konsequenzen für die ärztliche Praxis. Stuttgart.

Wiesing, U., Marckmann, G. (2009): Freiheit und Ethos des Arztes. Herausforderungen durch evidenzbasierte Medizin und Mittelknappheit. Freiburg, München.

Wild, V., Krones, T. (2010): Kommentar I zum Fall: „Behandlungsabbruch bei Anorexie?" In: Ethik in der Medizin, 22 (2), 133–134.

Wilkinson, T. M. (2012): Nudging and manipulation. In: Political Studies, 61 (2), 341–355.

Winkler, E. (2015): Konflikte zwischen Wohlergehen und Selbstbestimmung bei einwilligungsfähigen Patienten. In: Marckmann, G. (Hg.): Praxisbuch Ethik in der Medizin. Berlin, 111–118.

Wirtz, V., Cribb, A., Barber, N. (2006): Patient-doctor decision-making about treatment within the consultation – A critical analysis of models. In: Social Science & Medicine, 62 (1), 116–124.

Woodard, C. (2016): Hybrid theories. In: Fletcher, G. (Hg.): The Routledge handbook of philosophy of well-being. London, New York, 161–174.

Woopen, C. (2014): Die Bedeutung von Lebensqualität – aus ethischer Perspektive. In: *Zeitschrift für Evidenz, Fortbildung und Qualität im Gesundheitswesen*, 108 (2–3), 140–145.

World Medical Association (2013): *Deklaration von Helsinki – Ethische Grundsätze für die medizinische Forschung am Menschen*. Online unter: https://www.bundes-aerztekammer.de/fileadmin/user_upload/downloads/pdf-Ordner/International/Deklaration_von_Helsinki_2013_20190905.pdf [01.02.2023].

Young, R. (1982): The value of autonomy. In: *The Philosophical Quarterly*, 32 (126), 35–44.

Young, R. (1986): *Personal autonomy. Beyond negative and positive liberty*. London.

ZEKO (2016): Entscheidungsfähigkeit und Entscheidungsassistenz in der Medizin. In: *Deutsches Ärzteblatt*, 113 (15), A1–A6.

Zimmerman, M. J., Bradley, B. (2019): Intrinsic vs. extrinsic value. In: Zalta, E. N. (Hg.): *The Stanford Encyclopedia of Philosophy* (Spring 2019 Edition). Online unter: https://plato.stanford.edu/archives/spr2019/entries/value-intrinsic-extrinsic/ [01.02.2023].

Register